Washington Manual® Ecocardiografia

Thieme Revinter

Washington Manual® Ecocardiografia

SEGUNDA EDIÇÃO

Editor

Nishath Quader, MD, FACC, FASE
Assistant Professor of Medicine
Cardiovascular Division
Washington University School of Medicine
St. Louis, Missouri

Editores Associados

Majesh Makan, MD, FACC, FASE
Associate Professor of Medicine
Associate Director of Echocardiography
Division of Cardiology
Washington University School of Medicine
St. Louis, Missouri

Julio E. Pérez, MD, FACC, FASE, FACP, FAHA
Professor of Medicine
Director of Echocardiography
Cardiovascular Division
Barnes-Jewish Hospital
Washington University School of Medicine
St. Louis, Missouri

Thieme
Rio de Janeiro • Stuttgart • New York • Delhi

Dados Internacionais de Catalogação na Publicação (CIP)

Q1e
    Quader, Nishath
    Ecocardiografia/Nishath Quader, Majesh Makan & Julio E. Pérez; tradução de Luciana Paez Rocha – 2. Ed. – Rio de Janeiro – RJ: Thieme Revinter Publicações, 2018.
    368 p.: il; 14 x 21 cm; (Washington Manual)
    Título Original: *The Washington Manual of Echocardiography*
    Inclui Índice Remissivo
    ISBN 978-85-5465-003-2

    1. Ecocardiografia. 2. Coração – Doenças. I. Makan, Majesh. II. Pérez, Julio E. III. Título.

                           CDD: 616.1207543
                           CDU: 616.12-07

A Lippincott Williams & Wilkins/Wolters Kluwer Health não teve participação na tradução desta obra.

Tradução:
LUCIANA PAEZ ROCHA
Graduação em Medicina pela Faculdade de Medicina de Petrópolis
Pós-Graduação em Terapia Intensiva pelo Instituto de Pós-Graduação Médica do Rio de Janeiro
Pós-Graduação em Cardiologia pelo Instituto de Pós-Graduação Médica do Rio de Janeiro
Médica do Serviço de Cardiologia Intensiva do Hospital Barra D'or
Coordenadora do Serviço de Emergência do Hospital Rio Mar

Título original:
The Washington Manual® of Echocardiography, Second Edition
Copyright © 2017 by Department of Medicine, Washington University School of Medicine
ISBN 978-1-49632-128-2

© 2018 Thieme Revinter Publicações Ltda.
Rua do Matoso, 170, Tijuca
20270-135, Rio de Janeiro – RJ, Brasil
http://www.ThiemeRevinter.com.br

Thieme Medical Publishers
http://www.thieme.com

Impresso no Brasil por Intergraf Indústria Gráfica Eireli.
5 4 3 2 1
ISBN 978-85-5465-003-2

Nota: O conhecimento médico está em constante evolução. À medida que a pesquisa e a experiência clínica ampliam o nosso saber, pode ser necessário alterar os métodos de tratamento e medicação. Os autores e editores deste material consultaram fontes tidas como confiáveis, a fim de fornecer informações completas e de acordo com os padrões aceitos no momento da publicação. No entanto, em vista da possibilidade de erro humano por parte dos autores, dos editores ou da casa editorial que traz à luz este trabalho, ou ainda de alterações no conhecimento médico, nem os autores, nem os editores, nem a casa editorial, nem qualquer outra parte que se tenha envolvido na elaboração deste material garantem que as informações aqui contidas sejam totalmente precisas ou completas; tampouco se responsabilizam por quaisquer erros ou omissões ou pelos resultados obtidos em consequência do uso de tais informações. É aconselhável que os leitores confirmem em outras fontes as informações aqui contidas. Sugere-se, por exemplo, que verifiquem a bula de cada medicamento que pretendam administrar, a fim de certificar-se de que as informações contidas nesta publicação são precisas e de que não houve mudanças na dose recomendada ou nas contraindicações. Esta recomendação é especialmente importante no caso de medicamentos novos ou pouco utilizados. Alguns dos nomes de produtos, patentes e *design* a que nos referimos neste livro são, na verdade, marcas registradas ou nomes protegidos pela legislação referente à propriedade intelectual, ainda que nem sempre o texto faça menção específica a esse fato. Portanto, a ocorrência de um nome sem a designação de sua propriedade não deve ser interpretada como uma indicação, por parte da editora, de que ele se encontra em domínio público.

Todos os direitos reservados. Nenhuma parte desta publicação poderá ser reproduzida ou transmitida por nenhum meio, impresso, eletrônico ou mecânico, incluindo fotocópia, gravação ou qualquer outro tipo de sistema de armazenamento e transmissão de informação, sem prévia autorização por escrito.

Dedicatória

Ao programa de formação em Cardiologia da Universidade de Washington e ao Laboratório de Diagnóstico Cardiológico do Hospital Barnes Jewish.

Colaboradores

Suzanne V. Arnold, MD, MHA
Assistant Professor
Department of Internal Medicine
Saint Luke's Mid America Heart Institute
University of Missouri—Kansas City
Kansas City, Missouri

Mirnela Byku, MD, PhD
Fellow, Cardiovascular Disease
Washington University School of Medicine
St. Louis, Missouri

Pedro M. Calderón-Artero, MD, MS
Cardiology Fellow
Barnes-Jewish Hospital
Washington University School of Medicine
St. Louis, Missouri

Daniel H. Cooper, MD
Assistant Professor of Medicine
Associate Program Director for
 Electrophysiology
Cardiovascular Division, Department of
 Medicine
Clinical Cardiac Electrophysiologist
Barnes-Jewish Hospital
Washington University School of Medicine
St. Louis, Missouri

Sharon Cresci, MD
Assistant Professor
Departments of Medicine and Genetics
Washington University School of Medicine
St. Louis, Missouri

Rafael S. Garcia-Cortes, MD
Cardiology Fellow
Barnes-Jewish Hospital
Washington University School of Medicine
St. Louis, Missouri

Jacob S. Goldstein, MD
Cardiology Fellow
Barnes-Jewish Hospital
Washington University School of Medicine
St. Louis, Missouri

Justin Hartupee, MD, PhD
Cardiology Fellow
Department of Medicine
Washington University School of Medicine
St. Louis, Missouri

Christopher L. Holley, MD, PhD
Instructor of Medicine
Cardiovascular Division
Department of Internal Medicine
Washington University School of Medicine
St. Louis, Missouri

Kathryn J. Lindley, MD
Assistant Professor of Medicine
Cardiovascular Division
Washington University School of Medicine
St. Louis, Missouri

Brian R. Lindman, MD, MSCI
Assistant Professor of Medicine
Cardiovascular Division
Washington University School of Medicine
St. Louis, Missouri

Jose A. Madrazo, MD, FASE
Assistant Professor of Medicine
Johns Hopkins School of Medicine
Baltimore, Maryland

Majesh Makan, MD, FACC, FASE
Associate Professor of Medicine
Associate Director of Echocardiography
Division of Cardiology
Washington University School of Medicine
St. Louis, Missouri

Deana Mikhalkova, MD
Fellow
Department of Cardiology
Barnes-Jewish Hospital
Washington University School of Medicine
St. Louis, Missouri

Michael E. Nassif, MD
Fellow
Division of Cardiology
Washington University School of Medicine
St. Louis, Missouri

Olusegun Olusesi, MD
Cardiac Electrophysiology Fellow
Division of Cardiology
Washington University School of Medicine
St. Louis, Missouri

Julio E. Pérez, MD, FACC, FASE, FACP, FAHA
Professor of Medicine
Director of Echocardiography
Cardiovascular Division
Barnes-Jewish Hospital
Washington University School of Medicine
St. Louis, Missouri

Nishath Quader, MD, FACC, FASE
Assistant Professor of Medicine
Cardiovascular Division
Washington University School of Medicine
St. Louis, Missouri

Praveen K. Rao, MD
Cardiology Fellow
Barnes-Jewish Hospital
Washington University School of Medicine
St. Louis, Missouri

David S. Raymer, MD
Cardiology Fellow
Barnes-Jewish Hospital
Washington University School of Medicine
St. Louis, Missouri

Justin S. Sadhu, MD, MPHS, FACC
Instructor of Medicine
Cardiovascular Division
Department of Internal Medicine
Washington University School of Medicine
St. Louis, Missouri

Marc Sintek, MD
Interventional Fellow
Cardiovascular Division
Washington University School of Medicine
St. Louis, Missouri

Nishtha Sodhi, MD
Interventional Fellow
Cardiovascular Division
Washington University School of Medicine
St. Louis, Missouri

Tyson E. Turner, MD, MPH
Fellow
Cardiovascular Division
Washington University School of Medicine
St. Louis, Missouri

Justin M. Vader, MD
Assistant Professor of Medicine
Cardiovascular Division
Washington University School of Medicine
St. Louis, Missouri

Michael Yeung, MD
Assistant Professor
Department of Cardiology
University of North Carolina
Chapel Hill, North Carolina

Introdução

É um prazer poder escrever a introdução para a segunda edição do *Washington Manual*® – *Ecocardiografia*. A segunda edição mantém um formato muito parecido e com os mesmos princípios de orientação que foram a base para a primeira edição: fornecer um manual portátil e de fácil utilização que sirva como referência rápida para médicos de plantão, na sala de emergência, nas enfermarias ou na unidade de terapia intensiva. Certamente existe um grande número de excelentes livros-texto sobre ecocardiografia disponíveis; entretanto, esses livros são muito grandes para caber em seu bolso e levá-los com você e, portanto, são menos úteis no meio da noite quando é necessário esclarecer rapidamente um diagnóstico em um paciente crítico. Cada vez mais residentes de cardiologia, médicos de unidades de terapia intensiva e de departamentos de emergência são colocados em situações que precisam realizar e interpretar ecocardiogramas, e utilizar esta informação diagnóstica em tempo real, a fim de tomar decisões em fração de segundos que podem ter como consequência a vida ou a morte. Este livro foi escrito para você!

Dr. Nishath Quader, que é o novo editor principal deste livro, e os Drs. Makan e Pérez realizaram um trabalho magistral na atualização da segunda edição do *Washington Manual*® – *Ecocardiografia*. Esta nova edição é mais que uma atualização, é uma revisão da excelente primeira edição. Por exemplo, a obra foi completamente reformulada em um *layout* "fácil de ler" com várias imagens novas e atualizadas, também foi modernizada e inclui um novo capítulo sobre imagem de dispositivos de assistência circulatória cardíaca, que tem um papel cada vez mais importante no manuseio dos pacientes graves. Apresenta extensa atualização da seção sobre ecocardiografia transesofágica, incluindo novas informações sobre imagem tridimensional das válvulas mitral e aórtica. Finalmente, foi desenvolvida para refletir as últimas diretrizes do American College of Cardiology/American Heart Association (ACC/AHA) e American Society of Echocardiography (ASE), portanto serve também como uma ferramenta útil para *trainees* que estão interessados em certificação.

Estou bastante convicto de que a segunda edição do *Washington Manual*® – *Ecocardiografia* será uma fonte útil e confiável de informação para médicos e sonografistas que cuidam de pacientes acometidos por doenças cardiovasculares. Estou orgulhoso por endossar este livro, o qual eu acredito que não só provará ser um sucesso digno da primeira edição, mas será também uma grande ajuda aos profissionais da saúde que se encontram nas linhas de frente do cuidado cardiovascular.

Douglas L. Mann, MD

Prefácio

Você é um residente de cardiologia do primeiro ano e seu *pager* toca; é da unidade de terapia intensiva solicitando um eco de urgência para avaliação de uma efusão pericárdica e a possibilidade de tamponamento. Você é residente de cardiologia há pouco tempo, portanto quer rapidamente rever achados de tamponamento ao eco antes de se encaminhar a unidade com o aparelho de eco. O único problema é que você não trouxe seu livro-texto sobre eco de 785 páginas com você enquanto está de plantão!

O cenário acima, no qual os residentes de cardiologia precisam tomar decisões complexas à noite, que são baseadas, pelo menos em parte, em imagens de eco, vem se tornando cada vez mais comum. Residentes precisam encarar a assustadora tarefa de não só realizar um eco diagnóstico de qualidade, mas também interpretá-lo com precisão. Apesar de existirem inúmeros livros-texto de ecocardiografia excelentes, abrangentes e disponíveis, nossos residentes frequentemente comentam que eles necessitam de um livro portátil, fácil de carregar, o qual possam utilizar como uma referência rápida quando surgem questões importantes durante o plantão ou em diferentes rodízios na cardiologia.

O objetivo deste livro é fornecer uma introdução à ecocardiografia, assim como ressaltar alguns dos achados ecocardiográficos importantes no coração normal e em diferentes estados patológicos. Portanto, não somente o residente de cardiologia achará este livro útil, mas também os residentes de anestesia e os sonografistas cardíacos, que utilizam a ecocardiografia em uma base diária. Além do mais, os médicos dos departamentos de terapia intensiva e emergência, que cada vez mais utilizam o ultrassom portátil, acharão que este livro fornece uma visão geral sucinta dos estados patológicos frequentemente encontrados por eles.

Após o excelente retorno que recebemos da primeira edição deste livro, ficou claro que a segunda edição era necessária para acompanhar o ritmo das rápidas mudanças neste campo. Em conformidade com a finalidade da primeira edição (*i. e*, fornecer uma visão geral sucinta de vários tópicos na ecocardiografia), a segunda edição novamente foca nos aspectos críticos da interpretação de ecocardiogramas em diferentes estados patológicos. Embora algumas das seções mantenham a mesma estrutura, cada um dos capítulos foi extensivamente revisado. Além disso, esta segunda edição é completamente reformatada em um *layout* "fácil de ler" com várias imagens adicionais e atualizadas. Esta edição também apresenta novos capítulos sobre cardiopatia hipertrófica e dispositivos cardíacos (LVAD, IABP, Impella), que foram escritos com as últimas diretrizes do American College of Cardiology/American Heart Association (ACC/AHA) e American Society of Echocardiography (ASE) em mente. Além disso, o capítulo sobre função sistólica e diastólica do LV agora tem integrada a atualização das diretrizes da ASE sobre quantificação da câmara. Os capítulos sobre avaliação valvar incorporaram as diretrizes recentes sobre doença cardíaca valvular publicadas pelo ACC/AHA. Esta edição também apresenta várias atualizações na seção sobre TEE com foco especial na valva mitral e na ecocardiografia tridimensional.

Os editores deste livro gostariam de agradecer a todos os autores que tornaram a produção deste livro possível. Gostaríamos também de agradecer nossos residentes de cardiologia que conceberam a ideia original para este livro. Sem seus esforços incansáveis para aprender, proporcionar excelente cuidado clínico aos pacientes com doenças complexas e fornecer uma perspectiva única do ponto de vista de um residente, este livro não teria se tornado uma realidade. Finalmente, gostaríamos de agradecer aos nossos sonografistas cardíacos, que constantemente se esforçam para aprender e melhorar suas habilidades e seus conhecimentos, e que forneceram as imagens espetaculares utilizadas neste livro.

Nishath Quader
Majesh Makan
Julio Pérez

Sumário

1 **Introdução aos Princípios Ecocardiográficos** 1
Jose A. Madrazo ▪ Suzanne V. Arnold

2 **Exame Ecocardiográfico Transtorácico Abrangente** 12
David S. Raymer

3 **Função do Contraste na Ecocardiografia** 31
Majesh Makan

4 **Quantificação das Funções Sistólica e Diastólica do Ventrículo Esquerdo** 42
Praveen K. Rao ▪ Christopher L. Holley

5 **Função Ventricular Direita e Hemodinâmica Pulmonar** 55
Deana Mikhalkova ▪ Nishath Quader

6 **Teste de Estresse para Isquemia e Viabilidade** 72
Pedro M. Calderón-Artero ▪ Daniel H. Cooper

7 **Doença Cardíaca Isquêmica e Complicações do Infarto do Miocárdio** 81
Olusegun Olusesi ▪ Michael Yeung

8 **Cardiomiopatias** 93
Mirnela Byku ▪ Praveen K. Rao ▪ Christopher L. Holley

9 **Cardiomiopatia Hipertrófica** 103
Sharon Cresci

10 **Doença da Valva Aórtica** 118
Brian R. Lindman ▪ Jacob S. Goldstein

11 **Doença da Valva Mitral** 137
Brian R. Lindman ▪ Nishath Quader

12 Valva Pulmonar 159
Tyson E. Turner ▪ Kathryn J. Lindley ▪ Julio E. Pérez

13 Desordens da Valva Tricúspide 169
Nishtha Sodhi ▪ Julio E. Pérez

14 Avaliação das Próteses Valvares 180
Jose A. Madrazo

15 Endocardite Infecciosa 194
Mirnela Byku ▪ Majesh Makan ▪ Nishath Quader

16 Doença Pericárdica e Tamponamento Cardíaco 208
Marc Sintek ▪ Michael Yeung

17 Doenças dos Grandes Vasos: Aorta e Artéria Pulmonar 220
Praveen K. Rao ▪ Nishath Quader

18 Doença Cardíaca Congênita 242
Tyson E. Turner ▪ Kathryn J. Lindley ▪ Majesh Makan

19 Massas Cardíacas 269
Justin S. Sadhu

20 Manifestações Cardíacas das Doenças Sistêmicas 282
Justin Hartupee ▪ Justin M. Vader

21 Ecocardiografia Transesofágica 294
Rafael S. Garcia-Cortes ▪ Praveen K. Rao ▪ Nishath Quader

22 Dispositivo Cardíaco na Insuficiência Cardíaca 325
Michael E. Nassif ▪ Justin M. Vader

Índice Remissivo 343

Washington Manual®
Ecocardiografia

Thieme Revinter

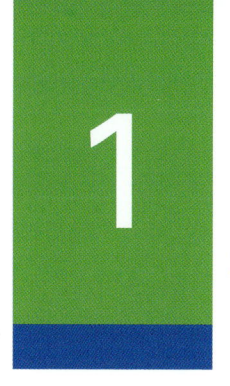

1 Introdução aos Princípios Ecocardiográficos

Jose A. Madrazo ▪ Suzanne V. Arnold

CONCEITOS DE ALTO RENDIMENTO

- Doppler de onda pulsada (PW) é **faixa** específica, mas é limitada na velocidade de pico que pode medir.
- Doppler de onda contínua (CW) pode medir **altas** velocidades, mas não pode localizar a origem ao longo do seu feixe.
- Modo M tem alta resolução **temporal**, mas é limitado pelo imageamento oblíquo das estruturas de interesse.

FÓRMULAS-CHAVE

- **Equação de Bernoulli Simplificada:** ΔP (mmHg) $= 4 \times V^2$ (V = m/s)
- área LVOT $= \pi \times$ (diâmetro LVOT em cm/2)^2
- SV (área LVOT) $\times$ (LVOT VTI)
- QP/QS = (área RVOT) $\times$ (RVOT VTI))/(área LVOT) $\times$ (LVOT VTI)
- **Princípio da continuidade para área valvar aórtica = (área LVOT) $\times$ (LVOT VTI)/(AoV VTI)**

Onde AoV, valva aórtica, LVOT, trato de saída ventricular esquerdo, QP/QS, razão entre fluxos pulmonar-sistêmico, RVOT, trato de saída ventricular direito, SV, volume sistólico, e VTI, integral velocidade-tempo.

PRINCÍPIOS GERAIS

Ecocardiografia utiliza ondas sonoras para criar imagens do coração e outras estruturas.
- Ondas sonoras são vibrações mecânicas descritas em termos de frequência ou Hertz (Hz) = número de ciclos por segundo.
- A frequência utilizada pelo transdutor de ultrassom afeta a resolução da imagem e penetração tissular.
  - Alta frequência = imagem em alta resolução, baixa penetração tissular.
  - Baixa frequência = imagem em baixa resolução, alta penetração tissular.
- Ultrassom se refere a ondas sonoras com 20 kHz ou mais.
  - Ecocardiografia em adultos tipicamente utiliza frequência de 2-7 MHz.
- Ecocardiografia transtorácica emprega transdutores de baixa frequência (2-4 MHz), os quais permitem penetração mais profunda na parede torácica, mas à custa de resolução reduzida.

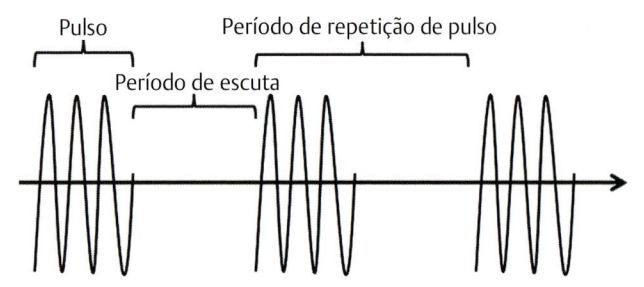

Figura 1-1. Descrição das ondas de ultrassom utilizando a nomenclatura padronizada.

- Ecocardiografia transesofágica não necessita de penetração tissular profunda e podem ser utilizados transdutores com frequências maiores (3,5-7 MHz) para produzir imagem com resolução maior.
- Elementos piezolétricos são cristais que convertem energia elétrica em ondas sonoras mecânicas e vice-versa. Estes cristais estão no transdutor e suas propriedades, número e movimento determinam as características das imagens obtidas.
- **Imagem harmônica:** tecido e bolhas de contraste não só refletem o ultrassom na frequência transmitida, mas também ressoam em múltiplos desta frequência (frequências harmônicas). Imagem harmônica se refere a ajustar o transdutor a receber frequências em múltiplos da frequência emitida (por exemplo, transmite a 3 MHz e recebe 6 MHz, a segunda harmônica). Imagem harmônica melhora a relação sinal-ruído e o delineamento da borda endocárdica.
- **Índice mecânico (MI):** a medida da pressão mecânica exercida sobre os tecidos pelas ondas de ultrassom. É importante **reduzir o MI durante a ecocardiografia com contraste** para não estourar rapidamente as bolhas de contraste.
- **Taxa de quadros:** o número de imagens fixas exibidas em sequência por unidade de tempo. Múltiplas imagens fixas exibidas em sequência levam à percepção de movimento, portanto, altas taxas de quadros levam a melhor resolução temporal, mas pode sacrificar a qualidade da imagem e vice-versa.
- **Período de repetição de pulso:** um pulso de ultrassom a uma dada frequência é enviado pelo transdutor, seguido por um "período de escuta" pré-especificado antes que o transdutor sinta as ondas da mesma frequência e gere a imagem. A duração do pulso, mais o tempo gasto para escutar, se chama período de repetição de pulso. Quanto maior a duração deste período, mais profundamente se obtém as imagens (Fig. 1-1).

> - **Pontos-chave:**
>   1. *Algumas vezes é útil reduzir a frequência do transdutor em pacientes obesos para melhorar a qualidade da imagem.*
>   2. *Áreas de imagens mais rasas e mais estreitas podem ser facilmente ajustadas para permitir altas taxas de quadros e melhor resolução temporal.*

MODALIDADES DE IMAGEM
Ecocardiografia em Modo M

- A ecocardiografia em modo M retrata as estruturas ao longo do trajeto de uma única linha do feixe de ultrassom. A imagem fixa dessas estruturas é continuamente atualizada ao longo do tempo no eixo "x". Portanto, as estruturas ao longo da linha do feixe de ultrassom são retratadas como elas mudam com o tempo (Fig. 1-2).
- Devido à sua alta frequência de amostragem (maior do que 1.000 pulsos por segundo), o modo M tem uma excelente resolução axial e é útil para identificar a localização relativa de estruturas e medição da amplitude de movimento.

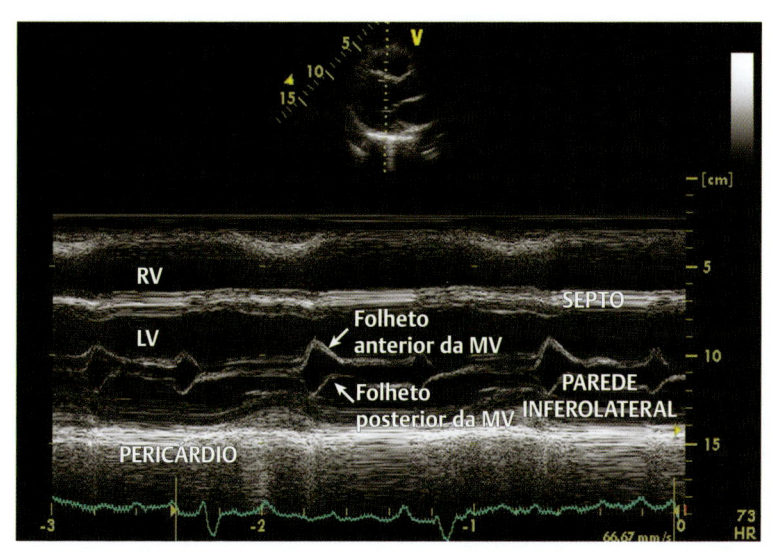

Figura 1-2. Modo M mostrando uma visão em "cortador de gelo" das mudanças nas estruturas cardíacas vistas na projeção paraesternal de eixo longo ao longo do tempo. LV, ventrículo esquerdo; MV, valva mitral; RV, ventrículo direito.

- Modo M também tem melhor resolução temporal do que a imagem bidimensional (2D) e, portanto, anormalidades sutis no movimento e tempo podem ser mais bem apreciadas pelo modo M. Por exemplo, movimento sistólico anterior da valva mitral na cardiomiopatia hipertrófica (HCM) e colapso diastólico ventricular direito (RV) no tamponamento cardíaco podem ser ambos vistos pelo modo M.

- **Pontos-chave:**
  1. *Pode ser útil visualizar o transdutor de modo M como um "cortador de gelo" virtual com as estruturas ao longo de seu trajeto retratadas na tela e atualizadas horizontalmente ao longo do tempo.*
  2. *O modo M tem maior resolução temporal do que a ecocardiografia 2D.*
  3. *O modo M é muito útil para identificar prolapso da valva mitral, movimento sistólico anterior do folheto mitral, e colapso diastólico RV no tamponamento.*

Ecocardiografia Bidimensional

- As estruturas cardíacas no plano definido pelo posicionamento do transdutor são retratadas em duas dimensões na tela, e esta é atualizada continuamente (veja taxa de quadros mencionada previamente), produzindo assim um "filme".
- Na ecocardiografia de adultos, estruturas próximas ao transdutor são demonstradas no topo da imagem, e o lado do plano ultrassonográfico, que corresponde ao **entalhe** no transdutor, está do lado **direito** da tela.
- Imagens do coração em múltiplos planos 2D permitem a reconstrução e visualização de todas as partes de uma estrutura tridimensional (3D).

Ecocardiografia Tridimensional

- Múltiplos planos 2D podem ser colocados juntos para recriar a estrutura 3D. Modernos transdutores de ecocardiografia 3D realizam isso obtendo imagens ao longo de um feixe de ultrassom piramidal.

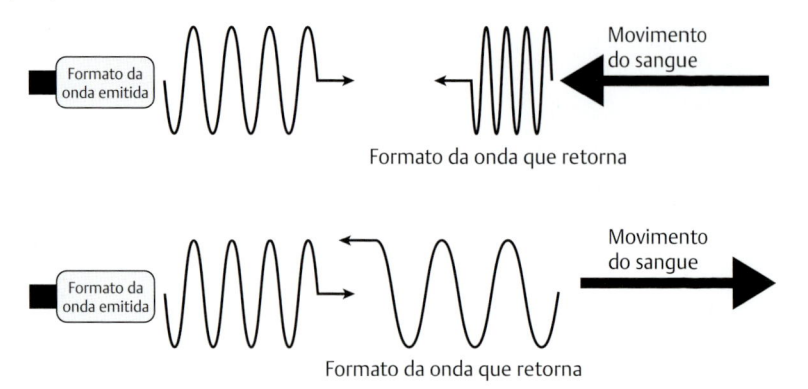

Figura 1-3. Diagrama mostrando como a direção e velocidade do movimento de um objeto muda a frequência da onda de ultrassom refletida (deslocamento Doppler).

DOPPLER: PRINCÍPIOS E APLICAÇÕES
Efeito Doppler
- Proposto em 1842, pelo físico austríaco Christian Doppler, o efeito Doppler é a mudança na frequência de uma onda recebida por um observador (a frequência refletida) relativa à origem da onda (frequência de origem).
- Quando o som é emitido por uma fonte a uma dada frequência e é refletida por uma fonte estática, as ondas retornam na mesma frequência emitida.
- Entretanto, quando o som é refletido por uma fonte móvel, a frequência recebida é deslocada proporcionalmente à velocidade da fonte.
  - Se o objeto está se movendo em direção ao transdutor, a frequência resultante é maior do que a frequência de origem e existe um "deslocamento positivo ao Doppler".
  - Se o objeto está se movendo para longe do transdutor, a frequência resultante é menor que a frequência de origem e existe um "deslocamento negativo ao Doppler" (Fig. 1-3).
- O ângulo no qual o objeto está se movendo em relação ao observador influencia a magnitude do deslocamento Doppler – no qual a velocidade do sangue medido está relacionada tanto a velocidade real do sangue quanto ao ângulo no qual é medido.
  - Por uma perspectiva matemática, o deslocamento Doppler é proporcional ao cosseno do ângulo entre o emissor de som e o objeto em movimento: Velocidade$_{medida}$ = cosseno do ângulo (θ) × velocidade$_{verdadeira}$ (Fig. 1-4).

- **Ponto-chave:** *Assim como não se deve subestimar a velocidade do raio, é importante que o feixe de ultrassom esteja o mais paralelo possível à direção do jato de sangue (ou seja, cosseno de zero grau igual a um, o que significa que a velocidade medida é igual à velocidade real). Isso é conseguido utilizando-se múltiplas projeções, transdutores sem imagens e orientação por Doppler colorido.*

Doppler de Onda Pulsada
- No Doppler PW, o transdutor envia pulsos de ultrassom a uma determinada frequência e é interrogado para deslocamento por Doppler em um sítio definido na imagem 2D (**volume de amostragem**).
- **Frequência de repetição de pulso (PRF)** se refere ao número de pulsos em um segundo e é, portanto, inversamente proporcional ao período de repetição de pulso. Um **PRF baixo é utilizado para se obter imagens de estruturas mais profundas.**

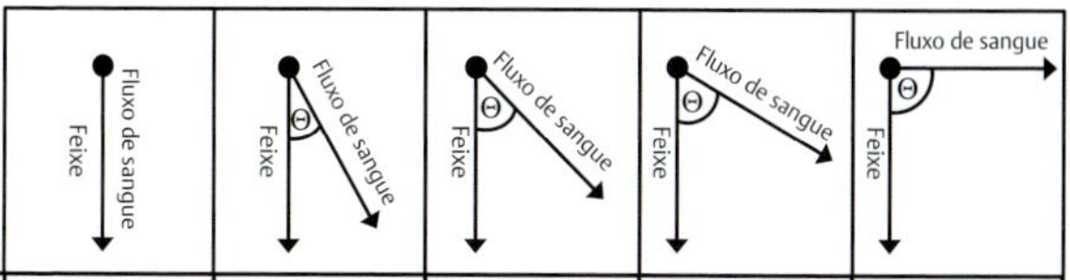

Ângulo (θ)	0	30	45	60	90
Cosseno do θ	1	0,87	0,7	0,5	0
Velocidade medida	5 m/s	4,35 m/s	3,5 m/s	2,5 m/s	0 m/s

Figura 1-4. O efeito do ângulo de insonação na medida de um jato com uma velocidade verdadeira de 5 m/s por ecocardiografia Doppler.

- O PRF determina a profundidade na qual o deslocamento por Doppler é avaliado.
  - PRF menor permite um "tempo de escuta" entre os pulsos maiores e, portanto, uma interrogação em um nível mais profundo e vice-versa.
- **Limite Nyquist:** nomeado após o engenheiro sueco-americano Harry Nyquist, quem descobriu que o número de pulsos por unidade de tempo é limitado a duas vezes a largura do canal, o limite Nyquist, em termos práticos, é equivalente a uma metade PRF.
  - Se a velocidade do fluxo de sangue exceder o limite Nyquist, a direção e velocidade são mostradas incorretamente e parecem mudar a direção, um fenômeno chamado **aliasing**.
- PW é limitado pela velocidade máxima que pode ser medida, assim o próximo pulso não pode ser enviado antes que o sinal tenha retornado. A maior velocidade que pode ser corretamente medida é o limite Nyquist. Velocidades maiores que o limite Nyquist aparecem no lado oposto da escala, *aliasing* (Fig. 1-5).

- **Pontos-chave:**
  1. PW permite a determinação da velocidade de fluxo em um ponto específico (volume de amostragem) mas é limitado a medir somente velocidades mais baixas em virtude do aliasing.
  2. Imagear estruturas mais superficiais permite a utilização de um PRF maior e, portanto, um maior limite Nyquist. Utilizar projeções que minimizem a distância ao jato de interesse se ocorrer aliasing é um problema.

Doppler de Onda Contínua
- No Doppler CW, o transdutor tem alguns cristais dedicados à emissão constante de ultrassom, enquanto outros cristais continuamente "escutam" para uma mudança na frequência.
- Devido ao feixe de ultrassom ser contínuo, CW não é limitado pelo PRF nas velocidades que ele detecta (*i. e*, não existe *aliasing*). Consequentemente, **CW pode utilizar fluxos de alta velocidade**.
- Uma vez que o deslocamento ocorra em qualquer lugar ao longo do feixe, **CW não pode localizar a posição ao longo do feixe onde as maiores velocidades ocorrem** (Tabela 1-1).
- O transdutor *Pedoff* é um transdutor especializado de não imageamento de CW que contém dois elementos – um elemento está sempre transmitindo enquanto o outro está sempre recebendo. Ele fornece dados de Doppler de CW muito precisos e, como resultado de seu tamanho muito pequeno, é útil para avaliar velocidades de pico nas projeções paraesternal alta e supraesternal e em pacientes com formatos de corpo desafiadores.

- **Ponto-chave:** *CW permite a determinação da maior velocidade de fluxo em qualquer lugar ao longo do feixe de ultrassom, mas não pode localizar o ponto de velocidade máxima. Ele não é alcance específico.*

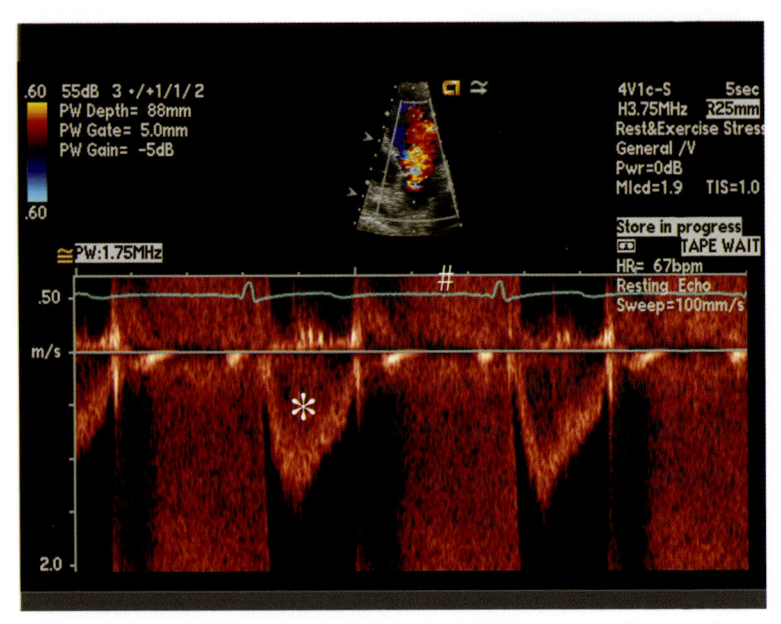

Figura 1-5. Um *display* espectral de um Doppler de onda pulsada (PW) no trato de saída do ventrículo esquerdo mostra *aliasing* do jato de regurgitação aórtica de alta velocidade (#). O fluxo de menor velocidade na sístole não causa *aliasing* (*).

Doppler Pulsado com Alta Frequência de Repetição de Pulso (HPRF)

- HPRF tenta superar as limitações do CW na ambiguidade da profundidade e PW no *aliasing*.
- HPRF é uma variante do PW, onde um ou mais pulsos são enviados antes que o eco do primeiro seja recebido. Isto diminui o PRF e, assim, aumenta o limite Nyquist e resulta em múltiplos volumes de amostragem.

Tabela 1-1	Características das Diferentes Modalidades de Doppler		
	Vantagens	**Desvantagens**	**Usos comuns**
CW	Medir fluxos de alta velocidade	Não pode determinar o local de alta velocidade	Gradientes aórticos de pico e médio e de estenose mitral, jatos regurgitantes
PW	Medir velocidade em uma localização específica	Não pode avaliar altas velocidades	Trato de saída do fluxo ventricular, influxo valvar mitral, veias pulmonares
HPRF	Limite de Nyquist aumentado	Não pode dizer qual volume de amostragem contém a velocidade mais alta	Obstrução do trato de saída de fluxo ventricular esquerdo

CW, onda contínua; HPRF, alta frequência de repetição de pulso; PW, onda pulsada.

Introdução aos Princípios Ecocardiográficos | 7

- HPRF aumenta a precisão das medidas em alta velocidade com o custo de ambiguidade de profundeza, uma vez que não se sabe qual volume de amostragem é o local da maior velocidade. Portanto, isto resulta em "ambiguidade de profundidade parcial".

> - **Ponto-chave:** *HPRF é ideal para tentar determinar o local ao longo do feixe onde a maior velocidade ocorre e é mais frequentemente utilizado no contexto de obstrução dinâmica do LVOT (i. e, cardiomiopatia hipertrófica).*

Doppler Colorido

- Doppler colorido é uma variação no PW no qual múltiplos volumes de amostragem no plano 2D são interrogados simultaneamente. A velocidade de cada amostragem é atribuída uma cor de acordo com um sistema pré-especificado e superimposto a imagem 2D de base (Fig. 1-6)
- Por convenção, muitos laboratórios de ecocardiografia mostram o fluxo se afastando do transdutor como azul e o fluxo em direção ao transdutor como vermelho (**azul – para longe, vermelho – em direção a**).
- Fluxos de velocidades maiores mostram tons da mesma cor progressivamente mais claros antes que o limite Nyquist seja alcançado, ponto no qual ocorre o *aliasing* e a cor muda para o oposto (*i. e*, azul para vermelho ou vermelho para azul).
- Para realçar turbulência, muitas máquinas adicionam uma terceira cor (como verde ou amarelo) a áreas com uma grande variedade de direções e velocidades de fluxo. Este recurso (também chamado de variação) pode ser desligado se for necessário tornar a direção do fluxo de sangue mais explícita.
- Doppler colorido permite uma rápida avaliação visual da localização, velocidade e turbulência do fluxo de sangue em uma determinada região.

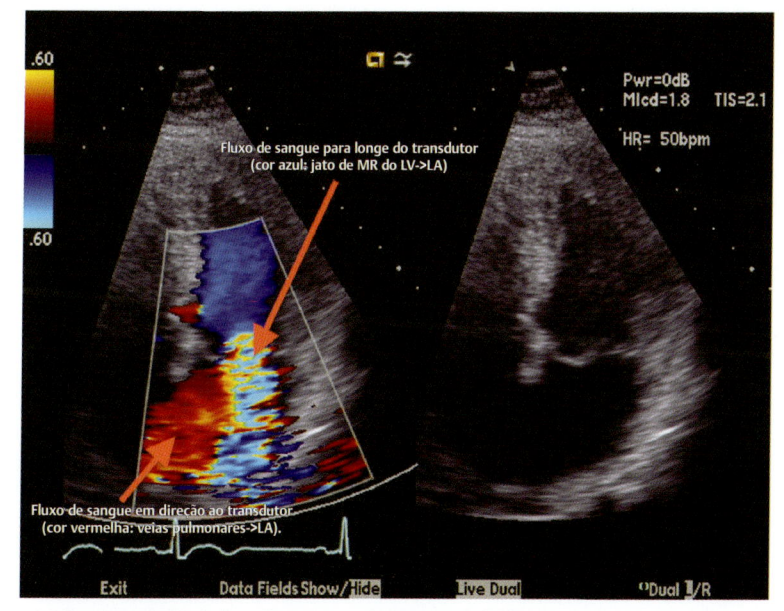

Figura 1-6. Doppler colorido do fluxo de sangue no átrio esquerdo (LA) e ventrículo esquerdo (LV) durante a sístole mostrando como a direção e a velocidade de fluxo são representadas. MR, regurgitação mitral.

Imagem de Doppler Tecidual (TDI)

- TDI é uma variação no Doppler PW que utiliza os princípios de uma imagem do Doppler para avaliar a velocidade tecidual miocárdica (tipicamente < 20 cm/s), a qual é muito menor do que a velocidade do fluxo sanguíneo (medida em m/s).
- No PW convencional, as menores velocidades geradas pelo tecido cardíaco são excluídas para se focar nas maiores velocidades das células sanguíneas em movimento. Este filtro é inativo durante TDI, permitindo a medição dos sinais de alta amplitude e de baixa velocidade do movimento tecidual.

- **Ponto-chave:** *TDI é tipicamente utilizado na avaliação da função diastólica, função RV, e deformação miocárdica.*

PRINCÍPIOS HEMODINÂMICOS E APLICAÇÕES ÚTEIS

Volume Sistólico (SV) e Outros Volumes de Fluxo

- O volume de sangue, viajando através de um orifício, pode ser estimado multiplicando-se a área através da qual o sangue viaja pela velocidade do fluxo de sangue através do orifício pela duração do período de tempo da avaliação (Fig. 1-7).
- SV é definido como o volume de sangue ejetado pelo LV por batimento. Uma simples determinação do SV pode ser feita pela medição de velocidade do fluxo anterógrado no LVOT e calculando a área do LVOT.
- Primeiro, a área transversal do LVOT é determinada pela medida direta do diâmetro LVOT. Assumindo-se que o LVOT seja circular, a área é calculada pela seguinte fórmula:

$$\text{Área LVOT em cm}^2 = \pi \times (\text{diâmetro LVOT em cm}/2)^2$$

- *Diâmetro LVOT é melhor medido normalmente na projeção paraesternal de eixo longo (PLAX) no início da meso-sístole, utilizando uma projeção magnificada.*
- Se o fluxo através de um orifício é constante (como o de uma mangueira de jardim), então multiplicando-se a velocidade do fluxo (cm/s) pela área do orifício (cm^2), calcula-se a taxa de fluxo (cm^3/s). A taxa de fluxo multiplicada pelo tempo de ejeção é igual ao volume do fluxo. Contudo, o sangue bombeado pelo coração não é somente pulsátil, mas a velocidade do fluxo também varia durante o período de ejeção sistólica. Para se determinar com precisão o volume de sangue bombeado a cada batimento, a soma das velocidades durante o período de ejeção sistólica deve ser calculado para se tirar uma média.

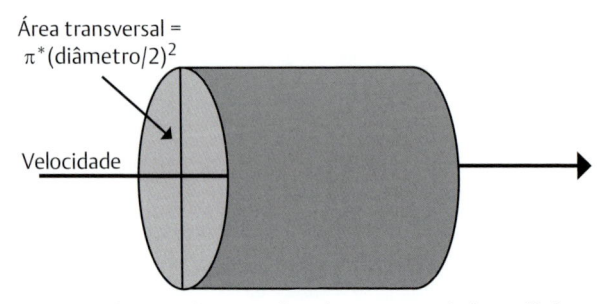

Figura 1-7. Diagrama ilustrando a suposição que o fluxo de sangue através de um cilindro se aproxima do fluxo através de um orifício cardíaco.

Introdução aos Princípios Ecocardiográficos

- Pela integral da velocidade de fluxo ao longo do tempo, a VTI, uma medida de distância (cm), também conhecida como distância sistólica, é obtida.
  - Por um ponto de vista conceitual, o VTI LVOT sistólico representa a distância que uma única célula sanguínea pode viajar durante um batimento em um cilindro com uma área transversal igual ao LVOT.
  - O VTI é medido se obtendo uma medida por PW no LVOT e, então, traçando-o na tela. O computador calcula a área abaixo e a curva determina o VTI.
  - *LVOT VTI é melhor obtido pelas projeções apical cinco câmaras ou apical de eixo longo.*
- A área LVOT (cm^2) multiplicada pela distância sistólica (cm/batimento) resulta no SV (cm^3/batimento ou mL/batimento):

$$SV = (LVOT\ VTI) \times (\text{área LVOT})$$

- Tomando este conceito acima, SV pode, então, ser multiplicado pela frequência cardíaca para calcular o débito cardíaco (CO):

$$CO\ (L/min) = SV\ (mL/batimento)/1.000 \times \text{frequência cardíaca (batimentos/min)}$$

- CO pode, então, ser dividido pela área de superfície corporal (BSA) para se achar o índice cardíaco (CI; divida por 1.000 para converter de mL para L).

$$CI\ (L/min/m^2) = CO\ (L/min)/BSA\ (m^2)$$

- **Este conceito deve ser aplicado para se medir o fluxo de sangue em qualquer orifício.**
- Por exemplo, este princípio pode ser utilizado para determinar a severidade da regurgitação mitral por um "método volumétrico". Calcular a quantidade de fluxo de sangue dentro do LV utilizando (área anular da valva mitral [MV] × VTI diastólico neste nível) e comparando isso a SV (como calculado previamente), permite e determinação do volume de sangue que regurgita de volta para dentro do átrio esquerdo (LA) durante a sístole (Influxo LV – volume de saída LV), conhecido como volume regurgitante. Isto será discutido mais profundamente em capítulos adiante.
- Outra aplicação para este princípio é quantificar um *shunt* direito-esquerdo. Isto é feito comparando-se o fluxo pulmonar (Qp) com o fluxo sistêmico (Qs), onde a relação Qp/Qs é considerada elevada se > 1,5. Qs é determinada pelo cálculo prévio do SV e Qp é calculada de forma similar multiplicando-se a área do RVOT pelo VTI RVOT sistólico.

$$Qp/Qs = (\text{área RVOT}) \times (RVOT\ VTI)/(\text{área LVOT}) \times (LVOT\ VTI)$$

- *Diâmetro e VTI de RVOT são normalmente mais bem obtidos na projeção paraesternal de eixo curto (PSAX) ao nível da AoV. Alternativamente, o diâmetro da artéria pulmonar proximal (PA) e VTI PW na PA devem ser utilizados.*

- **Pontos-chave:**
  1. *Diâmetro LVOT é normalmente mais bem medido na projeção PLAX no início da mesossístole utilizando uma projeção magnificada.*
  2. *SV = (LVOT VTI) × (área LVOT)*
  3. *Qp/Qs = (área RVOT) × (RVOT VTI)/(área LVOT) × (LVOT VTI)*
  4. *Diâmetro e VTI de LVOT são normalmente mais bem obtidos na projeção PSAX ao nível da AoV.*

Princípio de Bernoulli e Estimativa de Pressão nas Câmaras Cardíacas
- O princípio de Bernoulli é uma derivação da Lei de Conservação de Energia. Aplicada a ecocardiografia, se o sangue passa através de uma valva ou orifício, é visto como um fluido escoando através de um cilindro de diâmetros variados, a energia do fluido deve ser conservada em todos os pontos do cilindro.
- As variáveis principais biologicamente relevantes neste sistema são pressão e velocidade do sangue; outros componentes como aceleração do fluxo, fricção viscosa e energia gravitacional são omitidas para simplificação.
  - Energia de pressão$_1$ (P_1) + energia cinética$_1$ = energia de pressão$_2$ (P_2) + energia cinética$_2$
  - Energia cinética do sangue é calculada pela seguinte fórmula:

$$\tfrac{1}{2}\,\rho \times V^2$$

Onde ρ é a densidade de massa do sangue e $\tfrac{1}{2}\,\rho$ é a grosso modo, 4

$$P_1 + 4 \times V_1^2 = P_2 + 4 \times V_2^2, \text{ ou}$$
$$P_1 - P_2\,(\Delta P) = 4 \times V_1^2 - 4 \times V_2^2$$

- A velocidade proximal a um orifício fixo (V_2) é normalmente mais baixa do que a velocidade de pico através do mesmo; portanto V_2 não contribui significativamente e normalmente pode ser ignorado.
- Utilizando a equação de Bernoulli simplificada ($\Delta P\,[\text{mmHg}] = 4 \times V^2$), podemos estimar o gradiente de pressão através de um orifício entre duas câmaras cardíacas. Se a pressão em uma câmara é conhecida (ou estimada) então a pressão na câmara adjacente pode ser calculada pela determinação da diferença de pressão entre duas câmaras.
- A aplicação mais comum deste princípio é a estimativa da pressão sistólica da artéria pulmonar (PASP). Na ausência de obstrução de RVOT ou estenose valvar pulmonar, PASP equivale à pressão sistólica RV (RVSP). Velocidade de pico da regurgitação tricúspide (TR) reflete a diferença entre RVSP e pressão RA:

$$4 \times (\text{velocidade de pico TR})^2 = \text{RVSP} - \text{pressão RA}$$
$$\text{RVSP} = 4 \times (\text{velocidade de pico TR})^2 + \text{pressão RA}$$

- Pressão de RA é clinicamente estimada pela medida da pressão venosa jugular (JVP) ou pela ecocardiografia se medindo o diâmetro da veia cava inferior (IVC) (veja Capítulo 5).

Princípio da Continuidade
- Princípio da continuidade é uma extensão da Lei de Conservação da Massa. Na dinâmica de fluidos não compressíveis, a taxa de fluxo varia de acordo com a área transversal de forma que o volume (massa) seja presumido. De forma simples, estabeleceu-se em ecocardiografia que o volume de sangue que entra deve ser igual ao que sai (Fig. 1-8).
- Como previamente explicado, o produto do VTI e da área transversal onde o VTI é medido pode medir o volume.
- Portanto, pelo **princípio da continuidade (ou equação da continuidade)**:

$$(\mathbf{A1}) \times (\mathbf{VTI1}) = (\mathbf{A2}) \times (\mathbf{VTI2})$$

- A equação da continuidade é comumente aplicada para medida da área da valva aórtica (AVA) em pacientes com estenose de valva aórtica (AS). A Velocidade de fluxo será maior no ponto mais estreito (AoV estenótica no caso de AS) e pode ser determinada pelo Doppler CW. Portanto, AVA pode ser calculada pela medida do diâmetro LVOT, Doppler PW no LVOT, e Doppler CW através da AoV, como se segue:

(AVA) × (AV VTI de CW AoV) = (área LVOT) × (VTI de PW no LVOT), ou

$$\text{AVA} = (\text{área LVOT}) \times (\text{LVOT VTI}) / (\text{AoV VTI})$$

Introdução aos Princípios Ecocardiográficos | 11

$$A_1 > A_2$$

Fluxo de entrada do sangue

Fluxo de saída de sangue

$$V_1 < V_2$$

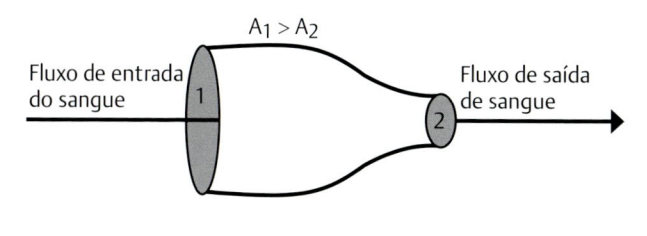

Figura 1-8. Diagrama ilustrando o princípio da continuidade, que define que o produto entre a área transversal e a integral velocidade-tempo são os mesmos para o sangue que entra e o que sai do coração.

- **Pontos-chave:**
  1. *Equação de Bernoulli Simplificada:* $\Delta P\ (mmHg) = 4 \times V^2$
  2. $RVSP = 4 \times (velocidade\ de\ pico\ TR)^2 + pressão\ RA$
  3. $AVA = (área\ LVOT) \times (LVOT\ VTI)/(AoV\ VTI)$

A Tabela 1-2 resume a aplicação da ecocardiografia Doppler para medição dos ruídos hemodinâmicos cardíacos.

Tabela 1-2	Avaliação dos Níveis Hemodinâmicos Cardíacos pela Ecocardiografia	
Hemodinâmica	**Parâmetros necessários**	**Cálculo**
SV	LVOT VTI, diâmetro LVOT	SV = π × (diâmetro LVOT/2)² × (LVOT VTI)
CO	LVOT VTI, diâmetro LVOT, HR	CO = π × (diâmetro LVOT/2)² × (LVOT VTI) × HR
Pressão RA/CVP	Diâmetro IVC	IVC ≤ 2,1 cm com variação respiratória > 50% = 3 mmHg IVC > 2,1 cm com variação respiratória > 50% = 8 mmHg IVC > 2,1 cm com variação respiratória < 50% = 15 mmHg
PASP	Jato TR, diâmetro IVC	4 × (jato TR de pico)² × RAP estimada
PCWP	E/e' (veja Capítulo 4)	• ≤ 8 = PCWP normal • ≥ 15 = elevada PCWP

CO, débito cardíaco; CVP, pressão venosa central; HR, frequência cardíaca; IVC, veia cava inferior; LVOT, trato de saída de fluxo ventricular esquerdo; PASP, pressão sistólica da artéria pulmonar; PCWP, pressão capilar pulmonar encunhada; RA, átrio direito; RAP, pressão de átrio direito; SV, volume sistólico; TR, regurgitação tricúspide; VIT, integral velocidade-tempo.

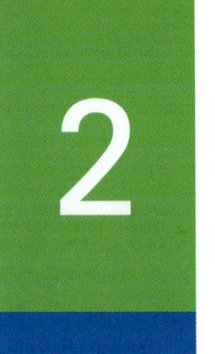

2 Exame Ecocardiográfico Transtorácico Abrangente

David S. Raymer

INICIANDO

Um estudo ecocardiográfico de qualidade se inicia com os ajustes (Fig. 2-1).

Posicionamento do Paciente

O feixe de ultrassom de baixa energia não consegue obter imagens claras de todo o coração em sua posição natural atrás do esterno.

Dicas Úteis:
- Utilize a posição de decúbito lateral esquerdo para deslocar o coração lateralmente.
- Posicione um coxim ou travesseiro para manter o paciente em seu lado esquerdo.
- Eleve o braço esquerdo acima da cabeça para abrir os espaços intercostais.

O conforto do paciente é a chave!

Posicionamento do Sonografista

Esteja confortável para prevenir paradas frequentes ou um exame feito apressadamente. O exame pode ser realizado de ambos os lados do paciente.

Dicas Úteis:
- A altura da maca de exame deve permitir ao sonografista que seu ombro fique repousado confortavelmente com uma leve flexão do mesmo.
- Posicione o paciente para que o exame possa ser feito sem sua inclinação.

Manuseando o Transdutor

Dicas Úteis:
- O transdutor deve repousar entre o polegar, indicador e dedo médio (muito parecido com arremessar um dardo).
- Mova dos dedos para a ponta do transdutor.
- Estabilize o transdutor contra o peito do paciente utilizando o dedo mínimo.
- Note a posição do entalhe do transdutor (N) para orientar as projeções cardíacas.

Ajuste da Máquina

Mova a máquina para além da cabeça da cama, o sonografista deve sentar-se ao nível do tórax do paciente. Certifique-se de ajustar as seguintes informações para cada exame:

Identificação do paciente
- **Nome completo**
- **Data de nascimento**
- **Número de identificação**

Dados vitais:
- **Peso/altura** (utilizado para medidas de índices)
- **Pressão arterial** (avalia significância hemodinâmica)

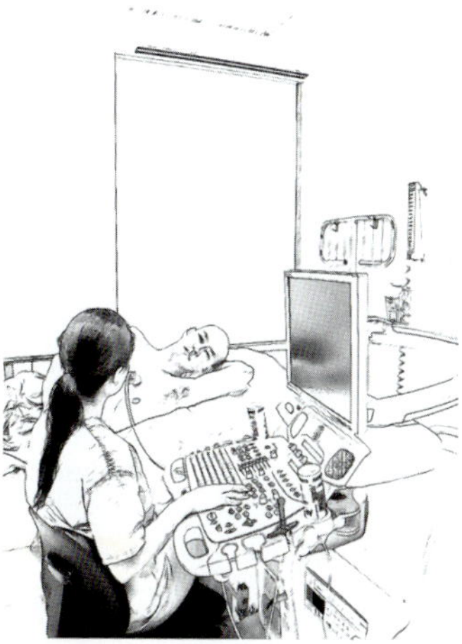

Figura 2-1. Ajuste ecocardiográfico.

Considerações Adicionais Sobre a Obtenção das Imagens	
Janelas Acústicas A janela acústica ideal permite aquisição de imagens claras e brilhantes. Imagem de baixa qualidade afetará a pressão das medidas bidimensionais (2D) e a qualidade do Doppler.	• **Mantenha pequena movimentação do transdutor.**
Respiração A posição do coração varia com a respiração.	• Adquira imagens nas projeções **paraesternal** e **apical** no **final da expiração.** • Adquira imagens nas projeções **apical de duas câmaras** (A2C) e **subcostal** no **final da inspiração.**
Pressão do Transdutor Pressão firme é necessária para bom contato do transdutor. Entretanto, se for aplicada muita pressão, especialmente em superfícies ósseas sensíveis, causará dor ao paciente!	• Quando se obtém imagens de áreas com muito tecido subcutâneo (*i.e*, tecido adiposo ou embaixo da mama), **aplicar uma pressão maior** frequentemente melhora a qualidade da imagem. • Reduza levemente a pressão uma vez que uma imagem de boa qualidade seja encontrada. • Alivie a pressão do transdutor quando trocar de espaço intercostal.
Gel de Ultrassom Definição: um meio utilizado para conduzir ondas de som entre o paciente e o transdutor de ultrassom.	• Utilize bastante gel! • Reaplique quando o gel no paciente se espalhar em uma fina camada.

AJUSTANDO A IMAGEM
Ganho Bidimensional
O *pool* de sangue intracardíaco deve ser o mais escuro possível sem perder a definição das estruturas cardíacas (Fig. 2-2).

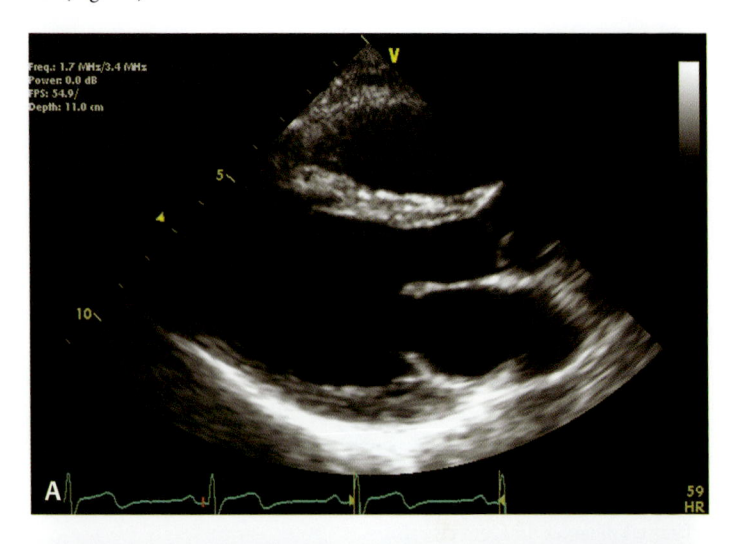

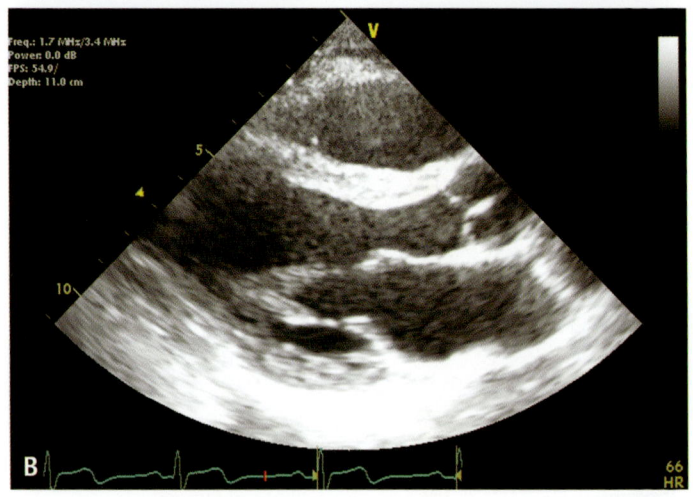

Figura 2-2. A: Ganho ideal. **B:** Ganho em excesso.

PROFUNDIDADE DA IMAGEM

A profundidade deve ser ajustada para se estender aproximadamente 1-2 cm dentro do limite cardíaco, mais distante do transdutor para assegurar que nenhuma das estruturas seja cortada (Fig. 2-3). Algumas vezes, é necessário mudar a profundidade para visualizar patologias posteriores ao coração, como efusão pleural.

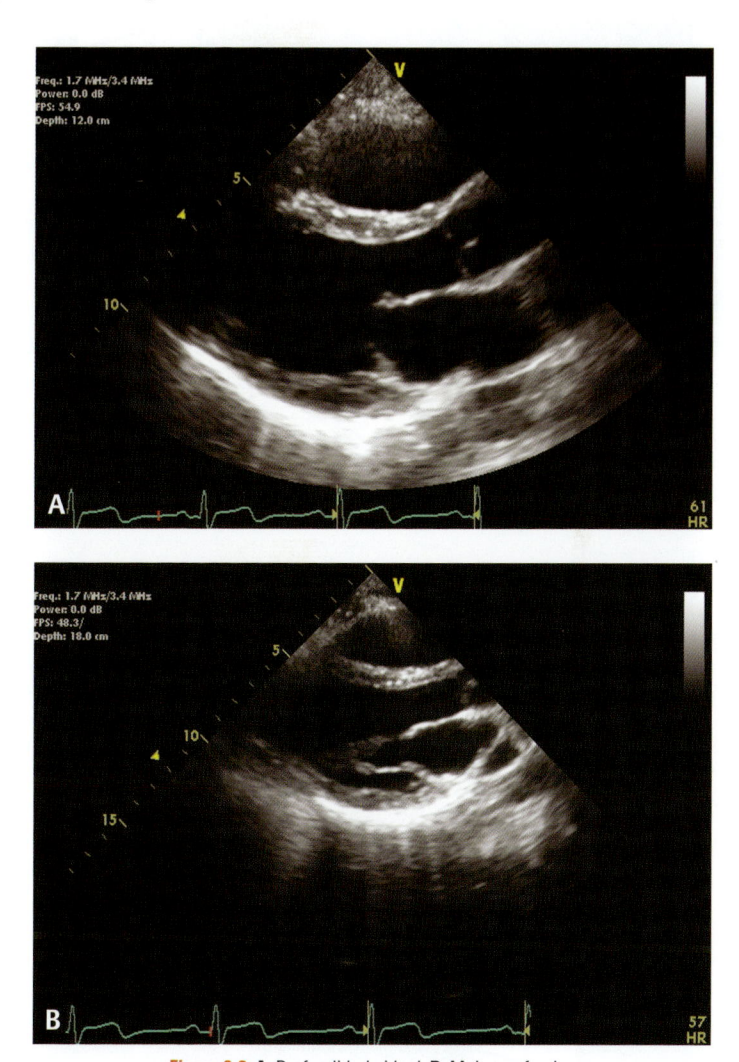

Figura 2-3. A: Profundidade ideal. **B:** Muito profundo.

Nota: Alguns laboratórios utilizam a profundidade padrão de rotina para facilitar a comparação de exames seriados. Neste caso, adquirir imagens com a profundidade padrão assim como com a profundidade apropriada.

Doppler Colorido

Ajuste a região de amostragem do Doppler colorido para incluir somente as estruturas de interesse para, desta forma, evitar a redução da resolução temporal e a qualidade da cor. Mantenha o limite Nyquist padrão em 50-60 cm/s (Fig. 2-4).

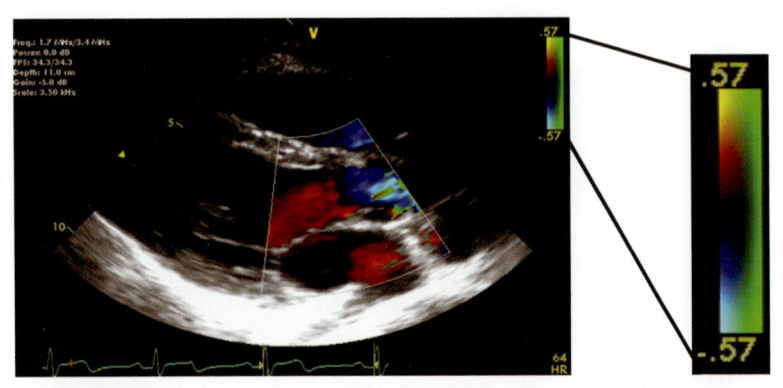

Figura 2-4. Região de amostragem do Doppler colorido com limite Nyquist (*detalhe*).

Ganho de Cor

Ganho de cor pode ser calibrado movendo-se a caixa de cor para o espaço extracardíaco e aumentando o ganho do Doppler antes que exista ruído visível. Lentamente, reduza o ganho até que o ruído logo desapareça.

Frequência

Inicie a obtenção de imagem com o transdutor ajustado em 1,7/3,4 MHz (transmitido/recebido; imagem em segunda harmônica) (Fig. 2-5). Selecione uma frequência maior (para imagem de campo proximal) ou menor (para uma penetração maior) para otimizar a qualidade da imagem.

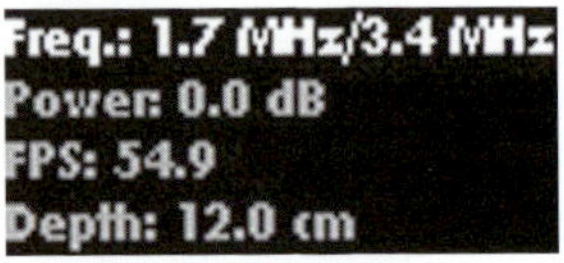

Figura 2-5. Configuração do transdutor.

Foco

Tente ajustar o foco do ultrassom se forem encontrados artefatos ou uma imagem pouco clara (Fig. 2-6).

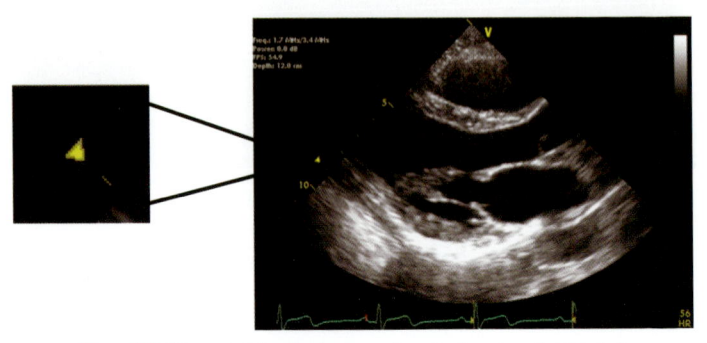

Figura 2-6. O foco do feixe de ultrassom é mostrado pela *seta* (*detalhe*).

Tamanhos dos Volumes de Amostragem no Doppler de Onda Pulsada

Influxo/efluxo: 3-4 mm
Fluxo venoso: 5-7 mm
Velocidade tecidual ou anelar: 5-7 mm

Um tamanho de amostragem inapropriado pode contaminar a aquisição pelo Doppler e anular a grande vantagem do Doppler espectral de especificidade por faixa.

Ganho Espectral

O fundo deve ser escuro e o sinal claro para garantir que não esteja com o ganho baixo. Ganho aumentado pode resultar em superestimação das velocidades do fluxo de sangue. As medidas devem ser tomadas nos modos de velocidade (envelope claro) e não do alargamento espectral ("esfumaçamento do sinal") especialmente visto no ganho aumentado do Doppler de baixa qualidade (Fig. 2-7).

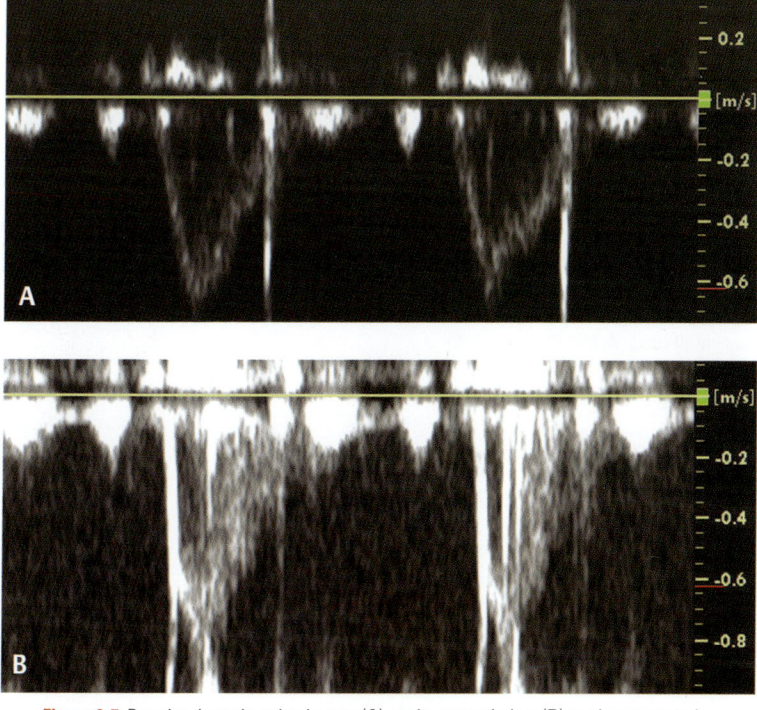

Figura 2-7. Doppler de onda pulsada com (**A**) ganho apropriado e (**B**) ganho aumentado.

Velocidade de Varredura

Geralmente, ajuste a velocidade de varredura em 50 mm/s para modo M e Doppler espectral com frequências cardíacas normais, ajuste a velocidade de varredura em 100 mm/s para adquirir medidas em uma alta resolução temporal (Fig. 2-8).

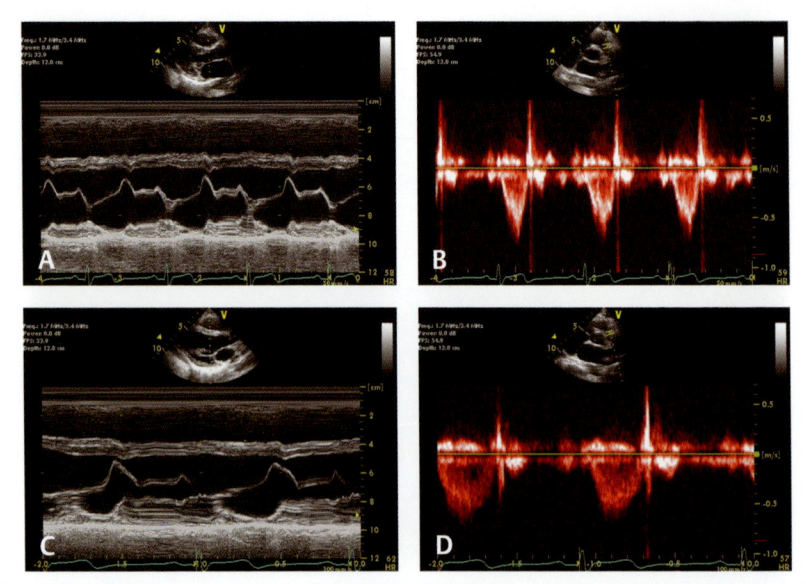

Figura 2-8. Projeção paraesternal de eixo longo com modo M através dos folhetos da valva mitral e projeção paraesternal de eixo curto com Doppler espectral do trato de saída do ventrículo direito, com velocidade de varredura em 50 mm/s (**A, B**) e 100 mm/s (**C, D**).

Exame Ecocardiográfico Transtorácico Abrangente | 19

AS PROJEÇÕES

PROJEÇÃO PARAESTERNAL DE EIXO LONGO (PLAX)

Veja Figura 2-9.

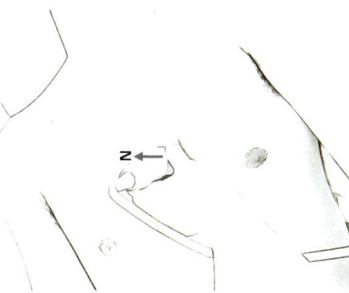

Obtendo a Imagem
- No terceiro ou quarto espaço intercostal aponte o entalhe em direção ao ombro direito do paciente.
- Mantenha o transdutor próximo ao esterno, mas não sobre ele.
- Mova o transdutor para cima (PLAX alto) para medir as dimensões do arco aórtico.

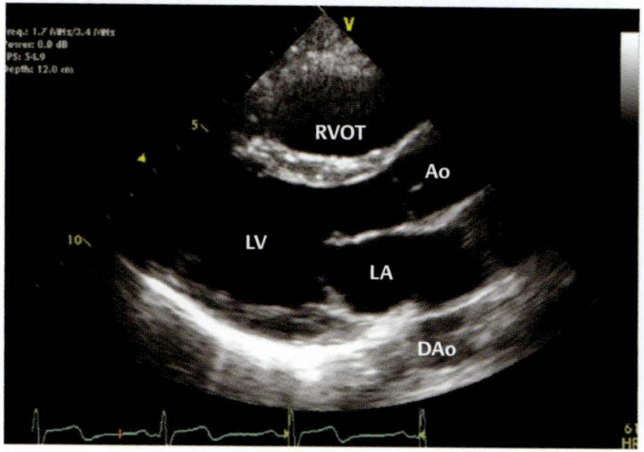

Figura 2-9. Projeção paraesternal de eixo longo. Ao, aorta; DAo, aorta descendente; LA, átrio esquerdo; LV, ventrículo esquerdo; N, entalhe do transdutor; RVOT, trato de saída ventricular direito.

Exame 2D

Estruturas
- *Câmaras*: Átrio esquerdo (LA), ventrículo esquerdo (LV), trato de saída ventricular esquerdo (LVOT), trato de saída ventricular direito (RVOT), aorta (Ao), aorta descendente.
- *Valvas*: Valva mitral (MV), válvula aórtica (AoV).

Características Principais
- Coaptação dos folhetos anterior e posterior da MV.
- Coaptação dos folhetos da AoV, cúspide coronariana direita mais próxima ao RVOT com a cúspide não coronariana ou cúspide esquerda oposta a ela.
- Cavidade LV maximizada (imagem entre os músculos papilares).

Exame por Doppler

Doppler Colorido
- MV e AoV: A caixa de cor deve incluir o septo interventricular (IVS), AoV, e MV.
- Esta projeção é especialmente útil para a identificação de jatos regurgitantes excêntricos e defeitos septais ventriculares (VSDs), e para avaliação da severidade da regurgitação aórtica (AR).

Exame em modo M

Câmaras
- Médio-ventricular para incluir as paredes anterosseptal e inferolateral.

Valvas
- Estrutura de MV e AoV e mobilidade do folheto.

TRATO DE ENTRADA VENTRICULAR DIREITO

Veja Figura 2-10.

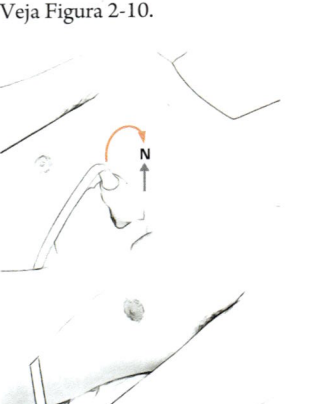

Obtendo a Imagem
- Da projeção PLAX, incluir a extremidade do transdutor em direção ao ombro esquerdo.
- O plano de imagem irá se mover lentamente em direção anterior até que a valva tricúspide (TV) esteja na imagem.

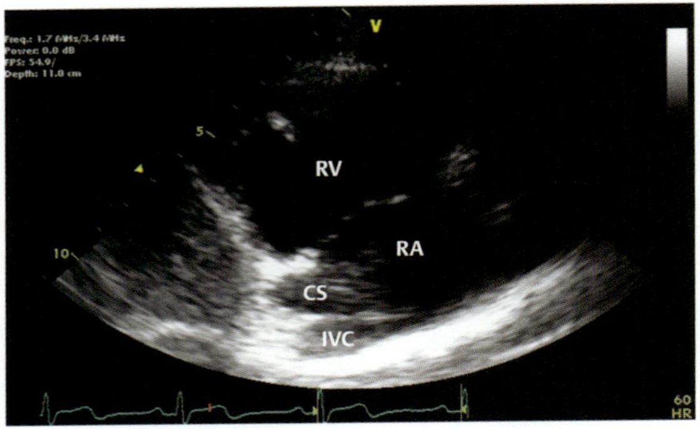

Figura 2-10. Projeção do trato de entrada ventricular direito. CS, seio coronariano; IVC, veia cava inferior; N, entalhe do transdutor; RA, átrio direito; RV, ventrículo direito.

Exame 2D

Estruturas
- *Câmaras:* Átrio direito (RA), ventrículo direito (RV), veia cava inferior (IVC), seio coronariano (CS).
- *Valvas:* TV.

Características Principais
- É a única projeção na qual o folheto posterior da TV é visto.
- Coaptação dos folhetos anterior e posterior da MV.
- Coaptação dos folhetos da TV.

Exame por Doppler

Doppler Colorido
- TV: A caixa de cor deve incluir o RA, TV e RV.

Doppler Espectral
- Onda contínua (CW). Posicione o cursor através da *vena contracta* do jato de regurgitação da TV (ou ponto de coaptação do folheto valvar caso a *vena contracta* não seja visualizada).

Solução de Problemas

A inclinação do transdutor para esta projeção é, muitas vezes, direcionada para uma costela. Abra a janela acústica:
- Deslizando o transdutor lateralmente para longe do RV.
- Movendo para um espaço intercostal mais baixo se ainda estiver difícil de se obter a imagem.

PROJEÇÃO PARAESTERNAL DE EIXO CURTO (PSAX)

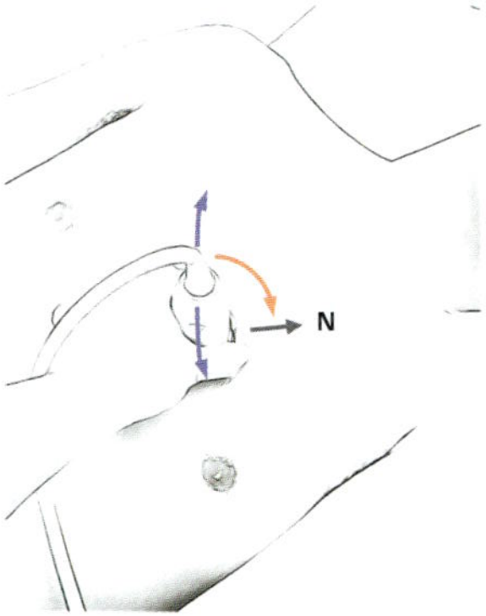

Obtendo a Imagem
- Da projeção PLAX, gire o transdutor 90° em direção horária (seta vermelha).
- Incline a extremidade do transdutor suavemente em direção ao ombro direito do paciente para mais projeções apicais e para longe do ombro direito para projeções basais (setas azuis).

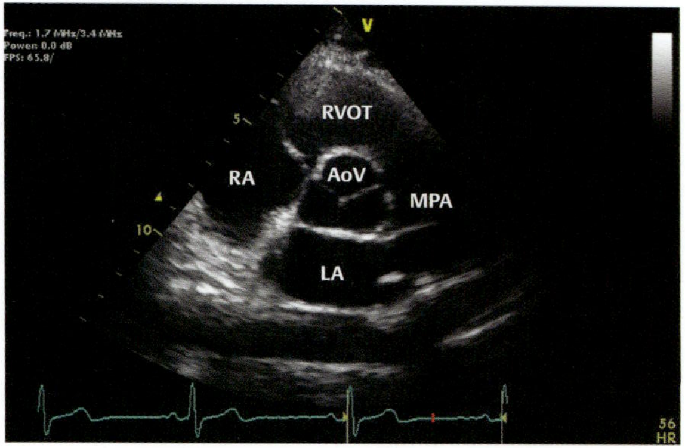

Figura 2-11. Projeção paraesternal de eixo curto. AoV, valva aórtica; LA, átrio esquerdo; MPA, artéria pulmonar principal; N, entalhe do transdutor; RA, átrio direito; RVOT, trato de saída ventricular direito.

Exame 2D (ao nível da AoV)
Veja Figura 2-11.

Estruturas
- *Câmaras:* LA, RA, RV / RVOT, artéria pulmonar principal (MPA).
- *Valvas:* AoV, TV, valva pulmonar (PV).

Características Principais
- Os três folhetos da AoV com a raiz aórtica circular.

Exame de Doppler (ao nível da AoV)

Doppler Colorido
- AoV: Dimensione a caixa de cor para incluir a AoV.
- PA: A caixa de cor deve incluir o RVOT, PV e MPA.
- TV: A caixa de cor deve incluir o RA, TV e septo interatrial.

Doppler Espectral
- PW: PV (posicione o volume de amostragem no RVOT, 1 cm proximal a PV).
- CW: Posicione o cursor através da *vena contracta* do jato de regurgitação TV ou PV, ou no ponto e coaptação do folheto valvar.

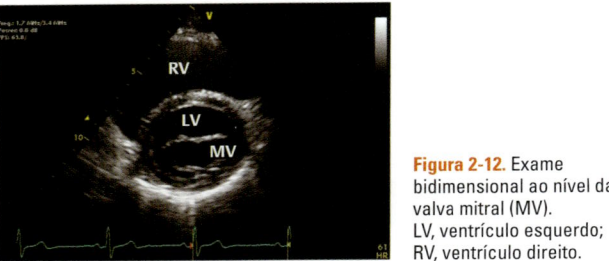

Figura 2-12. Exame bidimensional ao nível da valva mitral (MV). LV, ventrículo esquerdo; RV, ventrículo direito.

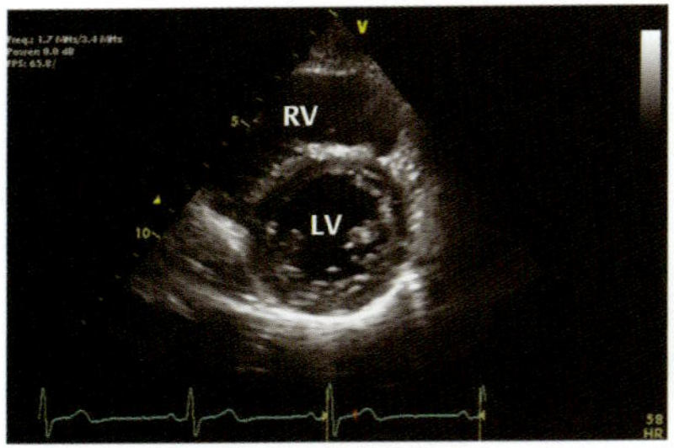

Figura 2-13. Exame bidimensional ao nível do músculo papilar. LV, ventrículo esquerdo; RV, ventrículo direito.

Exame 2D (ao nível da MV)

Veja Figura 2-12.

Estruturas
- Câmaras: LV, RV.
- Valvas: MV.

Características Principais
- Folhetos anterior e posterior da MV com o ponto de coaptação no centro do ventrículo.

Dica: Se a valva parecer abrir medialmente, gire o transdutor em direção horária para uma projeção mais completa; se ela abrir lateralmente, gire em direção anti-horária.

Exame por Doppler (ao nível da MV)

Doppler Colorido
- MV: A caixa de cor deve incluir a MV.

Doppler Espectral
- Geralmente não é útil nesta projeção.

Exame 2D (ao nível do músculo papilar)

Veja Figura 2-13.

Estruturas
- Câmaras: LV, RV.

Características Principais
- Formato circular do LV.
- Músculos papilares anterolateral e posteromedial.

Exame por Doppler (Ao nível do músculo papilar)

Doppler colorido e espectral geralmente não são úteis nesta projeção.

Solução de Problemas (PSAX)
Artefatos das costelas são comuns e podem ser minimizados se deslizando o transdutor para longe da costela que está encobrindo o ventrículo.

PROJEÇÃO APICAL DE QUATRO CÂMARAS (A4C)

Veja Figura 2-14.

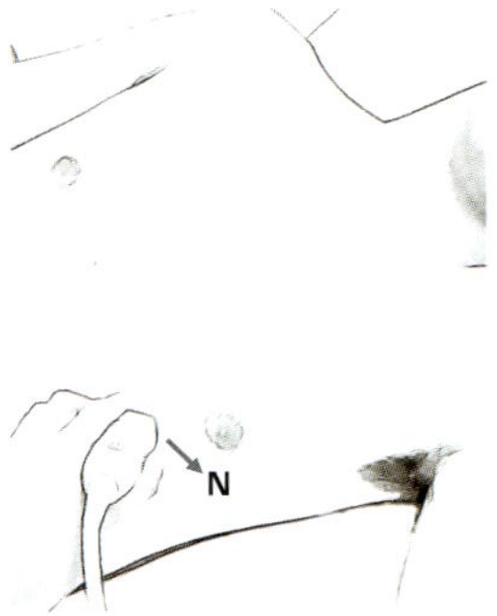

Obtendo a Imagem
- Esta projeção geralmente é encontrada próximo ao ponto de impulso máximo.
- Angule a extremidade do transdutor para longe do ombro direito do paciente.

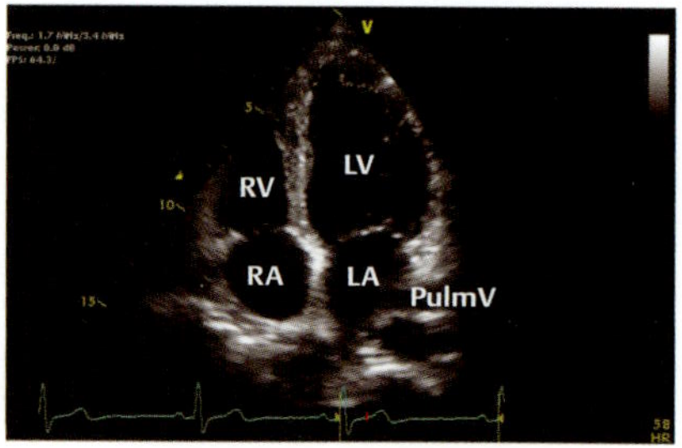

Figura 2-14. Projeção apical de quatro câmaras. LA, átrio esquerdo; LV, ventrículo esquerdo; N, entalhe do transdutor; PulmV, veia pulmonar; RA, átrio direito; RV, ventrículo direito.

Exame 2D

Estruturas
- *Câmaras:* LA, RA, LV (paredes inferoseptal e anterolateral), RV, veia pulmonar (PulmV).
- *Valvas:* MV, TV.

Características Principais
- Toda a extensão do LV é visualizada.
- O endocárdio do LV é bem-definido em todos os segmentos.
- Coaptação dos folhetos MV e TV (septal e anterior).
- Parede livre do RV e motilidade do anel da TV.

Exame por Doppler

Doppler Colorido
- MV: A caixa de cor deve incluir LA, MV, trato de entrada LV.
- TV: A caixa de cor deve incluir RA, TV, RV, IVS.

Doppler Espectral
- PW: MV (posicione o volume de amostragem na extremidade dos folhetos; para cálculos volumétricos, posicione a amostragem ao nível do anel mitral), PulmV.
- CW: Posicione o cursor através da *vena contracta* do jato regurgitante ou ponto de coaptação dos folhetos da MV e TV.
- TD: Anéis septal e lateral da MV, anel lateral da TV.

Solução de Problemas

Problemas Comuns
- Se os ventrículos são visualizados, mas não os átrios, incline o transdutor para cima ou para baixo.
- Se a coaptação MV/TV ou LV/RV foi cortada, gire o transdutor em direção horária ou anti-horária.
- Se o ápice não está centrado, mova o transdutor medialmente ou lateralmente.

Nota: A localização da janela acústica ideal também varia dependendo de quanto o paciente está girado para seu lado esquerdo (ou seja, se o paciente se encontra em posição supina, a janela apical estará mais medial).

PROJEÇÃO APICAL DE CINCO CÂMARAS (A5C)

Veja Figura 2-15.

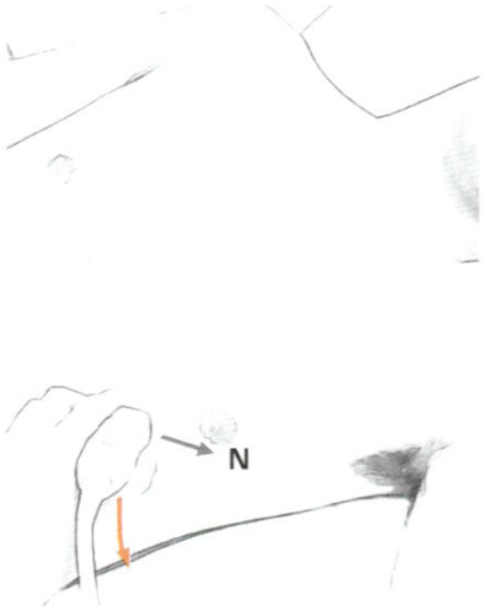

Obtendo a Imagem
- Da projeção A4C, incline a extremidade do transdutor em direção ao quadril esquerdo do paciente (seta vermelha).

Nota: O plano da AoV se encontra somente alguns graus em direção anterior ao plano A4C.

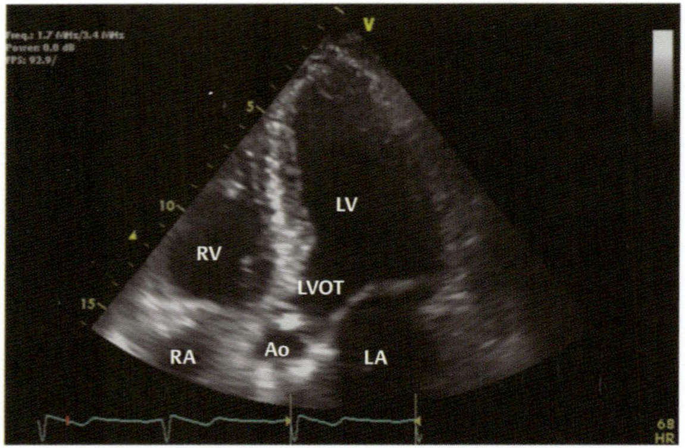

Figura 2-15. Projeção apical de cinco câmaras. Ao, aorta; LA, átrio esquerdo; LV, ventrículo esquerdo; LVOT, trato de saída ventricular esquerdo; N, entalhe do transdutor; RA, átrio direito; RV, ventrículo direito.

Exame 2D

Estruturas
- Câmaras: LA, RA, LV, LVOT, RV, Ao.
- Valvas: MV, TV, AoV.

Características Principais
- Similar ao A4C com visualização adicional do LVOT, AoV e raiz Ao.

Exame por Doppler

Doppler Colorido
- A caixa de cor deve incluir a AoV.

Doppler Espectral
- PW: LVOT (posicione o volume de amostragem ~1 cm proximal ao AoV).
- CW: Posicione o cursor através da *vena contracta* do jato regurgitante da AoV ou no ponto da coaptação do folheto valvar para avaliar estenose aórtica (AS).

Exame Ecocardiográfico Transtorácico Abrangente | 25

PROJEÇÃO APICAL DE DUAS CÂMARAS

Veja Figura 2-16.

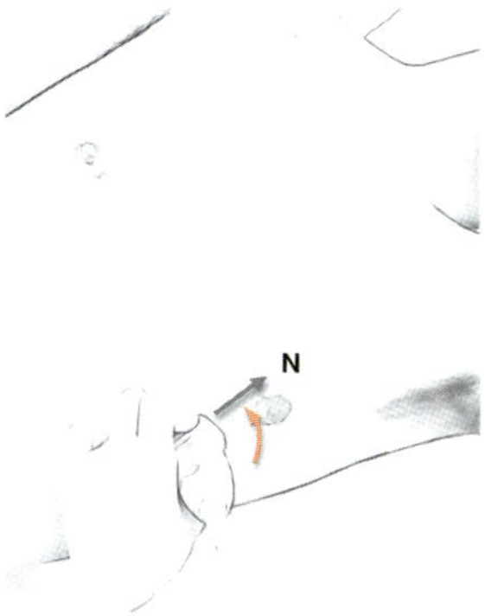

Obtendo Imagem
- Da projeção A4C, gire o transdutor bruscamente 30° em direção anti-horária (seta vermelha).

Nota: Cuidado para não encurtar o LV movendo mediamente o transdutor.

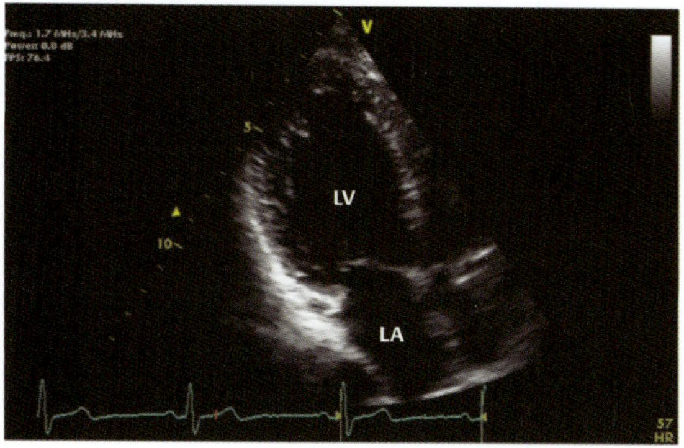

Figura 2-16. Projeção apical de duas câmaras. LA, átrio esquerdo; LV, ventrículo esquerdo; N, entalhe.

Exame 2D

Estruturas
- *Câmaras:* LA, LV (paredes anterior e inferior).
- *Valvas:* MV.

Características Principais
- Toda extensão do LV com os segmentos endocárdicos bem-definidos.
- Coaptação dos folhetos da MV.
- Apêndice atrial esquerdo (LAA) e CS ocasionalmente são visualizados.

Exame por Doppler

Doppler Colorido
- MV: A caixa de cor deve incluir o LA, MV e entrada LV.

Doppler Espectral
- PW: Geralmente, posicione o volume de amostragem nas extremidades dos folhetos da MV; para cálculos volumétricos, posicione o volume de amostragem ao nível do anel mitral.
- CW: Ponto de coaptação dos folhetos da MV.

Solução de Problemas

Esta projeção é difícil de ser obtida em virtude de dois problemas comuns:

- O transdutor desliza quando o equipamento é girado.
- O transdutor não está no ápice.

Dica: Ancore o transdutor com uma mão e gire o mesmo com a outra.

PROJEÇÃO APICAL PARAESTERNAL DE EIXO LONGO (APLAX)

Veja Figura 2-17.

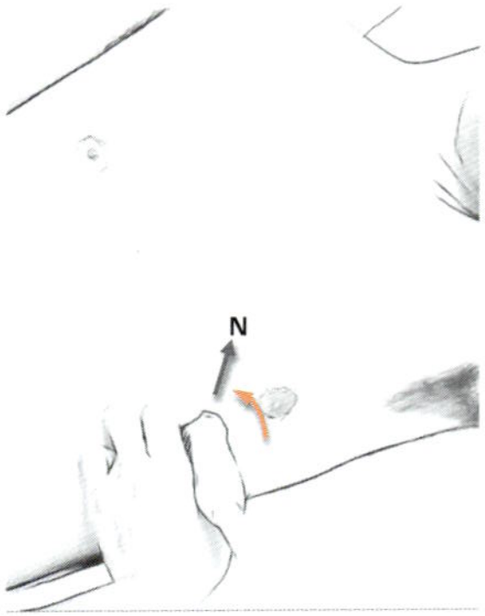

Obtendo a Imagem
- Da projeção A2C, gire o transdutor bruscamente 30° em direção anti-horária (seta vermelha).

Dica: cuidado para não encurtar o LV movendo medialmente o transdutor.

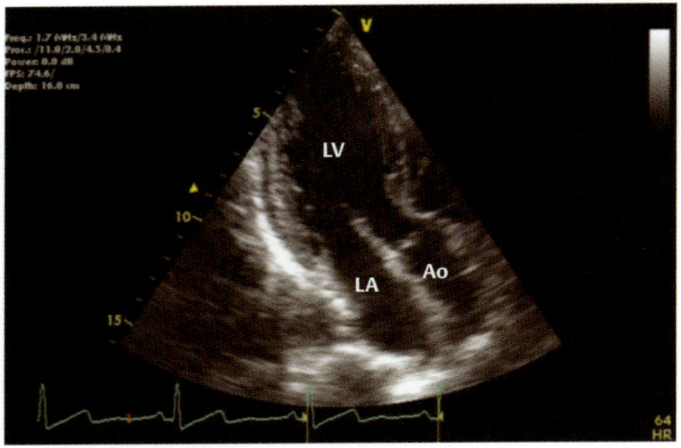

Figura 2-17. Projeção apical paraesternal de eixo longo. Ao, aorta; LA, átrio esquerdo; LV, ventrículo esquerdo; N, entalhe do transdutor.

Exame 2D

Estruturas
- Câmaras: LA, LV (paredes anterosseptal e inferolateral), Ao.
- Valvas: MV, AoV.

Características Principais
- Coaptação dos folhetos da MV e AoV.

Exame por Doppler

Doppler Colorido:
- MV e AoV: A caixa de cor deve incluir IVS, AoV e MV.

Doppler Espectral
- PW: LVOT, entrada MV.
- CW: MV para regurgitação e AoV para AS.

PROJEÇÃO CORONAL SUBCOSTAL

Veja Figura 2-18.

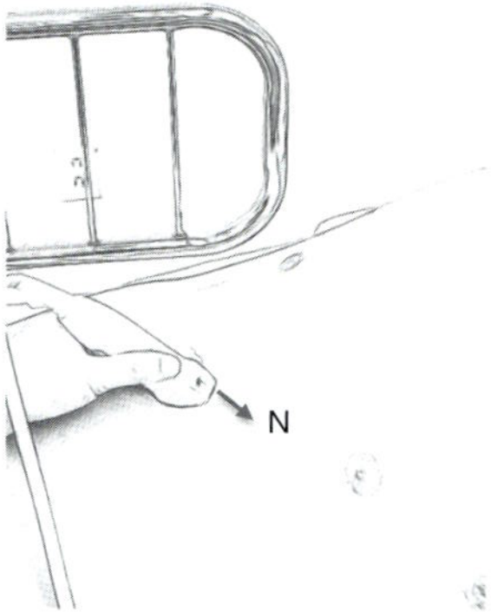

Obtendo a Imagem

- Com o paciente deitado com o tórax para cima, aplique uma pressão firme em um ângulo de 45° dois dedos abaixo do processo xifóide.
- Aponte o transdutor para cima em direção ao ombro esquerdo do paciente.

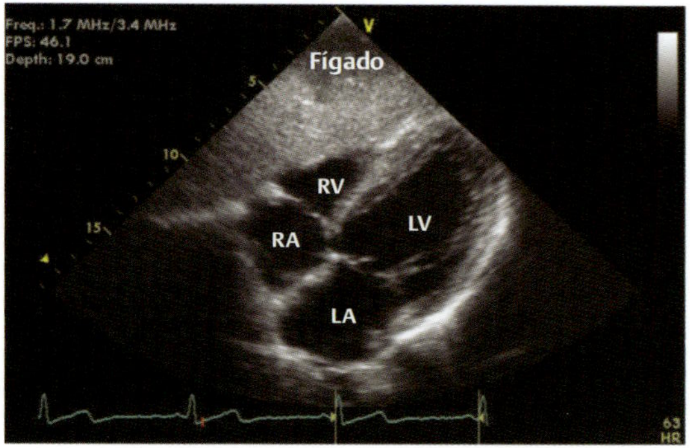

Figura 2-18. Projeção coronal subcostal. LA, átrio esquerdo; LV, ventrículo esquerdo; N, entalhe do transdutor; RA, átrio direito; RV, ventrículo direito.

Exame 2D

Estruturas
- Câmaras: LA, RA, LV, RV.
- Valvas: MV, TV.

Características Principais
- Função LV.
- Efusão pericárdica e fisiologia do tamponamento se a efusão estiver presente.
- Procure defeitos do septo interatrial.

Exame por Doppler

Doppler Colorido
- MV: A caixa de cor deve incluir o LA e MV.
- TV: A caixa de cor deve incluir o RA e TV.
- Septo interatrial.

Doppler Espectral
- CW: Através da coaptação de TV ou *vena contracta* do jato regurgitante.

Solução de Problemas

- Utilize a baixa impedância acústica do fígado, obtendo imagem levemente ao lado direito do processo xifóide.
- Obtenha a imagem no final da inspiração.
- Relaxe os músculos abdominais dobrando os joelhos do paciente.
- Diminua a frequência do transdutor para aumentar a profundidade de penetração do ultrassom.

PROJEÇÃO SAGITAL SUBCOSTAL

Veja Figura 2-19.

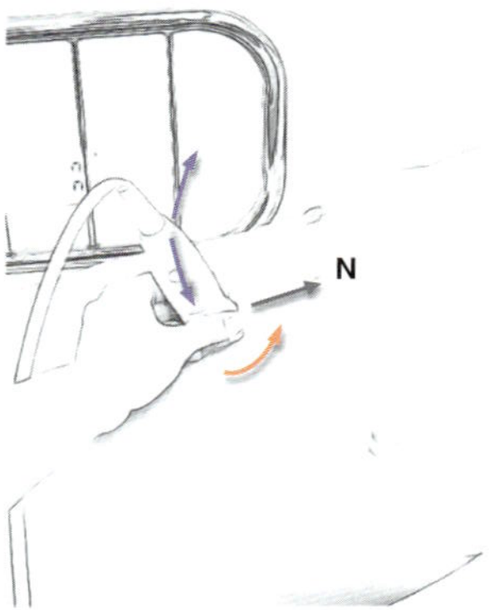

Obtendo a Imagem
- Angule o transdutor perpendicularmente ao paciente.
- Da projeção coronal, gire o transdutor em direção anti-horária até que o entalhe esteja em direção à cabeça do paciente.
- Uma leve inclinação da extremidade do transdutor para o lado esquerdo do paciente traz a IVC para dentro da imagem, inclinando para a direita do paciente traz a Ao abdominal para dentro da imagem.

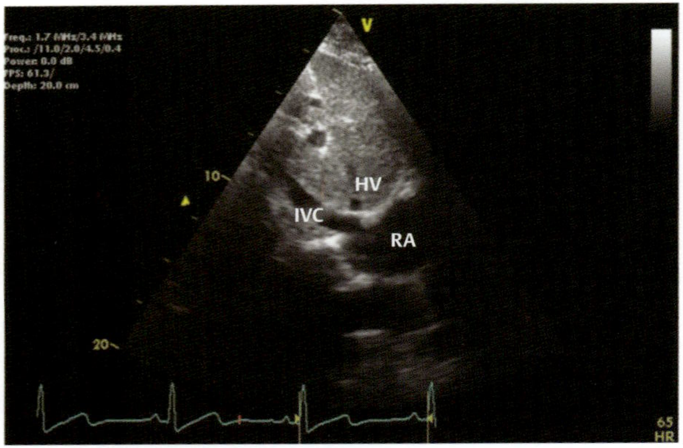

Figura 2-19. Projeção sagital subcostal. HV, veia hepática; IVC, veia cava inferior; N, entalhe do transdutor; RA, átrio direito.

Exame 2D

Estruturas
- Câmaras: RA, IVC, veia hepática (HV), aorta descendente (DAo) (não mostrada).

Características Principais
- Tamanho da IVC e mudança com a respiração (pode necessitar de manobra de "inspiração" se não existir mudança significativa do tamanho na respiração normal).

Exame por Doppler

Doppler Colorido
- IVC e veia hepática.
- DAo para fluxo turbulento.

Doppler Espectral
- PW: Veia hepática e DAo.

PROJEÇÃO DA FÚRCULA SUPRAESTERNAL (SSN)

Veja Figura 2-20

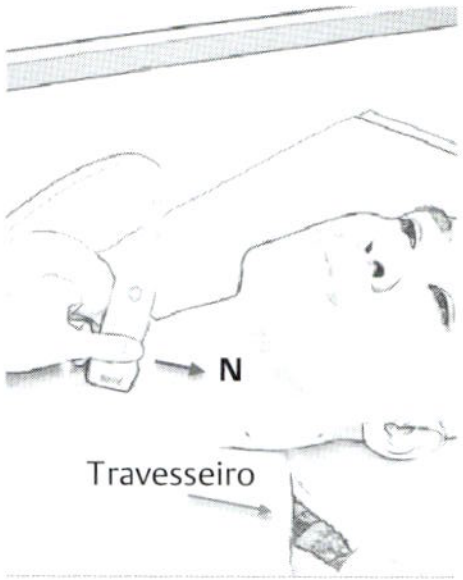

Obtendo a Imagem
- Coloque um travesseiro embaixo das escápulas, estendendo o pescoço do paciente.
- O transdutor é posicionado acima da fúrcula supraesternal.
- O entalhe do transdutor aponta para a cabeça do paciente, com a extremidade do transdutor também levemente angulada nesta direção.

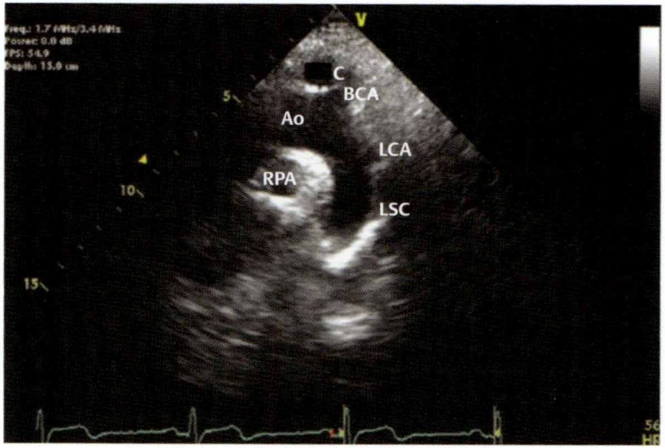

Figura 2-20. Projeção da fúrcula supraesternal. Ao, aorta; BCA, artéria braquiocefálica; C, veia braquiocefálica; LCA, artéria carótida comum esquerda; LSC, artéria subclávia esquerda; N, entalhe do transdutor; RPA, artéria pulmonar direita.

Exame 2D

Estruturas
- *Câmaras:* LA, arco aórtico, artéria braquiocefálica (BCA), artéria carótida comum esquerda (LCA), artéria subclávia esquerda (LSC), artéria pulmonar direita (RPA).

Características Principais
- Procure por anormalidades anatômicas para sugerir uma dissecção aórtica, coarctação aórtica, ou duto arterioso patente.

Exame por Doppler

Doppler Colorido
- Vasos do arco: a caixa de cor deve incluir todos os vasos do arco.

Doppler Espectral
- PW com amostragem proximal da DAo (reversão holossistólica do fluxo vista na AR moderada a severa) ou quaisquer áreas de turbulência.
- CW da AoV para jato valvar aórtico.

Dicas para Exames Tecnicamente Difíceis

Pacientes com Pulmões Hiperinsuflados
O coração repousa na parte inferior da cavidade torácica em pacientes com doença pulmonar de longa duração.

- Janelas paraesternais mais baixas que o normal devem ser tentadas. Não é comum se obter a melhor orientação paraesternal da projeção subcostal.
- Faça o paciente ficar deitado.
- A orientação do transdutor é a mesma, e todos os eixos de projeções são, muitas vezes, alcançados.

Obesidade
- Reduza a frequência do transdutor para uma penetração maior.
- Aumente suavemente a pressão do transdutor para uma melhor compressão do tecido.
- Otimize largura e profundidade.
- Reduza a taxa de quadros.

3 Função do Contraste na Ecocardiografia
Majesh Makan

PONTOS-CHAVE PARA OTIMIZAÇÃO PELO CONTRASTE
- Índice mecânico (MI) < 0,5.
- Otimize a compensação do ganho de tempo e todos os ajustes de ganho no geral.
- Minimize o ganho do campo proximal.
- Geralmente, tenha o ponto de foco na base do coração.
- Otimize a posição da sonda para imagens não encurtadas.
- Medida realçada por Doppler do envelope modal/mais escuro.
- Dose e tempo corretos do contraste requerem boa comunicação entre o sonografista e a enfermeira.

INDICAÇÕES
- Imagem de qualidade reduzida com ≥ 2 segmentos de parede não visualizadas.
- Aumentar a precisão das medidas dos volumes ventriculares.
- Teste de estresse para melhor detecção da borda endocárdica.
- Melhora do sinal do Doppler.
- Avaliação de trombos ventricular esquerdo (LV), aneurisma LV.
- Massas intracardíacas.

CONTRAINDICAÇÕES
- Mulheres grávidas ou amamentando.
- Pacientes com reação alérgica conhecida ao perflutreno (gás octafluoropropano).
- *Shunts* cardíacos direita-esquerda, bidirecional ou transitório da direita-esquerda.
- Sensibilidade ao sangue, produtos do sangue, ou albumina (somente o Optison).

PRINCÍPIOS GERAIS
Utilizar contraste durante a realização de um ecocardiograma desempenha um papel vital e fornece informação adicional ao diagnóstico e condução do paciente. O contraste consiste de microbolhas que, quando misturadas com as células vermelhas do sangue nas câmaras cardíacas, aumentam a dispersão do sinal de ultrassom, dessa forma realçando a interface sangue-tecido. *Optison* é uma concha preenchida por perfluoropropano derivado da albumina humana. *Definity* é uma microbo-

lha de perfluoropropano coberta por lipídio que necessita ser agitada antes do uso. O FDA aprovou contraste para opacificação LV e melhora da definição da borda endocárdica.

O contraste deve ser dado ao paciente nas seguintes circunstâncias:

- **Imagem de baixa qualidade**: quando dois ou mais segmentos de parede não podem ser visualizados em nenhuma projeção.
- **Melhora do sinal Doppler**: para estenose e regurgitação valvular
  - O melhor sinal de Doppler é obtido no início da administração do contraste. Isto ajuda a evitar o artefato de "florescimento" e superestimativa do sinal do Doppler.
  - Medida somente do envelope modal (Fig. 3-1).
- **Para excluir patologia apical LV**: trombo LV, aneurisma, pseudoaneurisma, hipertrofia apical, não compactação (Fig. 3-2).
- **Para avaliar anormalidades regionais na motilidade das paredes.**
- **Em testes de estresse por exercício/farmacológico**
  - Garante visualização de todos os segmentos miocárdicos.
- **Para aumentar a precisão dos cálculos de fração de ejeção e volume LV** (Fig. 3-3).
- **No contexto de ICU e ER**
  - Pacientes em ICU normalmente são tecnicamente difíceis de serem obtidas imagens pela presença de equipamento de ventilação mecânica, drenos de tórax, e curativos, assim como a presença de doença pulmonar, e dificuldade de reposicionar estes pacientes.
  - A maioria dos pacientes é examinada em decúbito dorsal em vez de em decúbito lateral esquerdo.
  - Quando os pacientes se apresentam na ER com dor torácica, a utilização do contraste auxilia a fornecer análise completa de todos os segmentos miocárdicos para detecção de anormalidades regionais no movimento das paredes.
- **Para identificar massas intracardíacas**
  - Trombos não realçam e ficam delineados como uma massa "preta" com realce por contraste das câmaras cardíacas.
  - Tumores no interior das câmaras cardíacas podem-se formar similar se delineados pelo contraste.
  - A utilização do contraste aumenta a sensibilidade de detecção das massas intracardíacas e também ajuda na diferenciação destes com estruturas normais (por exemplo, trabeculação LV) (Fig. 3-4).

- **Pontos-Chave:**
  1. *Mova o ponto de foco transitoriamente da base do coração ao ápice para avaliar patologias no ápice LV.*
  2. *Embora o contraste IV possa auxiliar com definição endocárdica, ele não irá reduzir o encurtamento da imagem secundário a sonda não ideal ou posicionamento inadequado do paciente. Tente otimizar a imagem antes da administração do contraste.*

PREPARANDO O CONTRASTE DEFINITY (*LANTHEUS MEDICAL IMAGING*)

- Definity precisa ser agitado no misturador de frascos. Não utilize até que se complete o ciclo. É um líquido claro que se torna leitoso após a ativação.
- Puxe 1,5 mL do *Definity* em uma seringa e dilua em 8,5 mL de solução salina.
- Reduza MI abaixo < 0,5 para atingir a máxima opacificação LV.
- Mude os ajustes de ganho para otimizar a detecção das bordas endocárdicas.
- Injete lentamente um *bolus* de solução salina; de outra forma isto irá causar atenuação do contraste apical.

Função do Contraste na Ecocardiografia | 33

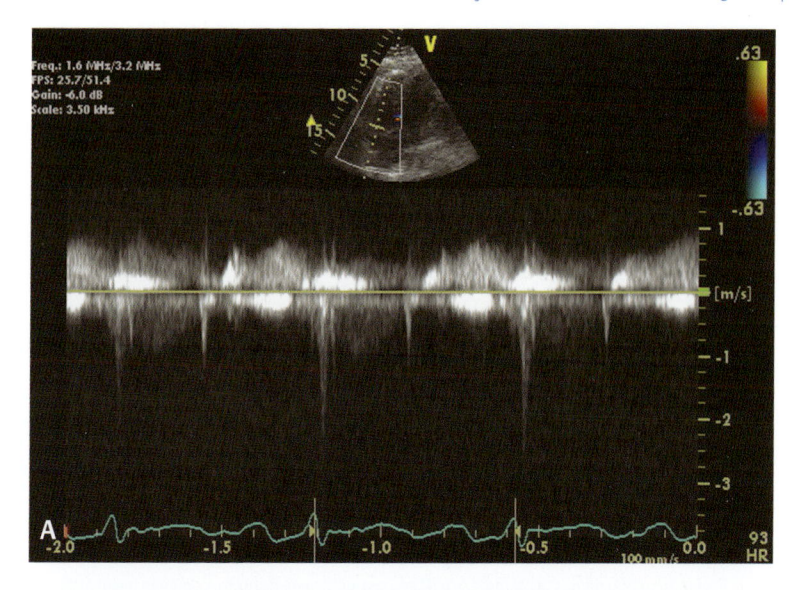

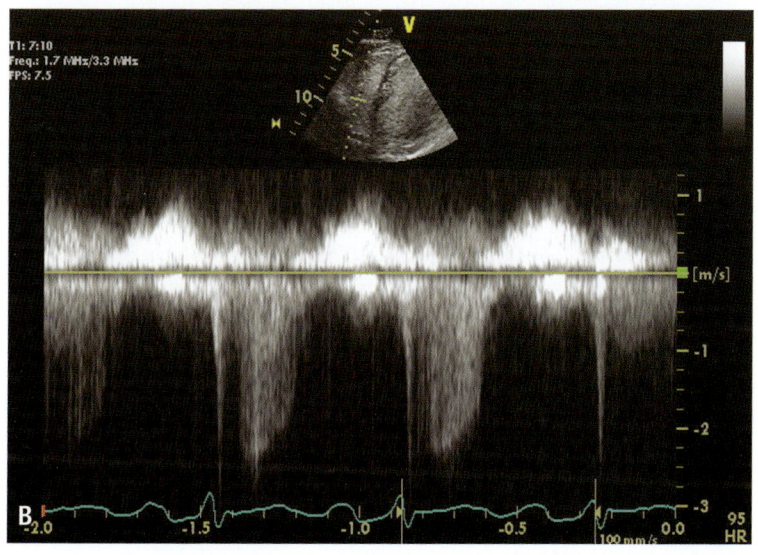

Figura 3-1. A: Não existe envelope mensurável visto ao Doppler espectral em paciente com vestígio de regurgitação tricúspide (TR). **B**: Após melhora pelo contraste, um nítido envelope ao Doppler da TR pode ser medido com precisão.

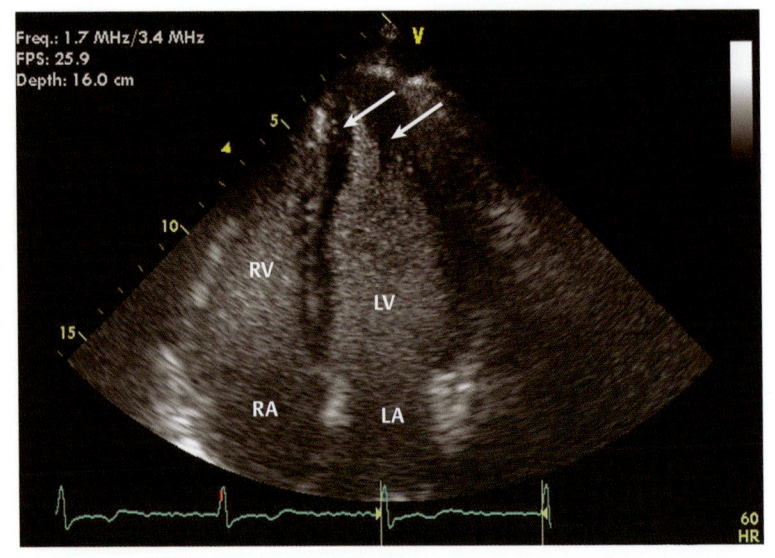

Figura 3-2. Projeção apical de quatro câmaras realçada por contraste durante a diástole mostrando aumento focal da espessura miocárdica no ápice (*setas*), dando uma aparência "espiral" à cavidade do ventrículo esquerdo (LV). LA, átrio esquerdo; RA, átrio direito; RV, ventrículo direito.

- Continue com um *bolus lento* de 1 mL.
- Repita se necessário. Aumente ou diminua a taxa de injeção com base na qualidade da imagem.

PREPARANDO O CONTRASTE OPTISON (*GE HEALTHCARE*)
- Aspire 3 mL do Optison com uma seringa e dilua em 5 mL de solução salina.
- Suspenda a solução até que se torne leitosa rolando a mesma entre as palmas das mãos.
- Reduza MI a 0,3-0,4.
- Injete 1-2 mL da solução Optison seguido por um *lento bolus* de solução salina.
- Mude os ajustes de ganho para otimizar a detecção da borda endocárdica.
- Repita se necessário. Aumente ou reduza a taxa de injeção com base na qualidade da imagem.

ARMADILHAS
Alto Índice Mecânico
- Isto rompe e destrói o contraste de microbolhas.
- É visto como um artefato escuro giratório, especialmente próximo ao local onde o feixe de ultrassom está focado.
- Para consertar, reduza o MI e reinjete o contraste lentamente.

Atenuação
- Esta é causada pela injeção muito rápida de contraste ou empurrar demais.
- Ele é visto como um "agrupamento" brilhante de contraste no ápice que lança uma sombra sobre o resto do coração.

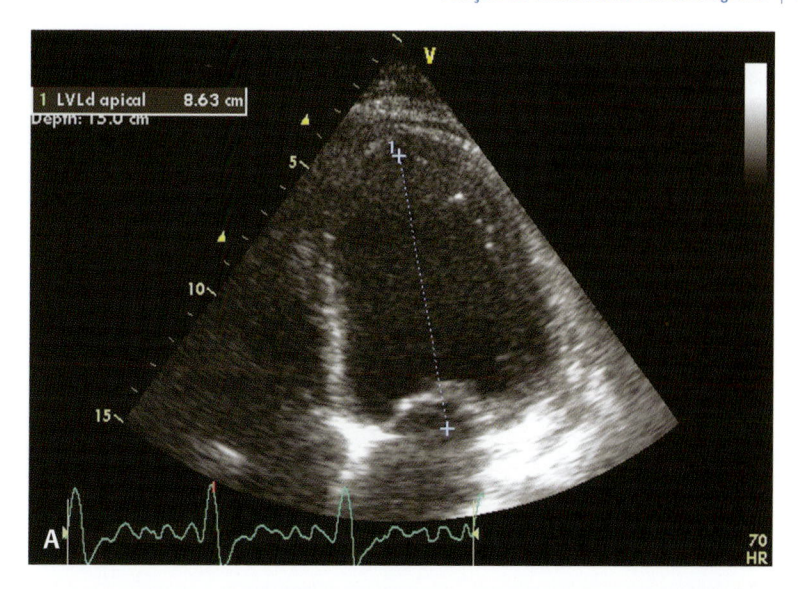

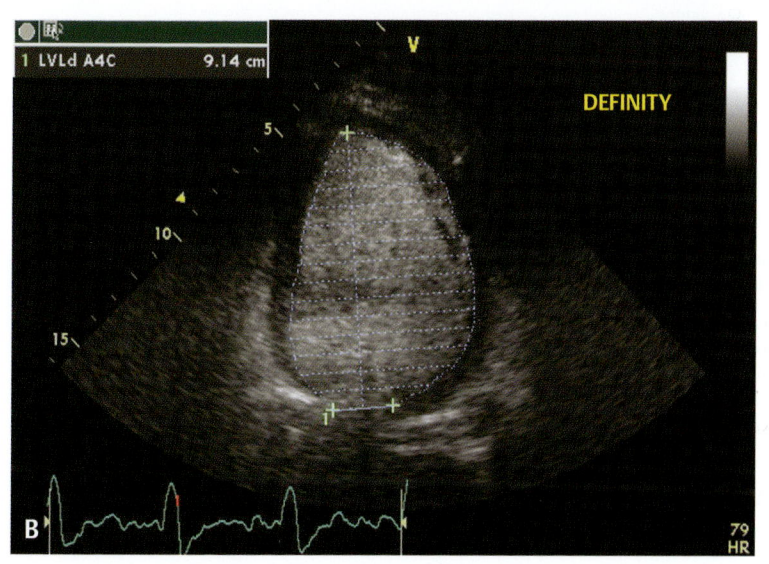

Figura 3-3. A diferença na precisão da medida do volume ventricular esquerdo e dimensões em eixo longo entre (**A**) projeção apical de quatro câmaras não realçada no final da diástole e (**B**) projeção apical de quatro câmaras realçada por contraste no final de cada diástole.

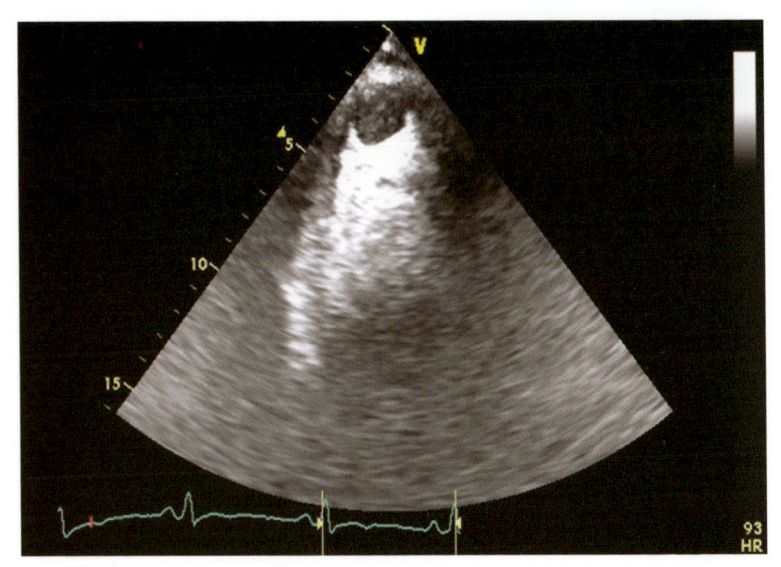

Figura 3-4. Projeção apical de duas câmaras com o contraste delineando uma massa ovoide "preta" aderida a um ápice ventricular acinético compatível com trombo.

- Para consertar, tanto pode esperar que alguma quantidade do contraste transite pelo coração ou mova o foco para o ápice e aumente o MI para destruir algumas bolhas. Então, retorne o MI para baixo e retorne o ponto de foco para a base do coração (Fig. 3-5).

Enchimento Incompleto do LV pelo Contraste
- Isto é encontrado especialmente afetando o ápice ou em pacientes com LV dilatado (Fig. 3-6).
- Ele é visto como um contraste "rodopiando" assim que se mistura com sangue não opacificado dentro do LV.
- Para consertar, injete mais contraste, então dê um *bolus* com um jato mais rápido. Isto auxiliará a empurrar o contraste para o ápice.

CONTRASTE SALINO BACTERIOSTÁTICO AGITADO
Razões para Utilizar um Contraste Salino Agitado
- Nos pacientes que possuem uma dilatação inexplicada do coração direito.
- Em pacientes com suspeita de ataque isquêmico transitório (TIA) ou acidente vascular cerebral (CVA) (< 55 anos de idade).
- Para avaliar pacientes com forame oval patente (PFO)/defeito septal atrial (ASD).
- Na presença de aneurisma septal atrial.
- Para realçar jato de regurgitação tricúspide (TR) para medidas de pressão sistólica da artéria pulmonar (PA) (não tão precisa quando se utilizando contrastes disponíveis comercialmente devido ao amplo espectro).

Contraindicações
- ASD/defeitos septais ventriculares (VSD) conhecidos.
- Gravidez.

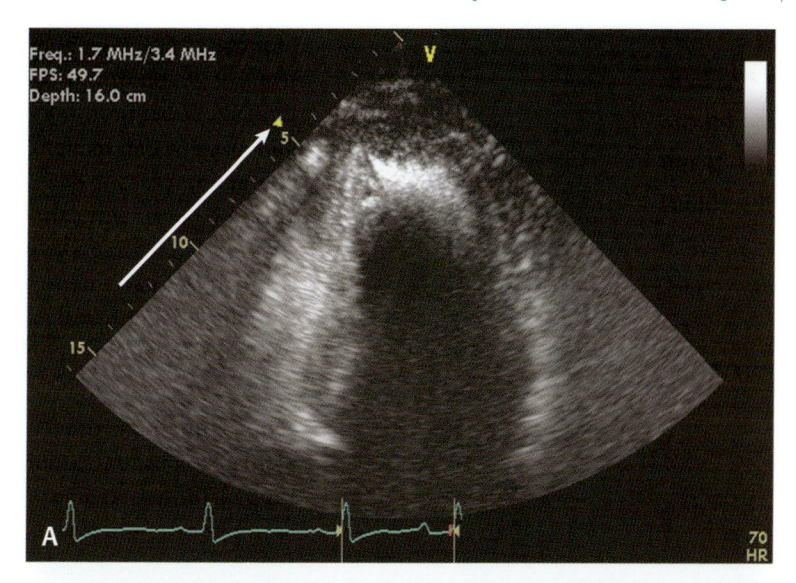

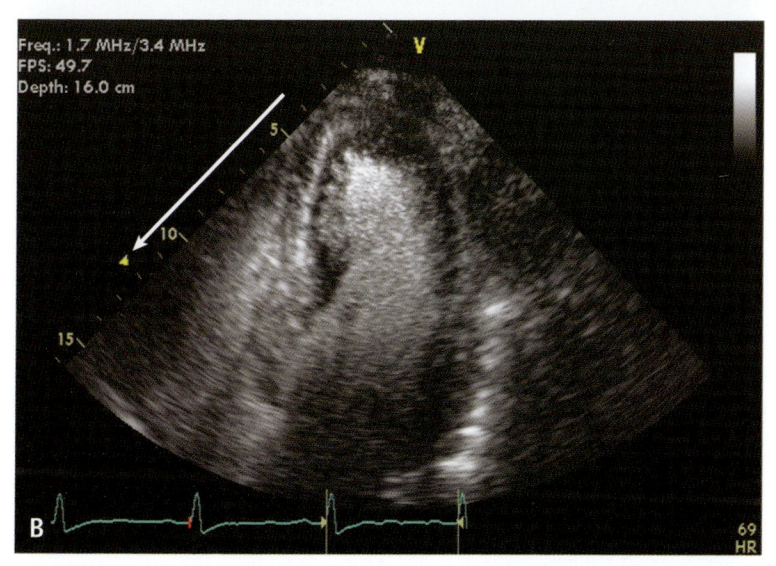

Figura 3-5. (**A**) Agrupamento do contraste no ápice ventricular esquerdo (LV) causando atenuação da cavidade médio-basal do LV nesta projeção apical de quatro câmaras. O foco (▷) é transitoriamente deslocado para o ápice para "destruir" o excesso de bolhas e permitir que a câmara proximal seja visualizada. O foco pode ser reajustado para trás para a posição normal na base do coração (**B**).

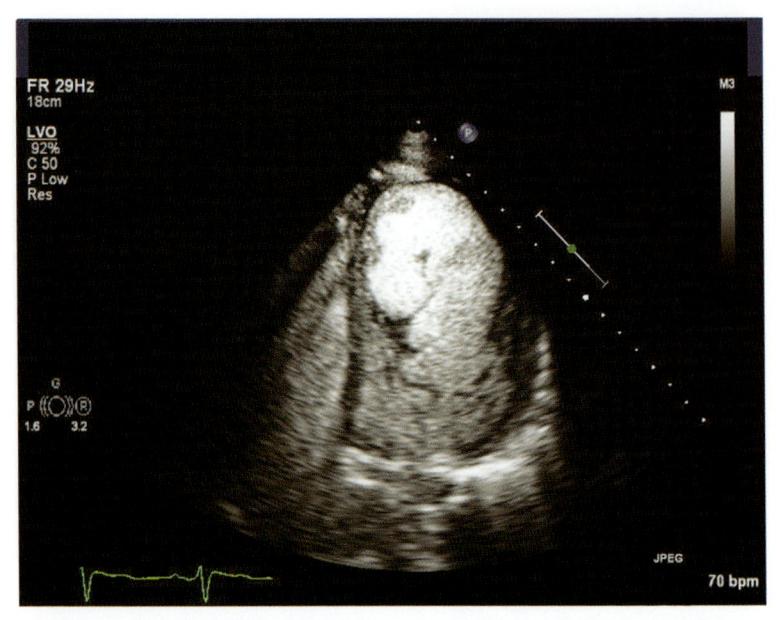

Figura 3-6. Sangue não realçado é visto em espiral em um ventrículo esquerdo dilatado secundário a quantidade inadequada de contraste injetado.

PREPARANDO CONTRASTE BACTERIOSTÁTICO SALINO AGITADO

Se o paciente tem solicitado tanto o contraste quanto o contraste salino agitado, contraste salino deve ser dado para a avaliação de *shunt* antes que o contraste seja usado!

- Aspire 8 mL de solução salina bacteriostática para uma seringa de 10 mL, conecte a uma torneira de passagem de três vias e conecte uma seringa de 10 mL vazia na outra ponta.
- Deixe 1 mL de ar na seringa com solução salina; mas se assegure que não tenha ar na linha IV ou torneira de passagem.
- Agite a solução (com a torneira de passagem na posição fechada para o paciente) transferindo-se rapidamente o volume de uma seringa para a outra, para a frente e para trás várias vezes antes que a solução esteja espumosa.
- Injete a solução salina.
- Repita a injeção com o paciente realizando manobra de Valsalva.
- Capture uma sequência de 8-10 batimentos tanto na injeção normal quanto durante a Valsalva (capturas longas são importantes para avaliar *shunts* extracardíacos).

INJEÇÃO DE SOLUÇÃO SALINA AGITADA

- Ela é tipicamente realizada para detecção de *shunts* cardíacos.
- "Bolhas" salinas são geralmente muito grandes para passar através da circulação pulmonar e opacificar o coração esquerdo, a não ser que um *shunt* direita-esquerda esteja presente ultrapassando o leito capilar pulmonar.
- *Shunts* são definidos como intracardíacos ao nível do átrio (PFO, ASD) ou extracardíacos (malformação arteriovenosa pulmonar ou hepática).

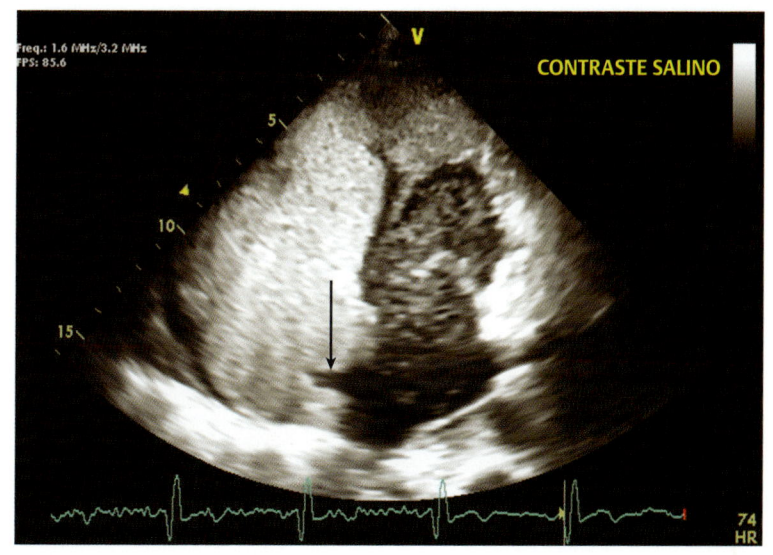

Figura 3-7. Projeção apical de quatro câmaras com estudo por injeção de bolhas em solução salina mostrando "contraste negativo" (*seta*) no átrio direito secundário a um *shunt* esquerda-direita.

- *Shunts* esquerda-direita podem ser vistos como um contraste "negativo" no átrio direito (RA), onde sangue não opacificado vindo do átrio esquerdo (LA) é delineado pela injeção de solução salina agitada no RA (Fig. 3-7).
- Caso se suspeite da persistência de veia cava superior esquerda (PLSVC), o estudo por bolhas deve ser realizado por uma veia puncionada no braço esquerdo, e a opacificação deve ser observada por uma projeção paraesternal de eixo longo (PLAX). O seio coronariano irá opacificar antes que o ventrículo direito (RV) se PLSVC estiver presente (Fig. 3-8).

- **Pontos-Chave:**
  1. Shunt *intracardíaco*: Opacificação do LV rápida e densa (< 3 a 4 batimentos); a opacificação é intensificada ou ocorre somente com valsalva (PFO). Se o shunt é significante, dilatação RV deve estar presente (ASD).
  2. Shunt *extracardíaco*: opacificação tardia (> 5 a 6 batimentos); a opacificação aumenta lentamente de intensidade no LV com cada batimento sucessivo enquanto as bolhas lentamente circulam ao LV. O local de entrada das bolhas dentro do LA é pelas veias pulmonares.
  3. "Pseudocontraste" (bolhas difusas, fracas), pode ser visto transitoriamente (1 a 2 batimentos) no LA e LV, não relacionado a injeção de solução salina agitada, secundário ao desprendimento de sangue "estagnado" nas veias pulmonares após Valsalva, causando contraste ecocardiográfico espontâneo. Isto pode ser confirmado se repetindo Valsalva sem injeção de solução salina agitada para reproduzir o efeito de "pseudocontraste".
  4. Estudos falsos-negativos com solução salina agitada estão relacionados a inabilidade em aumentar a pressão RA, transitoriamente, acima da pressão LA, (por exemplo, Valsalva inadequada, disfunção diastólica LV severa) ou injeção de solução salina agitada em veia antecubital sendo direcionada para longe do septo interatrial, especialmente na presença de uma proeminente Valva de Eustáquio.

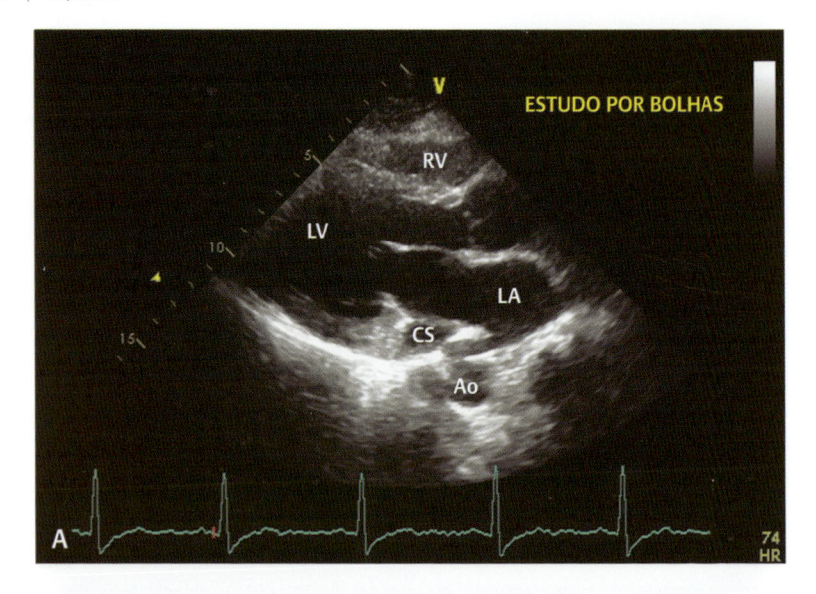

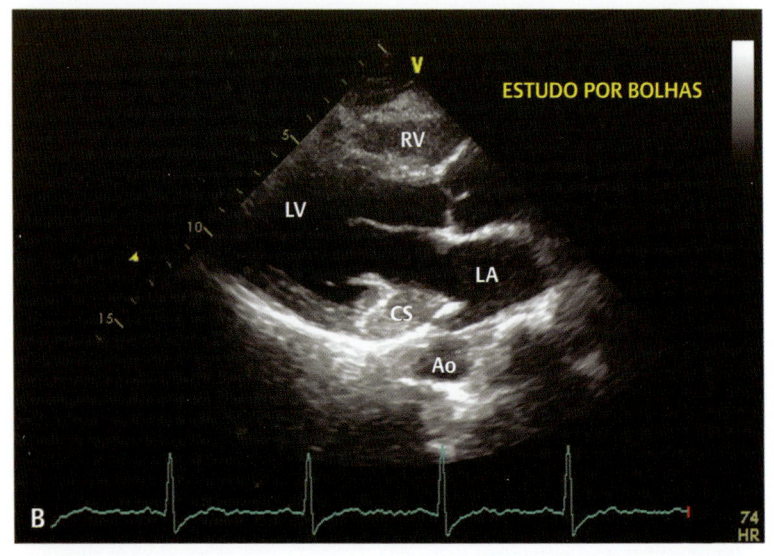

Figura 3-8. Paciente com persistência de veia cava superior esquerda com estudo por bolhas realizado em uma veia no braço esquerdo. **A:** Projeção paraesternal de eixo longo (PLAX) antes da injeção mostrando um seio coronariano (CS) dilatado. **B:** Logo após a injeção de solução salina agitada, PLAX mostrando opacificação do CS antes do que o ventrículo direito (RV). **C:** Tardiamente após a injeção salina agitada, PLAX mostrando opacificação tanto do CS quanto do RV. Ao, aorta; LA, átrio esquerdo; LV, ventrículo esquerdo.

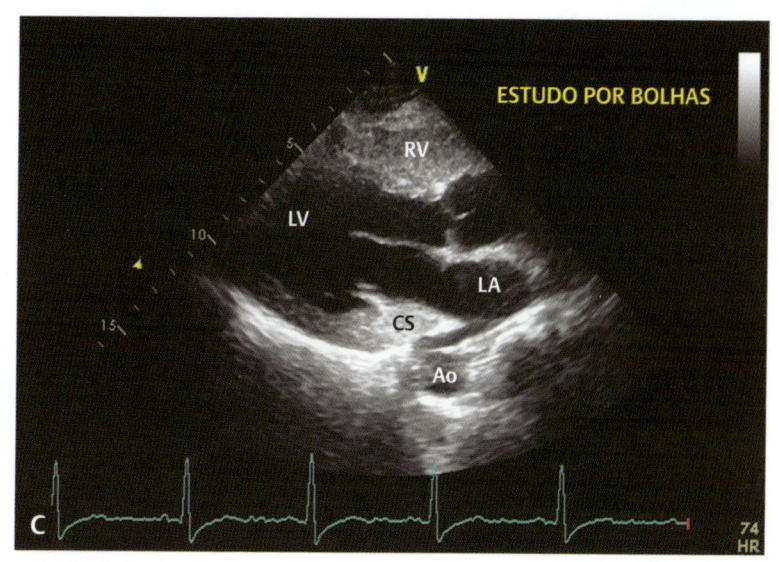

Figura 3-8. (*Continuação*)

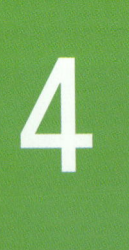

4 Quantificação das Funções Sistólica e Diastólica do Ventrículo Esquerdo

Praveen K. Rao ■ Christopher L. Holley

CONCEITOS DE ALTO RENDIMENTO

- *Tamanho normal do ventrículo esquerdo (LV)*: Diâmetro no paraesternal de eixo longo (PLAX) ≤ 4,5 (± 0,36) cm ♀, 5,0 (± 0,41) cm ♂, volume diastólico final indexado à área de superfície corporal (BSA) pelo apical de quatro câmaras (A4C) ≤ 45 (± 8) mL/m² ♀, ≤ 54 (± 10) mL/m² ♂.
- *Função sistólica normal LV*: Fração de ejeção (EF) ≥ 54% ♀, ≥ 52% ♂.
- *Massa normal LV, indexado ao BSA* < 89 mL/m² ♀, < 103 mL/m² ♂.
- *Tamanho normal do átrio esquerdo (LA), indexado ao BSA*: < 35 mL/m².
- *Função diastólica normal* é rapidamente avaliada pela imagem de Doppler tecidual (TDI) do anel mitral; e' lateral ≥ 10 cm/s ou medial ≥ 7 cm/s.

PROJEÇÕES-CHAVE

- *PLAX*: Medidas bidimensionais (2D) (linear) do LV, LA, e raiz da aorta (AR).
- *Paraesternal de eixo curto (PSAX)*: Avaliação da massa do LV.
- *A4C*: Traçados para volumes LV e LA; avaliação por Doppler do influxo mitral (MIF) e velocidades anulares.

INTRODUÇÃO

Avaliação quantitativa precisa do LV é um aspecto essencial da ecocardiografia. Calculando o impacto prognóstico das funções sistólica e diastólica e o tratamento de muitas doenças cardíacas. No momento da interpretação, medidas indexadas (BSA ou peso) devem ser utilizadas no laudo, uma vez que medidas "normais" variam significativamente por sexo e tamanho corporal.

Dicas para Otimizar a Qualidade da Imagem

- Ajuste as configurações de aquisição da imagem como detalhado no Capítulo 1. Otimizando a posição do paciente e adquirindo imagem no final da expiração também podem melhorar a qualidade da imagem.
- Utilize contraste (veja Capítulo 3) quando indicado para visualizar o endocárdio (*i. e*, quando não for possível avaliar ≥ dois segmentos miocárdios).

Dicas para Interpretação dos Estudos

- A estimativa *qualitativa* do tamanho e função devem ser evitados, exceto como uma "verificação de realidade" dos valores medidos
- Utilize *múltiplas projeções* para avaliação.

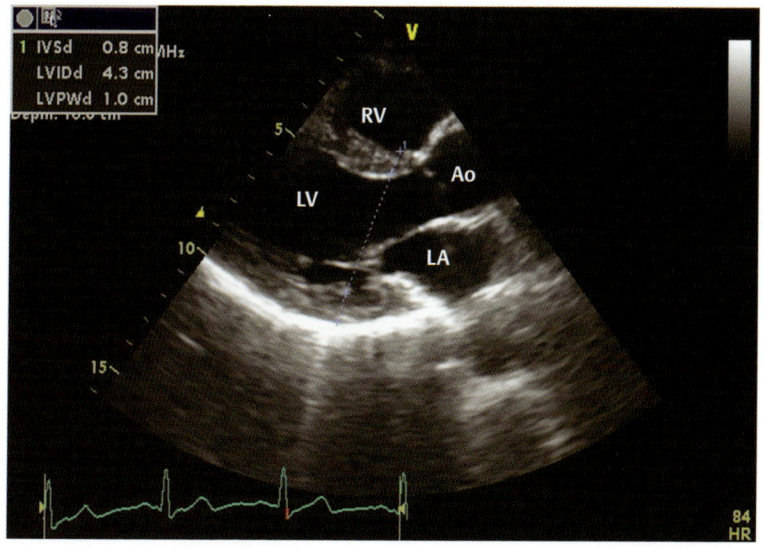

Figura 4-1. Projeção paraesternal de eixo longo com medidas lineares do ventrículo esquerdo realizadas ao nível da extremidade do folheto da valva mitral. Ao, aorta; LA, átrio esquerdo; LV, ventrículo esquerdo; RV, ventrículo direito.

- Cuidado com projeções *fora do eixo* uma vez que possam distorcer o tamanho comparativo das câmaras e não permitir a utilização de valores normais padronizados.

> - **Ponto-Chave:** *A utilização do contraste não melhora a precisão das medidas das câmaras se as imagens apicais estiverem encurtadas. Otimize a posição do paciente e da sonda antes da injeção do contraste e reduza o índice mecânico da máquina.*

DIMENSÕES LV

Plax

- No mínimo, faça uma medida linear simples e compare com os limites superiores da normalidade (não indexados) (Fig. 4-1 e Tabela 4-1).

Tabela 4-1 — Dimensões Lineares

	LVIDd (cm)	SWT ou PWT (cm)	RWT (cm)	Índice de volume LA (mL/m^2)
Normal	4,5 ± 0,36 ♀ 5,0 ± 0,41 ♂	1	0,42	16-34

LA, átrio esquerdo; LVIDd, diâmetro interno ventricular esquerdo final da diástole; PWT, espessamento da parede posterior; RWT, espessamento relativo da parede; SWT, espessamento da parede septal.
Adaptada de Lang RM, Badano LP, Mor-Avi V, et al. Recommendations for chamber quantification by echocardiography in adults: an update from the American Society of Echocardiography and the European Association of Cardiovascular Imaging. *J Am Soc Echocardiogr.* 2015;28:1–39.

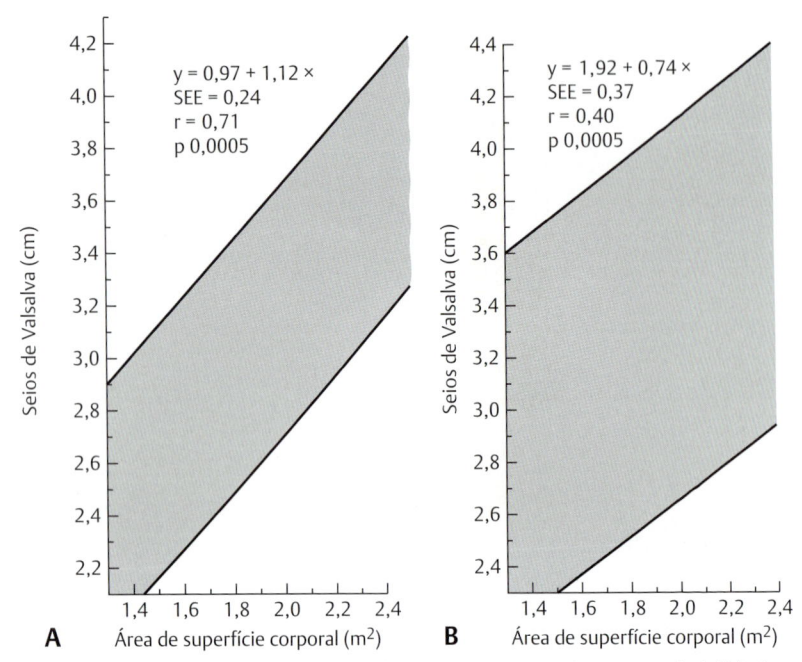

Figura 4-2. Intervalos de segurança normais de 95% para dimensão da raiz da aorta no seio de Valsalva indexado para a área de superfície corporal para adultos < 40 anos de idade (**A**) e para aqueles ≥ 40 anos (**B**). De Roman MJ, Devereux RB, Kramer-Fox R, et al. Two-dimensional echocardiography aortic root dimensions in normal children and adults. *Am. J Cardiol*, 1989;64:507–512, com permissão da Elsevier.

- Diâmetro interno ventricular esquerdo (LVID) ("eixo menor", diâmetro interno no final da diástole do ventrículo esquerdo [LVIDd] e LVIDs, medidos na extremidade dos folhetos da valva mitral (MV) no final da diástole e final da sístole, respectivamente).
- Espessamento das paredes septal e inferolateral (medidos nas extremidades do folheto da MV no final da diástole).
- Diâmetro da raiz da aorta nos seios, junção sinotubular, e aorta ascendente proximal (Fig. 4-2).
- O tamanho do LA mais precisamente medido como volume na A4C ao invés de dimensões lineares na projeção PLAX.
- Medidas ao modo M podem ser utilizadas embora deva tomar cuidado com erros relacionados ao ângulo do feixe (Fig. 4-3).

Projeções Apicais – A4C e Apical de Duas Câmaras (A2C)

A mínima avaliação deve incluir avaliação do volume LA e medida do volume LV na sístole e diástole para fração de ejeção ventricular esquerdo (LVEF) (Tabela 4-2).
- O LA é medido no final da sístole com o traçado do anel da MV e excluindo as veias pulmonares (PVs) e apêndice LA.

Quantificação das Funções Sistólica e Diastólica do Ventrículo Esquerdo | 45

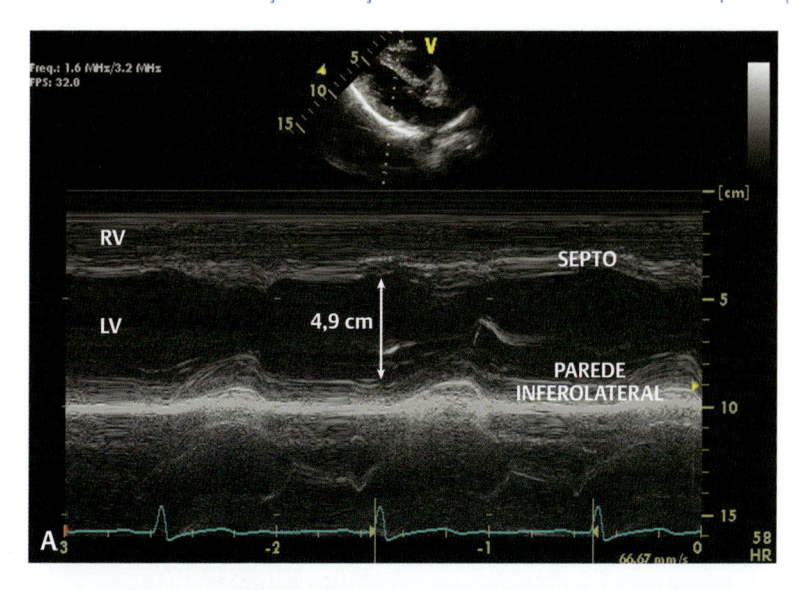

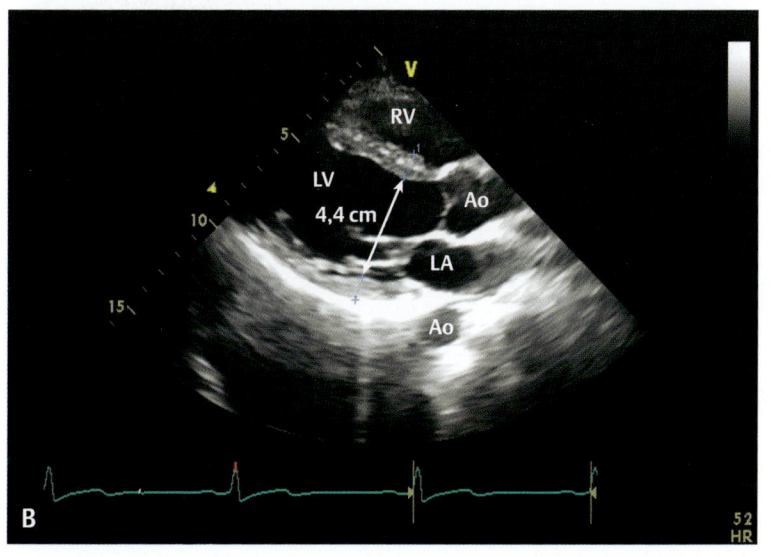

Figura 4-3. (**A**) Modo M oblíquo do eixo longo do ventrículo esquerdo (LV) na projeção paraesternal de eixo longo levando a superestimativa do diâmetro interno diastólico final do LV comparado a medida bidimensional (**B**) no mesmo paciente. Ao, aorta; LA, átrio esquerdo; RV, ventrículo direito.

Tabela 4-2	Volumes e Massas		
	Volume diastólico do LV indexado ao BSA (mL/m^2)	Volume sistólico do LV indexado ao BSA (mL/m^2)	Massa LV por método 2D indexado ao BSA (g/m^2)
Normal	45 ± 8 ♀ 54 ± 10 ♂	16 ± 4 ♀ 21 ± 5 ♂	44-88 ♀ 50-102 ♂

BSA, área de superfície corporal; LV, ventrículo esquerdo; 2D, bidimensional.
Adaptada de Lang RM, Badano LP, Mor-Avi V, et al. Recommendations for chamber quantification by echocardiography in adults: an update from the American Society of Echocardiography and the European Association of Cardiovascular Imaging. J Am Soc Echocardiogr. 2015;28:1–39.

- O traçado do volume LV deve excluir os músculos papilares e trabeculações. Se assegure que uma projeção *não encurtada* seja usada (o ápice deve se mover para dentro ao invés de para fora no anel).
- O comprimento do LV em eixo longo no final da diástole também é usado no cálculo da massa LV e é outro método para assegurar que estas imagens não estejam encurtadas.

Ecocardiografia Tridimensional (3DE)
- Em pacientes com imagem de boa qualidade, a precisão da 3DE na avaliação do volume e massa do LV é comparável a imagem de Ressonância Magnética cardíaca.
- Imagens de 3DE podem ser reconstruídas *off-line* de um conjunto 2D transversal, ou obtido em tempo real utilizando um transdutor matricial.
- 3DE não está sujeito a erros de posicionamento do plano que podem levar a encurtamento da câmara que podem ser vistos na imagem 2D.

- **Pontos-Chave:**
  1. *PLAX: Medir LVIDd, diâmetro interno ventricular esquerdo no final da sístole (LVISd), espessamento da parede septal (SWT), e espessamento da parede posterior (PWT), todos realizados ao nível da extremidade dos folhetos da mitral.*
  2. *Modo M geralmente superestima as dimensões internas do LV.*
  3. *A qualidade da imagem 3D depende de boas imagens 2D. A utilização do contraste não melhora a precisão das medidas das câmaras se as imagens apicais estiverem encurtadas. Otimize a posição do paciente e da sonda antes da injeção do contraste e reduza o índice mecânico da máquina.*

FUNÇÃO SISTÓLICA LV
- O método de preferência é a estimativa biplanar de Simpson modificada (soma dos discos elípticos ao longo do eixo longo do LV; fórmula não mostrada, mas disponível em pacotes padronizados de análise) (Tabela 4-3). Se não existem anormalidades na motilidade regional da parede, uma estimativa por plano único pode ser utilizada neste caso.

Tabela 4-3	Avaliação Funcional LV	
	LVEF (%)	Deformação global longitudinal de pico–2D (média, %)
Normal	52-74	≤-18,6*

LV, ventrículo esquerdo; LVEF, fração de ejeção ventricular esquerda; 2D, bidimensional.
*Sinal negativo denota encurtamento; isto é, números mais negativos = aumento do encurtamento.

- *Método biplanar:* Utilize as projeções A4C e A2C para traçar os volumes LV no final da sístole e final da diástole.
- *Método de plano único:* Utilize as projeções A4C e A2C para traçar volumes LV no final da sístole e final da diástole (Fig. 4-4).

$$EF = (EDV - ESV)/EDV$$

- LVEF não é somente influenciada pela função miocárdica intrínseca, *mas também pela geometria LV*. Por exemplo, pacientes com hipertrofia concêntrica do ventrículo esquerdo (LVH) podem apresentar LVEF normal ou aumentada, mas com disfunção miocárdica intrínseca significante. Isto é decorrente da LVEF depender do deslocamento endocárdico que é independentemente afetado pelo espessamento relativo da parede (RWT). As medidas de deformação LV podem não cobrir disfunção miocárdica intrínseca *independente da geometria LV*. Deformação sistólica descreve como o miocárdio deforma em comparação ao comprimento miocárdio original (Lo) no final da diástole com seu comprimento final (Lf) no final da sístole ($Lf - Lo$).
- Deformação LV 2D rastreia as desomogeneidades intrínsecas ou "salpicados" no miocárdio para medir essas mudanças. Das três projeções apicais, a deformação global ou sistólica média de pico pode ser calculada como um indicador da função sistólica global LV (Veja Fig. 4-4, C). Imagem de deformação global e regional se tornou uma ferramenta ecocardiográfica poderosa. É mais sensível que a avaliação das anormalidades regionais da motilidade da parede ou imagem de Doppler tecidual para a detecção precoce de casos de isquemia miocárdica. Imagem de deformação e rastreamento salpicado também pode auxiliar na avaliação de dissincronismo eletromecânico e otimização da terapia de ressincronização cardíaca.

- **Pontos-Chave:**
  1. $EF = (EDV - ESV)/EDV$
  2. *Deformação LV é mais sensível que avaliação de anormalidades regionais da motilidade da parede na detecção precoce de casos de isquemia miocárdica.*

MASSA LV

Métodos 2D e 3D são Preferíveis ao Modo M (Fig. 4-5A, B)
- Área-comprimento (utilize áreas epicárdica/endocárdica por SAX para determinar espessamento miocárdico, associado a eixo longo LV pelo A4C) assume que o formato do LV é uma elipse prolata.
- O método elipsoide truncado (necessita do descrito acima, *associado* à largura anular da MV por A4C) é utilizado quando distorção significante do formato do LV está presente.
- Os cálculos são automatizados na maioria dos equipamentos.

Método Linear: Utilize LVIDd, SWT, PWT pela projeção PLAX
- Massa LV = $0,8 \times (1,04 [(LVIDd + PWT + SWT)^3 - (LVID)^3]) + 0,6$ g.
- Caracterização da hipertrofia se baseia na RWT da PLAX em conjunção com a massa LV calculada (indexada a BSA) (Tabela 4-4).
- RWT indexa o espessamento da parede à dimensão de eixo longo do ventrículo:

$$RWT = 2 \times PWT/LVIDd$$

- **Pontos-Chave:**
  1. *Massa LV = $0,8 \times (1,04 [(LVIDd + PWT + SWT)^3 - (LVID)^3]) + 0,6$g.*
  2. *RWT = $2 \times PWT/LVIDd$*

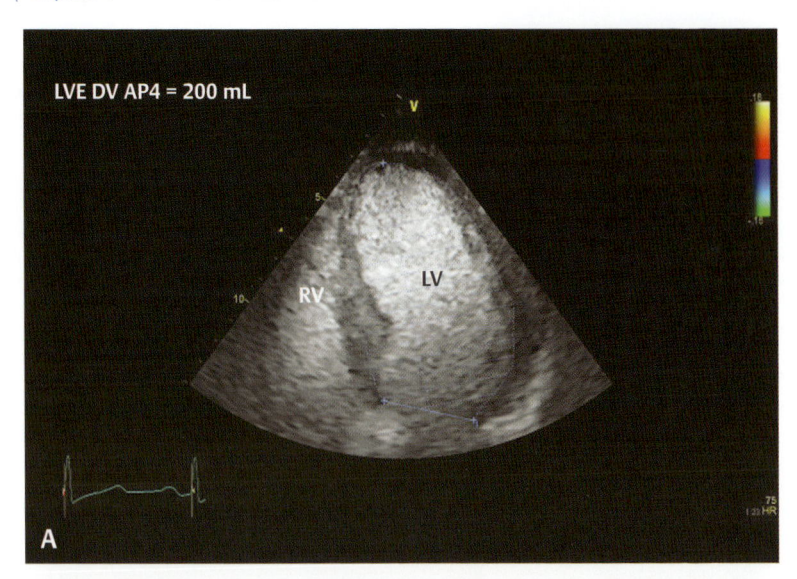

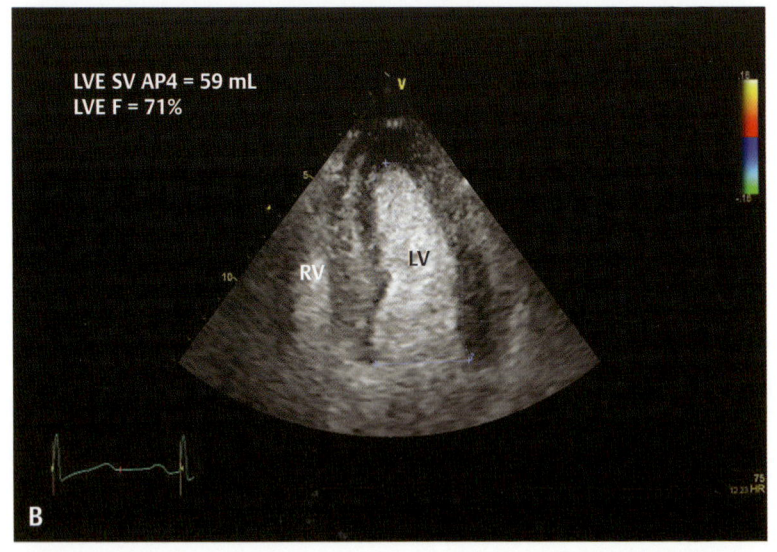

Figura 4-4. Quantificando a função sistólica ventricular esquerda em um paciente com hipertrofia ventricular esquerda pelo cálculo da fração de ejeção ventricular esquerda (LVEF) utilizando o método modificado de Simpson de plano único (**A, B**) e deformação de pico longitudinal global 2D (GLPS) (**C**). Note que apesar da LVEF normal (71%) existe uma importante redução na GLPS (−14%). A PLAX, eixo longo paraesternal apical; A4C, apical de quatro câmaras; A2C, apical de duas câmaras; LV, ventrículo esquerdo; LVEDV, volume diastólico final ventricular esquerdo; LVESV, volume sistólico final ventricular esquerdo; RV, ventrículo direito.

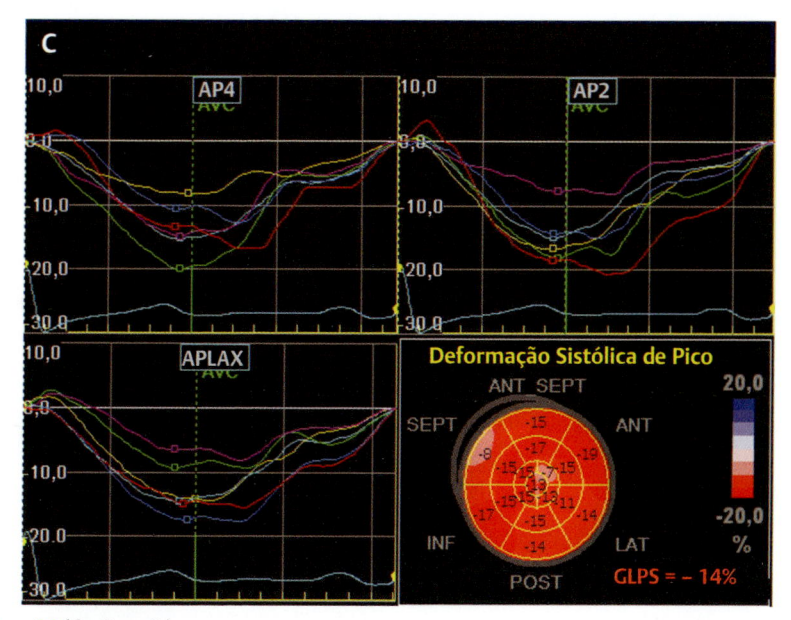

Figura 4-4. (*Continuação*)

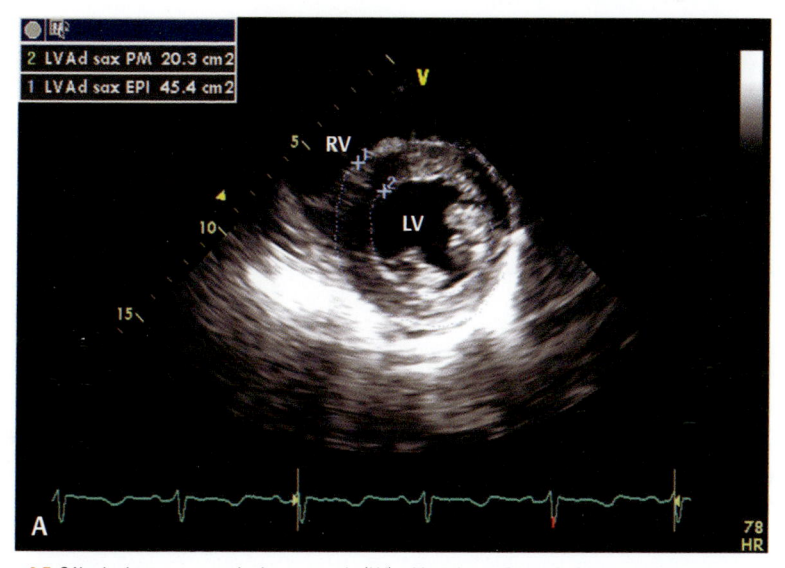

Figura 4-5. Cálculo da massa ventricular esquerda (LV) utilizando o método de área-comprimento.
A: Paraesternal de eixo curto ao nível do LV médio com rastreamento do endocárdio (excluindo os músculos papilares) e epicárdio. (*Continua.*)

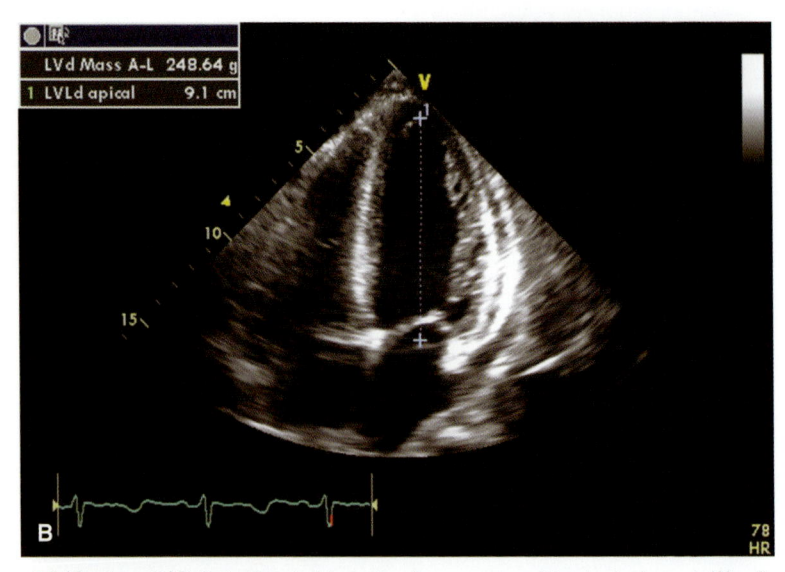

Figura 4-5. (*Continuação*) **B:** Projeção apical de quatro câmaras com medidas de eixo longo do LV no final da diástole do anel mitral ao ápice LV. RV, ventrículo direito.

AVALIAÇÃO DA FUNÇÃO DIASTÓLICA

Veja Tabela 4-5 e Figura 4-6.

Ecocardiografia com Doppler, diferente de métodos invasivos com base em manômetros, indiretamente medem a função diastólica LV por meio de mudanças que ocorrem nos gradientes de pressão entre LA e LV.

Doppler de Onda Pulsada (PW) do Influxo Mitral: Ondas E e A.
- Projeção A4D, Doppler PW nas extremidades dos folhetos da MV.
- Parâmetros-chave:
  - E = velocidade inicial de pico do influxo mitral.

Tabela 4-4	Relações entre Massa LV e RWT (cm)	
	LVMI ≤ 95 ♀, 115 ♂	LVMI > 95 ♀, 115 ♂
RWT ≤ 0,42	Normal	Hipertrofia excêntrica
RWT > 0,42	Remodelamento concêntrico	Hipertrofia concêntrica

LMVI, massa ventricular esquerda indexada a área de superfície corporal (g/m^2); RWT, espessura relativa da parede. Adaptada de Lang RM, Bierig M, Devereux RB, *et al.* Recommendations for chamber quantification: a report from the American Society of Echocardiography's Guidelines and Standards Committee and the Chamber Quantification Writing Group, developed in conjunction with the European Association of Echocardiography, a branch of the European Society of Cardiology. *J Am Soc Echocardiogr.* 2005;18:1440–1463.

Tabela 4-5 — Parâmetros ao Doppler e Função Diastólica LV

Classificação	Normal	Grau I	Grau II	Grau III
Relaxamento LV	Normal	Prejudicado	Prejudicado	Prejudicado
LAP	Normal	Baixo ou normal	Elevado	Elevado
Relação média E/e'	< 10	< 10	10–14	> 14
Velocidade de pico TR (m/s)	< 2,8	< 2,8	> 2,8	> 2,8
Índice de volume LA	Normal	Normal ou aumentado	Aumentado	Aumentado

LV: ventricular esquerdo; LAP: pressão atrial esquerda; TR: regurgitação tricúspide; LA: átrio esquerdo.
Nagueh SF, Smiseth OA, Appleton CP et al. Recommendations for the evaluation of left ventricular diastolic function by echocardiography: An update from the American Society of Echocardiography and the European Association of Cardiovascular Imaging. J Am Soc Echocardiogr 2016;29:277–314.

- A = velocidade final de pico do influxo mitral.
- DT = tempo de desaceleração (tempo de E a linha de base).
- IVRT = tempo de relaxamento isovolumétrico (tempo entre o fechamento da valva aórtica e abertura MV).
- Normalmente, o enchimento ocorre predominantemente no início da diástole em virtude do rápido relaxamento LV que "suga" o sangue do LA; isto é, E > A.
- Comprometimento do relaxamento miocárdico leva a uma dependência do enchimento durante a diástole final; isto é, E < A.
- Em estágios mais severos de disfunção diastólica, assim que a pressão LA aumenta em resposta ao enchimento ineficaz, esta relação pode "normalizar". O sangue do LA é, então, "empurrado" para dentro do LV; isto é, E > A (pseudonormal) ou E >> A (restritivo).
- Envelhecimento por si só leva a um comprometimento diastólico gradual, tanto que E = A em torno dos 65 anos de idade (E/A = 1), com E < A em torno dos 70.
  - Em pacientes com fibrilação atrial (AF), o critério usual para classificação dos padrões diastólicos de enchimento não podem ser utilizados em virtude da perda da onda "A" de influxo mitral. Velocidade de pico e DT da onda E mitral variam com os ciclos cardíacos irregulares.
    - E/E' do septo pode ser utilizado para avaliação da pressão capilar pulmonar encunhada em pacientes com AF.
    - DT inicial e duração do fluxo diastólico PV também podem ser úteis na determinação das pressões de enchimento LV.
- A fase de deformação de Valsalva pode ser usada para revelar comprometimento subjacente do relaxamento miocárdico em pacientes com "padrão pseudonormal" por redução transitória da pressão de enchimento LA. De forma similar, isto pode ser visto em padrões de enchimento restritivo "reversíveis". A utilização desta técnica tem sido limitada pela variabilidade no esforço do paciente para afetar a redução na pressão LA.
- IVRT e DT alongam com relaxamento miocárdico prejudicado uma vez que a taxa de queda da pressão LV está reduzida na diástole inicial, assim sendo, reduzindo o gradiente de enchimento transmitral (perda da "sucção"). Na disfunção diastólica mais severa, IVRT e DT irão encurtar, secundário a um aumento acentuado na pressão de condução LA e redução da complacência LV (aumento no "empurrão").

	MIF (Influxo Mitral)	Valsalva	PV (Veia Pulm.)	TDI Septal	Características-chave
Jovem NML	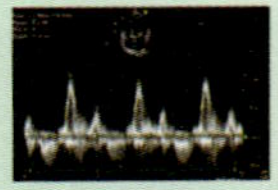	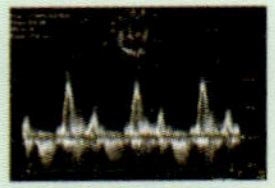	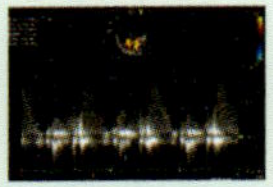	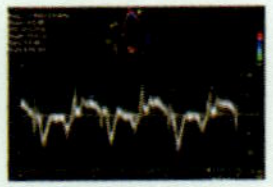	Padrão MIF similar a restritivo onde PV mostra S < D; entretanto, TDI é normal revelando enchimento inicial rápido relacionado a vigorosa sucção LV.
NML	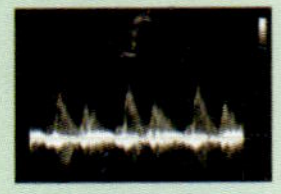	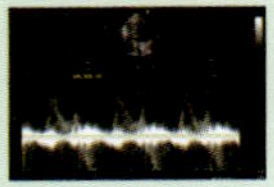	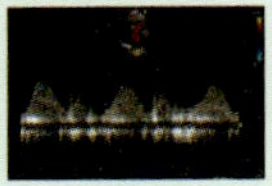	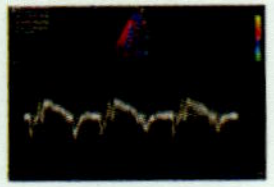	Se TDI é normal, é provável que a função diastólica seja normal. Note que com Valsalva tanto E quanto A reduzem proporcionalmente.
Prejudicado	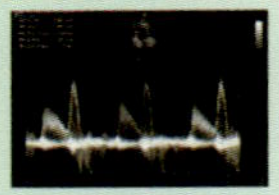	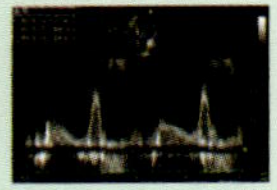	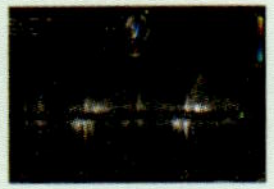	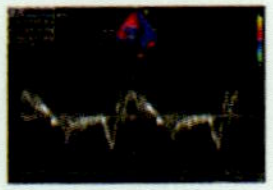	Relação E < A, DT aumentado, TDI reduzido. S > D e E/e' não aumentado sugerem pressão LA normal.
Pseudonormal	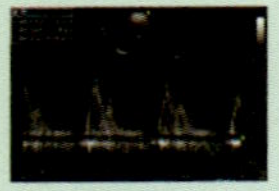	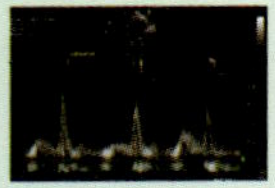	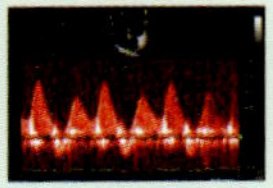	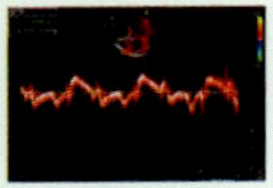	Valsalva revela E < A por transitoriamente reduzir a pressão LA. S < D com E/e' aumentado sugerindo pressão LA aumentada.
Restritivo	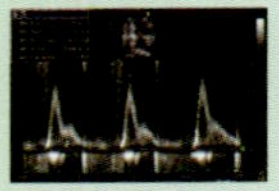	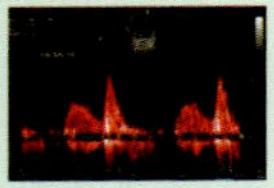	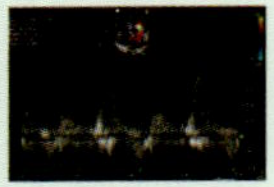	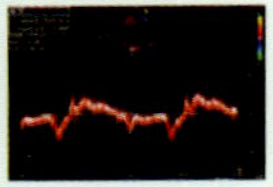	Ondas E (MIF) e D (veia pulm.) apiculadas com DT curto secundário a pressão LA aumentada e complacência LV reduzida. Valsalva revela E < A.
Fixo Restritivo	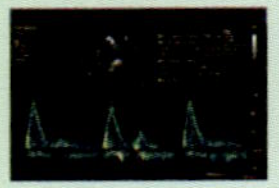	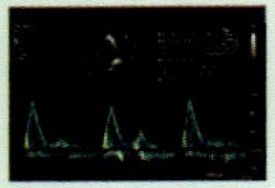	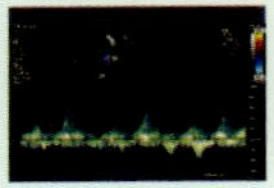	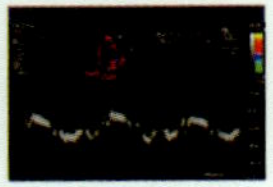	Pressão LA alta não afetada por Valsalva.

Figura 4-6. Utilização dos índices de função diastólica (D) para classificar estágios de disfunção diastólica. DT, tempo de desaceleração; E/A, relação entre a velocidade inicial de influxo mitral de pico e velocidade final de influxo mitral de pico; E/e', relação entre velocidade inicial de influxo mitral de pico e velocidade anular mitral diastólica inicial; LA, átrio esquerdo; LV, ventrículo esquerdo; NML, normal; S, sistólico; TDI, imagem Doppler tecidual.

- **Pontos-Chave:**
  1. *"Sucção" LV vigorosa sugere função diastólica normal com relaxamento LV ativo e um ventrículo complacente tirando sangue do LA sob baixas pressões de enchimento. A necessidade de "empurrar" sangue para dentro do LV sugere disfunção diastólica significativa já que agora as pressões de enchimento estão tão elevadas para mover sangue para um ventrículo esquerdo não complacente. Vemos isto com padrões pseudonormal e restritivo ao Doppler e prognostica morbidade aumentada para os pacientes com insuficiência cardíaca.*
  2. *É difícil determinar função diastólica utilizando somente o padrão de influxo mitral em decorrência de fusão das ondas E e A pode não permitir a análise, e (b) ele não diferencia padrões "pseudonormal" ou restritivo. Portanto, influxo mitral deve ser utilizado em combinação com Doppler tecidual, assim como outros índices de função diastólica.*

Doppler Tecidual do Anel Mitral

Doppler tecidual é o índice ecocardiográfico de função diastólica mais sensível e confiável, uma vez que não existam influências localizadas que afetem a motilidade anular. Confie neste parâmetro mais do que qualquer outro.
- Projeção A4C, volume de amostragem do Doppler PW no anel septal ou lateral da MV.
- e' = velocidade pelo Doppler tecidual do anel mitral; septal normal ≥ 8 cm/s. lateral ≥ 10 cm/s (idade – dependente, pacientes jovens = potencialmente maiores valores)
- Sinal de baixa frequência, amplitude alta, velocidades registradas bem menores que as velocidades de fluxos sanguíneos.
  - Velocidade anular lateral > anular septal (exceções: qualquer influência regional sobre a motilidade anular, por exemplo, pericardite constritiva).
  - Menos afetado pela pré-carga do que MIF.
- E/e' se correlaciona com pressões de enchimento LV.
  - Pressões de enchimento LV aumentadas denotados por uma média de E/e' septal e lateral > 14.
  - Se somente E/e' lateral ou septal estiverem presentes, então a relação E/e' lateral > 13 ou E/e' septal > 15 é considerado anormal.
  - Quando disponíveis, valores de corte específicos por idade devem ser utilizados.
  - Em geral, aqueles com e' septal < 7 cm/s, e' lateral < 10 cm/s, relação média E/e' > 14, índice de volume LA > 34 mL/m^2, e velocidade de pico TR > 2,8 m/s são considerados como tendo função diastólica anormal.
  - Mudança na relação E/A com Valsalva ≥ 0,5, velocidade de pico das ondas pulmonares S < D, duração da reversão atrial (aR) pulmonar excedendo a duração A mitral ≥ 30 ms (veja mais a frente) também são consideradas anormais.

Veia Pulmonar (PV): S/D (Relação entre Enchimento Sistólico e Diastólico)

Projeção A4C, Doppler PW da "parede de trás" do átrio (PV superior direita)
- Normal: Trifásico (S1, S2, D) ou bifásico com fusão das ondas S. Também é encontrado um breve aR na contração atrial. S1 significa relaxamento atrial e está reduzido na AF; S2 significa propagação do fluxo através da circulação pulmonar e está reduzido por pressão atrial esquerda elevada e regurgitação mitral. O tempo da onda D atrial corresponde a onda E mitral e reflete o relaxamento LV. O padrão normal do adulto é S > D com um breve aR.
- Pressões anormais de enchimento: assim que a pressão LA média sobe, o enchimento durante a sístole ventricular diminui e o átrio se enche primariamente durante a diástole ventricular (S < D). Com complacência LV reduzida, existe um aumento da pressão diastólica final do ventrículo esquerdo e duração (≥ 30 ms mais longo que a duração da onda A mitral) e amplitude da aR (> 35 cm/s) (*i.e.,* sangue reflui para dentro das PVs sobre a contração atrial com pressões de enchimento LV aumentando).

- **Pontos-Chave:**
  1. PV superior direita está localizada próximo ao septo interatrial e é mais bem alinhada por interrogação paralela por Doppler. Leve angulação anterior da sonda (quase a uma apical cinco-câmaras) fornece uma melhor visualização da veia. É vital se obter um perfil ao Doppler de boa qualidade.
  2. Apesar da ecocardiografia com Doppler ser a principal modalidade para avaliação da função diastólica, sempre coloque esta medida no contexto de imagens 2D; por exemplo, função diastólica é improvável que seja normal se existir significante LVH, cardiomiopatia, ou aumento LA. Use imagem 2D para corroborar os achados ao Doppler de pressão LA aumentada e também para identificar razões para que os índices ao Doppler estejam discrepantes e não reflitam a função diastólica LV, como significante calcificação anular mitral ou pericárdio aderente limitando a motilidade anular mitral.

Avaliação da Função Diastólica em Populações Especiais

1. Cardiomiopatia Hipertrófica
   a. Procure E/e' > 14, índice de volume LA > 34 mL/m^2, velocidade de reversão atrial na veia pulmonar (duração Ar – A $\geq$ 30 ms), e velocidade de pico do jato TR > 2,8 m/s.
   b. Se mais da metade dessas variáveis são encontradas, a pressão LA está aumentada.
2. Cardiomiopatia Restritiva
   a. Naqueles com disfunção diastólica grau 3, a relação E/A > 2,5, DT < 150 ms, IVRT < 50 ms e velocidade e' marcadamente reduzidas.
   b. Naqueles com pericardite constritiva, e' septal é geralmente maior do que e' lateral (reversão anelar) e, portanto, a relação E/e' não deve ser utilizada para avaliar as pressões de enchimento.
3. Doença Cardíaca Valvular
   a. Estenose mitral: Procure por um IVRT curto < 60 ms. Também, se onda A mitral estiver > 1,5 m/s no final da diástole, pressão LA está aumentada. Relação E/e' não é muito útil aqui.
   b. Regurgitação mitral: Avaliação E/e' no contexto de MR moderada ou severa pode não ser muito útil se a EF for normal. Naqueles com LVEF deprimida e MR severa, E/e' pode ser utilizado para prever as pressões de enchimento LV.
4. Calcificação Anular Mitral: Pressões de enchimento LV são difíceis de estimar pela E/e' nestes pacientes.
5. Transplante Cardíaco
   a. Um padrão restritivo é um achado comum nos pacientes de transplante cardíaco com função sistólica normal desde que o coração doado seja geralmente de pacientes mais jovens.
   b. Nenhum parâmetro diastólico único foi provado ser altamente preditivo de rejeição de enxerto.
6. Fibrilação Atrial
   a. E/e' septal $\geq$ 11, IVRT curto são indicativos de pressão de enchimento LV aumentados.

5 Função Ventricular Direita e Hemodinâmica Pulmonar

Deana Mikhalkova ▪ Nishath Quader

CONCEITO DE ALTO RENDIMENTO

- O tamanho ventricular direito *(RV)* deve ser << do que o tamanho ventricular esquerdo (LV).
- *Disfunção RV*—motilidade anular da valva tricúspide (TV) reduzida, duração do esvaziamento RV << duração da regurgitação tricúspide (TR).
- Sobrecarga de *pressão RV* — achatamento sistólico do septo interventricular, jato TR de alta velocidade, curto tempo de aceleração (AT) no trato de saída ventricular direito (RVOT), entalhe na saída do RVOT.
- Sobrecarga de *volume RV*—achatamento diastólico do septo interventricular, regurgitação pulmonar severa (PR).
- Aumento de *pressão atrial direita (RA)*—veia cava inferior (IVC) dilatada, abaulamento para a esquerda do septo interatrial.

PROJEÇÕES-CHAVE

- *Paraesternal de eixo longo (PLAX) e influxo RV*—triagem inicial para tamanho de RA/RV e jato TR.
- *Paraesternal de eixo curto (PSAX)*—avaliação de achatamento septal interventricular, jato TR, padrão de saída de RVOT, jato PR.
- *Apical de quatro câmaras (A4C)*—melhor projeção para tamanho de RA/RV, função qualitativa de RV, TV, motilidade anular, jato TR, septo interatrial.
- *Subcostal*—avaliação de hipertrofia ventricular direita (RVH) e IVC.

ANATOMIA E FISIOLOGIA DO VENTRÍCULO DIREITO

- O RV é fundamentalmente diferente do LV tanto na estrutura e função quanto nos métodos tipicamente utilizados para avaliar o LV, que **não** funcionam para o RV.
- O RV é uma estrutura piramidal de paredes finas que "envolvem" no LV e parece triangular quando visto em secção transversal. O formato do RV também é influenciado pelo septo interventricular.
- O RV pode ser descrito em termo de três componentes: 1) a entrada, com a TV, corda tendínea, e músculos papilares; 2) o miocárdio apical trabeculado; e 3) o infundíbulo, ou conus, que é a região de saída de fluxo suave do miocárdio e válvula pulmonar.
  - Estruturas adicionais únicas do RV: crista supraventricular, trabeculações proeminentes, banda moderadora.

- Três bandas musculares proeminentes estão presentes no RV: a banda parietal, a banda septomarginal, e a banda moderadora.
- O RV está conectado em série ao LV e, portanto, tem o mesmo volume sistólico. Em contraste ao LV, o RV é altamente complacente e energicamente eficiente; desenhado para bombear sangue para o sistema vascular pulmonar que é de baixa impedância e altamente distensível.
  - O RV é menos capaz de manter o volume sistólico no contexto de elevações agudas da pós-carga.
- No adulto, o volume do RV é maior do que o volume do LV, enquanto a massa do RV é aproximadamente um sexto daquela do LV.
- O RV contrai por três mecanismos separados: movimento para dentro da parede livre do septo interventricular (ou seja, "movimento de fole" permitindo um grande desvio de volume com pequena motilidade transversal), contração das fibras longitudinais, e tração sobre a parede livre como resultado da contração LV.
  - Este método de contração é fundamentalmente diferente daquele do LV. A principal força motriz do LV vem das fibras constritoras da camada circunferencial, que agem para reduzir o diâmetro ventricular.
  - O RV não tem estas fibras e deve, portanto, depender mais fortemente no encurtamento longitudinal do que o LV.
  - Adicionalmente, embora o RV sofra torção, esta não contribui substancialmente para a contração RV.
- A função sistólica RV é um reflexo de contratilidade, pós-carga, e pré-carga. A *performance* RV é também influenciada pelo ritmo cardíaco, sincronismo da contração ventricular e interdependência ventricular.
- O RV e o LV são interdependentes com fibras musculares circundantes comuns, um septo interventricular compartilhado, e o pericárdio. Interdependência ventricular se refere ao conceito de que o tamanho, o formato e a complacência de um ventrículo afeta o tamanho, o formato, e a relação pressão-volume do outro ventrículo. Interdependência ventricular é mais aparente com alterações nas condições de carga como visto nas alterações respiratórias ou posturais súbitas.

ECOCARDIOGRAFIA BIDIMENSIONAL
AVALIAÇÃO DO TAMANHO VENTRICULAR DIREITO
- O RV tem um formato tridimensional (3D) complexo, e diferente do LV é difícil de se modelar com uma única projeção ecocardiográfica bidimensional (2D). Portanto, **múltiplas** projeções devem ser realizadas antes de determinar que a dilatação RV esteja presente.

Tamanho RV Qualitativa
- A projeção A4C padrão é a melhor para avaliar o tamanho RV se comparado com aquela do LV.
- Alargamento leve: RV é alargado, porém < LV.
- Alargamento moderado: RV ≈ LV.
- Alargamento severo: RV > LV, ápice do coração composto pelo RV.

Tamanho RV quantitativo
- Dimensão RV estimada no final da diástole de uma projeção A4C com foco no RV com o objetivo de demonstrar o máximo diâmetro do RV sem encurtamento (Fig. 5-1).
  - Isto é mais bem realizado assegurando-se que a cruz e o ápice do coração estejam na imagem.

Função Ventricular Direita e Hemodinâmica Pulmonar | 57

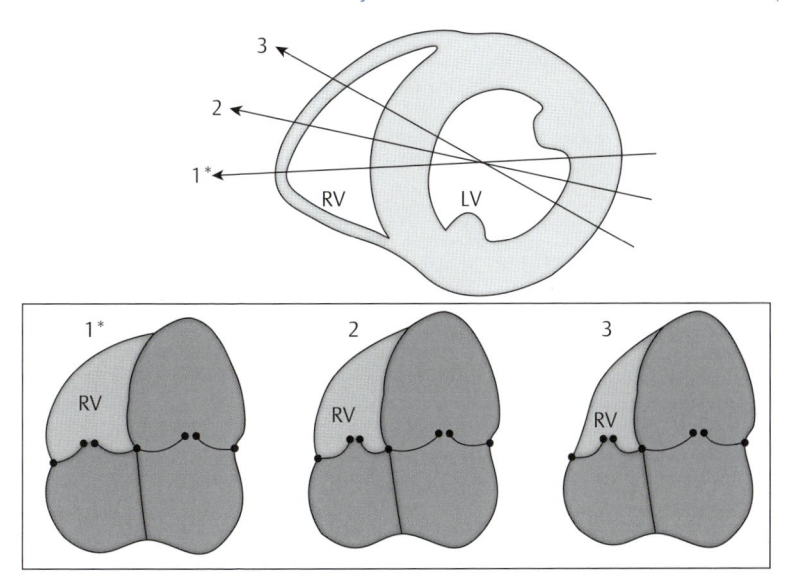

Figura 5-1. Diagrama mostrando a projeção apical de quatro câmaras recomendada para avaliação do ventrículo direito (RV). O tamanho do RV muda com uma leve angulação do transdutor. RV como avaliado no 1* é o plano correto para avaliação do RV. LV, ventrículo esquerdo. De Rudski LG, Lai WW, Afilalo J, et al. Guidelines for echocardiographic assessment of the right heart in adults. *J Am Soc Echocardiogr.* 2010;23:685–713.

- Diâmetro na diástole > 4,2 cm, > 3,5 cm no nível médio, dimensão longitudinal > 8,6 cm indica dilatação RV (Fig. 5-2).
- Assim que o RV aumenta, ele assume um formato mais esférico e pode prejudicar o débito do LV (Fig. 5-3).

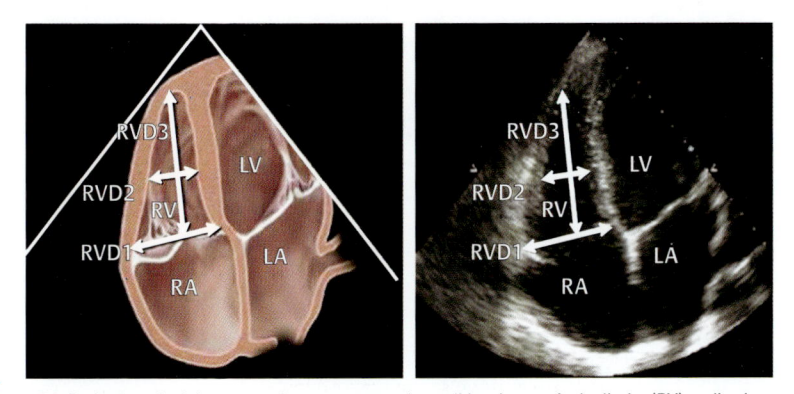

Figura 5-2. Projeção apical de quatro câmaras mostrando medidas do ventrículo direito (RV) realizadas na base e meio da cavidade ao longo da dimensão longitudinal. LA, átrio esquerdo; LV, ventrículo esquerdo; RA, átrio direito. De Rudski LG, Lai WW, Afilalo J, et al. Guidelines for echocardiographic assessment of the right heart in adults. J. *Am Soc Echocardiogr.* 2010;23:685–713.

Coração normal
A

Sobrecarga de volume ventricular direito
B

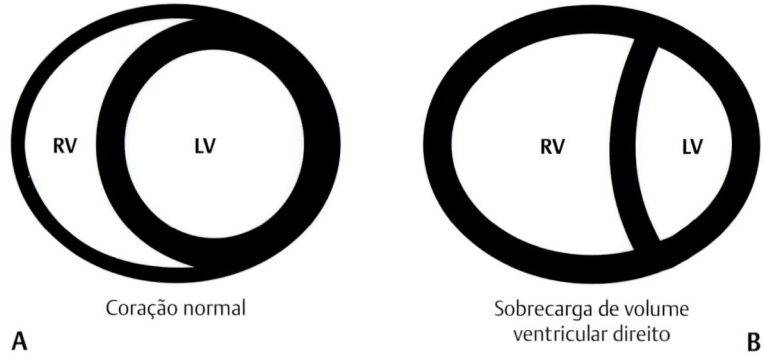

Figura 5-3. Mudanças na forma do ventrículo esquerdo (LV) e ventrículo direito (RV). Normal (**A**) e com sobrecarga de volume RV (**B**).

Tamanho RVOT Quantitativo
- Medido na projeção PSAX com foco sobre RVOT e valva pulmonar.
- RVOT ao nível da inserção da valva pulmonar no diâmetro distal, medido no final da diástole.
- Diâmetro proximal do RVOT por PLAX > 3,3 cm indica alargamento.
- Diâmetro distal do RVOT por PSAX > 2,7 cm indica alargamento.

Espessura RV Quantitativa
- A espessura da parede RV medida no pico da onda R no eletrocardiograma (ECG) ao nível da corda da TV na projeção subcostal (normal ≤ 5 mm) (Fig. 5-4).
- RVH pode sugerir sobrecarga de pressão RV na ausência de outras patologias.
- *É fundamental que a avaliação qualitativa do tamanho RV seja realizada em localização padrão do transdutor. Se o transdutor for posicionado muito medialmente na projeção A4C, o RV sempre parecerá maior.*

> - **Pontos-Chave:**
>   1. *Diâmetro basal RV > 4,2 cm, diâmetro distal do RVOT no PSAX > 2,7 cm, diâmetro proximal do RVOT no PLAX > 3,3 cm indicam dilatação RV.*
>   2. *Espessura pelo subcostal da parede RV > 0,5 cm indica espessura aumentada da parede RV.*

AVALIAÇÃO DA FUNÇÃO VENTRICULAR DIREITA
Avaliação Bidimensional
- Mudança de área fracional (FAC) é calculada traçando-se a área RV, incluindo o ápice e a parede lateral, na sístole e diástole.
- Trabeculações devem ser excluídas quando traçar a área.
- FAC < 35% indica disfunção sistólica RV.

Modo M
- Uma vez que a função sistólica do RV baseia-se principalmente no encurtamento miocárdio longitudinal, medida da excursão sistólica do plano anelar tricúspide (**TAPSE**) pode ser utilizada.

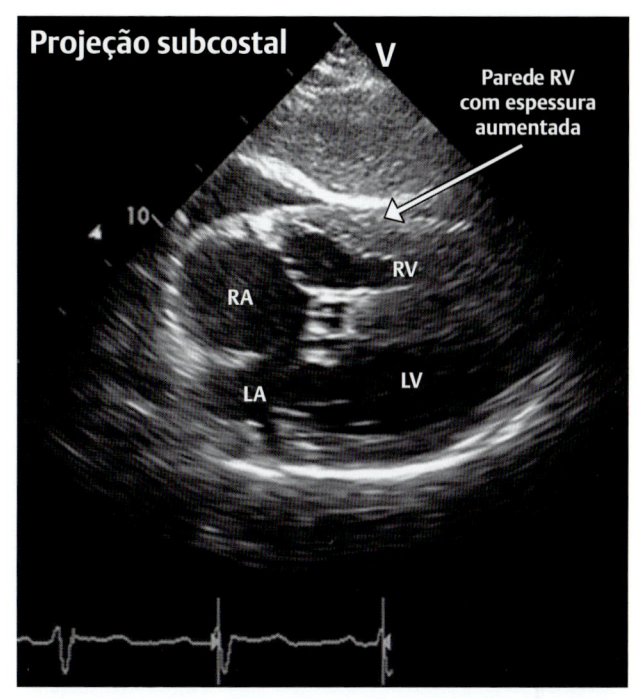

Figura 5-4. Uma imagem subcostal mostrando clara delineação das bordas da parede hipertrofiada ventricular direita (RV). Para medidas mais precisas, uma projeção bidimensional com *zoom* ou modo M deve ser adquirida. LA, átrio esquerdo; LV, ventrículo esquerdo; RA, átrio direito.

- Na projeção A4C, o cursor de modo M é orientado para a junção do plano de TV com a parede livre RV. TAPSE é a diferença no deslocamento da base RV durante a diástole e sístole. **Excursão anormal é < 1,6 cm** (baixa sensibilidade, mas alta especificidade) (Fig. 5-5).

Avaliação por Doppler

- Índice de *performance* miocárdica direita (RIMP) fornece um índice da função global do RV; este também é conhecido como índice de *performance* miocárdica (MPI) ou Índice Tei. Esta é uma medida tanto da função sistólica quanto diastólica. RIMP é uma relação entre tempo isovolumétrico (contração e relaxamento) e tempo de ejeção ventricular (ET). RIMP > 0,40 por Doppler pulsado e > 0,55 por Doppler tecidual indicam disfunção RV.
  - Doppler 2D: duração do jato TR (Doppler de onda contínua [CW]) e duração do jato RVOT (Doppler de onda pulsada [PW]) são registradas. A duração da TR é holossistólica e inclui tanto o relaxamento quanto a contração isovolumétrica. O ET em RVOT somente inclui a ejeção ativa. Portanto, a diferença entre duração do jato de TR e duração do jato de RVOT são os períodos isovolúmicos.
  - MPI = (tempo de contração isovolúmica (IVCT) + tempo de relaxamento isovolúmico [IVRT])/ET
  - Contudo, IVCT + IVRT = tempo TR − ET de RVOT.

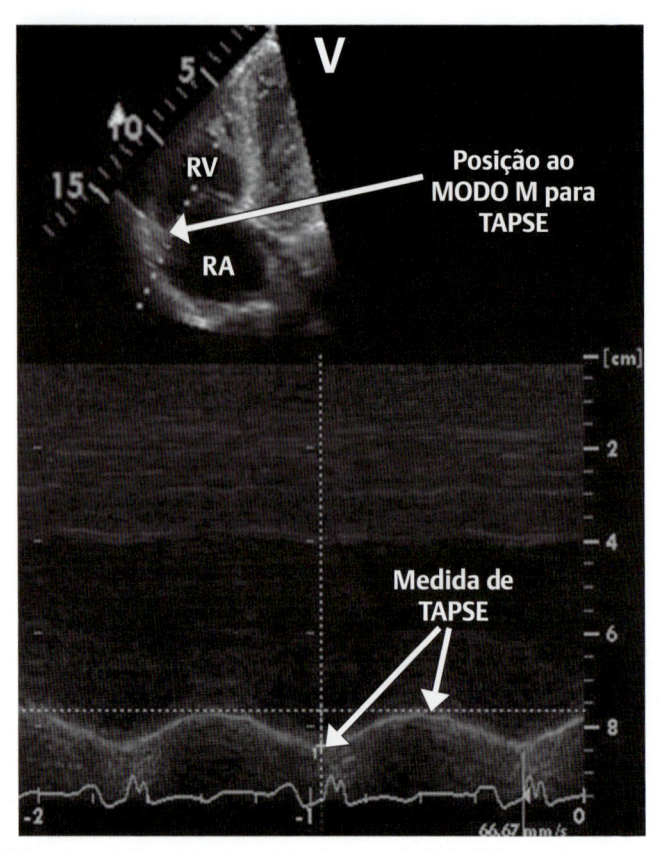

Figura 5-5. Utilizando modo M posicionado no ápice do ventrículo direito (RV) para a interseção entre a parede livre RV e o anel tricúspide para medir a excursão sistólica do plano anelar tricúspide (TAPSE). RA, átrio direito.

- Portanto, **MPI também é definido por: (tempo TR – ET de RVOT)/ET de RVOT** (Fig. 5-6).
- Doppler tecidual: IVCT, IVRT e ET são medidos pela velocidade ao Doppler tecidual do anel tricúspide lateral (TA). Esta técnica evita erros relacionados com a variabilidade da frequência cardíaca.
- RIMP é falsamente baixa com pressões RA elevadas, o qual reduz o IVRT.
- S' é uma medida de função sistólica RV e é medida por Doppler tecidual no TA lateral. S' < 10 cm/s indica disfunção RV (Fig. 5-7).

Função Diastólica RV
- Doppler PW do influxo tricúspide, Doppler tecidual do TA lateral, Doppler PW das veias hepáticas, e IVC devem ser medidos.
- Relaxamento prejudicado: relação E/A < 0,8; enchimento pseudonormal: relação E/A de 0,8 a 2,1 com uma relação E/e' > 6 incluindo o predomínio do fluxo diastólico nas veias hepáticas; enchimento restritivo, relação E/A > 2,1 com um tempo de desaceleração < 120 ms.

Função Ventricular Direita e Hemodinâmica Pulmonar | 61

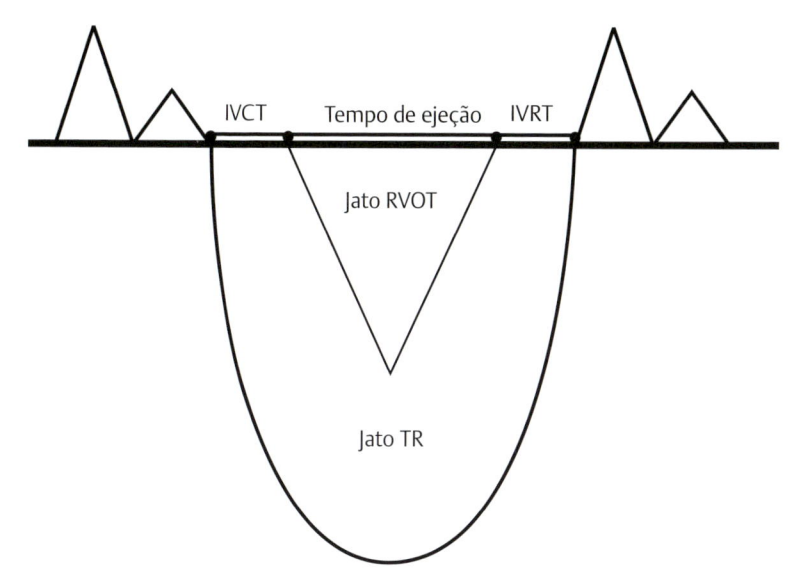

Figura 5-6. Um esquema superpondo o trato de saída ventricular direito (RVOT) e jato Doppler de regurgitação tricúspide (TR) para demonstrar os intervalos medidos para o cálculo do índice de *performance* miocárdico do RV. IVCT, tempo de contração isovolúmica; IVRT, tempo de relaxamento isovolúmico.

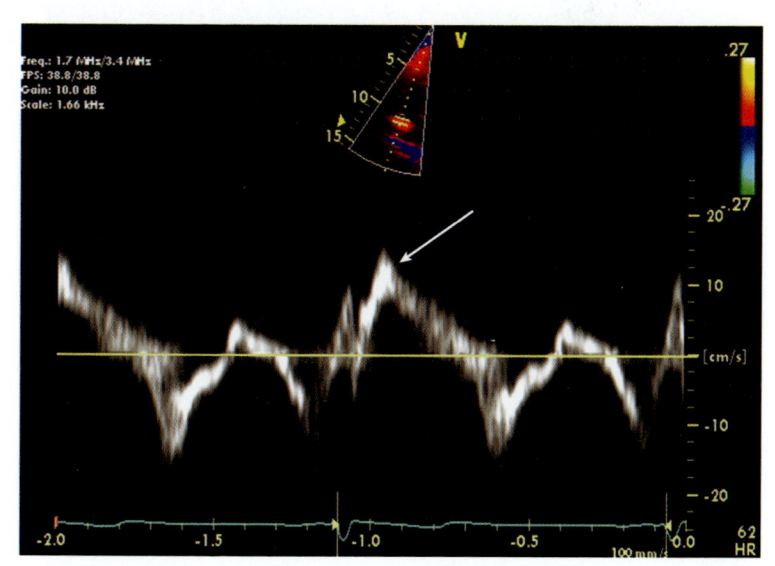

Figura 5-7. Imagem de Doppler tecidual do anel tricúspide lateral, demonstrando velocidade sistólica de pico normal ~ 11,5 cm/s (*seta*).

- **Pontos-Chave:**
  Indicadores de disfunção RV
  1. *FAC < 35%.*
  2. *TAPSE < 1,6 cm.*
  3. *Velocidade S' < 10 cm/s.*
  4. *RIMP > 0,4 por Doppler PW e > 0,55 por Doppler tecidual.*

PATOLOGIA VENTRICULAR DIREITA
Sobrecarga de Volume RV

- Tipicamente visto como um resultado de *shunt* E → D (defeito septal atrial, retorno venoso pulmonar anômalo, malformação arteriovenosa) ou insuficiência pulmonar grave (Fig. 5-8).
- Na projeção de eixo curto, o LV assume uma cavidade com formato em D uma vez que o septo ventricular se achata e perde a forma circular.
  - Sobrecarga isolada de volume resulta em um desvio mais acentuado do septo ventricular no final da diástole.
  - Análise da motilidade septal é mais bem realizada na ausência de atrasos significativos de condução, particularmente bloqueio de ramo esquerdo ou em pacientes em pós-operatório de cirurgia cardíaca.
- Achados clássicos são um RV dilatado com **achatamento diastólico do septo interventricular,** (veja Fig. 5-8).
- Sinais concomitantes de **pressão aumentada no coração direito** também podem ser vistos.

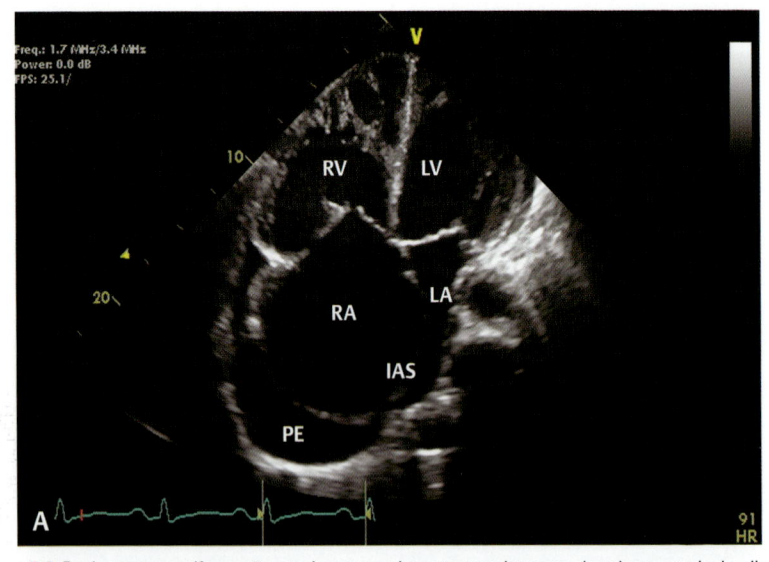

Figura 5-8. Paciente com malformação arteriovenosa e importante sobrecarga de volume ventricular direita (RV). **A:** Projeção apical de quatro câmaras com átrio direito (RA) maciço e dilatação RV e abaulamento do septo interatrial (IAS) para o átrio esquerdo (LA). Pequena a média efusão pericárdica (PE) posterior é vista. (*continua*)

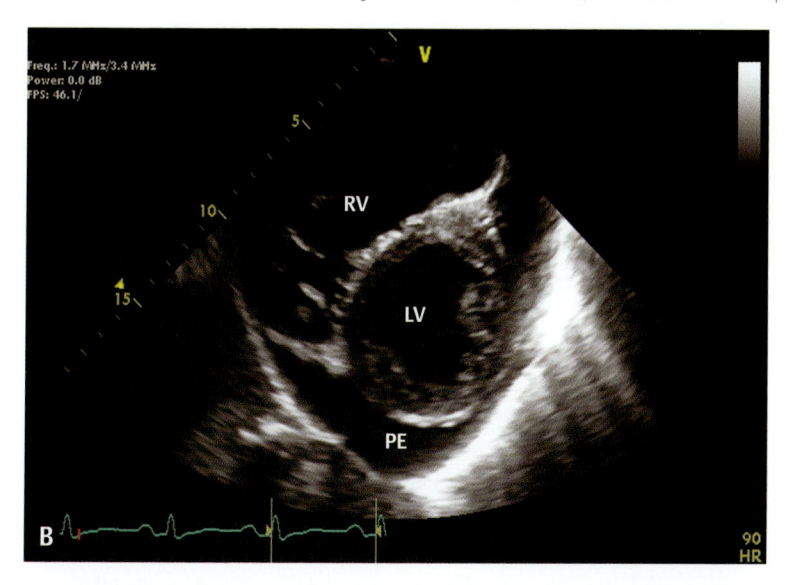

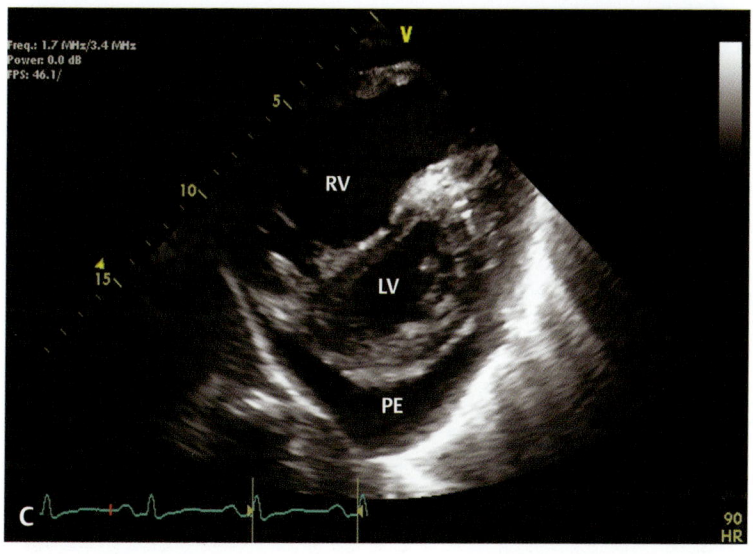

Função Ventricular Direita e Hemodinâmica Pulmonar | 63

Figura 5-8. (*Continuação*) **B**: Projeção paraesternal de eixo curto na sístole com movimento paradoxal do septo interventricular. **C**: Projeção paraesternal de eixo curto na diástole com achatamento septal diastólico. (*Continua.*)

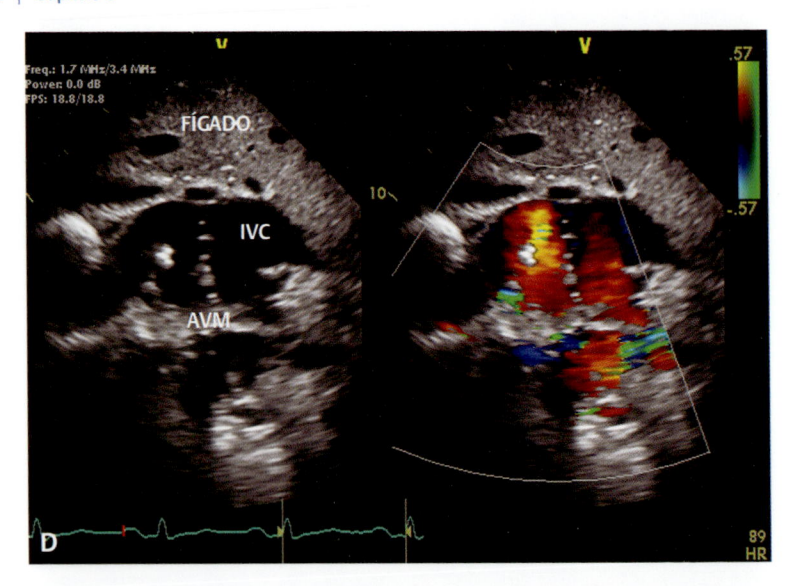

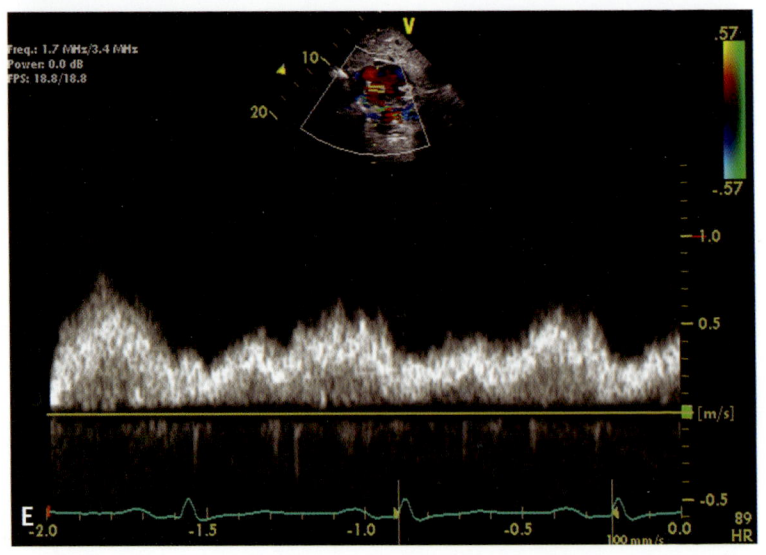

Figura 5-8. (*Continuação*) **D:** Projeção subcostal lado a lado da veia cava inferior (IVC) dilatada com Doppler colorido mostrando comunicação e uma grande área de fluxo da artéria lombar posterior. **E:** Doppler espectral de um *shunt* mostra um envelope denso contínuo – AVM, malformação arteriovenosa; LV, ventrículo esquerdo.

Sobrecarga de Pressão RV

- Sobrecarga de pressão distorce a geometria circular normal do eixo curto de LV por deslocar o septo para esquerda para longe do centro do RV e em direção ao LV, resultando em achatamento do septo ventricular e um perfil de cavidade do LV com um formato D em eixo curto, predominantemente durante sístole.
- Sobrecarga de volume resulta de **pressões arteriais pulmonares elevadas, estenose pulmonar, ou quando RV é o ventrículo sistêmico na doença cardíaca congênita**.
- Aumento súbito nas pressões da artéria pulmonar (PA), como visto na embolia pulmonar aguda, pode causar falência do RV, já que o RV não pode se adaptar rapidamente a mudanças na pós-carga.
- Com pressões PA cronicamente elevadas, o RV se hipertrofia, se remodela esfericamente, e consegue manter a função sistólica em pressões mais altas do que visto no contexto do quadro agudo.
- Pressões RV podem ser estimadas utilizando o jato de TR e o padrão de saída do RV. Na ausência de gradiente através da valva pulmonar (i. e., estenose pulmonar), a **pressão RV estima a pressão PA**.
  - Sinais qualitativos de altas pressões PA: **artérias pulmonares dilatadas, RVH** (em casos de elevação crônica das pressões PA), **achatamento sistólico do septo interventricular** (i. e., LV com "formato D"; mais bem visto em PSAX ao nível dos músculos papilares e indica aumento expressivo de pressão RV a níveis quase sistêmicos), **alta velocidade do jato TR, AT RVOT curto** (< 90 ms), **integral velocidade tempo de RVOT encurtada, fechamento mesossistólico do fluxo valvar pulmonar.**

- **Pontos-Chave:**
  1. *"Sinal 60:60" — No contexto de embolia pulmonar aguda, o AT de RVOT pode estar encurtado (< 60 ms), secundário a alterações locais da hemodinâmica dos fluidos, e não irá refletir com precisão a pressão média na artéria pulmonar (MPAP). Este fenômeno é confirmado por uma baixa velocidade do jato TR, refletindo somente um modesto aumento da pressão sistólica de pico da artéria pulmonar (PASP) (gradiente < 60 mmHg).*
  2. *Sinal de Mc Connell — Adicionalmente às mudanças na hemodinâmica pulmonar, embolia pulmonar aguda pode causar anormalidades regionais de motilidade da parede RV, com hipocinesia severa basal e parede livre média do RV e contração apical hiperdinâmica.*

Infarto RV

- Se o ECG é compatível com infarto miocárdio inferior agudo, obtenha uma avaliação cuidadosa da função RV pela ecocardiografia.
- Achados típicos serão **hipocinesia/acinesia da parede inferior do LV em adição ao RV**. Evidência quantitativa de disfunção RV – MPI RV alto, TAPSE anormal.
- Clinicamente, estes pacientes são **dependentes da pré-carga**: Depleção de volume e nitroglicerina podem desencadear hipotensão profunda.

Displasia Arritmogênica Ventricular Direita

- Displasia arritmogênica ventricular direita (ARVD) é uma desordem congênita rara que envolve substituição focal ou difusa do miocárdio RV por tecido adiposo.
- Ela se manifesta clinicamente como síncope ou morte cardíaca súbita, resultando de taquicardia ventricular originada dessas áreas anormais de infiltração.
- Achados ecocardiográficos são **alargamento RV, afinamento da parede livre, aneurismas focais e disfunção sistólica**.
  - Aneurismas são mais frequentemente vistos nas paredes de saída do RV inferobasal, apical e anterior.

HEMODINÂMICA PULMONAR
- **PASP e pressão diastólica final da artéria pulmonar (PAEDP) podem ser estimados utilizando a equação de Bernoulli modificada**, a qual calcula a diferença de pressão entre duas câmaras cardíacas utilizando a velocidade do jato entre eles.

$$\Delta P \text{ (medido em mmHg)} = 4 \times V^2 \text{ (medido em m/s)}$$

- Para estimar a pressão sistólica RV (a qual estima PASP na ausência de gradiente através de RVOT/valva pulmonar, tente obter o jato TR em múltiplas projeções: PLAX /influxo RV, PSAX ao nível da valva aórtica (AoV), A4C e projeção subcostal. Utilize a maior velocidade de jato TR onde o envelope do Doppler *esteja completo, medindo a velocidade modal de pico (parte mais escura do jato)*.
  - Pressão sistólica RV − pressão RA = 4 × (velocidade de pico do jato TR)^2
  - **PASP = 4 × (velocidade de pico do jato TR)^2 + pressão média RA**
- PAEDP pode ser estimado utilizando o jato PR (obtido por PSAX ao nível da AoV). A velocidade final do jato PR representa o gradiente diastólico final entre a PA e o RV (Fig. 5-9).

$$\text{PAEDP} = 4 \times \text{(velocidade final do jato PR)}^2 + \text{pressão RA}$$

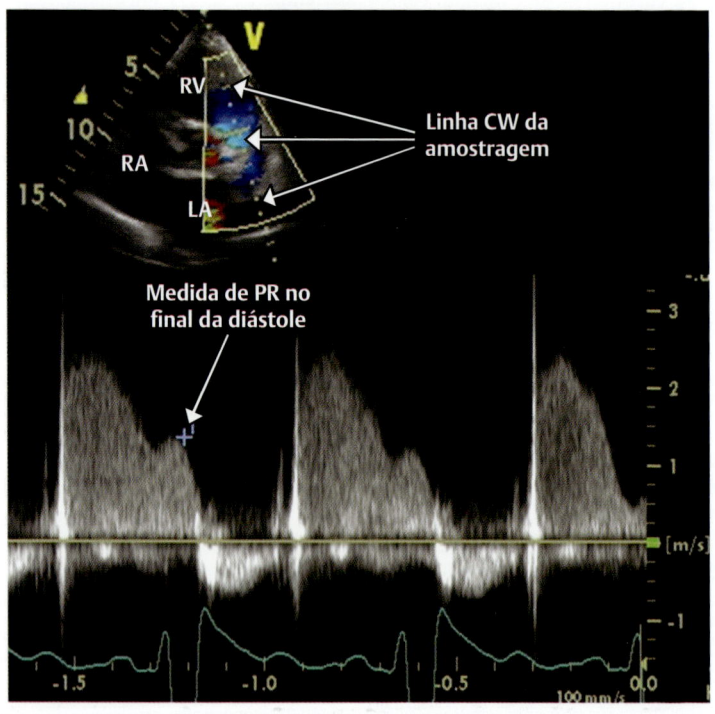

Figura 5-9. Doppler de onda contínua (CW) através de valva pulmonar demonstrando estimativa da pressão pulmonar diastólica final de velocidade diastólica final do jato de regurgitação pulmonar (PR). LA, átrio esquerdo; RA, átrio direito; RV, ventrículo direito.

- MPAP pode ser estimada utilizando a seguinte fórmula

$$MPAP = 1/3\,(PASP) + 2/3\,(PAEDP)$$

$$MPAP\ 90 - (0{,}62 \times AT)\ (\text{Fig. 5-10})$$

$$MPAP = 4 \times (\text{velocidade de pico do jato PR})^2 + \text{pressão RA}$$

- Em casos de pressões PA muito elevadas, um entalhe mesossistólico pode ser visto ao Doppler do jato de saída do RVOT, resultante de um fechamento transitório precoce da PV.
- A seguinte equação mostrou estimar, de uma forma não invasiva, a resistência vascular pulmonar (PVR):

$$PRV = [(TRV)/VTI_{RVOT}] \times 10 + 0{,}16$$

onde TRV, velocidade TR; VTI_{RVOT}, RVOT VTI

- **Pontos-Chave:**
  1. Quando se mede gradientes adquiridos pelo Doppler, certifique-se de que o ritmo cardíaco seja regular. Se o ritmo for irregular, uma média das medidas obtidas pelo menos a cada 5-10 ciclos cardíacos.
  2. No contexto de TR severa, o envelope do Doppler é frequentemente de baixa velocidade e com pico precoce em virtude da alta pressão no RA. Nestas circunstâncias, é difícil de estimar a PASP.

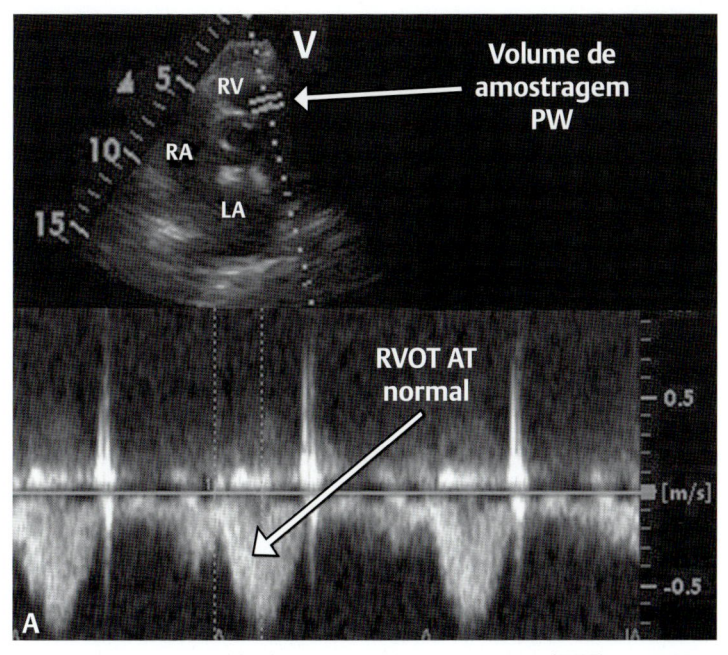

Figura 5-10. Doppler de onda pulsada (PW) do trato de saída ventricular direito (RVOT) com posicionamento correto do volume de amostragem tanto que somente o clique de fechamento é registrado. Medidas do tempo de aceleração (AT) do RVOT do início até a velocidade de pico permite a estimativa de pressão arterial pulmonar média (MPAP). **A:** RVOT AT normal. (*Continua.*)

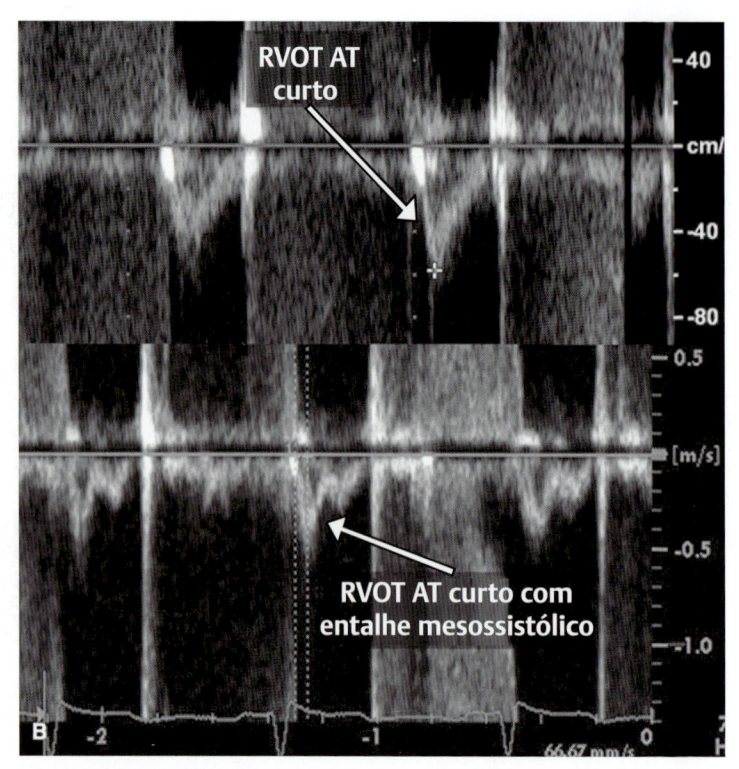

Figura 5-10. (*Continuação*) **B:** RVOT AT curto e entalhe mesossistólico sugerindo elevação da MPAP. LA, átrio esquerdo; RA, átrio direito; RV ventrículo direito.

AVALIAÇÃO ATRIAL DIREITA

Avaliação do Tamanho de RA

- Medido pela projeção A4C no final da diástole: Traçado do RA é realizado pelo plano da TA ao longo do septo interatrial, e paredes superior e anterolateral do RA.
- A maior dimensão do RA é a distância da parede superior até TA. A menor dimensão é a distância do septo interatrial até a parede anterolateral.
- Área RA > 18 cm², comprimento RA (maior dimensão) > 53 mm, e diâmetro RA (menor dimensão) > 44 mm medidos no final da diástole indicam alargamento RA.

Estimando a Pressão de RA Média

- Pressão de RA é estimada pelo tamanho e compressibilidade da IVC. O diâmetro da IVC é medido na projeção subcostal bem proximal à entrada das veias hepáticas durante respiração tranquila e após manobra de "FUNGAR". O modo M pode ser posicionado na IVC para uma quantificação mais precisa (Fig. 5-11).

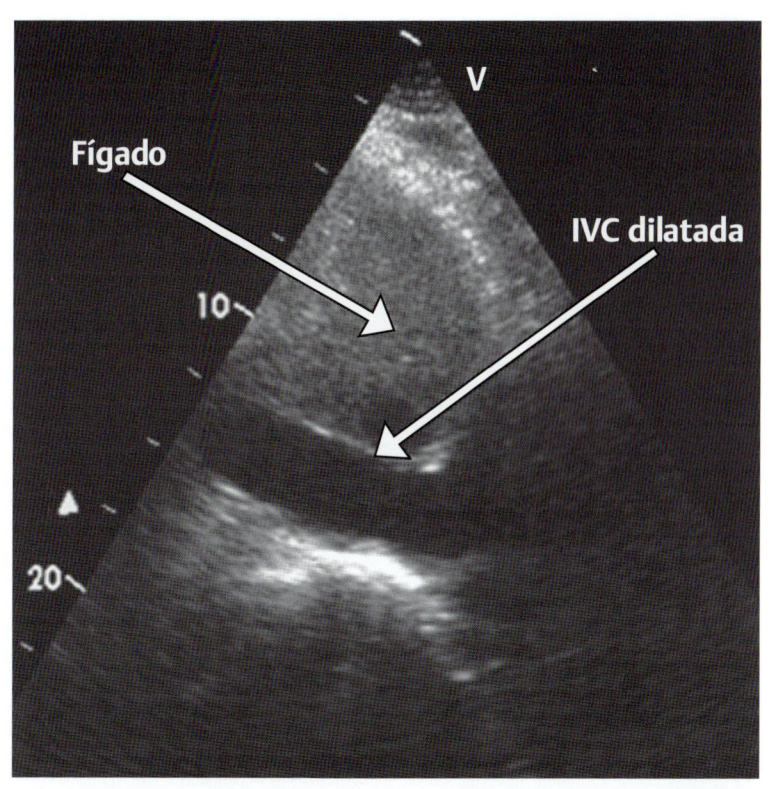

Figura 5-11. Imagem subcostal mostrando veia cava inferior (IVC) dilatada. Medição do diâmetro da IVC deve ser realizada próxima a junção do átrio direito e IVC.

- Diâmetro da IVC ≤ 2,1 cm e colapso > 50% com manobra de "fungar" — pressão RA normal de 3 mmHg (variação 0-5 mmHg)
- Diâmetro da IVC > 2,1 cm e colapso 50% com manobra de "fungar" — pressão RA elevada de 15 mmHg (variação 10-20 mmHg)
- Em cenários onde o diâmetro da IVC e o colapso não atingem estes dois critérios, a pressão RA tem um valor intermediário de 8 mmHg (variação 5−10 mmHg).
- Em jovens atletas normais, a IVC pode estar dilatada com pressões de RA normais.
- Pacientes em ventilação podem apresentar IVC dilatada e não colapsável, portanto, não deve ser utilizada para estimar a pressão de RA nestes casos.
- Doppler hepático pode ser utilizado para corroborar os achados da IVC. Fluxo sistólico é maior que o fluxo diastólico quando a pressão RA média é normal. Na ausência de TR severa, embotamento do fluxo sistólico sugere pressão RA média elevada (Fig. 5-12).

- **Ponto-Chave:** *Na avaliação do diâmetro da IVC, assegure-se que a redução do calibre, sugerindo pressão RA normal, seja decorrente de mudanças com a respiração, e não por movimento de translação secundário ao transdutor ou movimento do paciente.*

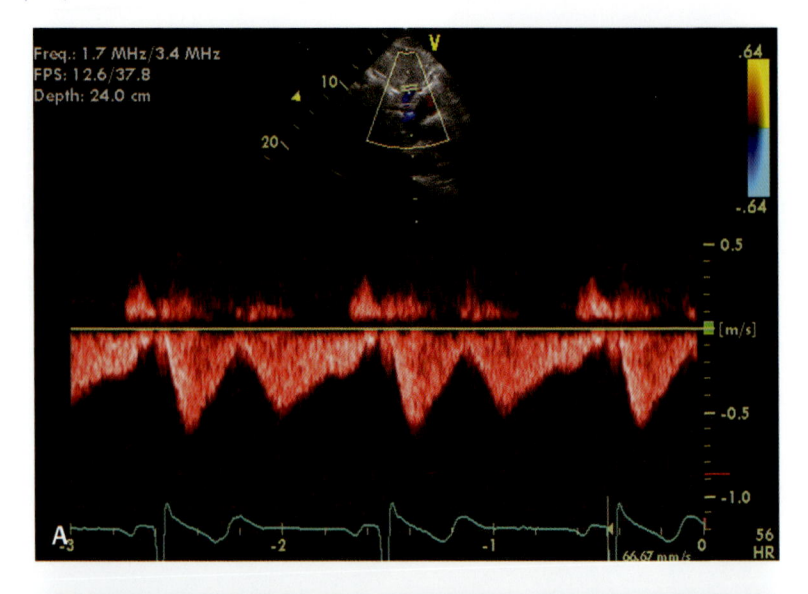

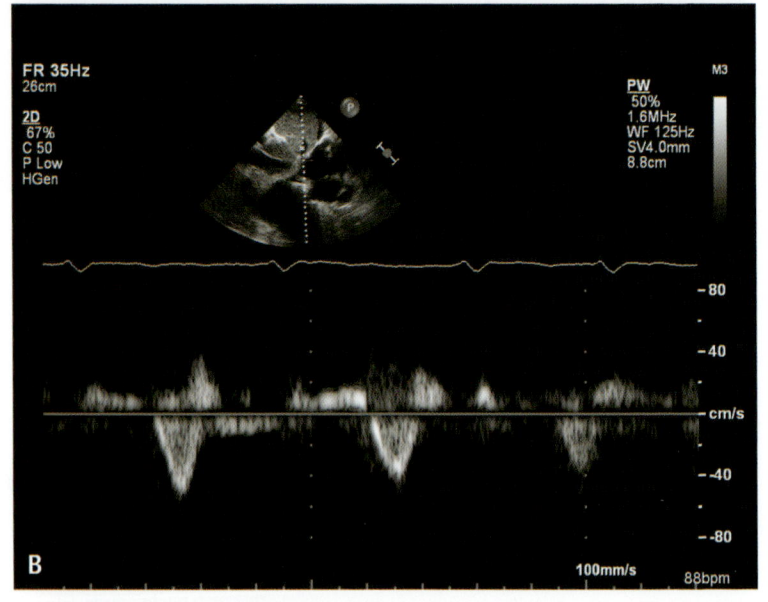

Figura 5-12. A: Doppler hepático normal mostrando fluxo sistólico dominante em pacientes com pressão atrial direita (RA) normal. **B:** Doppler hepático anormal mostrando decréscimo sistólico e fluxo diastólico dominante em paciente com pressão RA elevada e hipertensão pulmonar severa.

DISCREPÂNCIA ENTRE DOPPLER E CATETERISMO CARDÍACO

Existem várias explicações de por que as estimativas derivadas pelo Doppler das pressões do lado direito possam ser inconsistentes com as medidas invasivas de pressão.

- Se o transdutor **não estiver paralelo** ao fluxo do jato de TR, a velocidade de pico do jato estará reduzida e levará a uma subestimativa da PASP.
- No envelope ao Doppler do TR onde alargamento espectral esteja presente, não medir a velocidade modal pode resultar em superestimativa da PASP. Note que qualquer erro na medida de velocidade é "**elevada ao quadrado**" utilizando a equação de Bernoulli modificada.
- Estimativa incorreta da pressão RA média pela **IVC** pode levar a subestimativa ou superestimativa das pressões pulmonares.
- Inabilidade em estimar com precisão a pressão RA média no contexto de TR severa.
- Acidentalmente, capturar o jato de regurgitação mitral (MR) ao invés do jato de TR pode levar a uma superestimativa bruta das pressões PA. Em casos onde as pressões pulmonares são próximas às pressões sistêmicas é imperativo se assegurar que o envelope por Doppler do jato de TR, e não do jato de MR seja medido. O jato de TR irá sempre ser **mais longo** em duração do que o MR (como resultado de IVRT e IVCT mais longos) e não irá demonstrar variação respiratória.

   Utilizando múltiplos métodos para confirmar os achados irá melhorar a precisão e consistência dos registros das pressões pulmonares. Com exceção da embolia pulmonar aguda, um jato TR de alta velocidade deve vir acompanhado por um RVOT AT curto. Achados adicionais para confirmar o diagnóstico de hipertensão pulmonar também devem ser encontrados (por exemplo, RVH ou dilatação RV, LV com "formato de D", dilatação de PA, dilatação da IVC e do seio coronário, fluxo sistólico hepático embolado, septo interatrial abaulado para o átrio esquerdo).

6 Teste de Estresse para Isquemia e Viabilidade

Pedro M. Calderón-Artero ▪ Daniel H. Cooper

CONCEITO DE ALTO RENDIMENTO

- Teste de estresse ecocardiográfico é uma modalidade sensível e específica para detecção da presença de isquemia estresse-induzida em pacientes apropriadamente selecionados.
- Isquemia se manifesta como anormalidades regionais da motilidade da parede e mudanças no **espessamento miocárdico** durante o estresse.
- Ecocardiografia de esforço agrega informação prognóstica adicional e é preferível em relação a teste de estresse farmacológico.
- Causas de resultados **falsos-negativos** incluem dificuldade em atingir a frequência cardíaca de alvo, aquisição atrasada da imagem de estresse de pico, doença de um só vaso (especialmente envolvendo a artéria circunflexa), e utilização de antianginosos/betabloqueadores antes do teste.
- Causas de resultados **falsos-positivos** incluem: resposta hipertensiva ao exercício, hipertrofia ventricular esquerda (LVH), espasmo coronariano, e movimento paradoxal do septo secundário a anormalidade de condução (por exemplo, bloqueio de ramo esquerdo [LBBB], marca-passo).
- Para evitar essas armadilhas, reconheça a importância de se atingir um nível adequado de estresse (> 85% da frequência cardíaca máxima prevista [MPHR]), aquisição da imagem no tempo correto (< 60 segundos para protocolos de eco com exercício) e **confirmando anormalidades da motilidade da parede em múltiplas projeções**.
- Ecocardiografia de estresse com dobutamina pode ser utilizada para a confirmar viabilidade miocárdica notando-se a presença de **resposta bifásica** a taxas maiores de infusão de dobutamina.

PRINCÍPIOS GERAIS

- A utilização da ecocardiografia de estresse para a detecção de isquemia se baseia nos princípios esboçados pela cascata isquêmica (Fig. 6-1).
- Perfusão miocárdica comprometida por doença arterial coronariana (CAD), leva a progressão de manifestações durante o exercício ou estresse farmacológico que, finalmente, resulta em anormalidades regionais ou globais da motilidade da parede ou de espessamento.
- O objetivo é determinar se a isquemia está presente, ou, se existir anormalidade basal da motilidade da parede e fração de ejeção ventricular esquerda (LVEF) deprimida, se existe miocárdio viável e reserva contrátil do ventrículo esquerdo (LV).
- Obter um adequado nível de estresse é vital para manter a sensibilidade desta modalidade para detecção de CAD.
  - Atingindo 85% da MPHR (220 – idade) melhora bastante a sensibilidade.
  - Entretanto, se as alterações compatíveis com isquemia são detectadas a níveis de estresse mais baixos (submáximo), isto aumenta a especificidade do resultado.

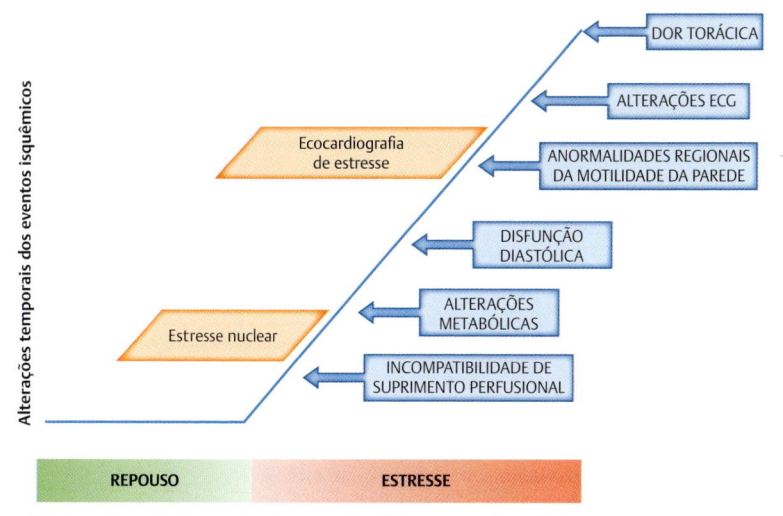

Figura 6-1. Cascata isquêmica mostrando em qual estágio a ecocardiografia de estresse e o estresse nuclear detectam alterações. ECG, eletrocardiograma. (Adaptada de Schinkel AFL, Bax JJ, Geleijnse ML, et al. Noninvasive evaluation of ischemic heart disease: myocardial perfusion imaging or stress echocardiography? *Eur Heart J.* 2003;24:789–800, com permissão da Oxford University Press).

- Monitorização contínua do paciente pela equipe médica é necessário, incluindo anamnese frequente sobre a presença de sintomas, ECG contínuos, e medidas intermitentes da pressão arterial (BP).
  - Carrinhos de parada, equipados com aparelhos e medicamentos para ressuscitação, deverão estar disponíveis.

ANATOMIA

- Ecocardiografia de estresse tipicamente se foca nas imagens obtidas nas projeções apical (quatro e duas câmaras [A4C e A2C], e eixo longo) e paraesternal (eixos curtos e longo [PSAX e PLAX]), permitindo a observação de todos os segmentos miocárdicos.
- Conhecimento da **distribuição típica do fluxo sanguíneo da artéria coronariana** aos vários segmentos miocárdicos é vital. Isto permite:
  - Confirmação em múltiplas projeções de lesões suspeitas, especialmente quando a qualidade da imagem em uma projeção é subótima.
  - Correlação dos achados a localização específica da estenose arterial coronariana (Fig. 6-2).
    - **Descendente anterior esquerda (LAD)**: anterior, anterosseptal, ápice, +/− inferoapical (envolve LAD).
    - **Circunflexa**: anterolateral, inferolateral.
    - **Artéria coronária direita**: inferior, inferosseptal (basal, médio), +/− inferolateral (dependendo da dominância).
    - **Distal *versus* proximal**: uma lesão proximal de LAD: por exemplo, irá resultar em anormalidades basal a distal da motilidade da parede anterosseptal (perfuradores septais), parede anterior, parede anterolateral; enquanto doença distal de LAD afetará somente o ápice.

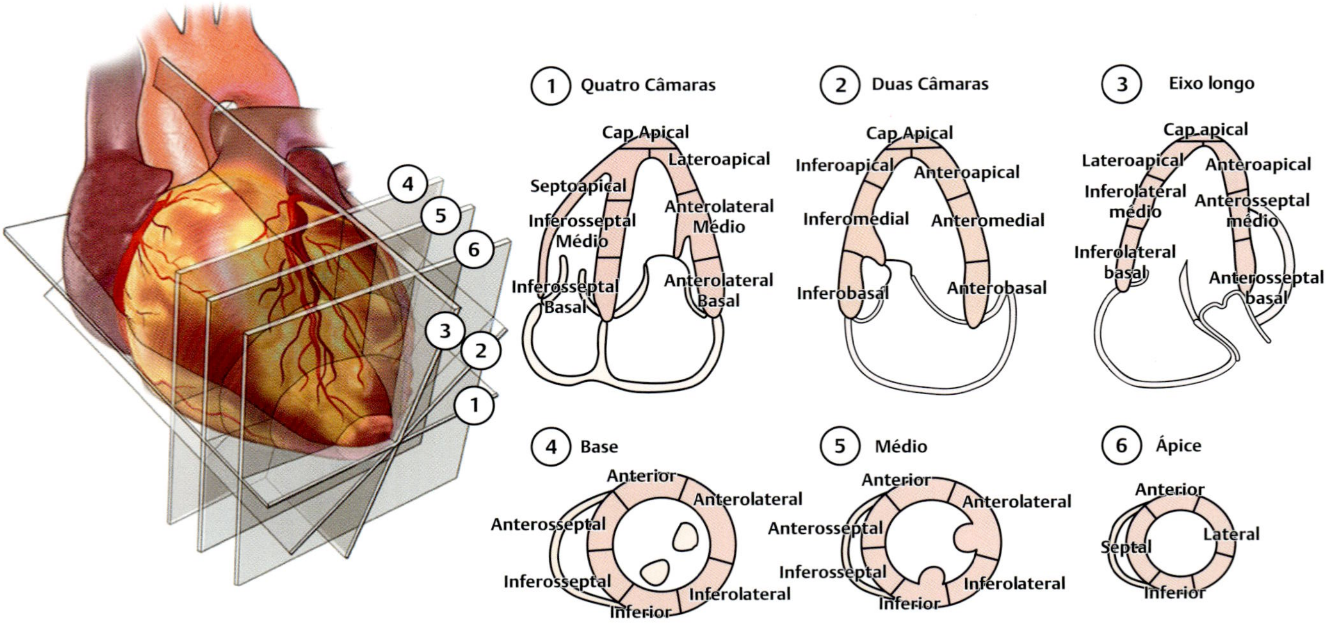

Figura 6-2. As projeções ecocardiográficas padrão demonstrando o modelo de 17 segmentos codificados por cores da distribuição arterial coronariana típica (Reimpressa por Lang RM, Bierig M, Devereux RB, et al. Recommendations for chamber quantification: a report from The American Society of Echocardiography's Guidelines and Standards Committee and the Chamber Quantification Writing Group, developed in conjunction with the European Association of Echocardiography, a branch of the European Society of Cardiology. *J Am Soc Echocardiogr* 2005;18:1440–63, com permissão da Elsevier.)

ECOCARDIOGRAFIA DE ESTRESSE COM EXERCÍCIO

- No geral, todos os protocolos para estresse com exercício envolvem aumento escalonado da carga de trabalho para, assim, aumentar a demanda de oxigênio miocárdico. Isto é realizado por exercício em esteira rolante ou bicicleta ergométrica.
  - O protocolo de Bruce (mais comum) implica em exercício em esteira rolante onde a **inclinação e velocidades aumentam** a cada **3 minutos**.
  - O paciente é submetido ao exercício até que a frequência cardíaca de alvo seja alcançada, desenvolvimento de sintomas significativos ou alterações no ECG marcantes sejam notados.
  - Equivalentes metabólicos máximo < 5 sugerem pior prognóstico se < 65 anos de idade.

Contraindicações Absolutas
- Infarto agudo do miocárdio (MI).
- Angina instável de alto risco.
- Taquicardia ventricular (VT) ou taquicardia supraventricular (SVT) não controlados.
- Hipertensão arterial severa; pressão sistólica sanguínea (SBP) > 200 mmHg, e/ou pressão diastólica sanguínea (DBP) > 110 mmHg.
- Estenose aórtica (AS) severa sintomática.
- Insuficiência cardíaca congestiva não controlada e sintomática.
- Embolia pulmonar aguda (PE) ou infarto pulmonar.
- Miocardite aguda ou pericardite.
- Dissecção aórtica aguda.

Contraindicações Relativas
- Estenose de tronco de coronária esquerda.
- Doença valvar estenótica moderada.
- Anormalidades eletrolíticas.
- Taqui ou bradiarritmias.
- Cardiomiopatia hipertrófica ou outras formas de obstrução ao fluxo de saída.
- Deficiência mental ou física que não possibilitem o paciente a se exercitar.
- Bloqueio atrioventricular de alto grau.

Indicações Absolutas para Interromper o Teste de Exercício.
- Queda na SBP > 10 mmHg do valor basal apesar do aumento na carga de esforço, se acompanhado por outras evidências de isquemia.
- Angina moderada ou severa.
- Aumento dos sintomas do sistema nervoso central (ataxia, pré-síncope).
- Sinais de baixa perfusão (cianose, palidez).
- Dificuldades técnicas em monitorar BP/ECG.
- Solicitação do paciente.
- VT sustentada.
- Elevação do ST ≥ 1 mm em derivações sem ondas Q (exceto V1 e a VR).

Indicações Relativas para Interromper o Teste de Exercício
- Queda na SBP > 10 mmHg do valor basal apesar do aumento na carga de esforço, sem outra evidência de isquemia.
- Alterações ECG como infra desnível marcado de ST (> 2 mm, horizontal ou descendente) ou mudança importante de eixo.

- Outras arritmias (VT multifocal não sustentada, SVT, bloqueio cardíaco de alto grau, bradiarritmias).
- Fadiga, falta de ar, chiado, câimbras nas pernas, claudicação.
- Dor torácica crescente.
- Resposta hipertensiva (SBP > 220 mmHg e/ou DBP > 115 mmHg).

ECOCARDIOGRAFIA DE ESTRESSE COM DOBUTAMINA
- Estresse farmacológico está indicado em pacientes que não podem se exercitar. Dobutamina é o agente de estresse farmacológico mais comumente utilizado.
    - Dobutamina, como o exercício, aumenta a demanda miocárdica de oxigênio por aumentar a contratilidade (inotrópico positivo), aumenta a frequência cardíaca (cronotrópico positivo), e elevando a BP.
- As imagens são obtidas em repouso e em doses crescentes de infusão de dobutamina.
    - Tipicamente, 4 a 5 estágios de 3 minutos são utilizados: 5, 10, 20, 30, 40 µg/kg/min.
    - Atropina (0,2–0,4 mg a cada 2 minutos até um máximo de 2 mg) é comumente utilizada para atingir a frequência cardíaca alvo, especialmente se o paciente apresenta bradicardia de repouso ou no contexto de betabloqueio.
    - O uso desta medicação também reduz a ocorrência do reflexo de Bezold-Jarisch (resposta vagal severa) que pode ocorrer, especialmente nos idosos (cavidade LV pequena) e em pacientes com hipovolemia.
- Outras manobras suplementares como aperto de mão isométrico são utilizadas para atingir a frequência cardíaca de pico.
- Efeitos colaterais
    - Ansiedade, náusea, cefaleia e palpitações por batimentos prematuros isolados não são incomuns.
    - Risco estimado para arritmias ventriculares sustentadas ou MI é ~ 1/2000.

INTERPRETAÇÃO

Ecocardiografia Transtorácica Basal
- Atenção particular deve ser dada a **outras possíveis causas de sintomas** que levaram à avaliação isquêmica. Isto é avaliado por uma ecocardiografia transtorácica (TTE) basal realizado antes do teste de estresse.
    - Especificamente, redução da função do LV com surgimento de novas anormalidades regionais da motilidade da parede, tamponamento pericárdico, evidência de PE, AS severa e dissecção aórtica devem ser excluídos.
- Na ausência de síndrome coronariana aguda, MI prévio, ou cardiomiopatia, motilidade e espessamento da parede devem ser normais nas imagens de repouso em pacientes com dor torácica, mesmo no contexto de CAD significativa.
- Entretanto, esteja ciente de que anormalidades regionais da motilidade das paredes podem estar relacionadas com causas que não CAD. Por exemplo, "pseudodiscinesia" descreve achatamento diastólico da parede inferior relacionado com a compressão localizada pelo diafragma. Isto é superado durante a sístole quando a parede inferior se torna arredondada dando a aparência de discinesia apesar do espessamento normal da parede. Causas patológicas de anormalidades regionais da motilidade da parede do LV incluem doenças infiltrativas (por exemplo, sarcoidose), anormalidades de condução (por exemplo, LBBB), alterações pós-cirurgia cardíaca (movimento paradoxal do septo, reparo miocárdico com *patch*), anormalidades do coração direito (sobrecarga de volume ou pressão) e cardiomiopatia induzida por estresse.

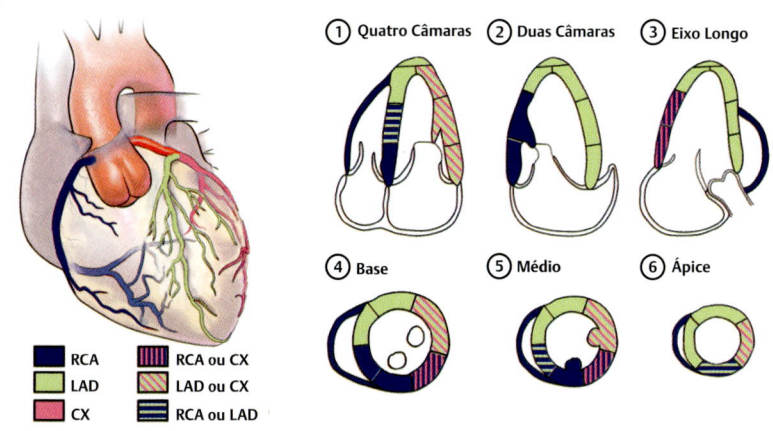

Figura 6-3. Análise segmentar das paredes do LV com base em projeções esquemáticas, em uma orientação paraesternal de eixos curto e longo, em três diferentes níveis. Os "segmentos apicais" são, normalmente, utilizados pelas projeções de duas, três e quatro câmaras. A ponta do ápice somente pode ser apreciada em alguns estudos contrastados. CX, circunflexa: LAD, descendente anterior esquerda; RCA, artéria coronária direita. (Reimpressa por Lang RM, Bierig M, Devereux RB, et al. Recommendations for chamber quantification: a report from The American Society of Echocardiography's Guidelines and Standards Committee and the Chamber Quantification Writing Group, developed in conjunction with the European Association of Echocardiography, a branch of European Society of Cardiology. *J Am Soc Echocardiogr.* 2005;18 1440-63, com permissão da Elsevier.)

Ecocardiografia Transtorácica no Pico do Estresse

- Aquisição rápida da imagem, **dentro de 1 minuto** após a descontinuação do exercício, melhora a sensibilidade. As anormalidades da motilidade da parede podem, entretanto, persistir por ~3-5 minutos dependendo da severidade da isquemia provocada.
- Resposta ventricular hiperdinâmica, aumento da excursão endocárdica (> 5 mm), **espessamento** uniforme durante a sístole, e **aumento da LVEF** com redução associada do volume sistólico final (com exceção do protocolo de bicicleta reclinada) constitui uma resposta normal ao ecocardiograma de estresse.
- Um laudo abrangente de ecocardiograma de estresse deve incluir a capacidade ao exercício, resposta da frequência cardíaca, alterações de ritmo e BP, junto com anormalidades da motilidade da parede.
- Compare a função LV em repouso e com a **função global e regional do LV** no estresse **em todas as projeções disponíveis** (PSAX e PLAX, A4C, A2C, e eixo longo apical).
  - Espessamento e movimentação da parede são avaliados em todos os segmentos miocárdicos (Fig. 6-3; Veja também Fig. 6-2).
  - Cada um dos 17 segmentos miocárdicos é graduado por uma escala de cinco pontos: (1) normal; (2) hipocinesia, < 30% de espessamento da parede; (3) acinético, < 10% de espessamento da parede; (4) discinesia, movimento sistólico para fora; e (5) aneurisma, segmento deslocado para fora na sístole e na diástole.
  - Um índice de escore de motilidade da parede (WMSI) pode ser calculado para quantificar a extensão das anormalidades regionais da motilidade da parede.
  - WMSI = soma dos escores de motilidade da parede/número de segmentos visualizados (por exemplo, normal = 1).
- A cavidade LV deve apropriadamente reduzir de tamanho com o pico de estresse.

- Segmentos anormais devem ser confirmados em **múltiplas projeções** para melhorar a especificidade.
  - Por exemplo, hipocinesia da parede anterosseptal vista na projeção PLAX deve ser confirmada na projeção PSAX. Adicionalmente, confirme se outros segmentos miocárdicos irrigados pela mesma artéria coronária estão afetados.
- **Imagens de recuperação** devem ser obtidas para confirmar a resolução em pacientes com anormalidades da motilidade da parede induzidas por estresse antes da saída do laboratório.

Resultados Falsos
- *Falsos-negativos*
  - Estresse submáximo (< 85% MPHR) é a causa mais comum.
  - Aquisição tardia da imagem (< 60 segundos) após o pico do exercício pode resultar em falso-negativo.
  - Doença de vaso único é mais provável de não ser percebida do que a multivascular em virtude da extensão reduzida das anormalidades encontradas da motilidade da parede.
  - Estenose circunflexa em particular é mais comumente despercebida em virtude do território miocárdico relativamente pequeno envolvido.
  - LVH importante e cavidade LV pequena aumentam a possibilidade de não se notar anormalidade da motilidade da parede.
  - Uso de betabloqueador/antianginosos também pode levar a resultado falso-negativo.
- *Falsos-positivos*
  - Isquemia na ausência de CAD epicárdica
    - Resposta hipertensiva ao estresse.
    - LVH.
    - Doença microvascular (por exemplo, diabetes).
    - Espasmo coronariano (especialmente visto com dobutamina).
  - Causas não isquêmicas de anormalidades na motilidade da parede induzidas por estresse.
    - Cardiomiopatia não isquêmica.
    - Hipertensão de longa data.
    - Movimento paradoxal do septo (por exemplo, LBBB).

PROGNÓSTICO
- Valor preditivo negativo
  - Sobrevivência sem eventos (MI ou morte) em 3 anos ~ 99%. Se o ecocardiograma de estresse com exercício for negativo.
  - Pacientes com um ecocardiograma de estresse farmacológico negativo tendem a ter uma taxa de eventos ligeiramente maior, presumivelmente secundário a inabilidade de se exercitar, selecionando uma população de pacientes "doentes".
- O risco cardíaco aumenta consideravelmente com achados anormais ao ecocardiograma de estresse. No geral, os seguintes fatores sugerem um pior prognóstico:
  - Baixo limiar isquêmico (exercício ou farmacológico).
  - Isquemia extensa (quatro a cinco segmentos miocárdicos).
  - Dificuldade de reduzir o LV ou pior, um aumento no tamanho da cavidade no pico do exercício.

OUTRAS CONSIDERAÇÕES
- *Ecocardiografia de estresse versus imagem da perfusão miocárdica*
  - No geral, ecocardiografia de estresse oferece melhor especificidade e sensibilidade ligeiramente menor do que a imagem de perfusão miocárdica. Esta redução na sensibilidade está mais relacionada com a doença de um único vaso (especialmente artéria circunflexa).

- Em decorrência de pequenas diferenças na sensibilidade e especificidade, ambas as modalidades oferecem precisão e implicações prognósticas similares no geral para os pacientes que se apresentam com sintomas e um risco intermediário para CAD.
- Dada a importância de se atingir a frequência cardíaca de alvo, betabloqueadores devem, normalmente, ser suspensos no dia do procedimento.
    - Entretanto, para pacientes com CAD conhecida, alguns médicos preferem continuar a terapia medicamentosa para ajudar a avaliar a adequação do tratamento.
- Dada a importância da definição da borda endocárdica, ecocardiografia com contraste deve ser considerada em pacientes com segmentos miocárdicos mal definidos.
- Protocolos modificados estão disponíveis para pacientes idosos os quais podem apresentar propriocepção prejudicada e não se adaptarem rapidamente a elevação da velocidade e inclinação da esteira rolante.
- Para pacientes com EF moderada ou severamente diminuída ou doença multivascular, ou para aqueles com alto risco de arritmia, um protocolo com baixa dose de dobutamina (iniciando com 2,5 μg/kg/min) junto com um aumento gradual da dose pode, algumas vezes, ser utilizado com monitorização atenta.
- Teste de estresse com dobutamina deve ser interrompido quando o paciente alcança 85% MPHR, ou quando o paciente apresenta uma nova anormalidade da motilidade da parede, arritmias significantes, hipotensão, hipertensão severa, ou quando sintomas intoleráveis ocorrem.
- Betabloqueadores de ação rápida (por exemplo, esmolol) são utilizados para reverter os efeitos da dobutamina.

TESTE DE ESTRESSE PARA VIABILIDADE MIOCÁRDICA

Princípios Gerais

- O papel da ecocardiografia de estresse na detecção de viabilidade miocárdica envolve a demonstração de reserva miocárdica contrátil.
- O espessamento miocárdico está prejudicado quando 20% ou mais da parede foi afetada por isquemia ou infarto.
- Portanto, apesar da acinesia regional ao repouso, uma grande proporção de miocárdio pode estar viável e, quando estimulado, irá permitir um espessamento miocárdico normal.
- Miocárdio "hibernante" descreve uma acinesia secundária a isquemia crônica com uma importante implicação prognóstica que a revascularização coronariana irá restaurar a função miocárdica normal.
- Segmentos acinéticos que estão finos e fibróticos (ecogênicos) em repouso são menos prováveis de se encontrarem viáveis.
- Resposta dos segmentos acinéticos ao aumento da infusão de dobutamina permite a diferenciação entre miocárdio viável e cicatriz miocárdica.

Protocolo

- A infusão inicial normalmente começa com 2,5 μg/kg/min com aumentos escalonados da dose para 5, 10 e 20 μg/kg/min.
- 40 μg/kg/min pode ser utilizado se a melhora é sustentada a 20-30 μg/kg/min.
- As imagens ao TTE devem ser obtidas em repouso e a cada estágio da infusão da dobutamina.
- O teste deve ser interrompido se não houver melhora funcional ou com piora da função durante a infusão.
- **Equipe médica deve estar atenta para o risco de arritmia, e monitorização cuidadosa para a ocorrência de arritmias deve ser o foco particular durante estes estudos**.
- Por definição, estes pacientes têm algum grau de doença cardíaca estrutural com cicatriz que pode funcionar como substrato para arritmias ventriculares reentrantes, particularmente durante a infusão de dobutamina.

Tabela 6-1	Respostas Ecocardiográficas Características a Infusão de Dobutamina para Determinar a Etiologia da Acinesia Regional			
Paciente	Baixa dose de dobutamina	Dose de pico de dobutamina	Miocárdio viável	Estenose coronária crítica
Cicatriz miocárdica/infarto	Não aumenta	Não aumenta	Não	Sim
Miocárdio hibernante	Aumenta	Diminui	Sim	Sim
Cardiomiopatia não isquêmica	Aumenta	Aumenta	Sim	Não

Interpretação
- *Imagens em repouso*
  - Espessura da parede e anormalidades de movimentos basais devem ser notados em cada segmento.
  - Segmentos brilhantes e finos (<0,6 cm) são compatíveis com cicatriz não viável que não deverá responder a revascularização.
  - Evidência de comorbidade como doença cardíaca valvar deve ser cuidadosamente avaliada uma vez que esta pode mudar a abordagem e o risco cirúrgico.
- *Imagens de estresse*
  - Evidência de melhora funcional com o estresse dos segmentos afetados deve ser aferida.
  - Viabilidade é definida como a melhora de um grau ou mais (ou seja, acinético → hipocinético, normal ou hipercinético) em dois ou mais segmentos miocárdicos.
  - Respostas potenciais dos segmentos afetados à infusão de dobutamina são mostradas na Tabela 6-1.
  - Ecocardiografia de estresse com dobutamina para viabilidade é mais confiável (específico) quando uma "resposta bifásica" é notada (ou seja, melhora do espessamento miocárdico em baixas doses de dobutamina que piora com a infusão de alta dose de dobutamina).
  - Piora da disfunção LV com infusão de dobutamina sugere miocárdio inviável (prognóstico ruim), e o teste deve ser interrompido.

Outras Considerações
- **Betabloqueio pode limitar a habilidade de detectar segmentos viáveis**. Se viabilidade limitada é detectada com betabloqueadores, então deve-se considerar repetir o teste sem betabloqueadores.

7 Doença Cardíaca Isquêmica e Complicações do Infarto do Miocárdio

Olusegun Olusesi ▪ Michael Yeung

CONCEITO DE ALTO RENDIMENTO

- Ecocardiografia é útil na avaliação da dor torácica aguda pois permite a análise da motilidade da parede para excluir isquemia miocárdica (MI) e avaliar outras causas de dor torácica como dissecção da aorta e embolia pulmonar.
- Cálculo rápido do volume sistólico (SV), como a seguir, fornece informação adicional no paciente instável, onde CSA = área de secção transversal, VTI = integral velocidade tempo, e LVOT = trato de saída ventricular esquerdo:

$$SV = CSA_{LVOT} \times VTI_{LVOT}$$

- Doppler (CW) de fluxo colorido e solução salina agitada são úteis na localização de defeitos septais ventriculares (VSD) ou ruptura da parede livre ventricular.
- O músculo papilar posteromedial é frequentemente afetado na regurgitação mitral isquêmica aguda (IMR), uma vez que seu único suprimento coronariano é fornecido pela artéria descendente posterior.
- Avaliação da etiologia e severidade da MR aguda podem necessitar de avaliação por ecocardiografia transesofágica (TEE).
- A relação entre diâmetro do colo do aneurisma e seu diâmetro máximo < 0,5 sugere pseudoaneurisma (PsA).

AVALIAÇÃO DA SÍNDROME DE DOR TORÁCICA NO CONTEXTO AGUDO

- No contexto agudo, a rápida detecção de novas anormalidades da motilidade da parede assim como complicações mecânicas é crucial. A cascata isquêmica foi descrita no Capítulo 6. Ecocardiografia faz parte integrante na avaliação da síndrome de dor torácica uma vez que pode detectar anormalidades da motilidade da parede mesmo antes que as alterações eletrocardiográficas (ECG) ocorram. Adicionalmente, a triagem de outras causas graves de dor torácica como dissecção aórtica, embolia pulmonar e pericardite torna a ecocardiografia uma ferramenta diagnóstica essencial.
- Infarto pode ser diferenciado de regiões de isquemia por áreas de acinesia, miocárdio adelgaçado. Hipocinesia normalmente se refere a perda do espessamento da parede endocárdica durante a sístole. Outras causas não isquêmicas de anormalidades da motilidade incluindo anormalidades de condução como bloqueio de ramo esquerdo (LBBB), marca-passo ventricular direito (RV), sobrecarga de volume/pressão RV, e cirurgia cardíaca recente. Essas etiologias de anormalidades da motilidade da parede precisam ser diferenciadas das anormalidades da motilidade da parede de origem isquêmica.

- Se o paciente tem história de infarto, análise de um ecocardiograma prévio é útil para comparação da função global e regional do LV.
- Agentes de contraste otimizaram muito a precisão diagnóstica da ecocardiografia nos casos de MI no contexto agudo por melhorar a detecção de anormalidades regionais da motilidade da parede assim como espessamento endocárdico.

- **Pontos-Chave:**
  1. *Ecocardiografia pode detectar anormalidades da motilidade da parede mesmo antes que ocorram alterações ECG.*
  2. *Causas isquêmicas de anormalidades da motilidade da parede devem ser diferenciadas de causas não isquêmicas como LBBB, marca-passo RV, sobrecarga de volume/pressão RV e cirurgia cardíaca recente.*
  3. *Revise ecocardiografias prévias para comparar e analisar anormalidades da motilidade da parede.*

COMPLICAÇÕES MECÂNICAS DO INFARTO AGUDO DO MIOCÁRDIO

- Dor torácica recorrente após MI deve levantar logo a suspeita e levar a avaliação de isquemia recorrente, pericardite pós-MI, efusão pericárdica, dissecção aórtica ou ruptura do LV.
- Choque cardiogênico após MI pode ser decorrente da disfunção RV, disfunção LV, MR aguda causada por ruptura de músculo papilar (PMR) ou tamponamento resultando de ruptura LV. Disfunção do lado direito pode ser diferenciada clinicamente da disfunção do lado esquerdo pela presença de importante distensão das veias do pescoço, edema periférico e a notável ausência de edema pulmonar.
- Um novo sopro holossistólico após MI sugere tanto (1) MR isquêmica causada por ruptura/disfunção de músculo papilar ou (2) VSD isquêmica.

DISFUNÇÃO VENTRICULAR ESQUERDA E CHOQUE CARDIOGÊNICO

- Ecocardiografia fornece importante informação quantitativa quanto ao formato das câmaras, função ventricular sistólica e diastólica, hemodinâmica valvar e envolvimento pericárdico.
- SV é uma importante medida indireta que pode ajudar na avaliação do estado hemodinâmico do paciente, como a seguir, onde CO = débito cardíaco e HR = frequência cardíaca.

$$CO = SV \times HR$$

- SV pode ser estimado pela medida de CSA e VTI do LVOT por Doppler de onda pulsada (PW):

$$SV = CSA_{LVOT} \times VTI_{LVOT}$$

- Velocidades do fluxo sanguíneo mitral inicial (E) e anular (e') foram correlacionados com pressão capilar pulmonar encunhada (PCWP). **Um E/e' septal $\geq$ 15 corresponde a uma PCWP > 20 mmHg.**

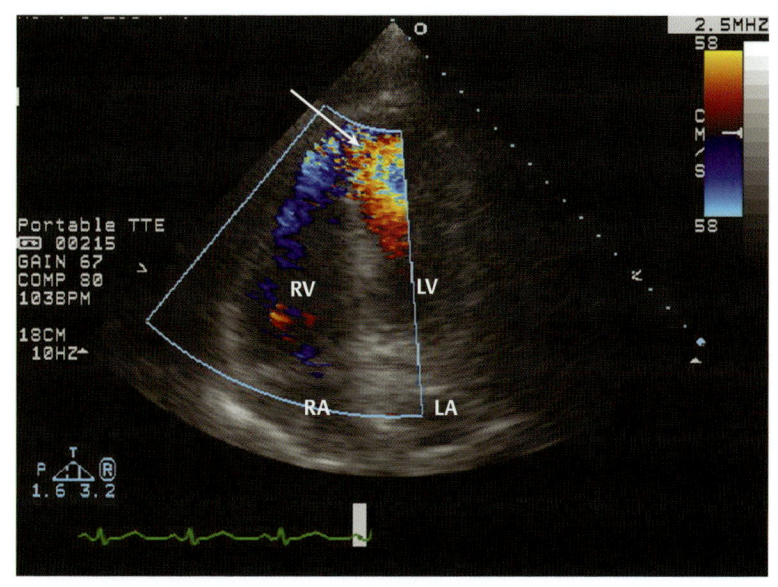

Figura 7-1. Uma projeção apical de quatro câmaras com Doppler colorido mostrando uma comunicação entre os ventrículos esquerdo e direito neste defeito septal ventricular apical (*seta*). LA, Átrio esquerdo; LV, ventrículo esquerdo; RA, átrio direito; RV, ventrículo direito.

DEFEITO SEPTAL VENTRICULAR

- VSD marcadamente aumenta o risco de mortalidade e ocorre dentro dos primeiros 3-6 dias após um MI.
- Fatores de risco incluem idade (> 65 anos), hipertensão, sexo feminino, primeiro infarto e doença coronariana de vaso único. Sua apresentação clássica é dor torácica recorrente e hipotensão muitos dias após MI, junto com a presença de um sopro pansistólico áspero, novo e frêmito em aproximadamente 50% dos pacientes.
- As artérias coronarianas descendentes anterior esquerda e direita são mais comumente implicadas no desenvolvimento de VSD. Anatomicamente, a artéria descendente anterior esquerda abastece a porção apical do septo ventricular e a artéria coronária direita dá origem a perfuradores septais posteriores que abastecem a parede inferosseptal basal (Figs. 7-1 e 7-2)
- VSD pode ser simples ou complexo, o último é, normalmente, associado a múltiplas áreas assim como diferentes planos de dissecção ao longo do miocárdio de uma forma serpiginosa.
- A utilização do Doppler CW é essencial para identificar a localização do *shunt* esquerda-direita. Projeções fora de eixo podem ser necessárias para melhor localização da ruptura.
- As duas localizações mais comuns são as **paredes inferosseptal** e **anteroapical**.
- A avaliação adicional da piora da hipertensão pulmonar e das funções ventriculares esquerda e direita é importante para prognóstico.
- Fechamento percutâneo é viável em VSDs simples apicais.

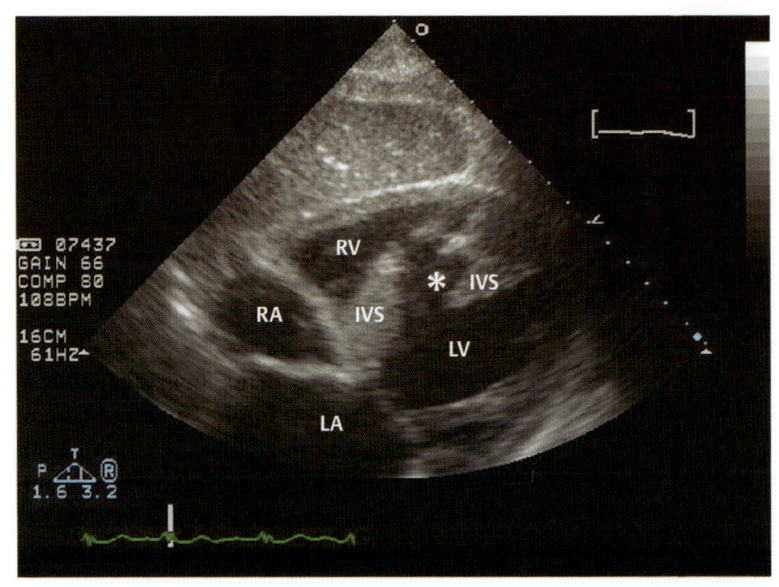

Figura 7-2. Uma projeção subcostal mostrando um defeito septal ventricular (*) complexo, serpiginoso, no septo interventricular (IVS). LA, átrio esquerdo; LV, ventrículo esquerdo; RA, átrio direito; RV, ventrículo direito.

- **Ponto-Chave:** *Qualquer área localizada de distúrbio ou turbulência de cor próximo ao septo interventricular (IVS) deve ser completamente investigado com imagem fora de eixo e Doppler espectral.*

RUPTURA DA PAREDE LIVRE VENTRICULAR ESQUERDA

- Ruptura de parede cardíaca livre é frequentemente um evento catastrófico. Aproximadamente 40% das rupturas de parede livre LV ocorrem no primeiro dia e 85% dentro da primeira semana de MI. Alta suspeição clínica por um estado hemodinâmico rapidamente se deteriorando após MI requer rápida avaliação para ruptura miocárdica, frequentemente na localização anterior.
- Fatores predisponentes incluem sexo feminino, idosos (> 65 anos de idade), doença coronariana de vaso único (normalmente oclusão total), localização anterior, e MI transmural. Reperfusão sem sucesso e o uso tardio de trombolíticos também tem sido associado a uma alta incidência de ruptura de parede livre.
- Efusões são comuns no contexto de MI (mais do que 25% no contexto agudo). Contudo, uma efusão pericárdica em expansão com considerável diluição da parede ao longo da região do infarto deve levantar a suspeita de uma ruptura de parede LV. Adicionalmente, ecodensidades fibrosas no espaço pericárdico podem estar relacionados com a presença de sangue. Doppler CW melhora o diagnóstico e pode auxiliar a localizar o sítio de ruptura miocárdica (Figs. 7-3 e 7-4).

Doença Cardíaca Isquêmica e Complicações do Infarto do Miocárdio | 85

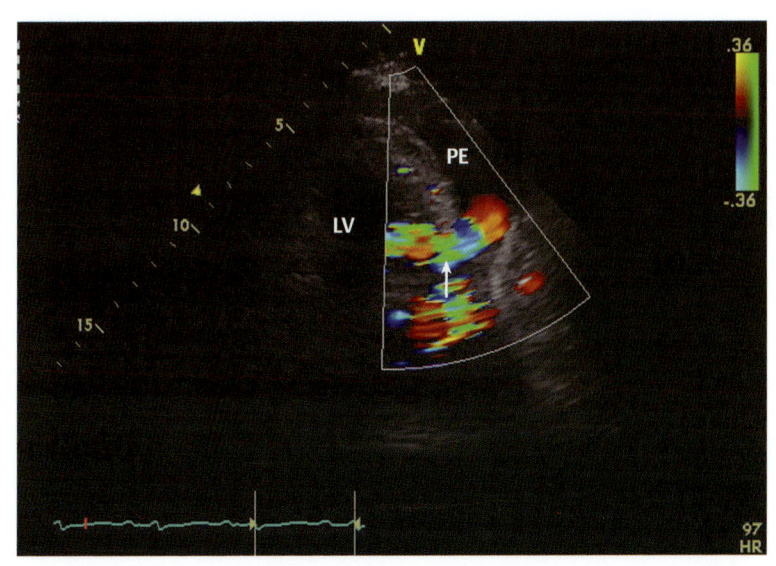

Figura 7-3. Apical de quatro câmaras com Doppler de fluxo colorido. Doppler colorido é instrumental no delineamento da região de ruptura da parede livre, o qual, nestes casos, é na parede anterolateral (*seta*). Note a proeminente efusão pericárdica (PE) presente. LV, ventrículo esquerdo.

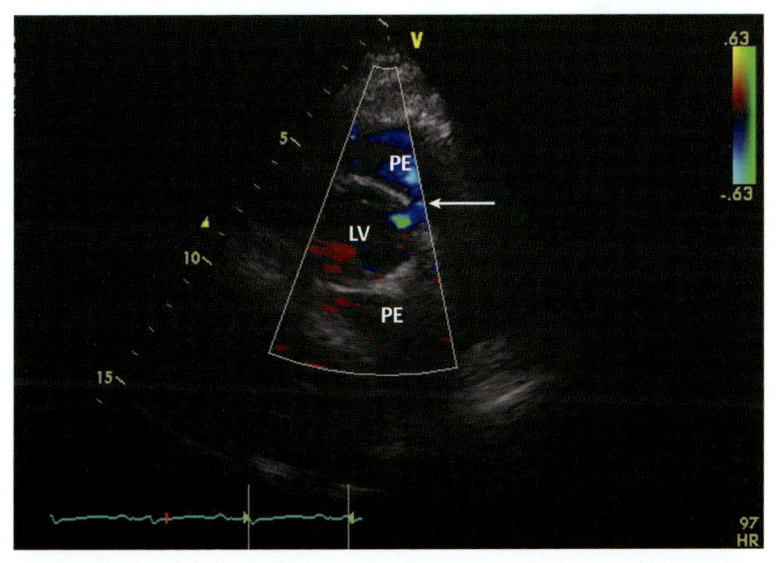

Figura 7-4. Projeção de eixo curto com Doppler de fluxo colorido da ruptura da parede do ventrículo esquerdo (LV) (*seta*). PE, efusão pericárdica.

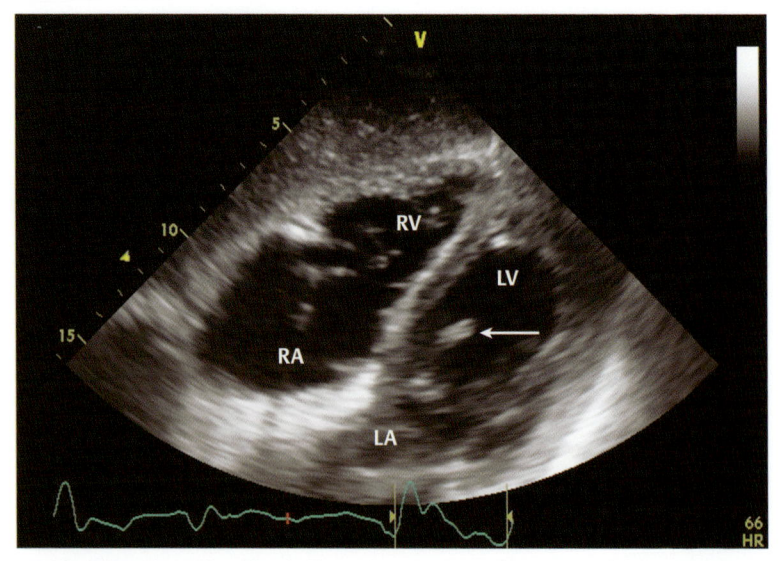

Figura 7-5. Projeção subcostal modificada. Um paciente apresentando-se com um infarto miocárdico inferior e hipotensão inexplicada. Uma massa ovoide aderida à corda tendínea da valva mitral (*seta*) é parte do músculo papilar posteromedial que rompeu. LA, átrio esquerdo; LV, ventrículo esquerdo; RA, átrio direito; RV, ventrículo direito.

RUPTURA DE MÚSCULO PAPILAR E REGURGITAÇÃO MITRAL ISQUÊMICA

- IMR pode complicar MI, classicamente apresentando-se no contexto agudo como o início súbito de hipotensão e edema pulmonar.
- MI adjacente, infarto e remodelamento envolvendo a valva leva a IMR como resultado de amarração dos folhetos.
- Uma das complicações de MI aguda é PMR. O músculo papilar posterior é o mais comumente afetado, em virtude de seu suprimento arterial único (artéria coronária direita ou artéria circunflexa esquerda, dependendo da dominância). Em contraste, o músculo papilar anterolateral divide um suprimento duplo das artérias descendentes anterior esquerda e circunflexa esquerda (Figs. 7-5 e 7-6).
- No contexto de MI ou MR agudos, atenção especial deve ser dada não somente à severidade da MR, mas também à presença de motilidade anormal do folheto (prolapso ou falha). IMR aguda é suspeitada quando o jato MR é excêntrico e curto em duração (em virtude da rápida elevação na pressão LA). Um LV pós-MI hiperdinâmico sugerem PMR. **A velocidade E mitral é tipicamente elevada.**
- MR altamente excêntrico pode ser difícil de ser apreciado qualitativamente ou quantitativamente pelos métodos ecocardiográficos padrão, e a TEE pode ser útil.
- IMR é também altamente sensível a pós-carga. Ocasionalmente, em pressões sanguíneas sistólicas relativamente baixas como sob sedação, IMR pode parecer leve ao TEE.
- Manobras provocativas como a administração de fenilefrina podem ser necessárias para elucidar a verdadeira sobrecarga de volume como resultado da IMR.

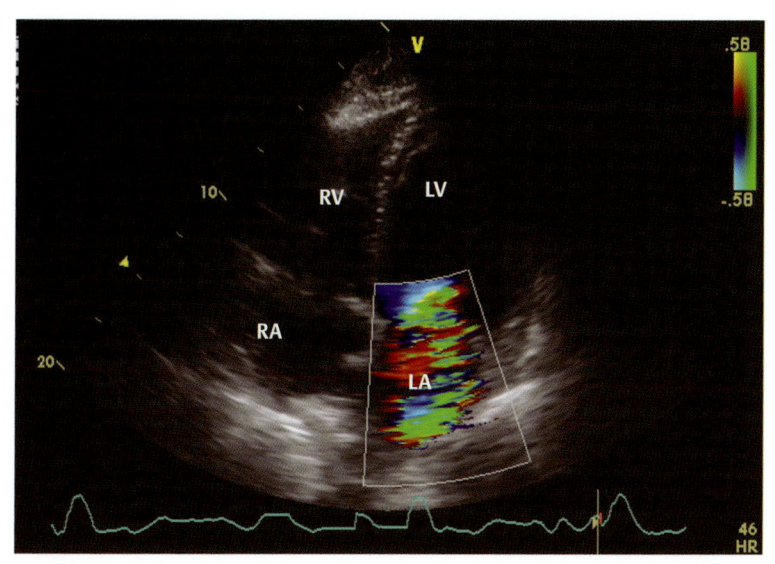

Figura 7-6. Mesmo paciente da Figura 7-5 com regurgitação mitral grave por Doppler colorido secundário à ruptura da musculatura papilar visto nesta projeção apical de quatro câmaras. LV, ventrículo esquerdo; RA, átrio direito; RV, ventrículo direito.

- Mortalidade associada a IMR é maior do que as causas não isquêmicas de MR e isto se reflete nos baixos valores de referência utilizados para definir IMR severa (área do orifício regurgitante efetivo [EROA] $\geq$ 20 mm^2, volume regurgitante $\geq$ 30 mL).

- **Pontos-Chave:**
  1. *Severidade da IMR pode ser visualmente subestimada em virtude do jato excêntrico e alta pressão LA influenciando o tamanho do jato.*
  2. *Um LV hiperdinâmico no contexto de MR severa e MI aguda pode indicar uma PMR.*
  3. *IMR é bastante sensível a pós-carga.*
  4. *Em IMR, um EROA $\geq$ 20 mm^2, volume regurgitante $\geq$ 30 mL está associado a mortalidade aumentada. Esses valores são utilizados para definir IMR severa.*

EFUSÃO PERICÁRDICA

- Efusões pericárdicas pequenas e não complicadas são comuns em infarto transmural e, normalmente, tem uma natureza transitória. Essas efusões resultam de inflamação da parede epicárdica e raramente resulta em tamponamento.
- Efusões pericárdicas grandes após MI devem levantar a suspeita de ruptura de parede livre ventricular, especialmente se as efusões parecerem hemorrágicas com a presença de trombos ou material fibrinoide no espaço pericárdico.
- A síndrome de Dressler é uma entidade clínica que ocorre entre 6 semanas a 3 meses após MI. Ela se dá em virtude da inflamação pericárdica levando a dor torácica reprodutível e elevação difusa

do segmento ST no ECG. Este processo inflamatório resulta em permeabilidade aumentada do pericárdio e subsequente acúmulo do fluido pericárdico.

> • **Ponto-Chave:** *A projeção subcostal é normalmente melhor para visualizar toda a extensão da efusão pericárdica, especialmente se estiverem presentes loculação e hematoma.*

OBSTRUÇÃO DINÂMICA AGUDA DO TRATO DE SAÍDA VENTRICULAR ESQUERDO

- Obstrução dinâmica aguda do LVOT é primariamente vista em mulheres idosas que se apresentam com um MI anterior. Ela, frequentemente, tem uma história de hipertensão de longa data com subsequente hipertrofia septal basal localizada e cavidades LV pequenas. A obstrução se desenvolve como resultado da função hiperdinâmica compensatória das paredes anterosseptal e lateral. Isso, por sua vez, leva a movimento sistólico anterior (SAM) da valva mitral com obstrução correspondente de LVOT e regurgitação valvar mitral (MV).
- Da mesma forma, obstrução aguda dinâmica de LVOT pode estar presente em pacientes em ICU sob terapia inotrópica que encontram-se com depleção de volume.
- Esta entidade também tem sido relatada em pacientes com Takotsubo ou cardiomiopatia induzida por estresse.

> • **Ponto-Chave:** *Suspeita de obstrução dinâmica aguda do LVOT em um paciente com piora do estado hemodinâmico após início de terapia inotrópica sem nenhuma outra causa aparente.*

PSEUDOANEURISMA VENTRICULAR ESQUERDO

- PsA LV é o resultado de uma ruptura ao longo da parede livre ventricular com hemorragia para o espaço pericárdico que é autolimitada por um trombo ou coágulo organizado. Ele ocorre mais frequentemente após MI, mas também pode ocorrer secundariamente a trauma ou cirurgia cardíaca.
- Um colo pequeno e estreito conecta a cavidade ventricular ao espaço pericárdico murado.
- Pseudoaneurismas podem ser diferenciados dos aneurismas verdadeiros pelas seguintes características:
  - A relação entre diâmetro do colo e diâmetro máximo do aneurisma é < **0,5**.
  - Doppler colorido e espectral mostram fluxo **bidirecional** através do colo estreitado.
  - Contraste ecocardiográfico espontâneo (estase de sangue) e **trombos** podem ser vistos no espaço pericárdico.
- Pseudoaneurismas ocorrem mais comumente nas paredes inferior/inferolateral (Fig. 7-7) e menos frequentemente nas paredes apicais (Fig. 7-8).
- Reconhecimento de um PsA é crítico pelo alto risco de ruptura e morte.

SÍNDROME DE TAKOTSUBO

- A síndrome de Takotsubo é também referida como cardiomiopatia induzida por estresse ou síndrome do abaulamento apical.
- A apresentação clássica é a mulher pós-menopausa que passou por um **evento de grande estresse** físico e psicológico.

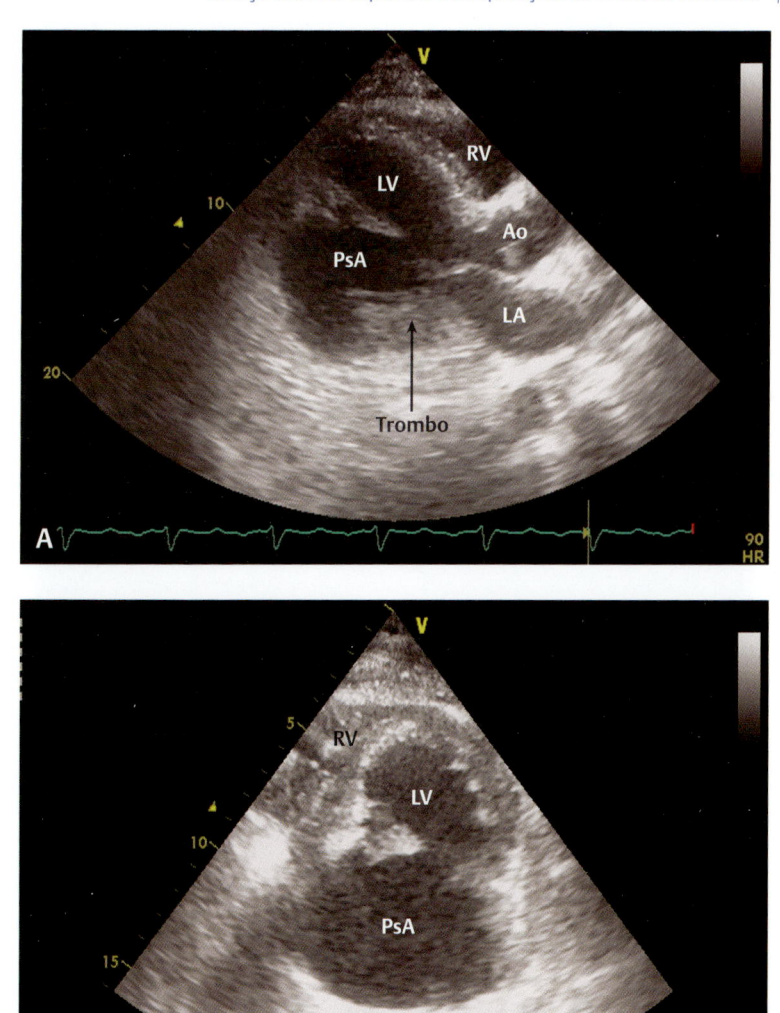

Doença Cardíaca Isquêmica e Complicações do Infarto do Miocárdio | 89

Figura 7-7. Projeção paraesternal de eixo longo (**A**) e eixo curto (**B**) mostrando um grande pseudoaneurisma (PsA) inferolateral basal. Note um trombo no PsA. Ao, aorta; LA, átrio esquerdo; LV ventrículo esquerdo; RV, ventrículo direito.

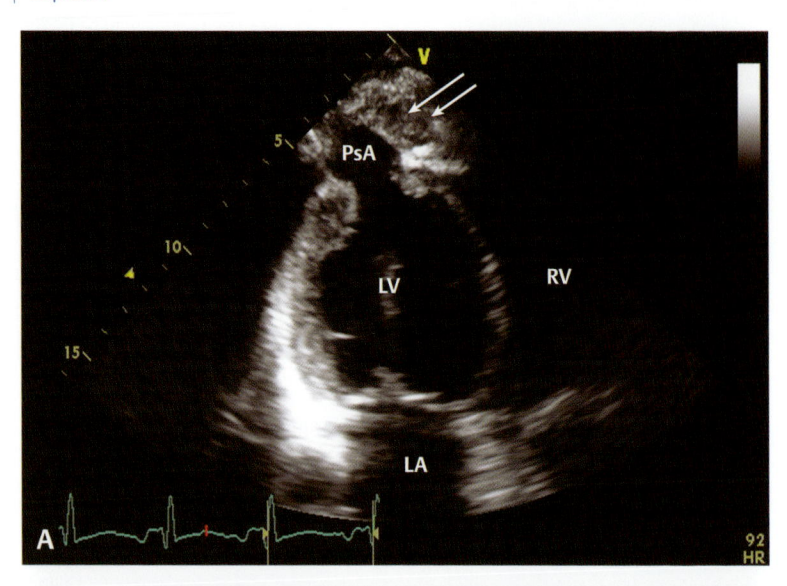

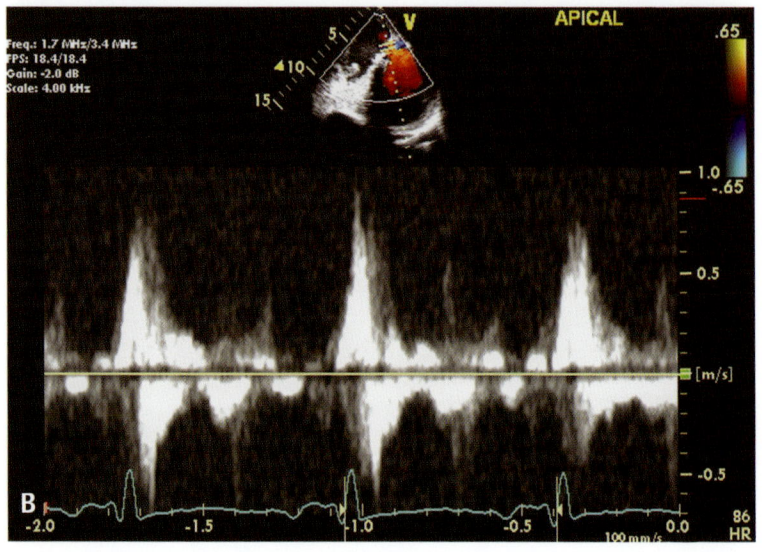

Figura 7-8. A: Um pseudoaneurisma (PsA) apical visto por uma imagem apical de eixo longo "fora de eixo". Note o colo estreito e o trombo no espaço pericárdico (*setas*). **B:** Doppler espectral mostra fluxo para dentro e para fora no PsA.

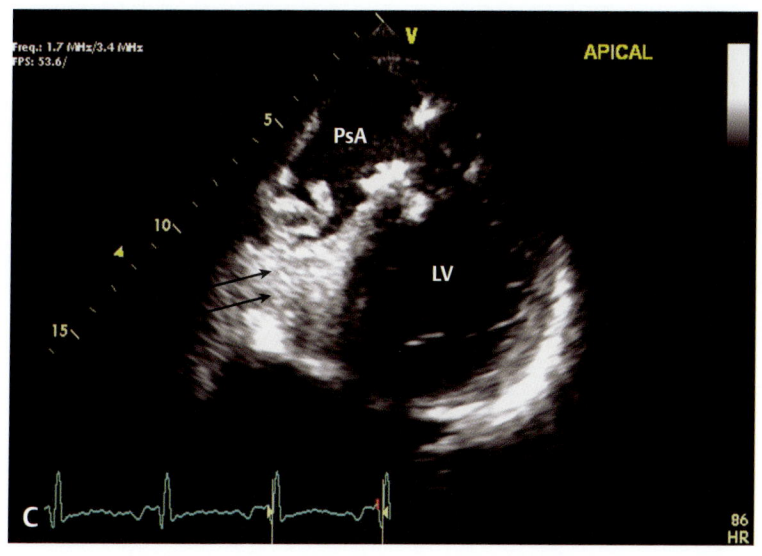

Figura 7-8. (*Continuação*) **C:** Projeção apical de duas câmaras fora de eixo mostra a total extensão do PsA e trombo (*setas*). LA, átrio esquerdo; LV, ventrículo esquerdo; RV, ventrículo direito.

- Frequentemente mimetizando um MI verdadeiro, esta entidade frequentemente se apresenta com **elevação do segmento ST** assim como leve elevação dos **biomarcadores** para infarto. Entretanto, cateterismo cardíaco revela **ausência de doença coronariana obstrutiva ou doença coronariana que é desproporcional** à apresentação do paciente.
- Embora existam várias variantes, a característica ecocardiográfica clássica é o **abaulamento apical com uma base hipercontrátil**, dando uma aparência similar à armadilha japonesa para polvo (Takotsubo).
- O tratamento é análogo ao do paciente com insuficiência cardíaca e, frequentemente, se resolve em dias a meses (Veja capítulos subsequentes para exemplos desta entidade).

COMPLICAÇÕES CRÔNICAS DE INFARTO AGUDO DO MIOCÁRDIO

Trombo e Aneurisma Ventricular Esquerdo

- Aneurisma LV é, normalmente, o resultado de um infarto transmural, causando afilamento e remodelamento da parede ventricular.
- Aneurisma LV ocorre mais frequentemente na região **apical**, mas pode ocorrer em qualquer lugar.
- Complicações do aneurisma incluem formação de trombo LV e arritmias ventriculares.
- No geral, os trombos são massas escuras e heterogêneas à ecocardiografia, mas podem ser claras se ocorrida extensa fibrose. Eles estão quase sempre relacionados com uma parede acinética ou aneurismática e pode ser laminar ou pedunculada (a última é mais susceptível a embolia).
- Ecocardiografia com contraste aumenta significativamente a detecção de trombo e também ajuda a diferenciar essas massas de estruturas normais como as trabeculações.

> • **Ponto-Chave:** *Uma projeção apical encurtada é a causa mais comum de confundir trabeculações miocárdicas normais com trombos. Isto ocorre especialmente quando o coração está aumentado e o ápice é aneurismático, levando a trabeculação a aparecer proeminente. Inversamente, trombos também podem não ser reconhecidos quando a projeção está encurtada. A utilização de um transdutor em uma posição mais lateral e contraste para opacificacão LV irá permitir uma melhor visualização do ápice LV "verdadeiro" e reduzir esses erros.*

DISFUNÇÃO VENTRICULAR DIREITA

- Infarto RV ocorre no contexto de MI de parede inferior; pacientes normalmente se apresentam com hipotensão.
- Na ecocardiografia, um RV dilatado e hipocinético é visto. Uma veia cava inferior dilatada com perda da variabilidade respiratória e abaulamento do septo interatrial em direção ao LA deve também ser decorrente da pressão atrial direita (RA) elevada.
- O RV apical irá contrair normalmente como resultado da interação com o LV e o suprimento sanguíneo não afetado da artéria descendente anterior esquerda.
- Regurgitação tricúspide (TR) resultante da dilatação anelar é geralmente presente.
- Outras características da sobrecarga de volume do lado direito secundário a TR severa incluem achatamento da IVS durante a diástole, mais bem visto na projeção paraesternal de eixo curto.
- Em um paciente com MI inferior se apresentando com início súbito de hipoxemia, suspeite de um forame oval patente e o desenvolvimento súbito de um desvio direita-esquerda causado por pressões elevadas do lado direito pelo infarto do RV. Este pode ser detectado por Doppler colorido, injeção de solução salina agitada, ou TEE.

8 Cardiomiopatias

Mirnela Byku ▪ Praveen K. Rao ▪ Christopher L. Holley

CONCEITOS DE ALTO RENDIMENTO

- *Cardiomiopatia dilatada (DCM)* é acompanhada por volume e massa ventricular esquerdo (LV) aumentados, fração de ejeção (EF) deprimida, disfunção diastólica, e mais comumente regurgitação mitral central.
- *Cardiomiopatia restritiva (RCM)* envolve o preenchimento restritivo e deve solicitar prontamente a uma procura por causas subjacentes como amiloidose e outras doenças infiltrativas.
- Os achados ecocardiográficos *de displasia arritmogênica ventricular direita (ARVD)* incluem acinesia de RV, discinesia de RV ou aneurisma RV.
- Cardiomiopatia de *Takotsubo* é uma disfunção LV transitória com hipocinesia apical e hipercinesia basal; *ela requer angiografia para excluir doença arterial coronariana (CAD) significativa*.
- *Não compactação* é uma desordem caracterizada pelos achados ecocardiográficos de trabeculação LV anormal e cardiomiopatia.
- Ecocardiografia pode auxiliar na avaliação de rejeição de transplante e vasculopatia coronariana.

PROJEÇÕES-CHAVE

- *DCM*: Projeções paraesternal de eixo longo (PLAX) e apical quatro câmaras (A4C) para mostrar aumento do volume e diâmetro LV, com Doppler para demonstrar disfunção diastólica e procurar MR.
- *RCM*: A4C para avaliar o enchimento restritivo por Doppler transmitral de onda pulsada (PW) e baixas velocidades ao Doppler tecidual do anel mitral.
- *ARVD*: Projeção PLAX ou paraesternal de eixo curto (PSAX) para demonstrar aumento do RVOT; A4C fora de eixo para avaliar função RV e procurar anormalidades estruturais.
- *Takotsubo*: PLAX e A4C para demonstrar abaulamento apical e segmentos basais hipercontráteis.
- *Não compactação*: Projeções apical e PSAX *com realce por contraste* para demonstrar trabeculação anormal de LV.

As cinco categorias mais comumente reconhecidas de cardiomiopatia são:
- Cardiomiopatia hipertrófica (HCM), incluindo as formas obstrutivas.
- DCM.
- ARVD.
- RCM.
- Outras (incluindo Takotsubo e cardiomiopatia por não compactação).

CARDIOMIOPATIA DILATADA

DCM é definida como dilatação LV e disfunção sistólica LV na ausência de CAD significante.

Histórico
- Aproximadamente 25% dos casos são familiares.
- Os casos restantes são inflamatórios/tóxicos/metabólicos, com a divisão como a seguir:
  - Miocardite (infecciosa, tóxica, imunomediada).
  - Drogas/álcool.
  - Endócrina (ou seja, tireoide).
  - Nutricional (ou seja, tiamina/beribéri).
  - Mediada por taquicardia.
  - Cardiomiopatia pós-parto.

Achados Ecocardiográficos
- DCM frequentemente afeta todas as quatro câmaras cardíacas: posição lateral da sonda para aquisição da imagem é importante para fornecer imagens não encurtadas em virtude do aumento cardíaco.
- Massa LV está uniformemente aumentada.
- LV está dilatado (Fig. 8-1, A e B; veja também Tabela 8-1 para valores normais das câmaras LV).
  - Esfericidade aumentada (relação entre os eixos longo/curto; nestes casos, aproximando-se a 1,0 [normal = 1,5]).
  - MR é comum uma vez que o anel mitral dilata e os músculos papilares estão apicalmente deslocados levando a uma coaptação incompleta de valva mitral (MV); este é frequentemente denominado "MR funcional" (veja Fig. 8-1, C).
- Função sistólica LV prejudicada
  - Volume sistólico encontra-se preservado apesar da EF reduzida, desde que o volume diastólico LV esteja aumentado.
- Enchimento diastólico prejudicado
  - Procure por E/e' elevado como evidência de pressão média atrial esquerda (LA) elevada.

- **Pontos-Chave:**
1. *DCM geralmente afeta todas as câmaras cardíacas.*
2. *LV está dilatado ao longo com uma massa de LV aumentada.*
3. *DCM está acompanhada por MR como resultado de desposicionamento dos músculos papilares.*

Tabela 8-1 Dimensões das Câmaras

	LVIDd	Volume diastólico LV	Volume sistólico LV
♀	4,5 ± 0,36 cm	76 ± 15 mL	28 ± 7 mL
♂	5,0 ± 0,41 cm	106 ± 22 mL	41 ± 10 mL

LV, ventrículo esquerdo; LVIDd, diâmetro ventricular esquerdo interno na diástole.
Adaptada de Lang RM, Badano LP, Mor-Avi V, et al. Recommendations for cardiac chamber quantification by echocardiography in adults, an update from the American Society of Echocardiography and the European Association of Cardiovascular Imaging. J. Am Soc Echocardiogr. 2015;28:1–38.

Cardiomiopatias | 95

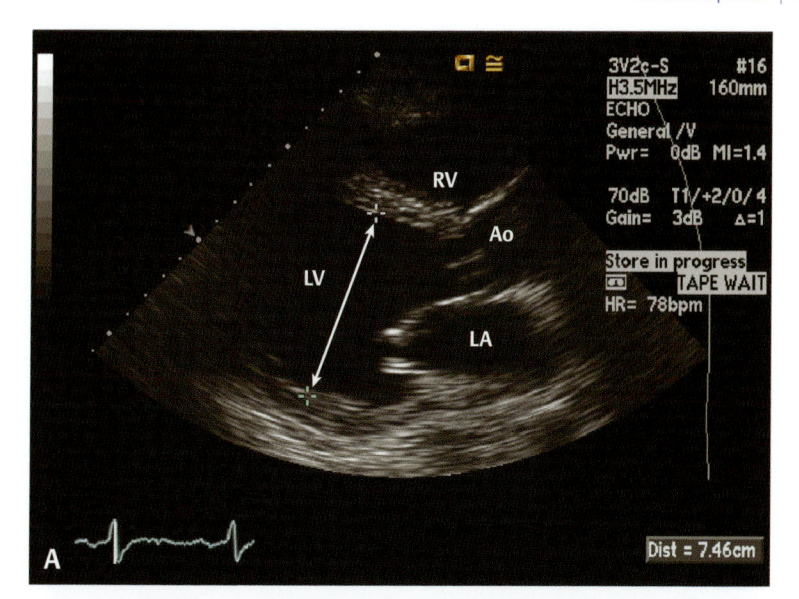

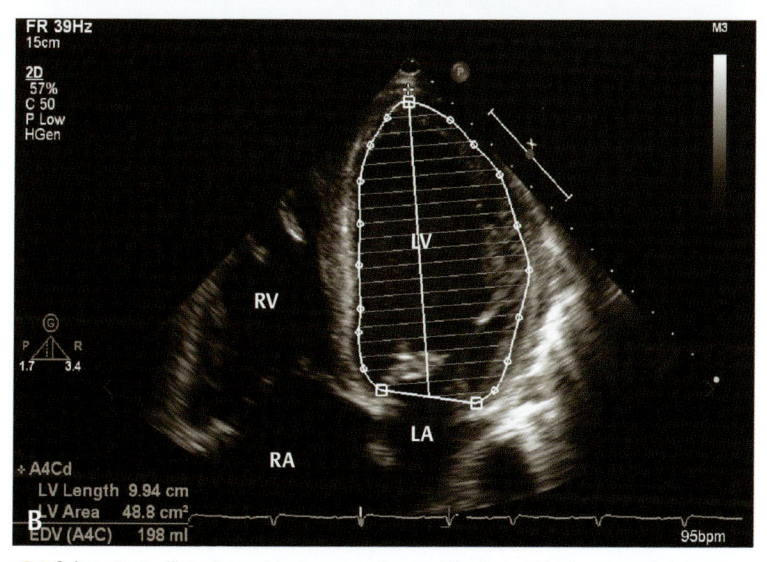

Figura 8-1. A: Importante dilatação ventricular esquerda com diâmetro ventricular esquerdo interno na diástole de 7,46 cm. **B:** Outro paciente com cardiomiopatia dilatada significativa e volume diastólico LV de 198 mL. Veja Tabela 8-1 para valores normais. (*Continua.*)

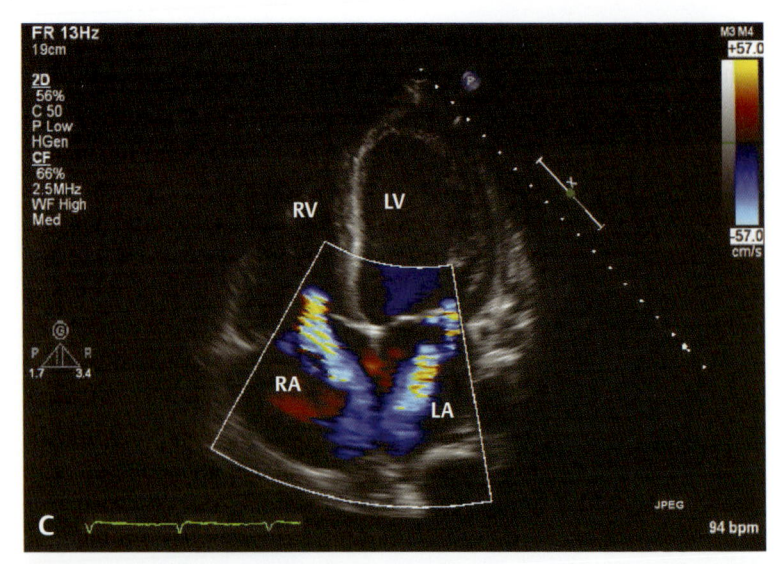

Figura 8-1. (*Continuação*) **C:** Regurgitação mitral funcional e regurgitação tricúspide secundárias a dilatação anelar mitral e tricúspide. Ao, aorta; LA, átrio esquerdo; LV, ventrículo esquerdo; RA, átrio direito; RV, ventrículo direito.

CARDIOMIOPATIA RESTRITIVA

Histórico

RCM é caracterizada por um LV que tem tamanho normal ou levemente aumentado; relaxamento LV pode estar presente se o LV for severamente prejudicado. RCM pode ser visto em doenças infiltrativas (como amiloidose).
- Causas familiares: amiloidose familiar (ou seja, anormalidade transtireten), hemocromatose, doença de armazenamento de glicogênio, Fabry (doença de armazenamento lisossomal recessivo *x-linked*), e mutações da troponina cardíaca
- Causas não familiares: amiloidose primária (AL), fibrose endomiocárdica (incluindo síndrome hipereosinofílica, carcinoide, radiação quimioterápica (isto é, antraciclinas), esclerodermia

Achados Ecocardiográficos

- Enchimento diastólico restrito, aumento biatrial, função sistólica normal.
- Enchimento mitral restritivo em virtude de um LV não complacente
    - $E > 100$ cm/s, $E/A > 2$, $DT \leq 160$ ms, e' septal < 7 cm/s, e' lateral < 10 cm/s, relação E/e' média > 14.
- RCM também é caracterizado por marcada redução das velocidades miocárdicas ao Doppler tecidual e, reversão do fluxo hepático ao Doppler é mais marcado durante a *inspiração*.
- O miocárdio tem uma aparência ecogênica anormal e pontilhada sugestivo de doença infiltrativa.
- Aparência "binária" do miocárdio LV na Doença de Fabry com endocárdio claro e miocárdio com "desobstrução" do subendocardio interveniente relacionado com a compartimentalização e o acúmulo de glicofindolipídios em certas camadas da parede.

Cardiomiopatias | 97

- Envolvimento cardíaco da síndrome hipereosinofílica envolve infiltração eosinofílica do miocárdio causando necrose e obliteração do ápice ventricular por trombo. Fibrose endomiocárdica eventualmente leva a RCM (Fig. 8-2).

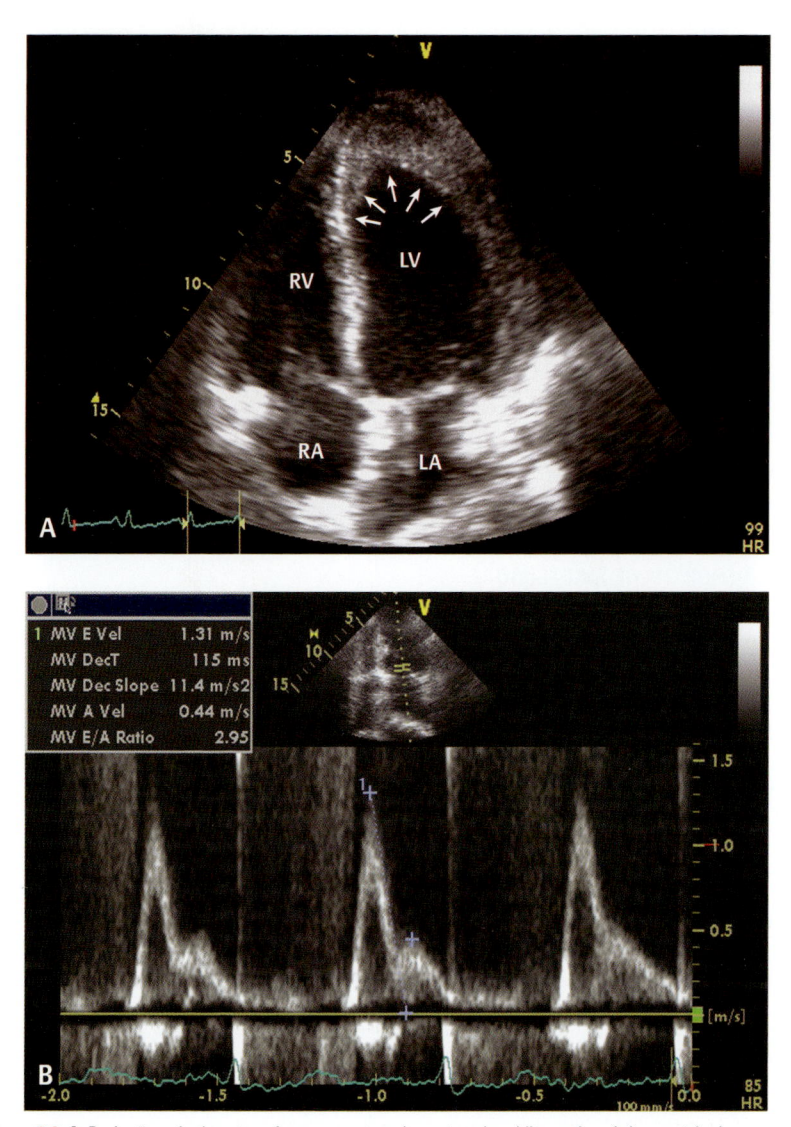

Figura 8-2. A: Projeção apical quatro câmaras mostrando um trombo obliterando o ápice ventricular esquerdo (LV) (*setas*) em um paciente com síndrome hipereosinofílica. Nenhuma anormalidade regional da motilidade da parede foi vista. **B:** Doppler do influxo restritivo mitral com relação E/A ≥ 2 e tempo de desaceleração da onda E < 160 ms. LA, átrio esquerdo; RA, átrio direito; RV, ventrículo direito.

- **Ponto-Chave:** *Trombo apical LV tipicamente ocorre em uma área com acinesia ou de formação de aneurisma. Síndrome hipereosinofílica é um exemplo onde trombo pode-se formar sem a presença de anormalidades regionais da motilidade da parede.*

DISPLASIA ARRITMOGÊNICA VENTRICULAR DIREITA

Informações de fundo
- ARVD é uma desordem genética que afeta os desmossomos cardíacos. Ela primariamente envolve o ventrículo direito com substituição fibrogordurosa do miocárdio RV e arritmias associadas.

Achados Ecocardiográficos
- Critério maior pela ecocardiografia bidimensional (2D) (Fig. 8-3)
  - Acinesia RV, discinesia RV, ou aneurisma RV e um dos seguintes:
    - PLAX RVOT ≥ 32 mm.
    - PSAX RVOT ≥ 36 mm.
    - Mudança de área fracional ≤ 33%
- Critério menor pela ecocardiografia 2D
  - Acinesia ou discinesia regional RV e um dos seguintes:
    - PLAX RVOT ≥ 29 a < 32 mm.
    - PSAX RVOT ≥ 32 a < 36 mm.
    - Mudança de área fracional > 33% a ≤ 40%.

CARDIOMIOPATIA DE TAKOTSUBO

Nenhum Critério de Consenso, mas o Critério Modificado da Clínica Mayo é Frequentemente Utilizado
- Cardiomiopatia de Takotsubo é caracterizado por hipocinesia, acinesia ou discinesia transitórios do LV médio a distal com envolvimento apical no contexto de dor torácica aguda após estresse físico ou emocional. (Fig. 8-4).
- Anormalidades eletrocardiográficas e modesta elevação de troponina mimetiza síndrome coronariana aguda.
- Nenhuma evidência angiográfica de doença coronariana obstrutiva ou ruptura aguda de placa estão tipicamente presentes.
- Não existe evidência de miocardite ou feocromocitoma.

Histórico
- O paciente típico é uma mulher pós-menopausa com estresse severo de origem emocional (por exemplo: morte do cônjuge) ou físico (por exemplo: cirurgia, dor severa, hemorragia intracraniana).
- Apresenta-se com dor torácica aguda e/ou insuficiência do coração esquerdo que são reversíveis.
- Esta cardiomiopatia específica se resolve com o tempo.

Achados Ecocardiográficos
- A ECOCARDIOGRAFIA NÃO PODE, DEFINITIVAMENTE, DIAGNOSTICAR A CARDIOMIOPATIA INDUZIDA POR ESTRESSE! *CAD deve ser excluída por angiografia.*
- Takotsubo se refere à aparência transitória de abaulamento apical do LV
  - Segmentos apicais hipocontráteis: envolvendo mais do que um território coronariano.
  - Segmentos basais hipercontráteis.
- Takotsubo pode afetar tanto o LV quanto o RV.

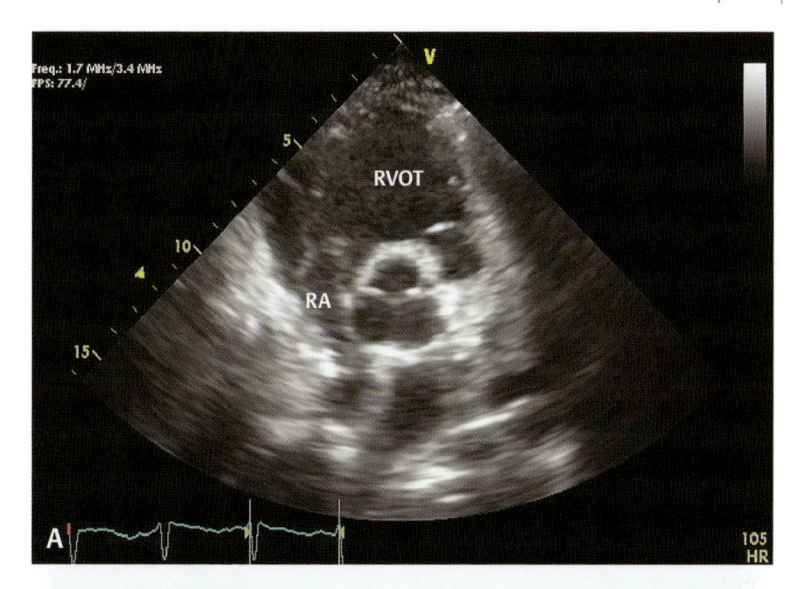

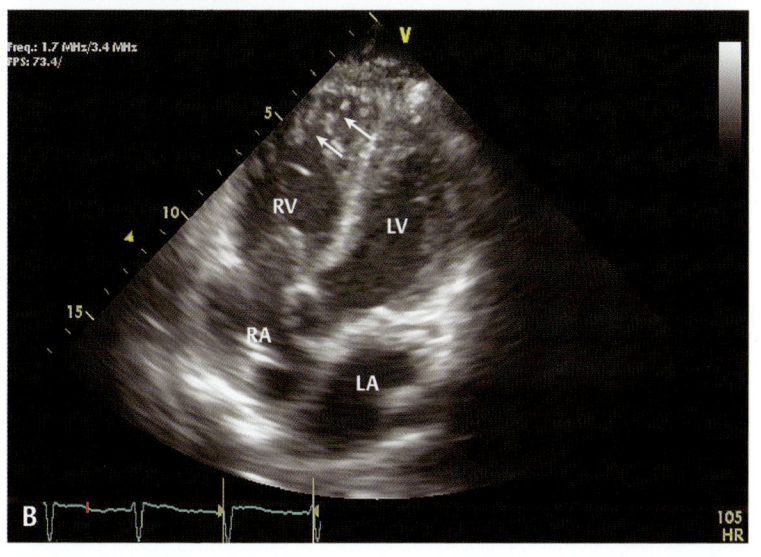

Figura 8-3. Paciente com displasia arritmogênica ventricular direita. **A:** Projeção paraesternal de eixo curto com marcada dilatação do trato de saída ventricular direito (RVOT). **B:** Projeção apical de quatro câmaras fora de eixo demonstra hipertrabeculação do ventrículo direito (RV) (*setas*). LA, átrio esquerdo; LV, ventrículo esquerdo; RA, átrio direito.

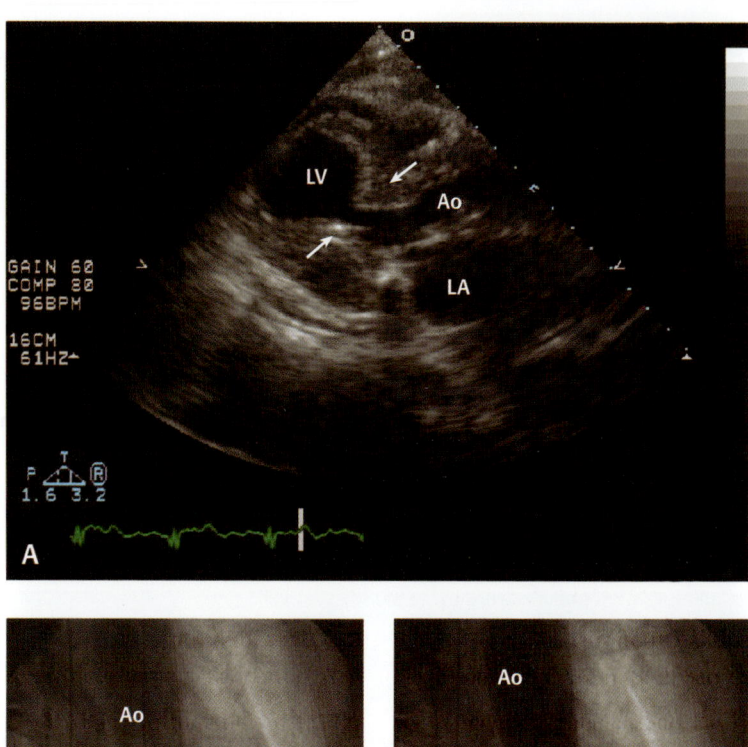

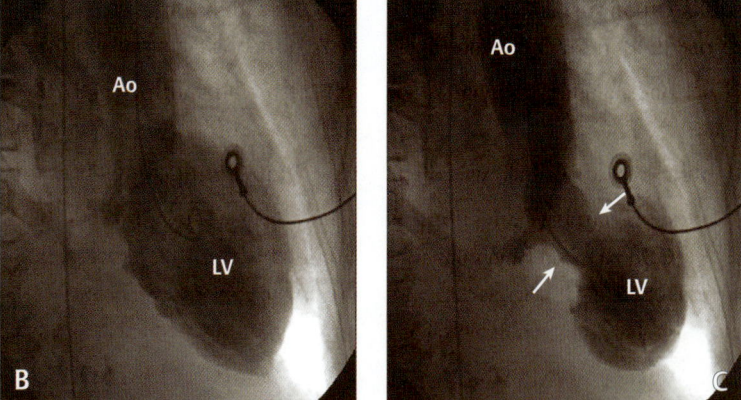

Figura 8-4. Paciente com cardiomiopatia de Takotsubo. **(A)** Projeção paraesternal de eixo longo durante a sístole com hipercontratilidade basal marcada e abaulamento apical. Ventriculograma esquerdo do mesmo paciente na diástole **(B)** e sístole **(C)**. O paciente se apresentou com edema pulmonar e choque cardiogênico no contexto de supradesnível do ST anterolateral ao eletrocardiograma. Troponina sérica de pico foi 9 mcg/dL. Ao, aorta; LA, átrio esquerdo; LV, ventrículo esquerdo.

- Envolvimento miocárdico é muito maior do que o esperado pela elevação das enzimas cardíacas.
- Menos comumente o padrão de Takotsubo "invertido" também foi descrito. Este envolve hipocinesia basal, sendo poupada a região apical, assim como padrão de Takotsubo "médio LV" onde existe uma hipocinesia médio – LV sendo poupados os segmentos apical e basal.

Cardiomiopatias | 101

- **Pontos-Chave:**
  1. *Cardiomiopatia de Takotsubo é um diagnóstico de exclusão após a anatomia coronariana não revelar lesões com limitação do fluxo.*
  2. *Esta cardiomiopatia normalmente é reversível.*
  3. *Ela também pode afetar o RV.*

NÃO COMPACTAÇÃO ISOLADA DO VENTRÍCULO ESQUERDO

Histórico
- **Trabeculações LV proeminentes, recessos intertrabeculares profundos**.
- Frequentemente familiar com evidência de parentes assintomáticos maior que 25%
  - Acredita-se ser por falência na compactação trabecular normal do LV durante o desenvolvimento fetal (5 a 8 semanas).
- Apresentação clínica: Alta ocorrência de insuficiência cardíaca (sistólica e diastólica), **tromboembolismo**, arritmia (fibrilação atrial e taquicardia ventricular).

Achados Ecocardiográficos
- Trabeculação LV com recessos intertrabeculares profundos (Fig. 8-5)
  - Primariamente no **ápice** e paredes médio **inferior/lateral**.
  - Doppler CW demonstra fluxo nos recessos trabeculares.
  - Parede ventricular "com duas camadas", com **camada endocárdica não compactada ≥ 2 × a espessura da camada epicárdica compactada** (*i. e.,* trabeculação maior do que se espera na dilatação LV simples).

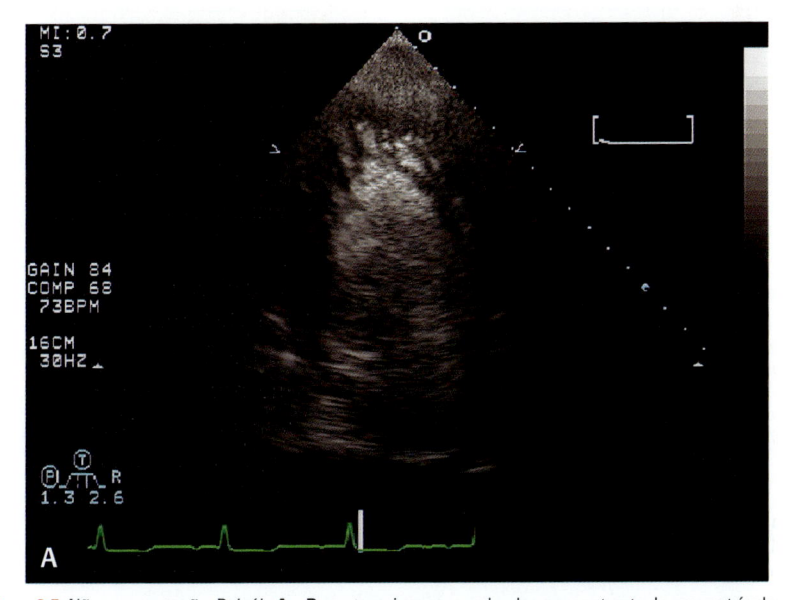

Figura 8-5. Não compactação. Painéis **A** e **B** mostram imagens realçadas por contraste de um ventrículo esquerdo não compactado na projeção apical de quatro câmaras e apical duas câmaras, respectivamente. Veja a notável trabeculação com recessos intertrabeculares profundos. (*Continua.*)

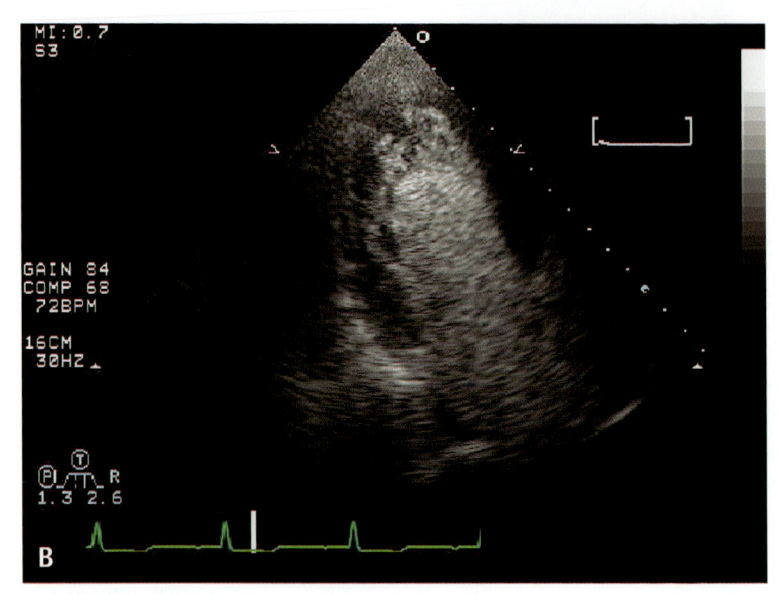

Figura 8-5. (*Continuação*)

- **Ponto-Chave:** *A utilização de contraste IV para opacificação LV aumenta a sensibilidade na detecção de trabécula, dos recessos trabeculares e trombo na não compactação LV.*

PÓS-TRANSPLANTE CARDÍACO
Histórico
O prognóstico de pacientes pós-transplante cardíaco melhorou muito ao longo das últimas décadas, mas rejeição ao aloenxerto, vasculopatia pós-transplante, doenças pericárdicas e anormalidades valvares continuam a limitar a sobrevivência. A ecocardiografia transtorácica (TTE) pode auxiliar no diagnóstico destas complicações.

Achados Ecocardiográficos
Rejeição ao Enxerto
- Um aloenxerto saudável deve ter função sistólica normal. Mudanças agudas nas funções sistólica e diastólica LV, mesmo que sutis, podem ajudar no diagnóstico clínico da rejeição. Esses achados podem ser suficientes para iniciar tratamento imunossupressor agressivo e levar a uma biópsia endomiocárdica precoce.
- Biópsia endomiocárdica pode ser realizada com segurança por uma abordagem jugular exclusivamente guiada por TTE. Uma projeção A4C fora de eixo pode ser utilizada para visualizar o biótomo, avaliar possível perfuração, efusão pericárdica ou mudanças na regurgitação tricúspide.
- Há uma investigação em curso quanto à aplicação de imagem de tensão e varredura pontual para auxiliar no diagnóstico de rejeição do aloenxerto.

Vasculopatia do Aloenxerto Cardíaco (CAV)
- Teste de estresse pode ser utilizado para identificar pacientes de risco para CAV. Um ecocardiograma de estresse com dobutamina normal pode predizer um curso clínico livre de eventos e pode ser utilizado para postergar um teste invasivo.

9 Cardiomiopatia Hipertrófica

Sharon Cresci

CONCEITOS DE ALTO RENDIMENTO

- *Cardiomiopatia hipertrófica (HCM)* é caracterizada por hipertrofia ventricular esquerda (LV) na ausência de sobrecarga de pressão; 60-70% dos pacientes têm obstrução significativa do fluxo de saída do LV em repouso ou provocável.
- *Cardiomiopatia hipertrófica obstrutiva (HOCM)* é uma variante do HCM com obstrução ao fluxo de saída > 30 mmHg, frequentemente com hipertrofia septal assimétrica (ASH), movimento sistólico anterior (SAM), e regurgitação mitral (MR) excêntrica, posteriormente direcionada.
- HCM apical é uma variante da HCM com hipertrofia predominantemente no ápice LV com uma configuração típica em "formato de espada" do LV no final da diástole; ele constitui 15-25% das HCM no Japão mais é muito menos prevalente na população ocidental.

PROJEÇÕES-CHAVE

- Paraesternal de eixo longo (PLAX) para demonstrar espessamento anormal das paredes septal ou inferolateral.
- PLAX (bidimensional [2D] e modo M) para procurar ASH e SAM; Doppler por apical quatro câmaras (A4C) e por apical três câmaras (A3C) para demonstrar e localizar o gradiente do trato de saída ventricular esquerdo (LVOT).
- A4C e apical de duas câmaras (A2C) para procurar por variantes apicais.
- Realce por contraste pode ser necessário para demonstrar a extensão total da variante apical da HCM.
- HCM é uma das cinco categorias mais comumente reconhecidas de cardiomiopatia.
- HCM é caracterizada pela presença de espessamento aumentado da parede ventricular associado a câmaras ventriculares não dilatadas na ausência de outra doença cardíaca ou sistêmica que possa ser capaz de produzir a magnitude da hipertrofia evidente em um determinado paciente.

HISTÓRICO

- Prevalência em torno de 1:500 adultos na população geral, homens e mulheres são igualmente afetados.
- HCM é uma forma genética de cardiomiopatia causada por mais de1000 mutações nos genes que decodificam sarcômeros e proteínas relacionados. Os genes responsáveis são herdados em um padrão autossômico dominante com penetrância variável.
- HCM é uma importante causa de morte cardíaca súbita em adultos jovens.

Tabela 9-1	Diretrizes para Ecocardiografia em Pacientes com Cardiomiopatia Hipertrófica
Classe	Recomendações
I	TTE na avaliação inicial de todos os pacientes com suspeita de HCM
I	TTE como um componente de um algoritmo de triagem para membros da família do paciente com HCM a menos que o membro da família seja genótipo negativo em uma família com mutações definitivas conhecidas
I	Triagem TTE periódica (12-18 meses) para crianças de pacientes com HCM, se iniciando aos 12 anos ou antes se um surto de crescimento ou sinais de puberdade estejam evidente e/ou quando se existem planos para integrar em esportes intensos e competitivos ou se existe uma história familiar de SCD
I	TTE repetidas para avaliação de pacientes com HCM com uma mudança no estado clínico ou um novo evento cardiovascular
I	TEE para guiar no intraoperatório de miomectomia cirúrgica
I	TTE ou TEE com injeção de contraste intracoronário dos candidatos de perfuração (S) septal para orientação intraprocedimento de ablação septal alcoólica
I	TTE para avaliar os efeitos de miomectomia cirúrgica ou ablação septal alcoólica para HCM obstrutiva
III	Estudos de TTE não devem ser realizados mais frequentemente do que 12 meses em pacientes com HCM onde seja improvável que tenha ocorrido qualquer mudança que possa ter um impacto na tomada de decisão clínica
III	TTE e/ou ecocardiografia com contraste de rotina não são recomendadas quando a imagem TTE seja diagnosticada de HCM e/ou não houver suspeição de obstrução fixa ou patologia de valva mitral intrínseca

Adaptada de Gersh et al. ACCF/AHA hypertrophic cardiomyopathy guideline. JACC 2011;58:e212-e260.
HCM, cardiomiopatia hipertrófica; SCD, morte súbita cardíaca; TEE, ecocardiografia transesofágica; TTE, ecocardiografia transtorácica.

- A *maioria* dos pacientes apresenta obstrução ao fluxo de saída LV de repouso ou provocável.
  - 60-70% dos pacientes têm fluxo de saída LV obstruído em repouso *ou* com provocação
- Existem diretrizes específicas para ecocardiografia em HCM (Tabela 9-1) e para membros familiares de primeiro grau de pacientes com HCM (Tabela 9-2).

Achados Ecocardiográficos
- Cavidade LV em um formato crescente (Fig. 9-1).
- Função sistólica LV é geralmente normal a supernormal (também chamado hiperdinâmico)
  - Fração de ejeção ventricular esquerda (LVEF) é frequentemente superior a 70%. A razão para este estado hipercontrátil não está clara.
- Hipertrofia LV (massa aumentada) é tipicamente assimétrica
  - Espessura da parede > 1,5 cm, (1,3-1,5 cm é considerada limítrofe), tipicamente no septo anterobasal.

Cardiomiopatia Hipertrófica

Tabela 9-2	Estratégias de Triagem por Ecocardiografia para Detecção de Cardiomiopatia Hipertrófica com Hipertrofia Ventricular Esquerda
Idade < 12 anos: opcional a menos que:	
História familiar maligna de morte prematura por HCM ou outras complicações adversas	
Pacientes que sejam atletas competitivos em um programa intenso de treinamento	
Início de sintomas	
Outra suspeição clínica de LVH precoce	
Idade 12 a 18-21: a cada 12-18 meses	
Idade > 18-21 anos: No início dos sintomas, pelo menos a cada 5 anos; mais frequentemente em famílias com curso clínico maligno ou aparecimento tardio de HCM	

Adaptada de Gersh *et al.* ACCF/AHA hypertrophic cardiomyopathy guideline. JACC 2011;58:e212–e260.
HCM, cardiomiopatia hipertrófica, LVH, hipertrofia ventricular esquerda.

- **ASH**: relação entre septo e parede posterior de 1,3:1.
- Sem dilatação LV.
- Velocidade diastólica inicial do anel mitral (e') reduzida
  - Tensão longitudinal sistólica de pico anormal; pode ser visto em qualquer segmento ou segmentos, mas mais frequentemente nos segmentos anterosseptais.
- *HOCM: HCM com fisiologia obstrutiva*
  - A obstrução da LVOT é **dinâmica**, isto é, muda com condições de carga
  - **ASH** do septo anterobasal (Fig. 9-2, *A*).

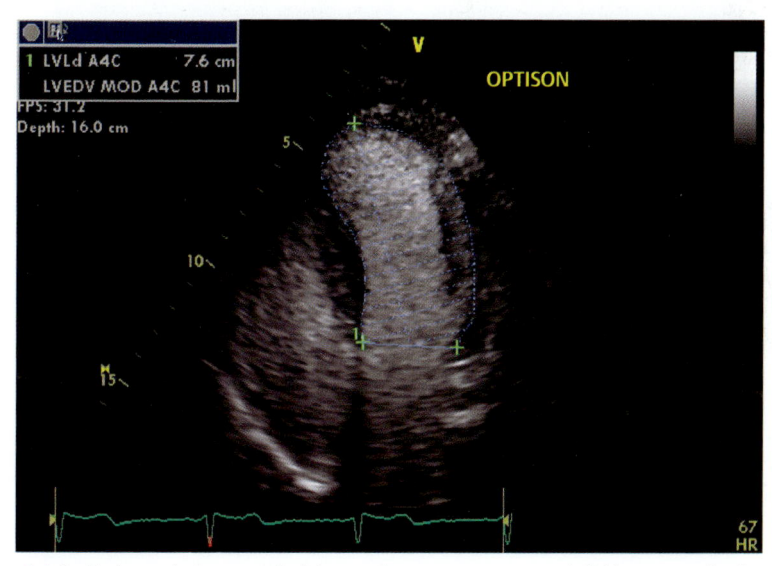

Figura 9-1. Cavidade ventricular esquerda típica com forma crescente em um indivíduo com cardiomiopatia hipertrófica.

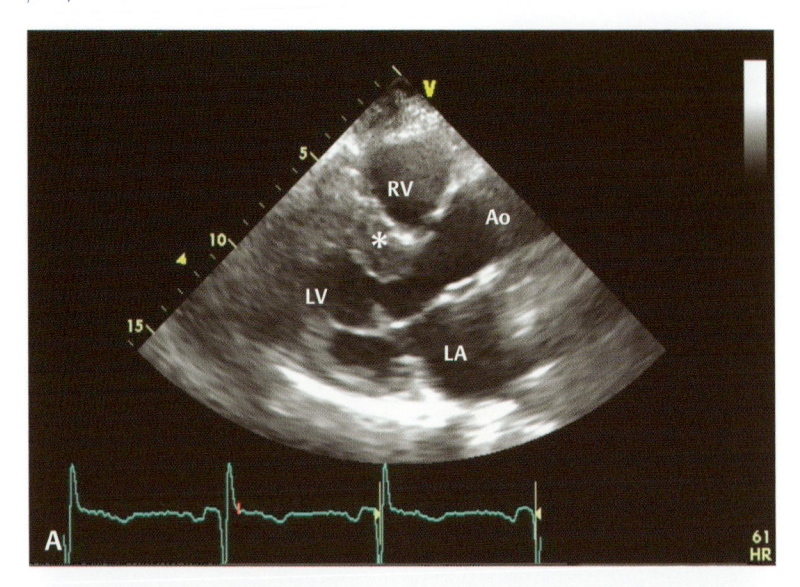

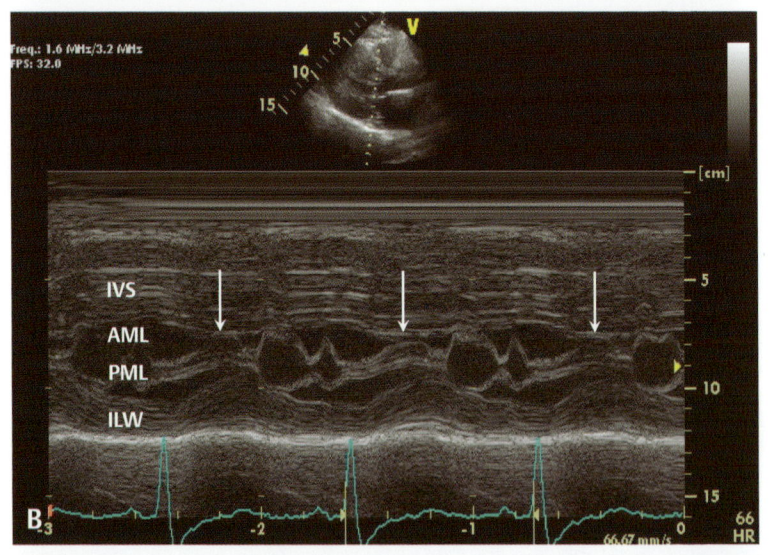

Figura 9-2. A: Projeção paraesternal de eixo longo típica para cardiomiopatia hipertrófica obstrutiva, com hipertrofia excêntrica do septo anterobasal (*). **B:** Modo M da mesma projeção, demonstrando movimento sistólico anterior do folheto anterior da valva mitral na sístole (*setas*). AML, folheto mitral anterior; Ao, aorta; ILW, espessamento da parede inferolateral; IVS, septo interventricular; LA, átrio esquerdo; LV, ventrículo esquerdo; PML, folheto mitral posterior; RV, ventrículo direito.

- **SAM** do folheto mitral anterior em direção ao septo
  - Melhor visualizado no PLAX 2D ou modo M (veja Fig. 9-2, *B*)
    - Pode encontrar contato mesossistólico do folheto anterior com o septo na obstrução severa (Fig. 9-3).

Cardiomiopatia Hipertrófica | 107

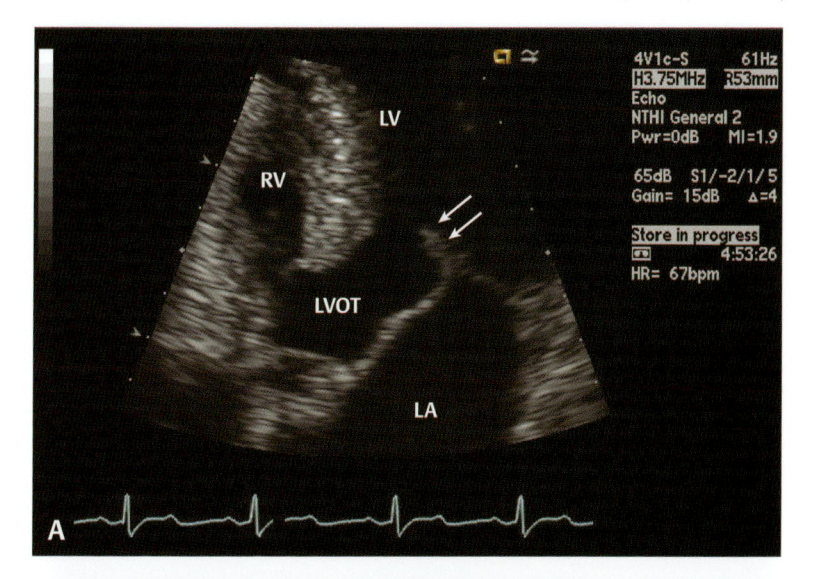

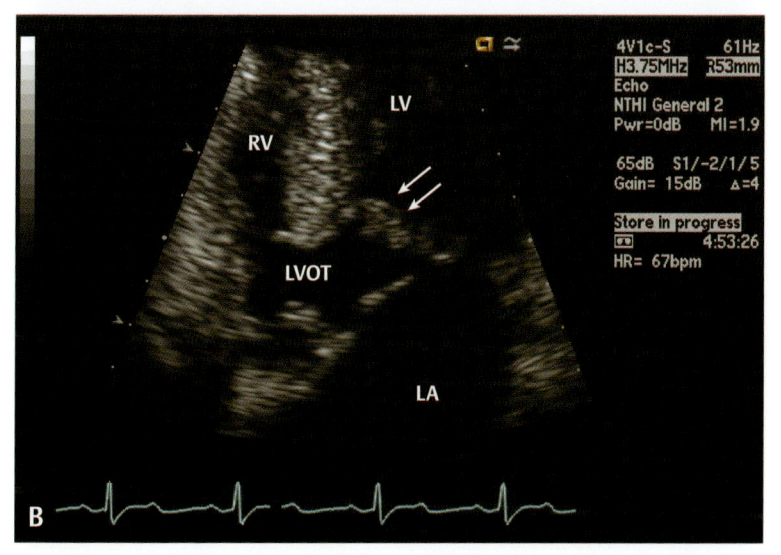

Figura 9-3. Projeção apical de quatro câmaras da valva mitral (MV) durante a sístole inicial (**A**) e mesossístole (**B**) do mesmo batimento, demonstrando movimento sistólico anterior do folheto anterior da MV (*setas*). Note que na mesossístole, a MV toca o septo, sugestivo de obstrução significativa do trato de saída ventricular esquerdo (LVOT). LA, átrio esquerdo; LV, ventrículo esquerdo; RV, ventrículo direito.

- Obstrução LVOT pode levar ao fechamento mesossistólico da valva aórtica em virtude da pressão subvalvar reduzida (Fig. 9-4, *A*).
- Jato de **MR** excêntrico e **posteriormente direcionado** secundário a SAM causando aposição incompleta do folheto (veja Fig. 9-4, *B*).

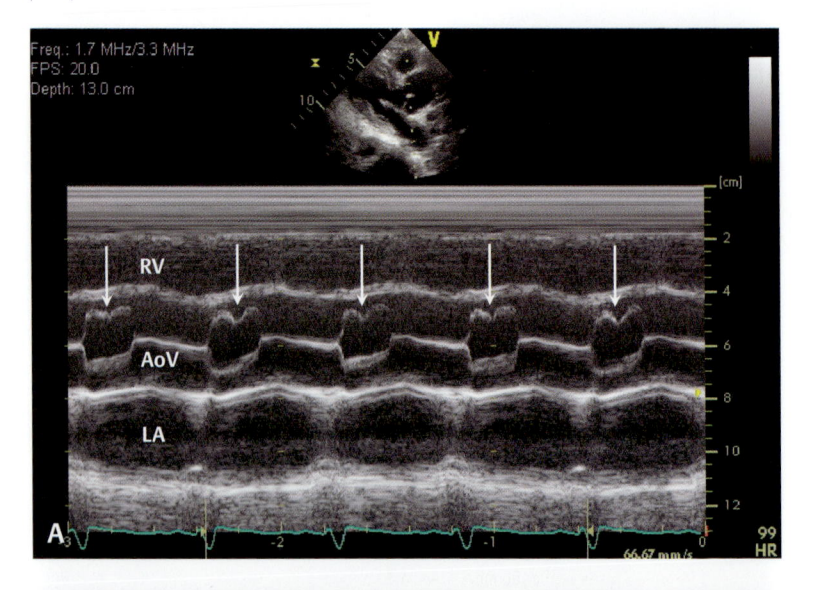

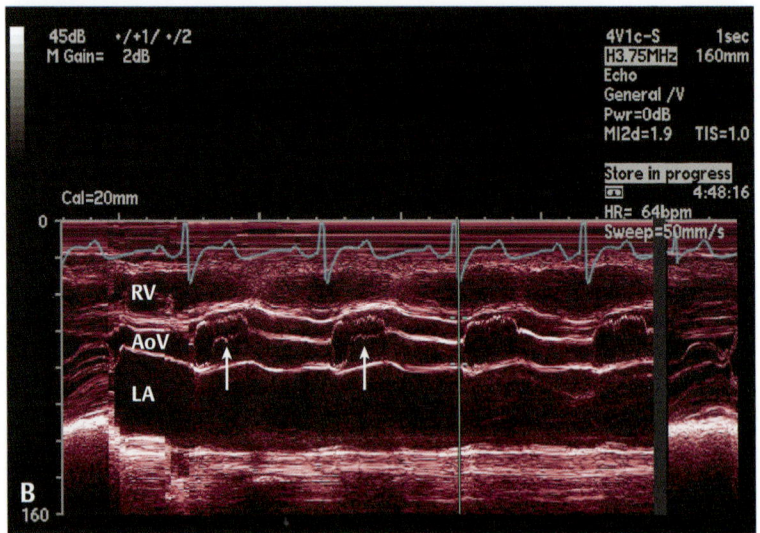

Figura 9-4. A e B. Fechamento mesossistólico da valva aórtica (AoV) (*setas*), o qual indica que a obstrução do trato de saída ventricular esquerdo está presente.

- Como a MR aumenta assim que o folheto anterior da valva mitral (MV) é afastado do folheto posterior da MV, ele também aparece com um pico médio a tardio e pode ser confundido com gradiente dinâmico do LVOT (Fig. 9-5).
- Um jato centralmente ou anteriormente direcionado deve levantar preocupação para patologia intrínseca do MV.

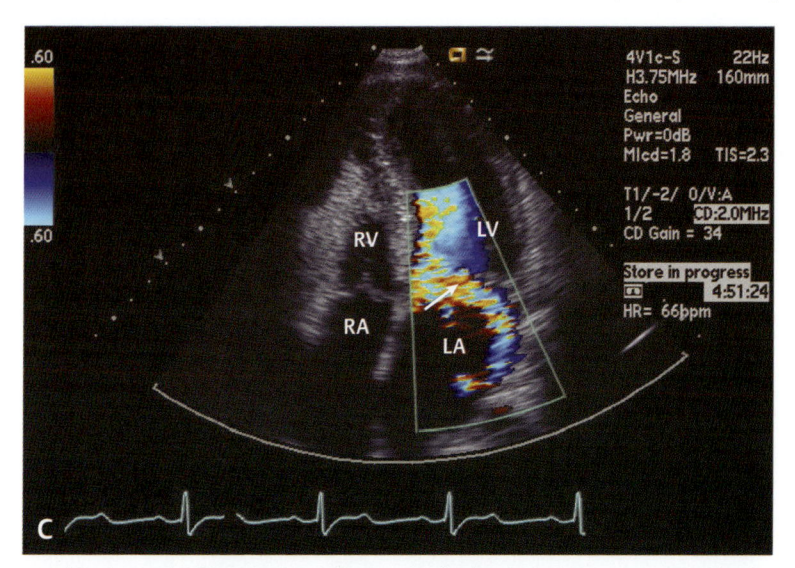

Figura 9-4. (*Continuação*) **C.** Regurgitação mitral mesossistólica (*seta*) com jato posteriormente direcionado resultante do movimento anterior sistólico da valva mitral. LA, átrio esquerdo; LV, ventrículo esquerdo; RA, átrio direito; RV, ventrículo direito.

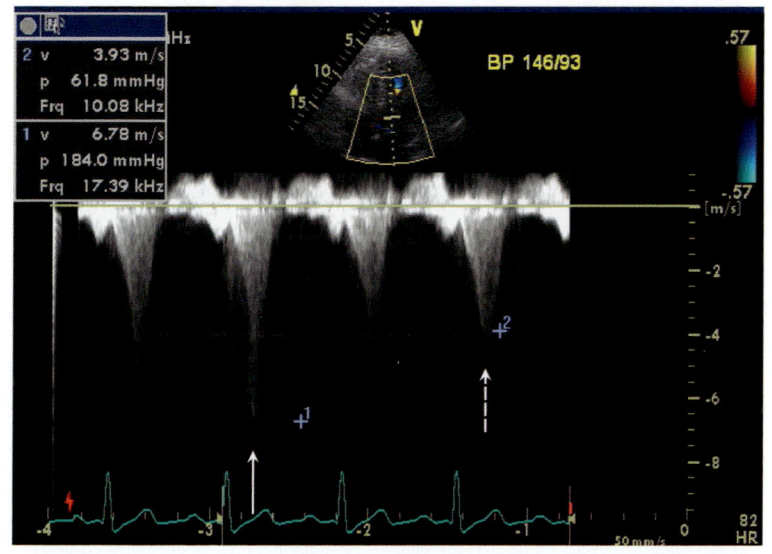

Figura 9-5. Doppler de onda contínua mostrando aparecimento de regurgitação mitral (MR) de pico médio ou tardio (*seta*) na cardiomiopatia hipertrófica obstrutiva (a MR aumenta com o folheto anterior da valva mitral (MV) é puxado para longe do folheto posterior da MV (veja também o texto). Devido a este perfil, a MR pode ser confundida com gradiente dinâmico no trato de saída ventricular esquerdo (*seta pontilhada*).

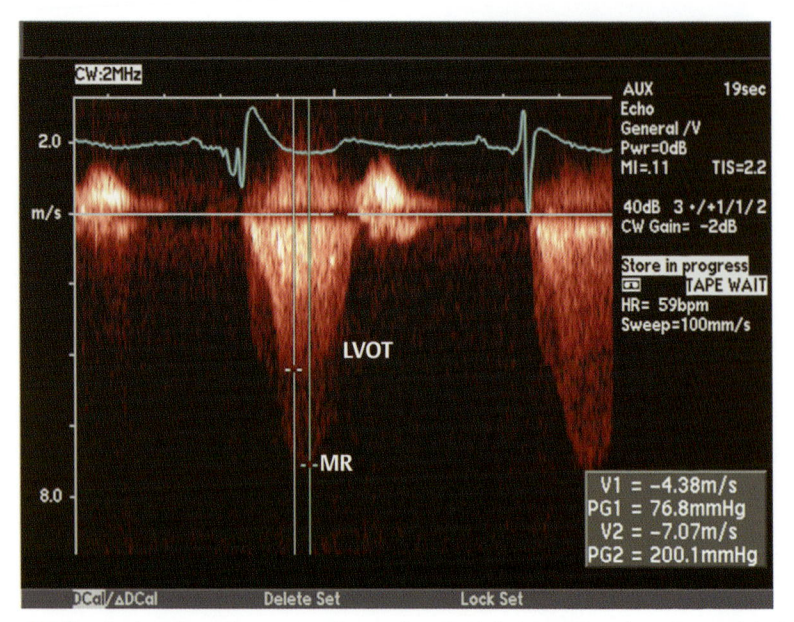

Figura 9-6. Doppler de onda contínua mostrando uma alta velocidade, levemente mais ampla que o jato de regurgitação mitral superposta a um jato de pico tardio do trato de saída ventricular esquerdo (LVOT). A pressão sanguínea sistólica do paciente de 120 mmHg no momento do estudo serve como um indicador adicional que os gradientes medidos eram precisos (assumindo uma pressão atrial esquerda ~ 15; veja o texto).

- A velocidade de pico do jato MR e a pressão sanguínea sistólica (SBP) podem ser utilizadas para estimar e/ou verificar o gradiente de LVOT e como uma "checagem interna". Na Figura 9-6, o Doppler de onda contínua (CW) mostra o jato amplo de MR superposto ao jato LVOT com gradientes medidos compatíveis com SBP medida.

$$\text{Gradiente de pico MR} = \text{LVSP} - \text{LAP}$$
$$\text{LVSP} = \text{gradiente de pico MR} + \text{LAP}$$
$$\text{SBP} = \text{LVSP} - \text{gradiente LVOT}$$
$$\text{Gradiente LVOT} = \text{LVSP} - \text{SBP}$$

onde LVSP = pressão sistólica ventricular esquerda e LASP = pressão sistólica atrial esquerda.
- Gradiente dinâmico LVOT ≥ 30 mmHg (velocidade ≥ 2,7 m/s)
  - Modo M irá demonstrar fechamento mesossistólico da valva aórtica (note que este achado também pode ser encontrado em obstrução de LVOT fixa (*i. e.,* obstrução subaórtica fixa que mimetiza estenose aórtica [AS]).
  - Doppler CW irá demonstrar um envelope ao **Doppler com pico tardio** (formato de "punhal com lâmina ampla") (Fig. 9-7, *A*). Gradientes intracavitários LV resultantes de função LV hiperdinâmica e cavidade LV pequena são distinguidos de gradientes de LVOT por apresentarem um gradiente de pico tardio com "formato de foice" (veja Fig. 9-7, *B*). Ambos estão em contraste ao envelope do Doppler com pico inicial ou médio da obstrução fixa à saída do fluxo (por exemplo, AS valvar, membrana subaórtica) (veja Fig. 9-7, *C*).
  - Doppler de onda pulsada ou com alta frequência de repetição de pulso deve ser utilizado para identificar o local da obstrução, a qual é vista como uma turbulência no ponto de "protuberância septal" no Doppler colorido (Fig. 9-8).

Cardiomiopatia Hipertrófica | 111

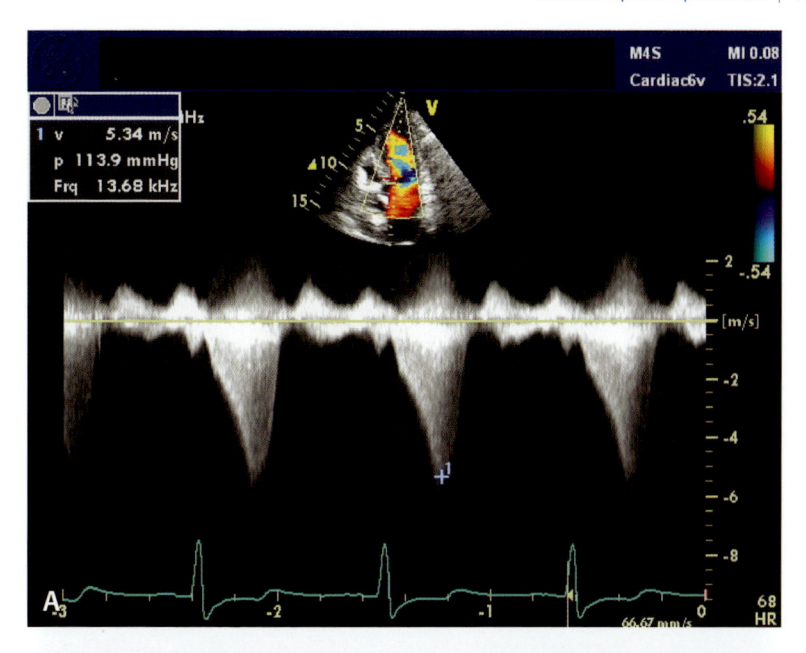

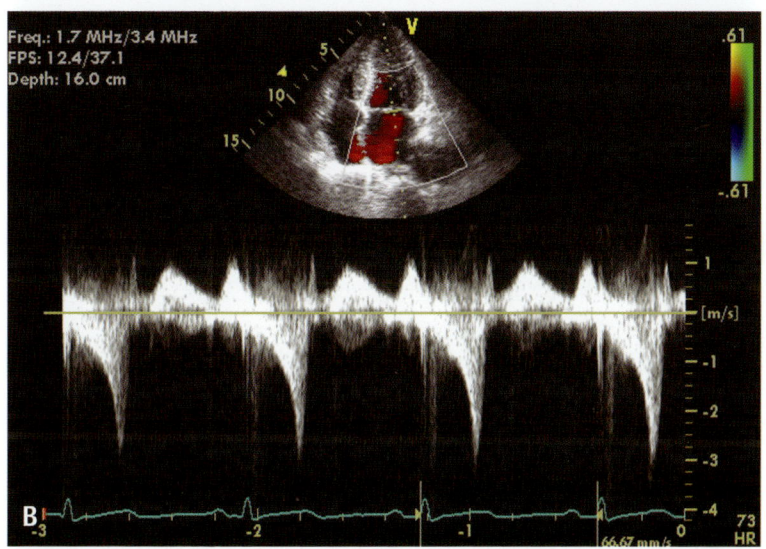

Figura 9-7. Trato de saída ventricular esquerdo com uma "espada larga" típica, pico de gradiente tardio (**A**), gradiente de pico tardio, intracavitário com "formato de foice" (**B**), e gradiente de pico médio de estenose aórtica fixa (**C**). (*Continua.*)

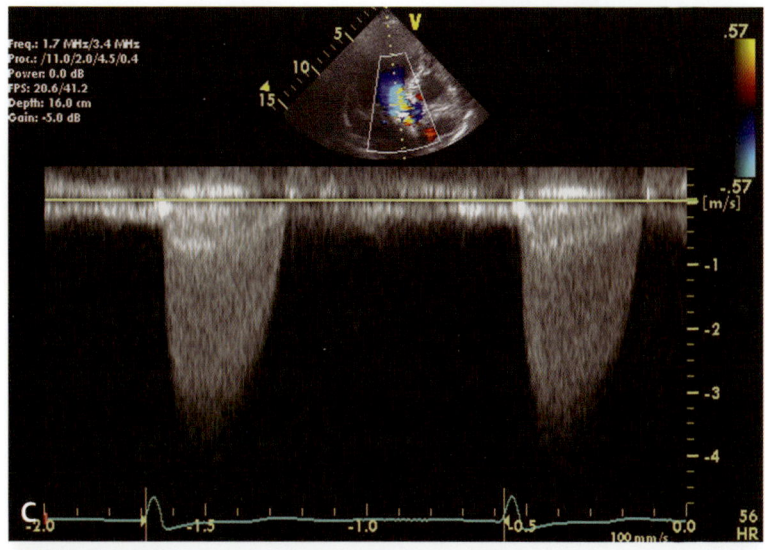

Figura 9-7. (*Continuação*)

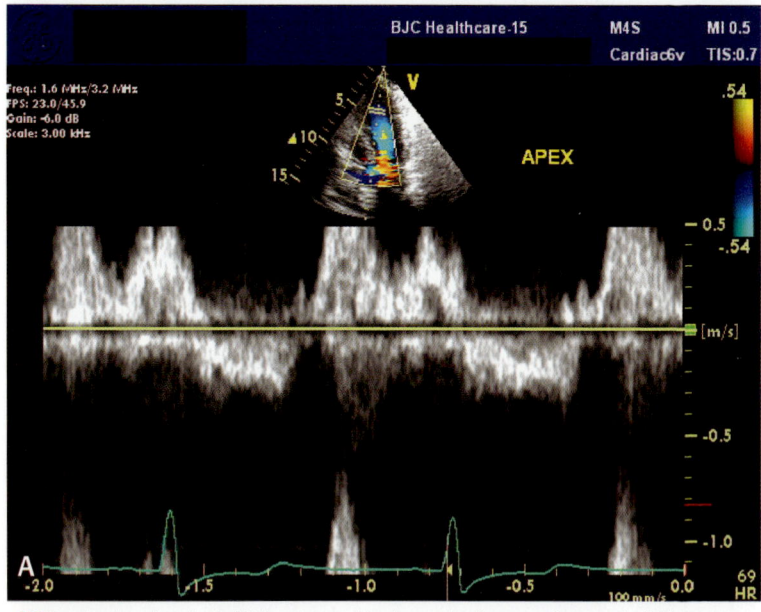

Figura 9-8. Doppler de onda pulsada (PW) pode ser utilizado para localizar o gradiente em indivíduos com cardiomiopatia hipertrófica obstrutiva. **A-C:** Doppler PW iniciando no ápice e movendo para dentro do trato de saída ventricular esquerdo (LVOT), (mostrando *aliasing* no sítio de movimento sistólico anterior (SAM) e demonstrando que a obstrução é no LVOT (**C**) e não no ápice (**A**) ou cavidade média (**B**). Doppler de onda contínua (**D**) e amplo jato de regurgitação mitral (**E**) no mesmo indivíduo. A pressão sanguínea sistólica do indivíduo de 120 mmHg no momento do exame serve como uma "checagem interna" adicional (assumindo uma pressão atrial esquerda de ~ 15 mmHg). **F:** De um indivíduo diferente, mostra como o Doppler com alta frequência de repetição de pulso também pode ser utilizado para localizar a velocidade de pico do jato (~ 2,3 m/s) no LVOT.

Cardiomiopatia Hipertrófica | 113

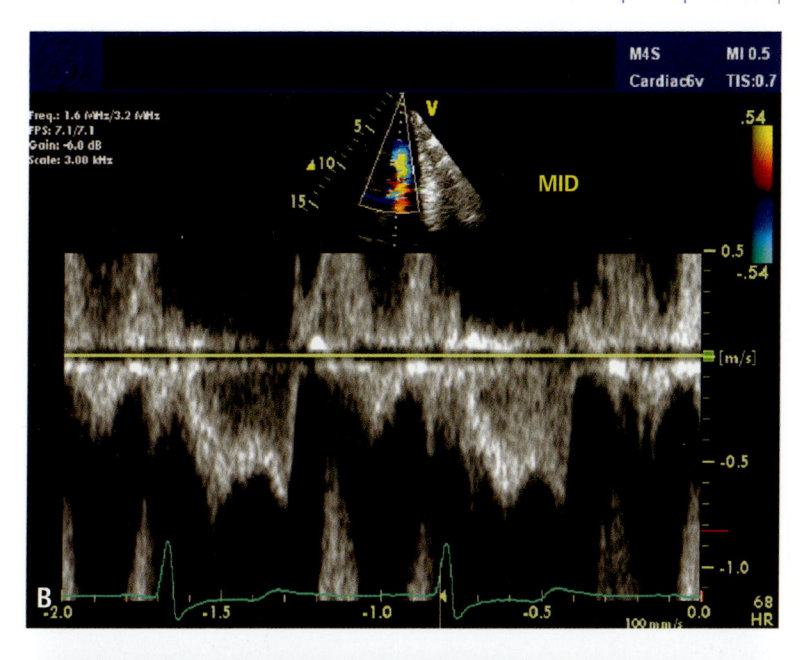

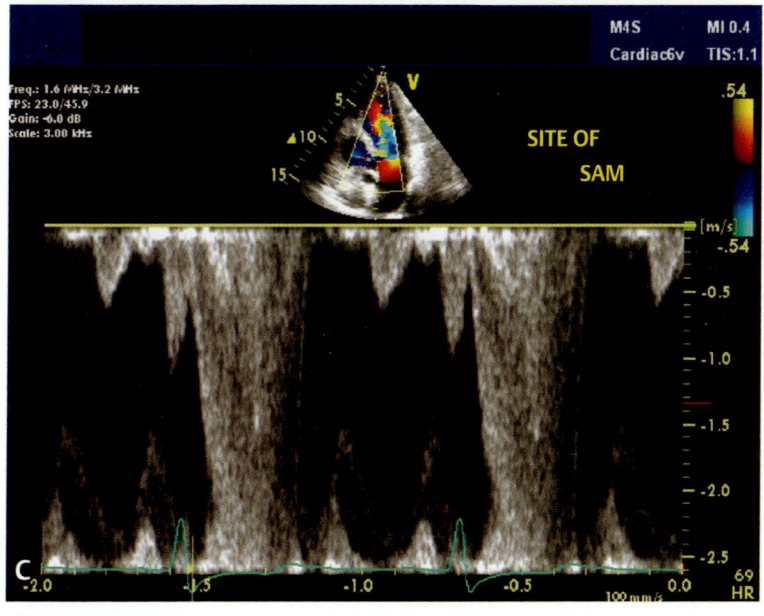

Figura 9-8. (*Continuação*)

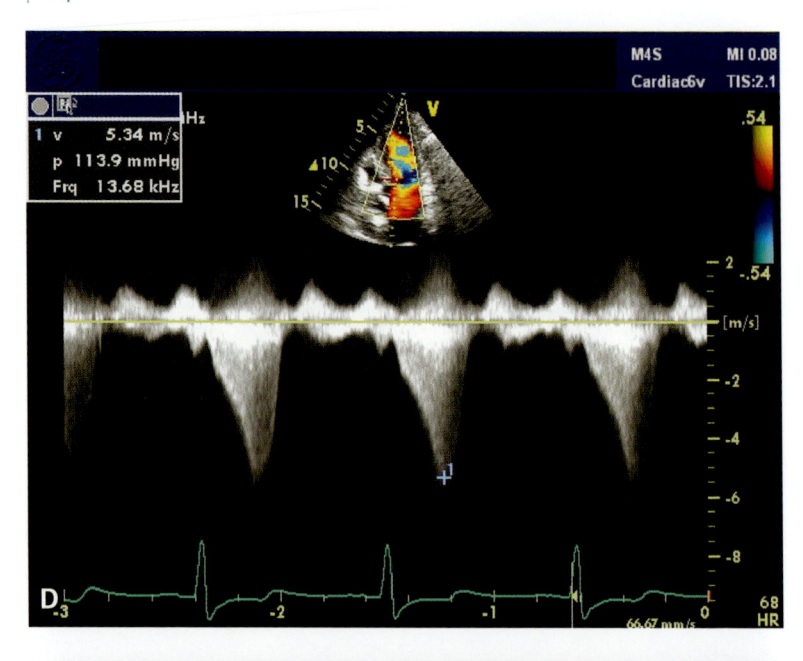

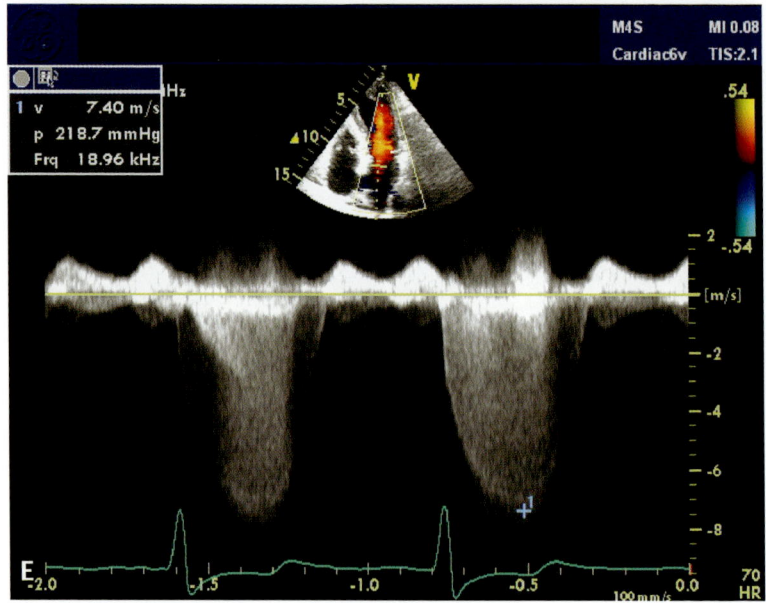

Figura 9-8. (*Continuação*)

Cardiomiopatia Hipertrófica | 115

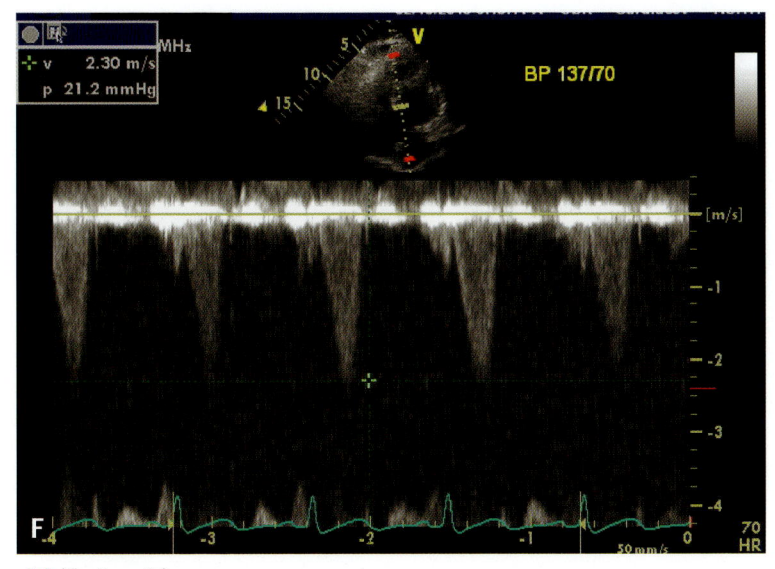

Figura 9-8. (*Continuação*)

- O gradiente é influenciado tanto pela pré-carga quanto pela pós-carga
  - O gradiente pode ser provocado/aumentado durante a ecocardiografia pela manobra de Valsalva (reduz a pré-carga durante a fase de tensão), inalação de nitrito de amilo (vasodilatador de curta duração reduzindo a pré-carga e a pós-carga), exercício (contratilidade aumentada), ou medicações inotrópicas (contratilidade aumentada).
  - O gradiente deve reduzir com vasoconstritores como a fenilefrina (pós-carga aumentada) ou grandes *bolus* de fluidos (pré-carga aumentada).
- Se um gradiente subvalvar de pico inicial ou médio (parabólico) que não muda com manobras dinâmicas é visto, ecocardiografia transesofágica (TEE) deve ser utilizada para excluir uma membrana subaórtica (*i. e.*, obstrução subaórtica fixa que mimetiza AS).

- **Ponto-Chave:** *Avaliação do perfil ao Doppler e mudança na velocidade de pico com manobras hemodinâmicas auxiliam a diferenciação entre obstrução dinâmica do LVOT na HOCM e obstrução fixa do LVOT visto, como, por exemplo, na membrana subaórtica. Insuficiência aórtica é também mais tipicamente vista com a membrana subaórtica, enquanto MR excêntrica posterior é vista com HOCM.*

- *Variante apical da HCM*
  - Constitui 15-25% dos casos de HCM no Japão; muito menos prevalente nas populações ocidentais.
  - Eletrocardiografia tipicamente mostra inversão de onda T, especialmente nas derivações precordiais.
  - Hipertrofia predominantemente no ápice LV.
    - Hipertrofia apical
      - Resulta na típica configuração de LV com "formato de espada" no final da diástole.

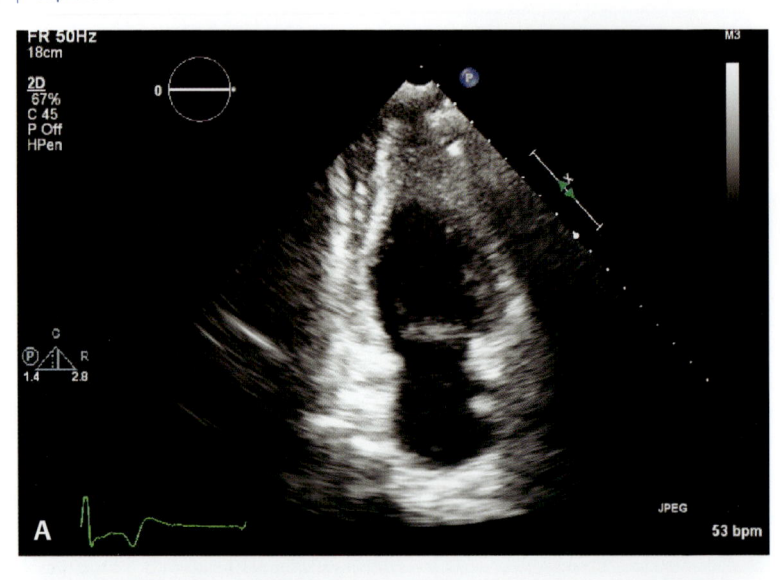

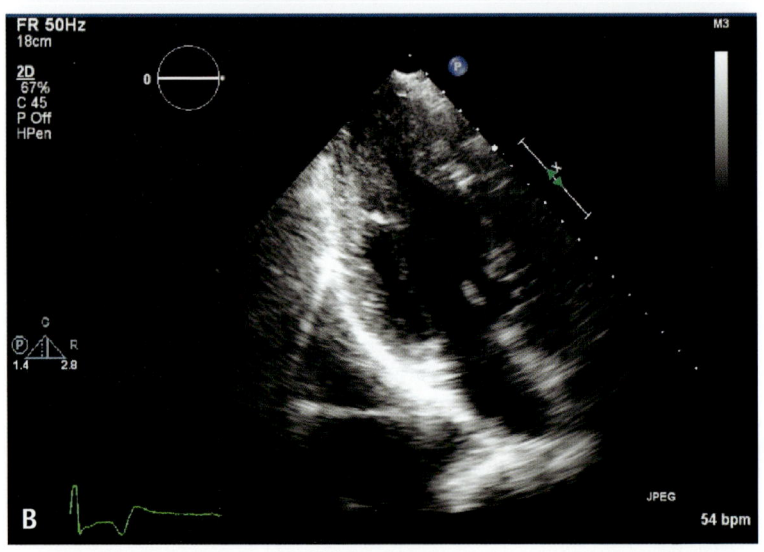

Figura 9-9. Projeções apicais de duas câmaras (**A**) e de três câmaras (**B**), sem realce por contraste, em um indivíduo com uma variante apical da cardiomiopatia hipertrófica.

- Melhor vista nas projeções A2C e A3C (Fig. 9-9).
- Realce por contraste pode ser necessário para demonstrar a extensão total da hipertrofia apical (Fig. 9-10).
- Padrão de tensão sistólica de pico é tipicamente anormal no ápice (Fig. 9-11).
• Tipicamente, não existe obstrução do LVOT.

Cardiomiopatia Hipertrófica | 117

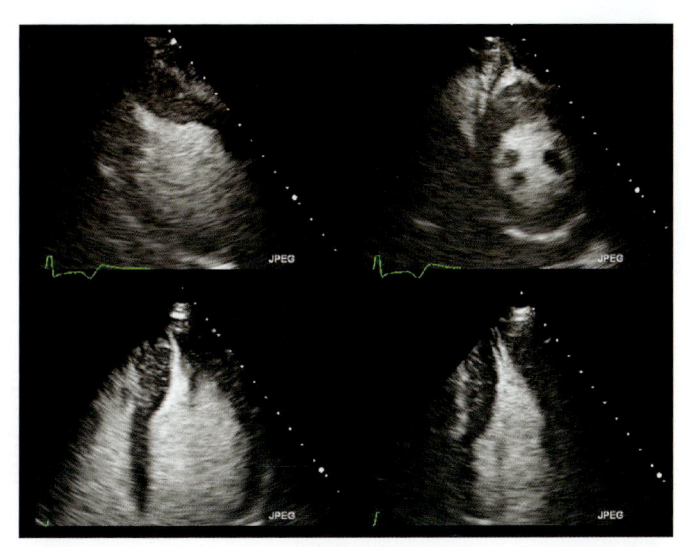

Figura 9-10. Realce por contraste pode ser necessário para demonstrar toda a extensão da hipertrofia apical. A configuração típica de "formato de espada" do ventrículo esquerdo no final da diástole é facilmente vista na projeção apical de duas câmaras (*painel direito inferior*).

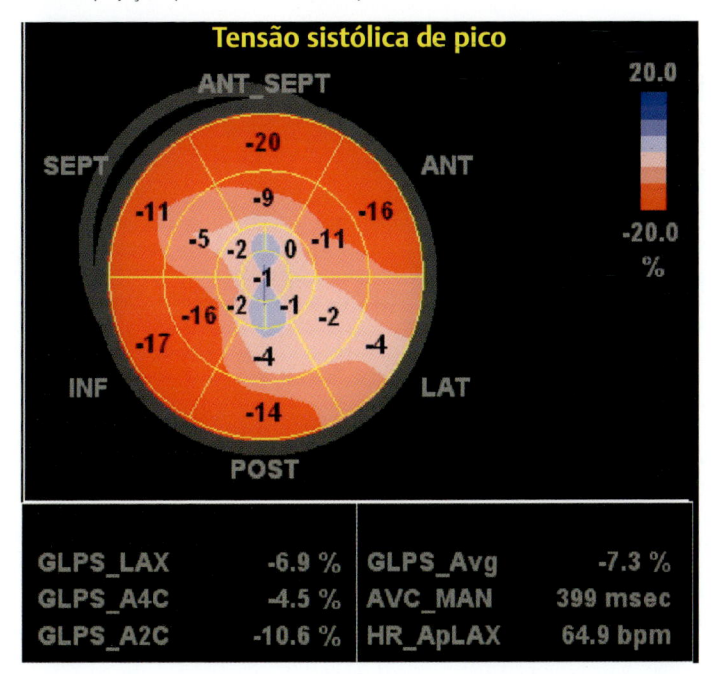

Figura 9-11. Tensão sistólica de pico anormal típica no ápice ventricular esquerdo em um indivíduo com uma variante apical da cardiomiopatia hipertrófica. A2C, apical de duas câmaras; A4C, apical de quatro câmaras; ANT, anterior; Ap, apical; AVC–MAN, medida manual do fechamento da valva aórtica; GLPS, tensão sistólica longitudinal global de pico; HR, frequência cardíaca; INF, inferior; LAT, lateral; LAX, eixo longo; POST, posterior; SEPT, septal.

10 Doença da Valva Aórtica
Brian R. Lindman ▪ Jacob S. Goldstein

CONCEITOS DE ALTO RENDIMENTO
- *A dimensão do trato de saída ventricular esquerdo (LVOT)* é uma significante fonte de erro quando se mede a área valvar aórtica (AVA).
- Certifique-se de que os números sejam internamente consistentes (AVA, gradientes, fração de ejeção ventricular esquerda [LVEF]).
- Obstrução subvalvar: Avalie o fluxo através do LVOT.
- *Teste com baixa dose de dobutamina* é útil em pacientes com suspeita de estenose aórtica severa (AS) no contexto de baixos fluxos, baixos gradientes.
- *Tamanho, forma e função LV* são úteis na determinação de regurgitação aórtica (AR) aguda (tamanho LV normal) *versus* crônica (LV dilatado).

PROJEÇÕES-CHAVE
- *Projeção paraesternal de eixo longo (PLAX)* — triagem inicial para severidade de AS (habilidade da valva em se abrir, calcificação) e severidade da AR (largura do jato, dimensões LV); medida do LVOT.
- *Projeção paraesternal de eixo curto (PSAX)* — morfologia da valva aórtica (AoV).
- *Projeção apical três câmaras (A3C) e apical cinco câmaras (A5C)* — avaliação quantitativa da AS e AR: gradientes LVOT e AoV; tempo de meia pressão (PHT) de AR utilizando Doppler.
- *Projeção apical quatro câmaras (A4C)* — dimensões LV e função LV para cronicidade de AR.
- *Ecocardiograma transesofágico (TEE)* — projeção com resolução mais alta para morfologia valvar, planimetria para AVA, severidade AR.

ANATOMIA
- **Folhetos**
  - a AoV normal é tricúspide.
  - Uma valva bicúspide ocorre em 1-2% da população; o número anormal de folhetos pode causar estenose e regurgitação valvar congênitas.
  - Diferentes patologias valvares são mostradas na Figura 10-1.
- **Anel**
  - Os folhetos formam anexos semilunares ao anel formando uma interligação em "coroa" entre os tecidos ventriculares e arterial.
  - Eles também se ligam a junção sinotubular.

Normal   Reumático   Calcificado   Bicúspide

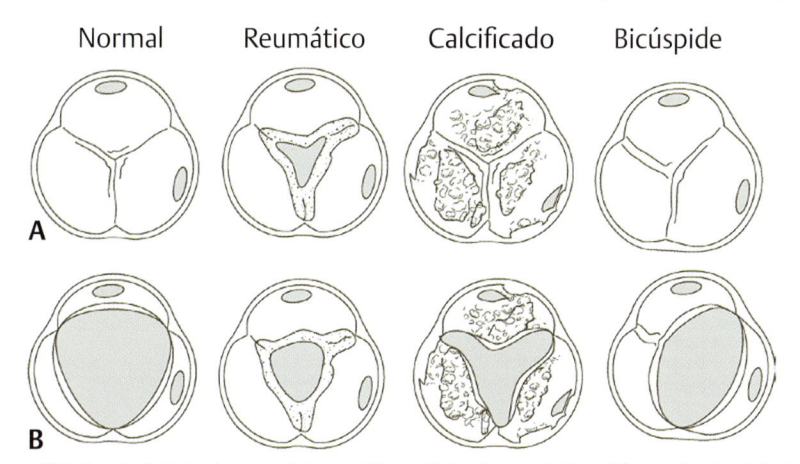

Figura 10-1. Aparência típica da valva aórtica na diástole (**linha A**) e sístole (**linha B**) sugestivo de etiologia subjacente. Adaptada de C. Otto, *The Practice of Clinical Echocardiography*. 3rd ed. Philadelphia, PA: Saunders Elsevier; 2007.

- **Seios de Valsalva**
  - Como a raiz aórtica proximal se encontra com a saída LV, existem três seios que saem e formam a estrutura de suporte para os folhetos AoV correspondentes.
  - Os seios e o folheto (ou cúspide) valvar correspondente são nomeados de acordo com a origem das artérias coronárias; dois seios dão origem a artérias coronárias (direita e esquerda) enquanto que o terceiro, situado imediatamente adjacente à valva mitral (MV), não dá (não coronariano).
- **Junção sinotubular**
  - Este é o local onde a porção superior dos seios se estreita e junta à porção tubular proximal da aorta ascendente.

ESTENOSE AÓRTICA
- **Avaliação ecocardiográfica padrão da AS**
  - **Severidade da AS**
    Veja Tabela 10-1.
  - **Avaliação bidimensional (2D)**
    - Folhetos
      - *Motilidade da valva*
        - AVA pode ser planimetrada na projeção PSAX.
        - Isto é mais frequentemente possível somente nos estudos por TEE utilizando uma imagem lado a lado ampliada, de eixo curto, 2D com imagem correspondente por Doppler colorido para assegurar que as margens corretas sejam desenhadas.
          - Assegure-se de que a estimativa visual da área do orifício valvar se corresponda com outras medidas; se, por exemplo, a valva pareça abrir razoavelmente bem, mas os gradientes medidos sejam consideravelmente maiores do que o esperado, deve existir uma obstrução supravalvar/subvalvar.

Tabela 10-1	Severidade da Estenose Aórtica			
	Esclerose aórtica	Leve	Moderada	Grave
Velocidade do jato aórtico (m/s)	≤ 2,5	2,6-2,9	3,0-4,0	> 4,0
Gradiente médio (mmHg)	—	< 20	20-40	> 40
AVA (cm^2)	—	> 1,5	1,0-1,5	< 1,0
AVA indexado (cm^2/m^2)	—	> 0,85	0,60-0,85	< 0,6
Relação de velocidade	—	> 0,50	0,25-0,50	< 0,25

AVA, área valvar aórtica.
Adaptada de Baumgartner H, Hung J, Bermejo J et al. Echocardiographic assessment of valve stenosis: EAE/ASE recommendations for clinical practice. J am Soc Echocardiogr. 2009;22:1-23, com permissão da Elsevier.

- □ Inversamente, se a valva parecer calcificada e estenótica, mas os gradientes registrados são menores do que o esperado, considerar as seguintes possibilidades: (1) aquisição por Doppler não está paralela ao fluxo; (2) existe AS com baixo fluxo, baixo gradiente e LVEF reduzida; ou (3) existe AS com baixo fluxo, baixo gradiente e LVEF preservada (discutido depois).
- Fechamento excêntrico, cúpula e prolapso da valva na projeção PLAX sugere a presença de valva bicúspide.
  - *Classificações de AoV (com base em avaliações 2D)*
    - *Valvas aórticas bicúspides (BAVs)* — Ela é mais comumente o resultado da fusão das cúspides coronarianas direita e esquerda (~80%) ou fusão das cúspides direita e não coronariana (~20%).
      - □ BAVs tem um orifício elíptico durante a sístole; eles podem facilmente ser confundidos com valvas tricúspides durante a diástole, particularmente quando a rafe está presente.
      - □ Folheto em cúpula está presente em virtude da motilidade restrita do folheto (Fig. 10-2,*A-D*).
      - □ Regurgitação valvar é geralmente altamente excêntrica e posteriormente direcionada (veja Fig. 10-2,*E*). Pode haver anormalidades aórticas associadas (por exemplo, dilatação da raiz aórtica, coarctação).
    - *Valva aórtica reumática* — Espessamento e fusão dos folhetos afetam as **extremidades** predominantemente, causando o formato da valva em cúpula.
    - *Calcificação* — A distribuição e quantidade da calcificação são importantes de se registrar uma vez que sugerem a etiologia e impactam o prognóstico. Na AS calcificada senil, existe calcificação do **corpo** dos folhetos assim como da raiz aórtica de suporte.
- ○ **Obstrução subvalvar ou supravalvar**
  - *Obstrução subvalvar*
    - Esta pode ser *fixa* (por exemplo, membrana subaórtica) ou *dinâmica* (por exemplo, cardiomiopatia hipertrófica com obstrução).
    - Uma membrana subaórtica é frequentemente mais bem vista nas projeções ALAX ou A5C; é geralmente um anel fibroso circunferencial com formato de túnel ou um discreto cume fibroso.
    - Existe frequentemente uma AR concomitante secundária à turbulência do LVOT afetando a AoV.

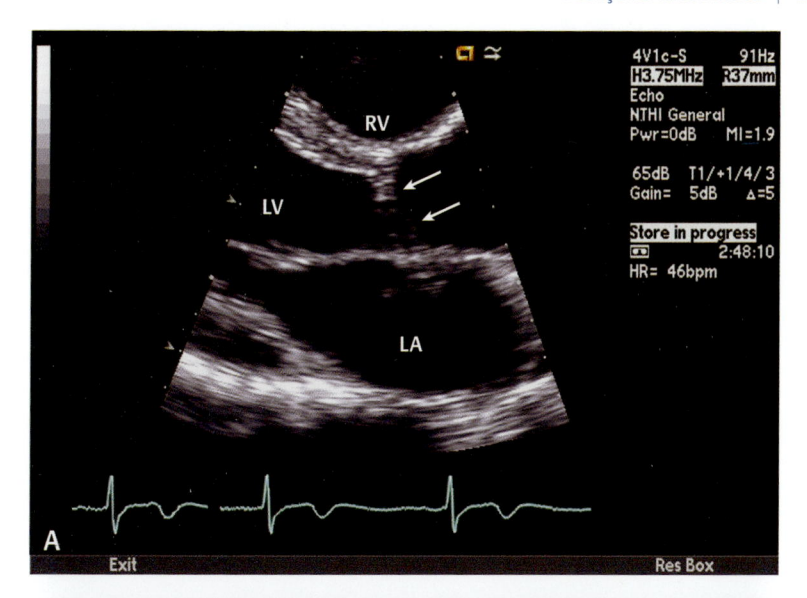

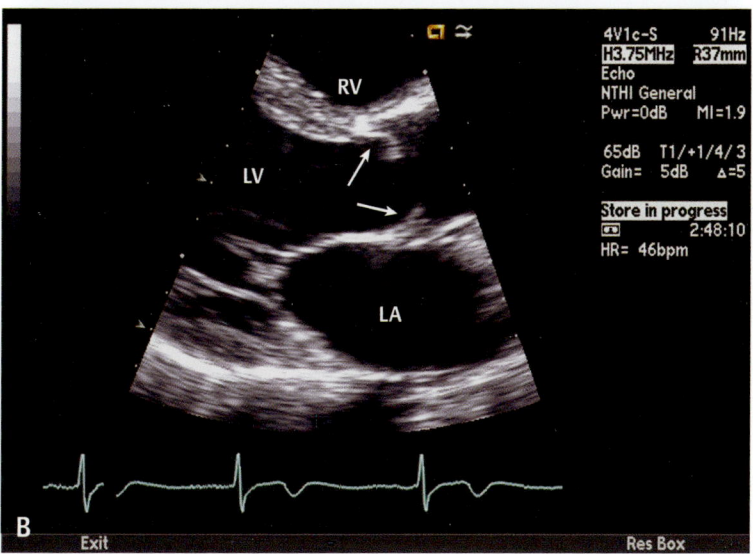

Figura 10-2. Movimento da valva aórtica (AoV) e a importância de avaliar o número de cúspides na sístole. Imagens feitas de um paciente com AoV bicúspide. **A:** Projeção paraesternal de eixo longo (PLAX) na diástole, prolapso dos folhetos da AoV atrás do plano anelar (*setas*). **B:** PLAX na sístole, folhetos da AoV em cúpula significando movimento restrito (*setas*). (*Continua.*)

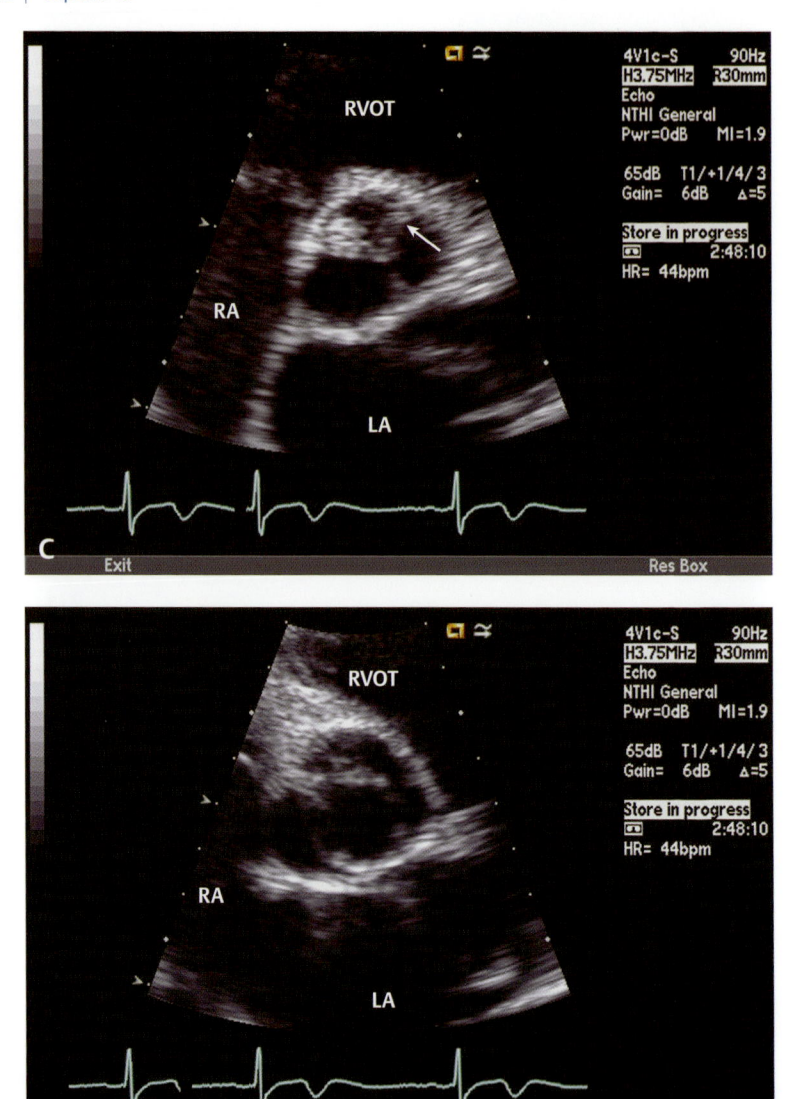

Figura 10-2. (*Continuação*) **C:** Projeção paraesternal em eixo curto (PSAX) na diástole, AoV parece ter três folhetos em virtude da presença de uma rafe (*seta*). **D:** PSAX na sístole, abertura em forma de "bola de futebol" com fusão das cúspides direita e esquerda.

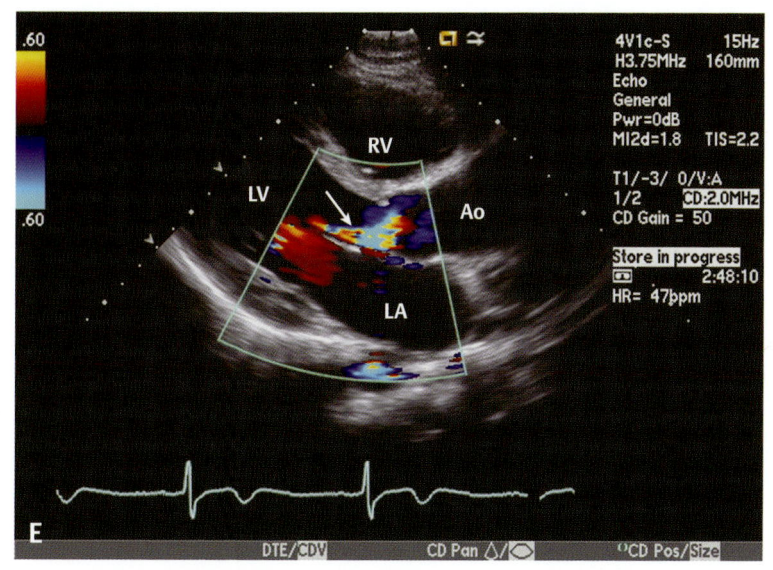

Figura 10-2. (*Continuação*) **E:** PLAX na diástole com Doppler colorido mostrando regurgitação aórtica excêntrica posteriormente direcionada (*seta*). Ao, aorta; LA, átrio esquerdo; LV, ventrículo esquerdo; RA, átrio direito; RV, ventrículo direito; RVOT, trato de saída ventricular direito.

- Em contraste, uma obstrução dinâmica é geralmente causada por um movimento sistólico anterior do folheto anterior da valva mitral sendo arrastado para dentro do LVOT durante a sístole, causando um gradiente de pico tardio. Dinâmico significa que manobras provocativas que alteram a pré-carga ou a pós-carga irão alterar o gradiente.
  - *Obstrução supravalvar*
    - Esta é uma condição congênita incomum que é mais bem visualizada na projeção PLAX alta.
  ○ **Dimensão da raiz aórtica**
    - Medir a dimensão dos *seios de Valsalva, junção sinotubular, e aorta ascendente durante a diástole final*. O anel aórtico é medido no pico da sístole (ou seja, quando a AoV está aberta) (Fig. 10-3).
    - Particularmente **importante na síndrome de Marfan** (este paciente desenvolve uma dilatação da aorta em **forma de "pera"** envolvendo mais dos seios e junção sinotubular do que a aorta ascendente) **e BAV** (estes pacientes podem desenvolver dilatação da aorta nos seios, junção sinotubular, ou aorta ascendente). Dilatação aórtica predispõe a dissecção e ruptura.
  ○ **Dimensão de LVOT**
    - Esta medida pode ser uma significativa fonte de erros na medida da AVA em pacientes com AS (o erro é elevado ao quadrado na equação de continuidade).
      - A medida deve ser realizada na projeção PLAX ampliada durante a mesossístole (ou seja, quando os folhetos aórticos estão abertos).
      - A medida deve ser apenas proximal a AoV e paralela ao plano de AoV.
    - A dimensão de LVOT é frequentemente ~2,0 cm (variação normal: 1,6-2,4 cm), mas a medida precisa é crítica e **deve ser relatada** para aumentar a precisão da comparação seri-

Projeção paraesternal de eixo longo

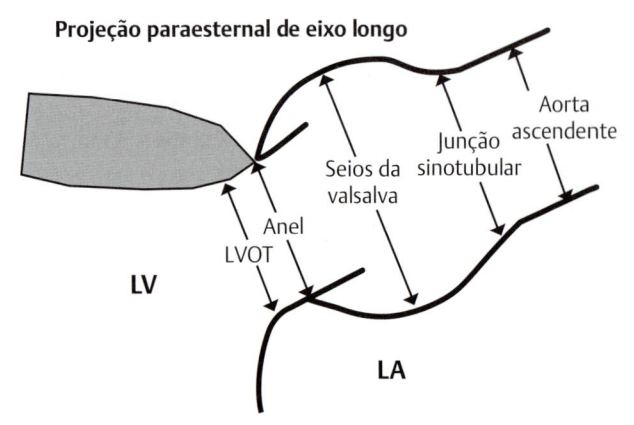

Figura 10-3. Estrutura do trato de saída ventricular esquerdo (LVOT) e raiz aórtica como guia para localização de medidas em uma projeção paraesternal de eixo longo padrão ou alta. Note que o anel aórtico é medido no pico da sístole e o restante das estruturas da raiz aórtica é medido no final da diástole. LA, átrio esquerdo; LV, ventrículo esquerdo.

ada e as áreas valvares calculadas (ou seja, a dimensão do LVOT deve permanecer constante durante avaliações seriadas).
- **Dimensões do anel aórtico**
  - Medido da inserção do folheto a inserção do folheto no pico da sístole.
  - Esta dimensão é crítica quando se considera troca da AoV percutânea por cateter uma vez que auxilia na estimativa do tamanho da valva necessária para implantação.
- **Dimensões LV**
  - Pacientes com AS podem desenvolver significativa hipertrofia ventricular e, eventualmente, dilatação: Este pode apresentar importantes implicações na conduta.
- **Função LV**
  - LVEF é um importante parâmetro de acompanhamento em pacientes com AS; mesmo em pacientes assintomáticos, uma LVEF ≤ 50% é uma indicação Classe 1 para cirurgia.

- **Pontos-Chave:**
  1. *Na projeção PLAX, a cúspide coronariana direita (mais próxima do ventrículo direito [RV]) e a cúspide não coronariana são tipicamente vistas. Na projeção PSAX, a cúspide não coronariana repousa próximo ao septo interatrial, a cúspide coronariana direita próxima ao RVOT, e a cúspide coronariana esquerda próxima ao átrio esquerdo (LA).*
  2. *Se o gradiente através da AoV for maior do que o esperado com base nas imagens 2D da valva, é importante se considerar a possibilidade de obstrução subvalvar fixa ou dinâmica.*
  3. *Anel aórtico é medido no pico da sístole.*
  4. *Diâmetro do LVOT é uma grande fonte de erros quando se calcula AVA.*

- **Avaliação por Doppler**
  - **Doppler de PW no LVOT**
    - Nas projeções A3C ou A5C, posicione o volume de amostragem no LVOT justa proximal a AoV de forma que somente o clique de fechamento seja visto e não exista alargamento espectral ou "enfraquecimento" do perfil ao Doppler (Fig. 10-4).

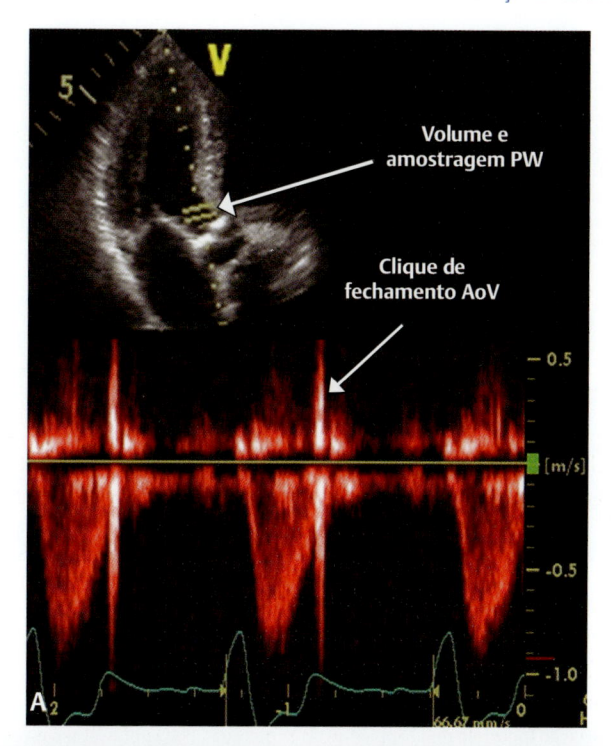

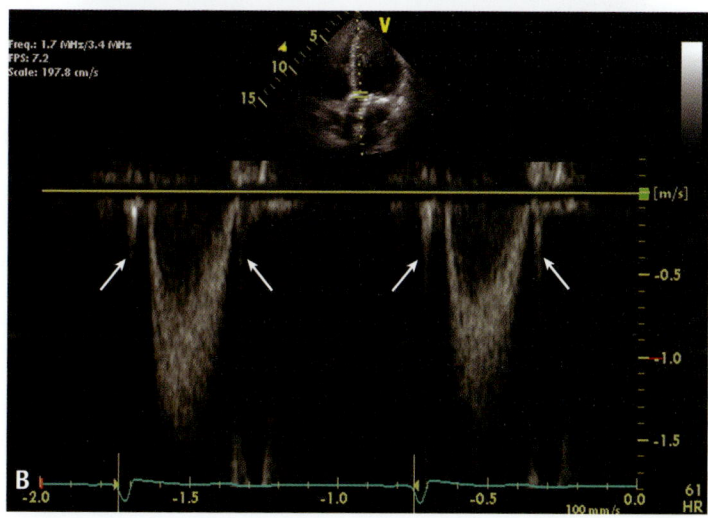

Figura 10-4. A: Posicionamento correto do volume de amostragem durante a aquisição por Doppler de onda pulsada (PW) no trato de saída ventricular esquerdo tanto que somente o clique de fechamento da valva aórtica (AoV) é visto e existe um pequeno alargamento espectral. **B:** Posicionamento incorreto do volume de amostragem muito perto da AoV. Doppler espectral mostra tanto o clique de abertura quanto o de fechamento da AoV (*setas*) e alargamento do jato de Doppler, levando à superestimativa da integral de velocidade-tempo.

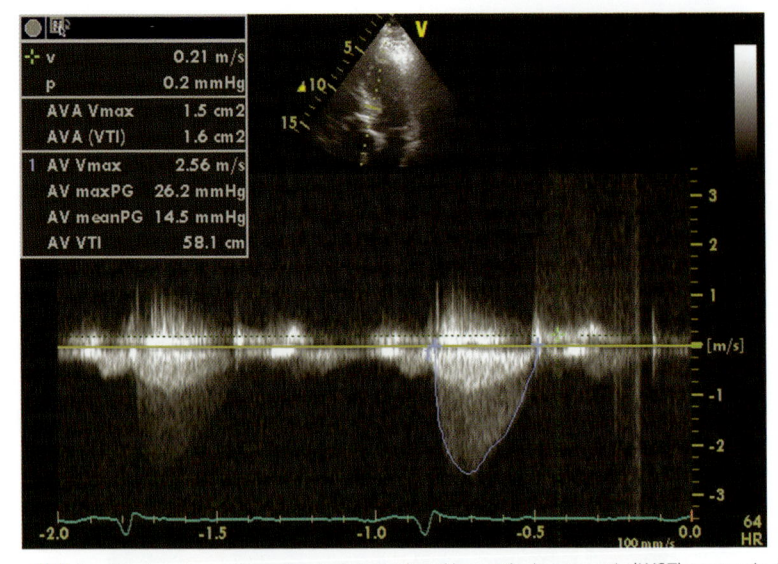

Figura 10-5. Doppler de onda contínua através do trato de saída ventricular esquerdo (LVOT) mostrando dois envelopes: o envelope mais claro que está delineado representa velocidades de fluxo através da valva aórtica; o envelope com interior mais brilhante representa as velocidades do fluxo através do LVOT.

- Localização incorreta do Doppler de onda pulsada (PW) pode levar a erros de medida da integral velocidade tempo (VTI) e medidas de velocidade reduzindo a precisão da AVA reportada utilizando a equação de continuidade. Ocasionalmente, como uma "verificação de realidade", um envelope interno muito brilhante é visto ao Doppler de onda contínua (CW) através da AoV que é representativo de como a velocidade e VTI de LVOT devem ser (Fig. 10-5).
  - **Doppler de CW através da AoV**
    - É importante se adquirir o traçado de Doppler de CW de várias localizações (ápice, fúrcula supraesternal, e paraesternal direito) para assegurar que o feixe esteja paralelo ao fluxo e que a velocidade máxima do jato seja obtida. A sonda de não imageamento (*pedoff*) deve ser utilizada em cada uma destas localizações (Fig. 10-6).
    - **Gradiente médio e velocidade de pico** são obtidos quando se rastreia o sinal de Doppler de CW.
    - O gradiente médio reflete o gradiente médio entre o LV e a aorta durante a sístole; ele é calculado pela média dos gradientes instantâneos durante o período de ejeção e requer rastreamento do envelope do Doppler aórtico para cálculo da máquina (veja Fig. 10-6).
    - **AS severa: Gradiente médio > 40 mmHg.**
  - **AVA**
    - AVA é calculada com base na equação de continuidade, que sustenta que o volume de sangue ejetado através do LVOT e igual ao volume de sangue que atravessa a AoV (Fig. 10-7).

$$AVA \times VTI_{AoV} = CSA_{LVOT} \times VTI_{LVOT}$$

onde CSA = área transversal

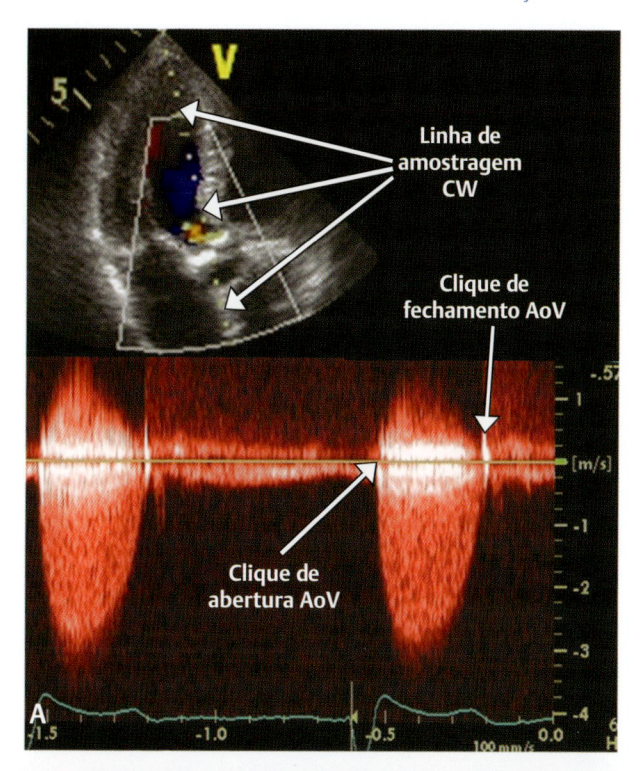

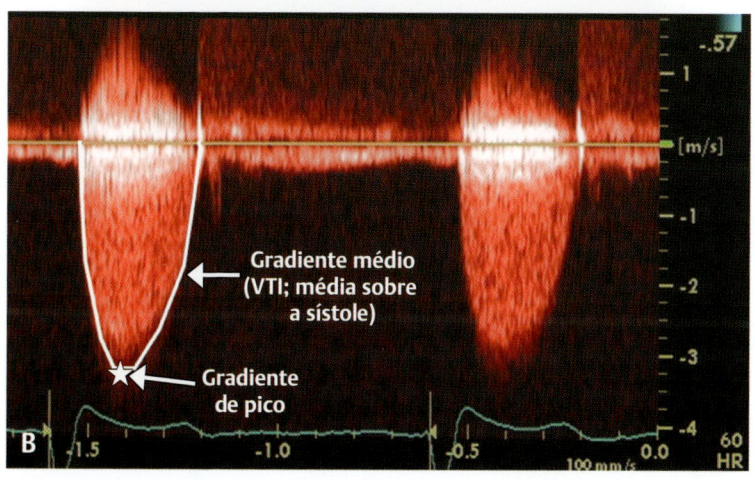

Figura 10-6. A: Doppler de onda contínua (CW) através da valva aórtica (AoV) permitindo que uma maior velocidade seja registrada. **B:** Medida dos gradientes médio e de pico pelo traçado do envelope ao Doppler. VTI, integral de velocidade-tempo.

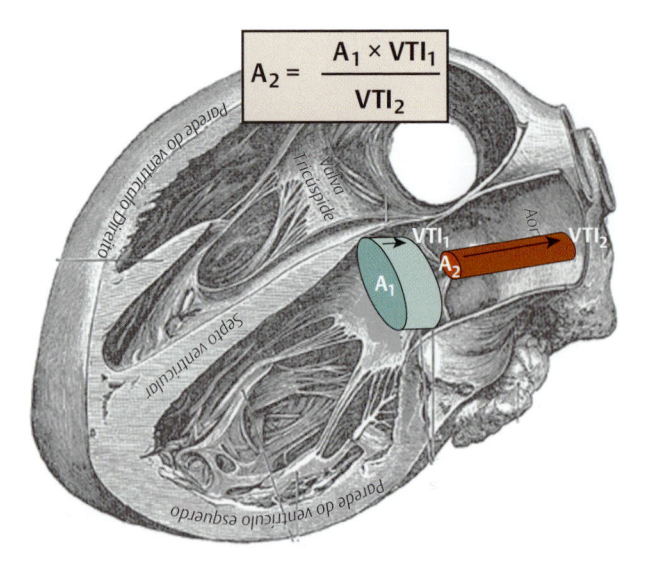

Figura 10-7. Medidas utilizadas na equação de continuidade para calcular a área da valva aórtica. VTI, integral de velocidade-tempo.

$$A_2 = \frac{A_1 \times VTI_1}{VTI_2}$$

- Resolvendo AVA:

$$AVA = CSA_{LVOT} \times VTI_{LVOT}/VTI_{AoV}$$

- AVA deve ser indexada a área de superfície corporal (BSA) se o paciente estiver nos extremos dos hábitos corporais.
- **AS severa: AVA < 1 cm², AVA/BSA < 0,6 cm²/m².**
○ **Índice sem dimensão**
  - Uma vez que medidas não exatas do diâmetro de LVOT levam a uma grande variabilidade da AVA calculada, um índice foi desenvolvido que não se baseia em medidas de diâmetro.
  - Este índice leva a relação entre LVOT e velocidades de pico da AoV ou VTIs.
  - **AS severa: relação LVOT/VTI AoV < 0,25.**
○ **Fibrilação atrial (e outros ritmos irregulares)**
  - Medida da VTI da LVOT e AoV de pelo menos seis a oito batimentos sucessivos e resultados médios para determinação dos gradientes e AVA.

• **Pontos-Chave:**
1. É importante se adquirir o rastreamento do Doppler de CW de várias localizações (ápice, fúrcula supraesternal, e paraesternal direita) para assegurar que o feixe seja paralelo ao fluxo e que a velocidade máxima do jato seja obtida.
2. Assegure-se de rastrear o envelope modal (brilhante e claramente definido) ao Doppler quando se mede os gradientes. Alargamento espectral ou "enfraquecimento" da linha do envelope podem ser exacerbados por contraste ou ajustes inapropriados do Doppler levando a superestimativa dos gradientes.

- **Avaliação ecocardiográfica avançada da AS**
  - **Teste de exercício**
    - Se a presença de sintomas não é clara para se decidir o tempo ideal para intervenção cirúrgica, pacientes com AS severa devem ser submetidos a teste de estresse por exercício para avaliar a capacidade funcional, sintomas, resposta da pressão arterial ao exercício e mudanças eletrocardiográficas.
  - **Ecocardiografia com baixa dose de dobutamina para AS de baixo fluxo, baixo gradiente e LVEF *reduzida*.**
    - *Problema clínico*: Em pacientes com disfunção LV significativa e fluxo sanguíneo reduzido, o gradiente gerado através da AoV é frequentemente menor do que o geralmente observado na AS severa (> 40 mmHg).
    - **AS de baixo fluxo grave, baixo gradiente e LVEF *reduzida* é normalmente definida como: AVA < 1 cm^2; LVEF < 40%; e gradiente médio < 30-40 mmHg.**
    - AS pseudosevera é quando a abertura reduzida da AoV não é primariamente relacionada ao enriquecimento dos folhetos (como na AS severa "verdadeira") mas na inabilidade do LV em gerar um fluxo de sangue transvalvar alto o suficiente para abrir totalmente os folhetos.
    - Diferenciando AS severa "verdadeira" de AS pseudosevera é crucial para determinação da aptidão do paciente para troca AoV.
    - *Por que realizar um ecocardiograma com dobutamina?* Dobutamina pode melhorar a contratilidade e frequência cardíaca, ambos que podem aumentar a taxa de fluxo transvalvar. Isto auxilia a determinar: (1) se reserva contrátil está presente, e (2) se existe AS severa verdadeira *versus* AS pseudosevera.
    - *Reserva contrátil*: definida como um aumento no volume sistólico (CSA$_{LVOT}$ × VTI$_{LVOT}$) ≥ 20% com dobutamina; outras medidas incluem uma melhora na motilidade da parede, LVEF, ou taxa de fluxo transvalvar. A ausência de reserva contrátil aumenta a mortalidade operatória.
    - *AS severa versus pseudosevera*: AS severa verdadeira é definida como a seguir: AVA final ≤ 1 cm^2 com dobutamina com um aumento no volume sistólico e gradiente através da AoV.
  - **AS de baixo fluxo, baixo gradiente e LVEF *preservada***
    - *Problema clínico*: visto em pacientes com LVEF normal ou aumentada com remodelamento LV concêntrico significativo e **tamanho de cavidade pequena** tanto que o volume total de sangue ventricular está marcadamente reduzido.
      - Este volume reduzido resulta em fluxo de sangue transvalvar e gradientes transvalvares reduzidos independentemente da presença de AS significativa e LVEF normal.
      - Se a AVA calculada encontra-se na categoria severa, esses pacientes possuem um prognóstico ruim similarmente como nos pacientes com AS severa e gradientes marcadamente elevados.
    - É importante primeiro se confirmar que não existam erros de medidas (por exemplo, LVOT medido de forma imprecisa como pequeno) nesses casos antes de se concluir que existe AS severa. Um ecocardiograma de estresse ou tomografia computadorizada (TC) para avaliar calcificação AoV pode ser útil para se esclarecer se existe AS severa.
  - **Correlação com medidas invasivas**
    - Um ecocardiograma bem realizado quase sempre fornece informação adequada para manuseio clínico. Quando o teste não invasivo é inconclusivo ou quando existe discrepância entre resultados de testes não invasivos e achados clínicos referentes a severidade da AS, hemodinâmica invasiva no laboratório de cateterismo pode ser útil.

- Quando se compara medidas derivadas da ecocardiografia e as invasivas, é importante lembrar que:
  - Hemodinâmica invasiva confiável requer a utilização de cateter duplo lúmen de pressão para aferir pressões simultâneas no LV e na aorta e não somente um "*pull back*" do LV a aorta.
  - Hemodinâmica invasiva utiliza a fórmula de Gorlin para o cálculo da AVA, o qual é o fluxo dependente e está propenso a várias fontes de erro.
  - O gradiente popular de pico a pico medido invasivamente é um valor não fisiológico e não é o mesmo que o gradiente de pico instantâneo medido pela ecocardiografia (o qual será sempre mais alto). Gradiente *instantâneo* de pico são comparáveis entre ambas as modalidades.
  - Gradientes menores medidos invasivamente podem resultar de **recuperação de pressão**, um fenômeno no qual a energia cinética da corrente sanguínea distal a estenose é recuperada como pressão. Como o Doppler estima a máxima diferença de pressão imediatamente distal a valva, a diferença de pressão irá ser maior do que a medida levemente abaixo de forma invasiva quando a pressão for totalmente recuperada. Isto é importante em pacientes com raízes aórticas pequenas (< 3 cm).
  - **O gradiente transvalvar médio é a melhor medida comparativa entre técnicas invasivas e não invasivas.**

• **Pontos-Chave:**
1. *Quando surge uma questão de quando o paciente com AS severa é sintomático, um ecocardiograma de exercício pode ajudar a esclarecer quando os sintomas de outras características relativas (por exemplo, queda na pressão sanguínea com exercício) estão presentes, indicando que a cirurgia deve ser realizada.*
2. *Para pacientes com AS de baixo fluxo, baixo gradiente, e LVEF reduzida (clássico baixo fluxo), um ecocardiograma com baixa dose de dobutamina é útil para esclarecer quando existe AS verdadeiramente severa (vs. pseudosevera) e avaliar para reserva contrátil.*
3. *Quando AVA se encontra na faixa severa, mas os gradientes são menos que os esperados, é apropriado que primeiro se confirme que não existiram erros de medida.*

REGURGITAÇÃO AÓRTICA

- **Avaliação ecocardiográfica padrão da AR**
  - **Severidade da AR.**
    Veja Tabela 10-2.
  - **Avaliação 2D**
    - **Folhetos**
      - Motilidade da valva: Existe prolapso de um dos folhetos?
      - Número de folhetos: Isso é um fator, (por exemplo, AR excêntrica com BAV)?
      - Existe algo "extra" aderido aos folhetos, (por exemplo, vegetação)?
      - Existe calcificação presente?
      - Dimensões e morfologia da raiz aórtica: a estrutura de suporte da valva está intacta? Existe alguma sugestão de dissecção? A raiz está dilatada?
    - **Dimensões LV**
      - Na AR crônica, o ventrículo irá dilatar; o diâmetro ventricular esquerdo sistólico final (LVESD) e o diâmetro ventricular esquerdo diastólico final (LVEDD) são importantes para o acompanhamento destes pacientes. Uma vez que o **LVESD alcance 5,0 cm** ou que o LVEDD alcance 7,0 cm, a cirurgia deve ser recomendada, mesmo em pacientes assintomáticos.

Tabela 10-2 Severidade da Regurgitação Aórtica

	Leve	Moderada	Grave
Parâmetros estruturais			
Tamanho LA	Normal[a]	Normal ou dilatado	Normalmente dilatado[b]
Folhetos aórticos	Normal ou anormal	Normal ou anormal	Anormal/frouxo ou grande defeito de coaptação
Parâmetros ao Doppler			
Largura do jato ao LVOT — fluxo colorido[c]	Pequeno em jatos centrais	Intermediária	Grande em jatos centrais; variável em jatos excêntricos
Densidade do jato — CW	Incompleto ou fraco	Denso	Denso
Taxa de desaceleração do jato — CW (PHT, ms)[d]	Baixa > 500	Média 500-200	Íngreme < 200
Reversão do fluxo diastólico na aorta descendente — PW	Breve, reversão diastólica inicial	Intermediária	Reversão holodiastólica proeminente
Parâmetros quantitativos[e]			
Largura VC, cm[c]	< 0,3	0,3-0,6		> 0,6
Largura jato/largura LVOT, %[c]	< 25	25-45	46-64	≥ 65
CSA Jato/CSA LVOT, %[c]	< 5	5-20	21-59	≥ 60
R Vol, mL/batimento	< 30	30-44	45-59	≥ 60
RF, %	< 30	30-39	40-49	≥ 50
EROA, cm^2	< 0,10	0,10-0,19	0,20-0,29	≥ 0,30

CSA, área de seção transversal; CW, onda contínua, EROA, área do orifício regurgitante efetivo; LA, átrio esquerdo; LVOT, trato de saída ventricular esquerdo; PHT, tempo de meia pressão; PW, onda pulsada; RF, fração regurgitante; R Vol, volume regurgitante; VC, *vena contracta*.
[a] A menos que existam outras razões para dilatação LV. Medidas normais 2D: eixo menor LV ≤ 2,8 cm/m^2, volumes diastólicos finais LV ≤ 82 mL/m^2.
[b] Exceção: Deve ser regurgitação aórtica (AR) aguda, no qual não teve tempo suficiente para haver dilatação das câmaras.
[c] Em um limite de Nyquist de 50-60 cm/s.
[d] PHT está encurtado compressão diastólica LV aumentando e terapia vasodilatadora, e pode ser alargado na adaptação crônica a AR severa.
[e] Parâmetros quantitativos podem subclassificar o grupo de regurgitação moderada dentro da regurgitação leve a moderada e moderada a severa como demonstrado.
Adaptada de Baumgartner H., Hung J, Bermejo J, *et al*. Echocardiographic assessment of valve stenosis: EAE/ASE recommendations for clinical practice. *J Am Soc Echocardiogr.* 2009;22:1–23, com permissão da Elsevier.

- Na AR crônica, o ventrículo desenvolve **hipertrofia excêntrica** (massa LV está aumentada, espessura da parede aumentada, e a câmara dilata).
- Na AR aguda, o ventrículo terá tamanho e forma normais e muito menos capacidade de acomodar uma carga de volume grande e súbita, levando a marcado aumento no LVEDP.

○ **Função LV**
  - Na AR crônica, o LVEF pode permanecer relativamente normal por um longo período de tempo; entretanto, a cirurgia deve ser realizada quando o **LVEF for** $\leq$ **50%** mesmo em pacientes assintomáticos.
  - **Se o ventrículo é hiperdinâmico e a AR parece severa, o início da regurgitação é provavelmente agudo ou subagudo.**

○ **Avaliação por Doppler**: Um número de variáveis pode afetar a avaliação da AR por Doppler, incluindo: estado de volume, pressão de enchimento, excentricidade do jato, lesões valvares regurgitantes ou estenóticas coexistindo e pressão sanguínea. É crucial se *integrar todas as informações* obtidas pelo ecocardiograma para determinar a severidade da regurgitação.
  - Qualitativo
    ▪ **Largura do jato por Doppler colorido**
      □ **Largura do jato colorido *versus* largura do LVOT.**
      □ Menos precisa com jatos altamente excêntricos (tende a subestimar a severidade).
      □ Medida na Projeção PLAX ou PSAX (ampliada) ou na projeção de eixo longo a 120 graus na TEE. (*Nota*: Em decorrência da baixa resolução lateral do feixe, o jato irá sempre parecer mais amplo nas projeções apicais e, portanto, será superestimado.)
      □ **AR leve = < 25%; AR severa = $\geq$ 65%.**
      □ **O comprimento do jato de AR não deve ser utilizado para avaliar a severidade da AR** uma vez que este depende mais da pressão de condução através do orifício regurgitante do que do tamanho do orifício.
    ▪ **Largura da *vena contracta* ao Doppler**
      □ **Diâmetro mais estreito da corrente de fluxo regurgitante** reflete o diâmetro do orifício regurgitante; relativamente independente da carga e taxa de fluxo.
      □ Para medida precisa, **identificação de todos os três componentes do jato regurgitante** (ou seja, convergência proximal de fluxo, *vena contracta*, alargamento na LVOT) é a chave. Isto evita medidas errôneas do jato uma vez que ele rapidamente se expande no LVOT como na *vena contracta*.
      □ Evite superestimativa da *vena contracta* pela medida **somente da largura por cores de alta velocidade** do sangue e não da baixa velocidade que é atraído pela corrente do jato regurgitante.
      □ Medir nas projeções PLAX ou PSAX (ampliada) ou na projeção de eixo longo a 120 graus na TEE.
      □ **Vena contracta < 0,3 cm = AR leve; *vena contracta* > 0,6 cm = AR severa** (Fig. 10-8).
    ▪ **PHT**
      □ **Definido como o tempo que leva para que a diferença de pressão entre a aorta e o LV reduza pela metade durante a diástole.**
      □ Fácil de medir utilizando Doppler de CW nas projeções três ou cinco câmaras.
      □ A intensidade/densidade do sinal e o perfil pelo Doppler da regurgitação é também um sinal qualitativo da quantidade de AR.

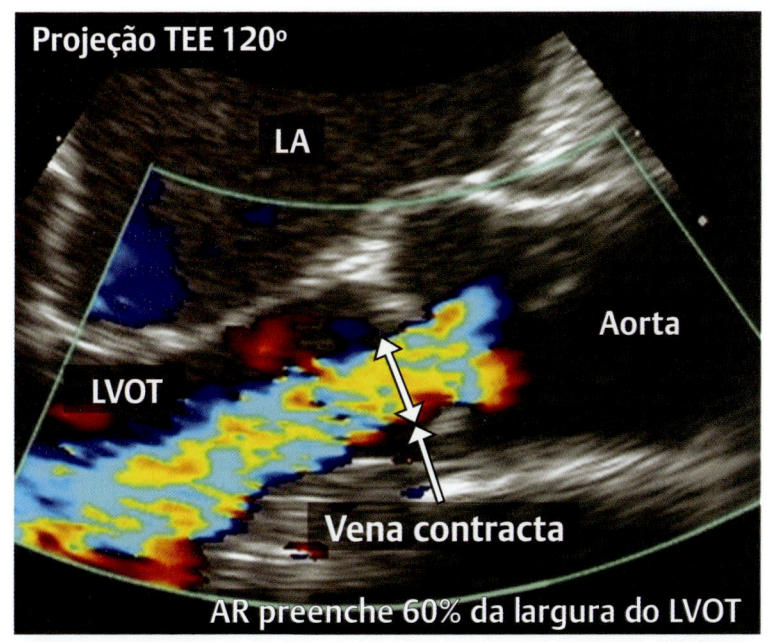

Figura 10-8. Projeção médio-esofagiana de eixo longo ao ecocardiograma transesofágico (TEE) do trato de saída ventricular esquerdo (LVOT) mostrando imagem do jato de regurgitação aórtica (AR) e medida de *vena contracta*. LA, átrio esquerdo.

- Pode ser influenciado por numerosos fatores incluindo complacência LV, pressão de enchimento LV, presença de MR significante e a cronicidade da AR.
- PHT < 200 ms = AR severa, PHT > 500 ms = AR leve (Fig. 10-9).
- **Reversão do fluxo diastólico na aorta**
    - Reversão do fluxo aórtico pode ser avaliada por Doppler de PW na aorta torácica descendente proximal (projeção supraesternal) ou na aorta abdominal (na projeção subcostal).
    - **Reversão de fluxo holodiastólico sugere pelo menos AR moderada**, com a grande especificidade sendo a presença da reversão do fluxo holodiastólico na aorta abdominal (Fig. 10-10).
    - AR severa é sugerida quando o VTI do fluxo reverso se aproxima do VTI do fluxo anterógrado na aorta.

• **Ponto-Chave:** *Fluxos reverso diastólico inicial e breve podem ser vistos, especialmente em pacientes jovens com aortas complacentes; este fluxo é NORMAL. É importante distinguir este fluxo do fluxo reverso HOLOdiastólico, o qual é sempre ANORMAL.*

- *Quantitativo*
    - Ao contrário de MR, métodos para quantificar o volume de AR, quando viável, não são tão frequentemente realizados. A severidade da AR pode, frequentemente, ser determinada por uma combinação de métodos qualitativos e a avaliação 2D como previamente descritos.

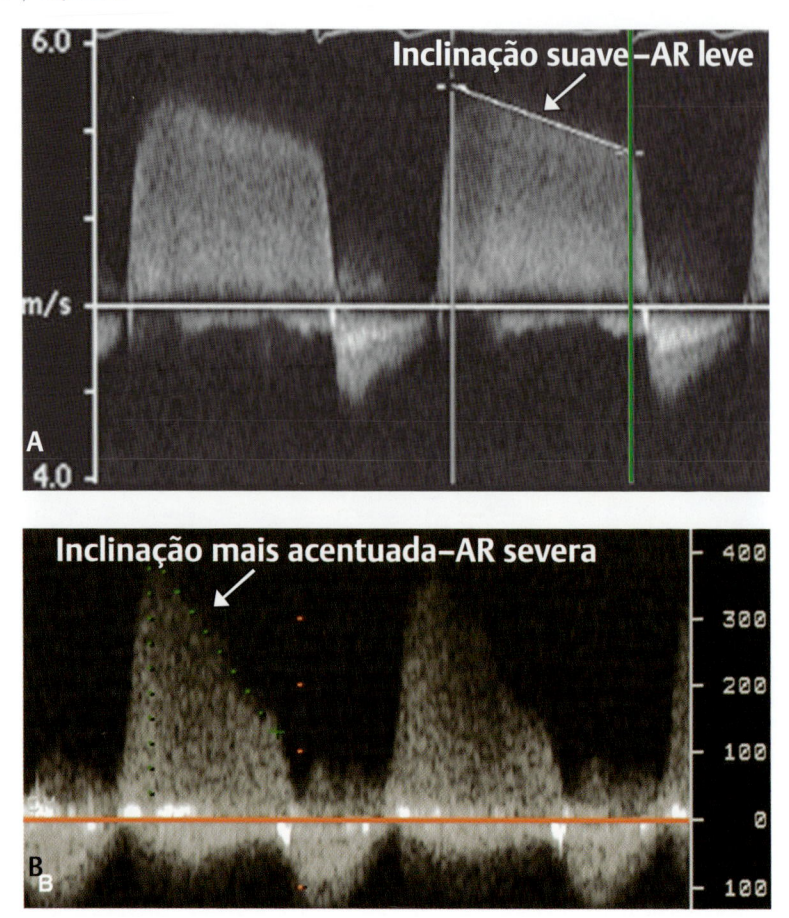

Figura 10-9. Medida de tempo de meia pressão do jato de regurgitação aórtica (AR) sugerindo regurgitação leve (**A**) ou severa (**B**).

- **Área da superfície de isovelocidade proximal (PISA)**
  - O fluxo regurgitante acelera em camadas ou "superfícies", à medida que se aproxima do orifício regurgitante. Utilizando Doppler colorido com velocidade de *aliasing* reduzida, a interface vermelho-azul pode ser identificada. A distância entre a interface vermelho-azul e o orifício regurgitante é o raio PISA. A PISA é a área da superfície de sangue se movendo para trás da aorta através da AoV fechada em uma dada velocidade de *aliasing*.
  - PISA = $2\pi \times (\text{raio PISA})^2$.
  - Embora difícil de medir, este deve ser realizado em uma projeção A5C ou ALAX "ampliada".
- **Volume regurgitante (R Vol)**
  - O volume de sangue que regurgita através da valva por batimento.

Doença da Valva Aórtica | 135

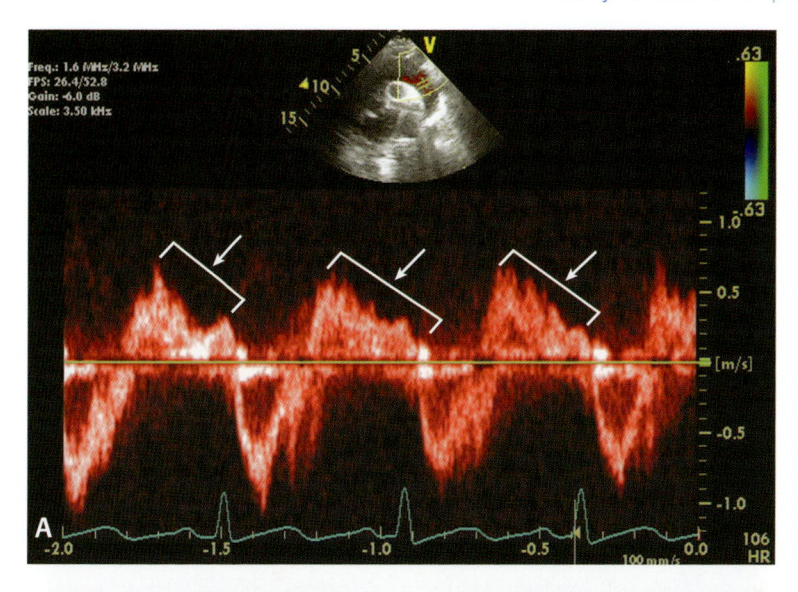

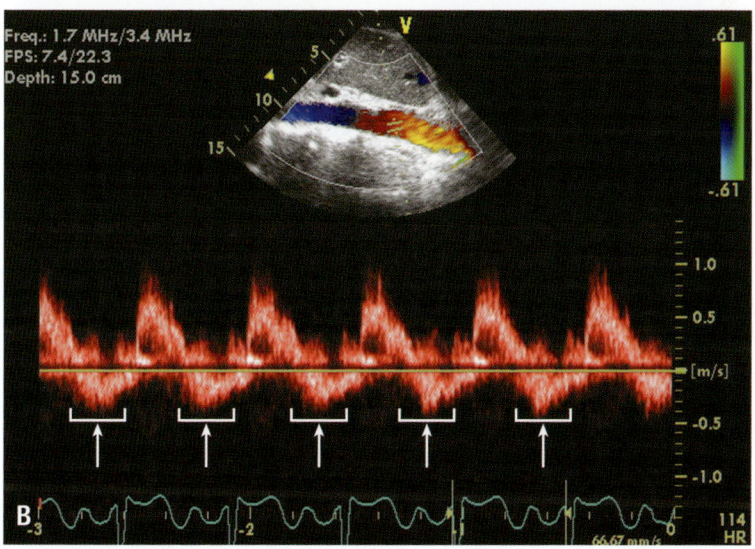

Figura 10-10. Doppler de onda pulsada na (**A**) aorta torácica descendente proximal e (**B**) aorta abdominal mostrando reversão de fluxo holodiastólico (*setas*) com integral de velocidade-tempo similar ao fluxo anterógrado, sugestivo de regurgitação aórtica severa.

- **Calculado por três métodos:**
  - Diferença entre os volumes de fluxo transaórtico e transmitral medidos por Doppler PW.
    - Volume transaórtico é SV_{TOTAL} (volume anterógrado e R Vol) e o volume transmitral é $SV_{ANTERÓGRADO}$ (somente o volume anterógrado) onde SV = volume sistólico.
    - $SV_{TOTAL} = CSA_{LVOT} \times VTI_{LVOT}$.
    - $SV_{ANTERÓGRADO} = CSA_{ANEL\ MITRAL} \times VTI_{ANEL\ MITRAL}$.
    (*Nota: Use Doppler PW ao nível do anel mitral*).
    - $R\ Vol = SV_{TOTAL} - SV_{ANTERÓGRADO}$.
    - Não é válido quando está presente MR significativa.
  - Outros métodos para cálculo do SV_{TOTAL} utilizam medidas 2D dos volumes LV.
    - $SV_{TOTAL} = LVEDV - LVESV$ (pelo método de Simpson).
    - $R\ Vol = SV_{TOTAL} - SV_{ANTERÓGRADO}$.
    - $R\ Vol = 2D\ LV\ SV - volume_{TRANSMITRAL}$.
  - PISA

$$R\ Vol = EROA \times VTI_{AR\ Jet}$$

  - Onde EROA = área do orifício regurgitante efetivo
    - **R Vol < 30 mL/batimento = AR leve, R Vol ≥ 60 mL/batimento = AR severa.**
- **Fração regurgitante (RF)**
  - A relação do fluxo regurgitante com o fluxo anterógrado através da valva.
  - $RF = R\ Vol/SV_{TOTAL}$ (onde $SV_{TOTAL} = CSA_{LVOT} \times VTI_{LVOT}$).
  - **RF < 30% = AR leve, RF ≥ 50% = AR severa.**
- **Área do orifício regurgitante efetivo**
  - EROA = PISA × velocidade *aliasing*/velocidade AR de pico
  OU
  - EROA = R Vol/VTI $_{AR\ jet}$.
  - **EROA < 0,1 cm² = AR leve, EROA ≥ 0,3 cm² = AR severa.**
  - TEE
    - Pode ser complementar à ecocardiografia transtorácica (TTE) na avaliação da AR.
    - Fornece melhor visualização da morfologia da valva e dimensão da raiz aórtica (por exemplo, endocardite, dissecção aórtica).

- **Pontos-Chave:**
  1. *Para completa medida da raiz aórtica, mover a sonda um espaço intercostal acima ou inclinando medialmente irá oferecer melhor visualização e definição acústica.*
  2. *AR significativa pode resultar de patologia valvar, dilatação da raiz aórtica ou ambos.*
  3. *Avaliação da severidade da AR requer uma abordagem integrada, incorporando múltiplos índices qualitativos e quantitativos.*
  4. *Quando a AR parece severa, mas a câmara LV tem um tamanho e forma normais, suspeite da possibilidade de AR aguda e procure por sinais de dissecção aórtica ou endocardite.*

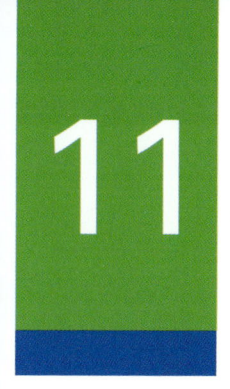

11 Doença da Valva Mitral
Brian R. Lindman ▪ Nishath Quader

CONCEITOS DE ALTO RENDIMENTO
- Discrepância entre área valvar mitral (MVA) e gradiente médio na estenose mitral (MS) pode estar relacionado a débito cardíaco ou frequência cardíaca.
- *Escore de Wilkins*: Cuidadosamente avaliar mobilidade do folheto, espessamento, calcificação, e espessamento subvalvar para predizer eficácia da valvuloplastia por balão.
- *Jato regurgitante excêntrico*: Doppler colorido e medidas quantitativas podem subestimar a severidade do jato.
- *Graduando a severidade da regurgitação*: não se baseia em uma medida isolada.

PROJEÇÕES-CHAVE
- *Paraesternal de eixo longo (PLAX)* – triagem inicial para severidade de MS e regurgitação mitral (MR); avaliação do aparato subvalvar.
- *Paraesternal de eixo curto (PSAX)* – planimetria de MVA.
- *Projeções apicais* – avaliação quantitativa da MS e MR: gradiente médio, área de superfície de isovelocidade proximal (PISA) e avaliação volumétrica, tamanho e função atrial esquerdo (LA) e ventricular esquerdo (LV).
- *Ecocardiografia transesofágica (TEE)* – projeções de maior resolução para etiologia e severidade de MR (por exemplo, PISA, reversão em veia pulmonar) e para escore de Wilkins; importante para planejamento de intervenção.

APARATO VALVAR MITRAL
O aparato valvar mitral (MV) consiste do anel mitral, folhetos, corda tendínea e do aparato submitral, músculos papilares, e a parede LV na qual os músculos papilares se inserem.
- **Folhetos**
  - Folhetos anterior e posterior tem, cada um, três recortes (Fig. 11-1).
- **Anel**
  - Anel de junção entre o átrio e o ventrículo e o local onde os folhetos mitrais se inserem.
  - Existem uma porção anterior e outra posterior do anel que correspondem aos respectivos folhetos. A porção anterior está aderida aos trígonos fibrosos direito e esquerdo e, estruturalmente, tem mais suporte do que a porção posterior.
  - O anel pode dilatar (levando a regurgitação funcional) ou calcificar (levando a estenose).
  - Aumento severo do LA pode também levar a dilatação anelar e, portanto, MR.

Projeção paraesternal de eixo curto
(ao nível da valva mitral)

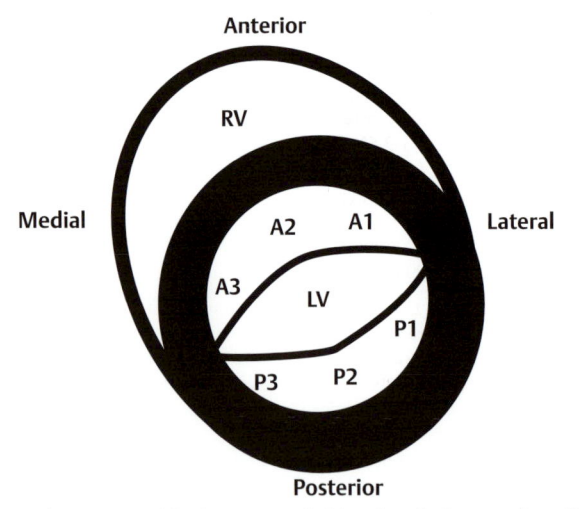

Figura 11-1. Diagrama do paraesternal de eixo curto ao nível da valva mitral mostrando os diferentes recortes numerados em ordem ascendente de lateral para medial. RV, ventrículo direito.

- Diferente das valvas tricúspide e pulmonar, as quais são separadas pelo infundíbulo ventricular direito (RV), a MV e a valva aórtica (AoV) estão em continuidade direta, separadas somente por uma conexão fibrosa. Isto tem implicações para patologias, como endocardite, a qual pode espalhar-se pelas valvas MV e AoV e causar abscessos anulares e da raiz aórtica.
- **Aparato subvalvar**
  - Músculos papilares: Estes são anterolateral e posteromedial; o músculo papilar anterolateral normalmente recebe suprimento sanguíneo duplo (artéria descendente anterior esquerda e artéria circunflexa esquerda), enquanto que o músculo papilar posteromedial normalmente tem um suprimento sanguíneo único (ou da artéria circunflexa esquerda ou da coronária direita).
  - Corda tendínea: cordas primária, secundária e terciária se conectam aos músculos papilares e **ambos** os folhetos valvares; estes podem alongar, se encurtar, romper, calcificar ou se fundir.
- **Ventrículo**
  - O tamanho e formato ventricular impactam na função do MV. Assim que o ventrículo dilata e se torna mais esférico, os músculos papilares se tornam deslocados apicalmente e lateralmente. Isto torna o fechamento dos folhetos mitrais restrito, especialmente o folheto mitral posterior, levando a MR posteriormente direcionado.

- **Pontos-Chave:**
  1. O aparato MV é uma estrutura complexa composta de anel, folhetos, aparato submitral, e a inserção dos músculos papilares na parede LV.
  2. MR pode resultar quando existe uma patologia de qualquer um dos componentes do aparato mitral.
  3. O músculo papilar anterolateral tem um suprimento sanguíneo duplo enquanto o músculo papilar posteromedial tem um suprimento sanguíneo único.

REGURGITAÇÃO MITRAL
- **Causas de Regurgitação Mitral**

Degenerativa/ síndrome do prolapso da MV	• Geralmente ocorre como uma condição primária (doença de Barlow ou deficiência fibroelástica), mas também tem sido associada a desordens congênitas do tecido conectivo (i. e., Síndrome de Marfan, Síndrome de Ehlers-Danlos, osteogênese imperfeita) • Ocorre em 1-2,5% da população • Dois terços são mulheres • Folheto posterior (recorte P2) é o que mais comumente sofre prolapso (Fig. 11-2) • Causas mais comuns de cirurgia de MV • Proliferação mixomatosa e formação de cartilagem podem ocorrer nos folhetos, cordas tendínea e/ou anel
Cardiomiopatia dilatada	• Em decorrência tanto da dilatação anelar por aumento LV e desposicionamento do músculo papilar por aumento LV e remodelamento esférico para prevenir coaptação adequada do folheto • Pode ocorrer em cardiomiopatia dilatada não isquêmica ou isquêmica (existem frequentemente múltiplas razões mecânicas para MR no contexto de infarto prévio)

Isquêmica	• Primariamente atribuível à disfunção LV – não a disfunção da musculatura papilar
	• Mecanismo de MR geralmente envolve um ou ambos a seguir:
	  – Dilatação anelar por aumento LV
	  – Remodelamento LV local com deslocamento do músculo papilar (tanto dilatação do LV e acinesia/discinesia da parede na qual o músculo papilar está inserido pode, apicalmente, deslocar a coaptação do folheto, causando "folhetos em forma de tenda" (Fig. 11-3)
	• Raramente, MR se desenvolve agudamente por ruptura do músculo papilar (geralmente o músculo papilar posteromedial em virtude de seu suprimento único de sangue)

Reumática	• Pode ser MR pura ou MR/MS combinados • Causado por espessamento e/ou calcificação dos folhetos e da corda
Endocardite infecciosa	• Geralmente causada por destruição do tecido do folheto (i. e., perfuração)
Outras causas	• Congênita (p. ex., MV com fissura, em paraquedas ou fenestrada) • Doenças infiltrativas (p. ex., amiloide) • Lúpus eritematoso sistêmico (SLE; isto é, lesão de Libman-Sacks) • Cardiomiopatia hipertrófica com obstrução da saída LV • Calcificação anelar mitral • Vazamento perivalvar da válvula protética em MV • Toxidade por drogas (p. ex., *phen-fen*)
Causas agudas	• Músculo papilar rompido • Corda papilar rompida • Endocardite infecciosa

- **Ponto-Chave:** *Esteja pronto para diferenciar causas primárias de MR de causas secundárias.*

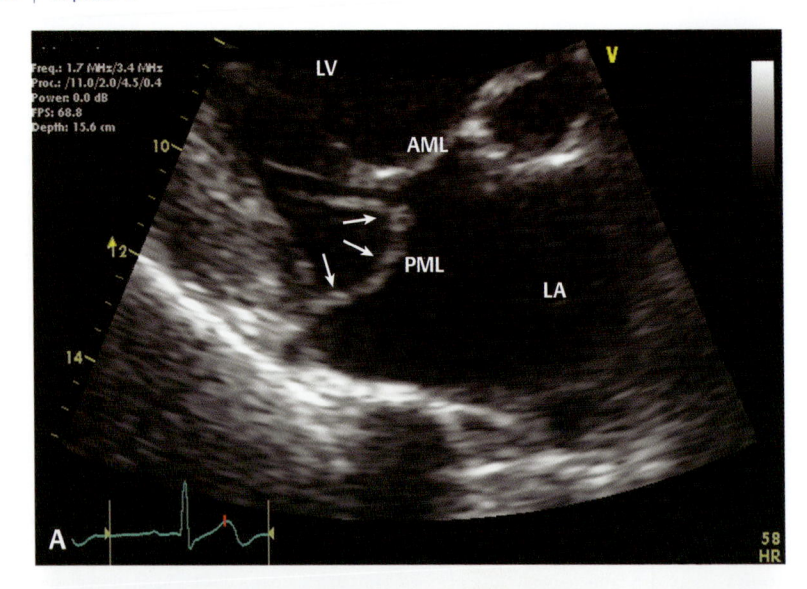

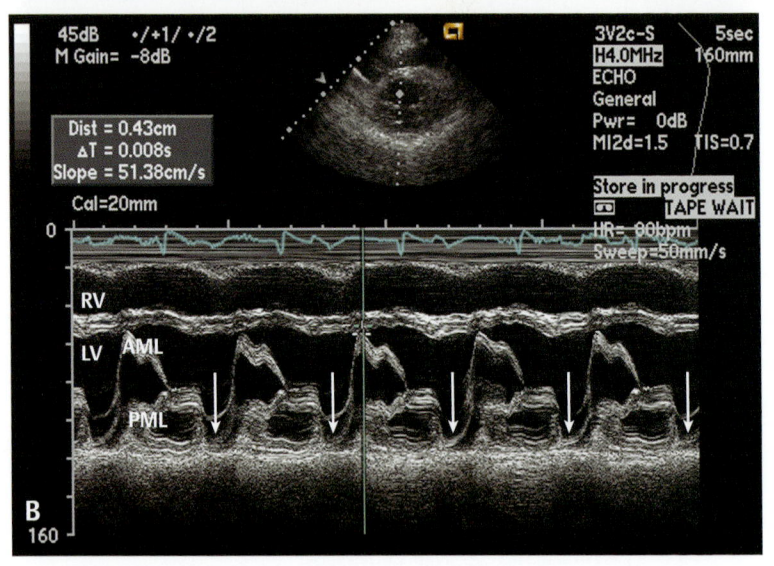

Figura 11-2. Prolapso do folheto posterior da valva mitral (PML) (*setas*) visto em uma (**A**) imagem bidimensional ampliada na projeção paraesternal em eixo longo e (**B**) ecocardiografia de modo M. AML, folheto anterior da valva mitral; LA, átrio esquerdo; LV, ventrículo esquerdo; RV, ventrículo direito.

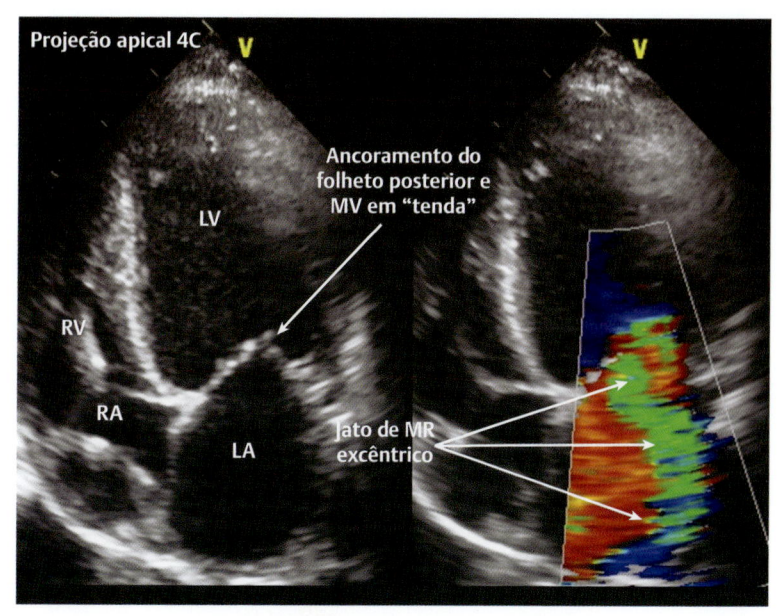

Figura 11-3. Folheto posterior da valva mitral (MV) em formato de tenda com deslocamento apical e lateral da coaptação do folheto resultando em regurgitação mitral (MR) excêntrica posteriormente direcionada. LA, átrio esquerdo; LV, ventrículo esquerdo; RA, átrio direito; RV, ventrículo direito.

- **Avaliação por ecocardiografia transtorácica (TTE) bidimensional (2D)**
  - **Etiologia**
    - Determinando quando é um problema primário do folheto mitral ou secundário a um problema do folheto mitral: MR primária é decorrente de um problema do folheto mitral (prolapso, perfuração, instabilidade) enquanto MR secundário é um problema do LV (folheto em tenda resultante de dilatação do LV). Isto tem importante implicação no manuseio.
  - **Folhetos**
    - Movimentação de valva: no prolapso, o corpo do folheto se curva > 1 mm para trás do plano anelar. Se o folheto em tenda é visto, a coaptação do folheto ocorre ainda mais no LV. Com instabilidade, a ponta do folheto aponta para trás para o LA (Fig. 11-4).
    - Se tem algo "extra" aderido aos folhetos (por exemplo, vegetação) ou perfuração?
    - Avaliar grau de calcificação.
  - **Aparato subvalvar**
    - Deslocamento do músculo papilar.
    - Corda tendínea rasgada ou alongada.
  - **Anel mitral**
    - Avaliar grau de dilatação e/ou calcificação.
  - **Dimensão LA**
    - MR crônica severa levará ao aumento do átrio esquerdo; as dimensões e volumes do LA podem elucidar a cronicidade e o grau de sobrecarga de volume.
  - **Dimensões e função LV**
    - Medida da dimensão LV no final da sístole e no final da diástole são importantes para avaliar a resposta do ventrículo a sobrecarga de volume.

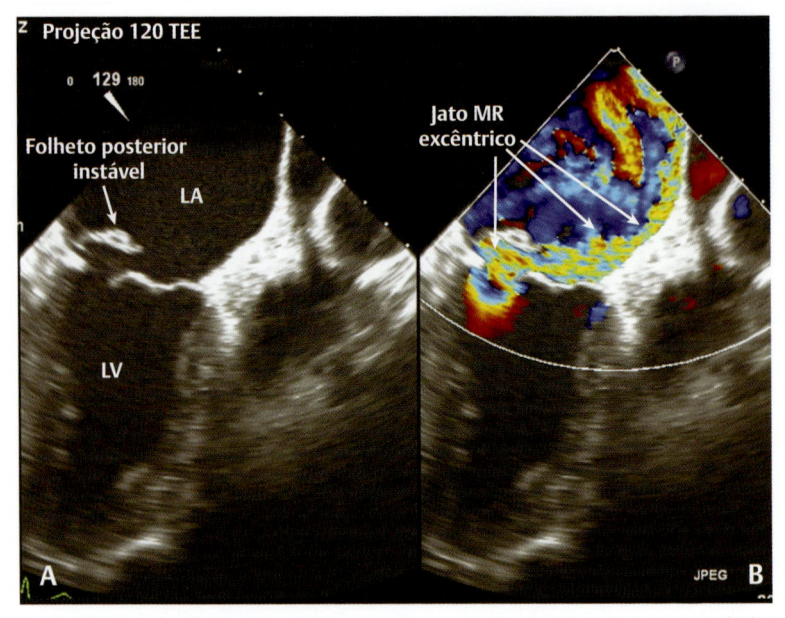

Figura 11-4. (A) Valva mitral instável com folheto posterior apontando para trás no átrio esquerdo (LA). Por definição este achado anatômico resulta em regurgitação mitral severa (MR) como é visto neste caso com Doppler colorido. **(B)** como o folheto posterior está instável, o jato de MR está anteriormente direcionado *versus* se existe prolapso/instabilidade do folheto anterior, caso em que o jato de MR deverá estar posteriormente direcionado. LV, ventrículo esquerdo.

- MR crônica severa eventualmente leva a dilatação do ventrículo. Uma dimensão aumentada no final da sístole (≥ 4,0 cm) é uma indicação para cirurgia mesmo na ausência de sintomas pelas diretrizes do American College of Cardiology/American Heart Association (ACC/AHA).
- **Doppler**
  - **Doppler colorido da área do jato**
    - A área do jato colorida depende dos ajustes do instrumento, hemodinâmica, excentricidade do jato, geometria do orifício, contrafluxo venoso pulmonar e tamanho e complacência do LA, e precisa ser interpretado com cautela.
    - Medida nas projeções apical quatro-câmaras e PLAX, geralmente é avaliada qualitativamente. Ambos os critérios qualitativo e quantitativo para avaliação da MR estão listados na Tabela 11-1.
  - **Largura da *vena contracta* ao Doppler**
    - Este é o diâmetro mais estreito da corrente de fluxo regurgitante e reflete o diâmetro do orifício regurgitante. Ele é medido na projeção PLAX no modo ampliado e é o segmento mais estreito entre a convergência do fluxo proximal e a expansão do jato regurgitante a jusante (Fig. 11-5).
  - **Área de superfície de isovelocidade proximal**
    - O sangue regurgitante acelera como "camadas hemisféricas" quando se move do LV mais largo para o orifício MV estreito.

Tabela 11-1   Critérios para Determinação da Severidade da Regurgitação Valvar Mitral

	Leve	Moderada	Severa
Sinais específicos de severidade	• Jato central pequeno < 4 cm² ou < 20% da área LA[a] • Largura da *vena contracta* < 0,3 cm • Nenhuma ou mínima convergência de fluxo[b]	Sinais de MR > leve presentes, mas sem critérios para MR severa	• Largura da *vena contracta* ≥ 0,7 cm *com* jato central de MR grande (área > 40% do LA) ou *com* jato de qualquer tamanho colidindo com a parede, rodopiando no LA[a] • Grande convergência de fluxo[b] • Reversão sistólica nas veias pulmonares • Folheto MV com instabilidade proeminente ou ruptura de músculo papilar
Sinais de suporte	• Fluxo sistólico dominante nas veias pulmonares • Onda A dominante de influxo mitral[c] • Sinal de Doppler CW de MR de densidade suave e parabólico • Tamanho LV normal[d]	Sinais/achados intermediários	• Doppler CW do jato MR denso, triangular • Onda E dominante de influxo mitral (E > 1,2 m/s)[c] Tamanho aumentado de LV e LA[e] (particularmente quando está presente função LV normal)
Parâmetros quantitativos[f]			
R Vol (mL/batimento)	< 30	30-44	45-59 ≥ 60
RF (%)	< 30	30-39	40-49 ≥ 50
EROA (cm²)	< 0,20	0,20-0,29	0,30-0,39 ≥ 0,40

CW, onda contínua; EROA, área do orifício regurgitante efetivo; LA, átrio esquerdo; LV, ventrículo esquerdo; MR, regurgitação mitral; MV, valva mitral; RF, fração regurgitante; R Vol, volume regurgitante.
[a]A um limite de Nyquist de 50-60 cm/s.
[b]Convergências mínima e máxima de fluxo definidos como raio de convergência de fluxo < 0,4 cm e ≥ 0,9 cm para jatos centrais; respectivamente, com um deslocamento da linha basal de Nyquist de 40 cm/s; cortes para jatos excêntricos são maiores, e devem ter correlação do ângulo (veja texto).
[c]Geralmente acima dos 50 anos de idade ou em condições de relaxamento prejudicado, na ausência de estenose mitral ou outras causas de pressão arterial esquerda elevada.
[d]Tamanho ventricular esquerdo (LV) se aplica somente a lesões crônicas. Medidas bidimensionais normais: eixo menor LV ≤ 2,8 cm/m², volume diastólico final LV ≤ 82 mL/m², diâmetro anteroposterior máximo do átrio esquerdo (LA) ≤ 2,8 cm/m², volume LA máximo ≤ 36 mL/m² (2;33;35).
[e]Na ausência de outras etiologias de dilatação ventricular esquerda e atrial esquerda e regurgitação mitral aguda.
[f]Parâmetros quantitativos podem ajudar a subclassificar o grupo de regurgitação moderada em leve a moderada e moderada a severa como demonstrado.
Adaptada de Zoghbi WA, Enriquez-Sarano M, Foster E, et al. Recommendations for evaluation of the severity of native valvular regurgitation with two-dimensional and Doppler echocardiography. *J Am Soc. Echocardiogr.* 2003;16:777–802, com permissão da Elsevier.

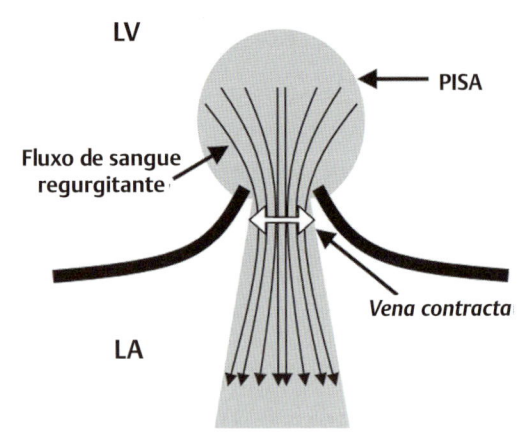

Figura 11-5. Diagrama mostrando convergência de fluxo do sangue regurgitante mitral e a porção mais estreita do jato assim que o sangue entra no átrio esquerdo (LA), chamado de *vena contracta*. LV, ventrículo esquerdo; PISA, área de superfície de isovelocidade proximal.

- Quando a velocidade excede o limite de Nyquist, existe *aliasing*; isto é, muda de azul a vermelho ou vermelho para azul dependendo da direção do fluxo sanguíneo em relação a sonda.
- Utilizando o princípio de continuidade o produto da área de superfície do hemisfério como o sangue sofre *aliasing* e a velocidade de *aliasing* deve igualar o produto entre a área do orifício regurgitante efetivo (EROA) e a velocidade do sangue se movendo através do orifício (velocidade de pico de MR).
- Área da superfície do hemisfério = $2\pi r^2$.
- EROA = $2\pi r^2$ × velocidade de *aliasing*/velocidade de pico de MR.
 Para aumentar o raio PISA para medidas mais precisas, o limite de Nyquist de base é movido na direção do fluxo de sangue regurgitante tanto que o sangue regurgitante sofre aliasing *precocemente. Esta direção, portanto, difere do TTE e TEE em virtude de diferentes locais da sonda (Fig. 11-6).*

- **Volume regurgitante**
  - Definido como o volume de sangue que regurgita através da valva por batimento ou segundo
  - Calculado por três métodos:

  (1) Diferença entre o fluxo do volume transaórtico e transmitral

  $$\text{Volume}_{\text{transaórtico}} = \text{CSA}_{\text{LVOT}} \times \text{VTI}_{\text{LVOT}}$$
  $$\text{Volume}_{\text{transmitral}} = \text{CSA}_{\text{anel mitral}} \times \text{VTI}_{\text{anel mitral}}$$

  (*Utilize Doppler PW ao nível do anel mitral*)

  $$\text{Volume regurgitante (R Vol)} = \text{volume}_{\text{transmitral}} - \text{volume}_{\text{transaórtico}}$$

  (Não é válido no contexto de regurgitação aórtica [AR] significante)

  (2) Diferença entre volume sistólico (SV) e SV anterógrado por 2D do LV

  $$\text{2D LV SV} = \text{LVEDV} - \text{LV ESV (Simpson modificado)}$$
  $$\text{SV}_{\text{anterógrado}} = \text{CSA}_{\text{LVOT}} \times \text{VTI}_{\text{LVOT}}$$
  $$\text{R Vol} = \text{2D LV SV} - \text{SV}_{\text{anterógrado}}$$

  (3) PISA

  $$\text{EROA} = 2\pi r^2 \times \text{velocidade de } aliasing/\text{velocidade de pico MR}$$
  $$\text{R Vol (mL)} = \text{EROA} \times \text{VTI}_{\text{jato MR}}$$

Doença da Valva Mitral | 145

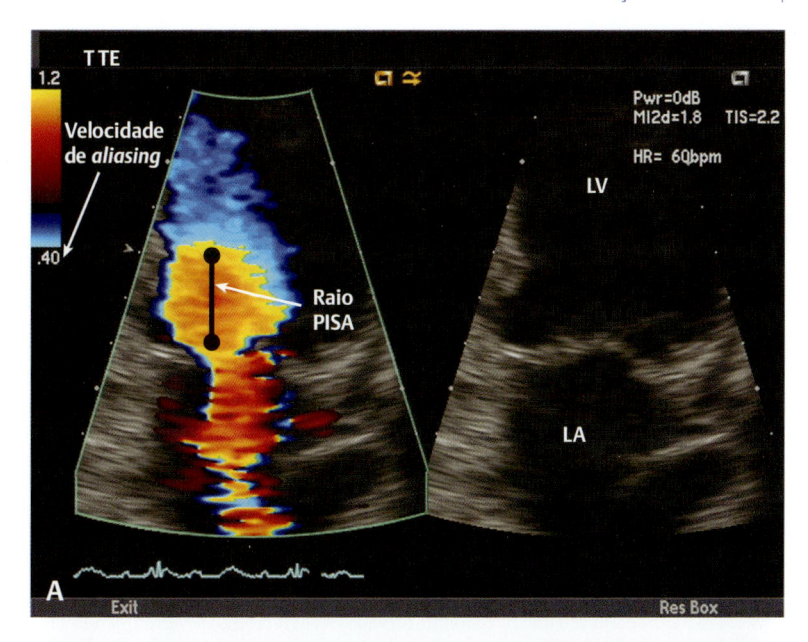

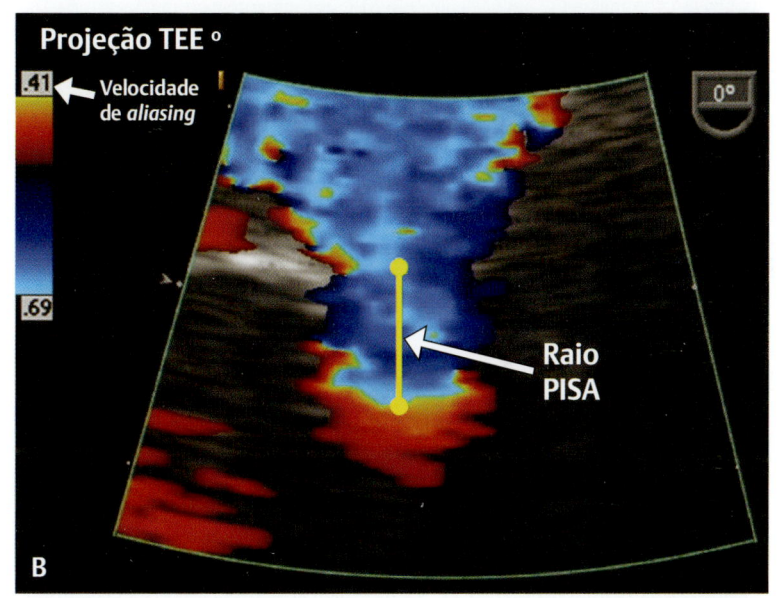

Figura 11-6. Medida de raio da área de superfície de isovelocidade proximal (PISA) com (**A**) projeção ampliada da ecocardiografia transtorácica (TTE) e (**B**) do ecocardiograma transesofágico (TEE). Note que a linha de base de Nyquist está deslocada com base na direção da regurgitação valvar mitral em relação à localização diferente da sonda. LA, átrio esquerdo; LV, ventrículo esquerdo.

- **Fração de regurgitação (RF)**
  - Definido como a relação entre o fluxo regurgitante e a fluxo anterógrado através da valva

  $$RF = R\,Vol/SV_{total} \text{ (onde } SV_{total} = CSA_{anel\ mitral} \times VTI_{anel\ mitral}$$

- **EROA**

  $$EROA = R\,Vol/VTI_{jato\ MR}$$

- **Medidas indiretas**
  - Na MR severa, a pressão LA é alta; portanto a onda E no influxo MV deve ser alta (> 1,2 cm/s). O padrão de reversão E/A (relaxamento miocárdico prejudicado) no influxo MV virtualmente exclui MR severa.
  - A densidade (similar a densidade do influxo ao Doppler) e forma (pico precoce) do jato MR ao Doppler CW podem ser úteis.
    - A densidade/brilho do envelope ao Doppler CW é proporcional ao volume de sangue. Na MR severa, o jato MR tem uma densidade similar ao influxo MV.
    - A velocidade do jato MR é determinada pelo gradiente de pressão entre LV e o LA. Na MR severa (geralmente aguda), a pressão LA é bem alta, portanto a diferença de pressão entre LV e LA irá se equilibrar rapidamente. Estes produzem jato MR com um declive agudo na sístole inicial (isto é, em forma de V) (Fig. 11-7,*A*).
  - Reversão de fluxo sistólico pode ser vista nas veias pulmonares e sugere MR severa (veja Fig. 11-7,*B*).
  - Pressões pulmonares são invariavelmente elevadas na MR crônica severa. Quando se acompanha longitudinalmente um paciente com MR, um aumento nas pressões arteriais pulmonares podem ser um marcador de que a MR piorou.

- **Pontos-Chave:**
  1. *Métodos qualitativos para avaliar a severidade da MR incluem: dimensões LV/LA, Doppler colorido, velocidade de pico da onda E, densidade do jato de MR no Doppler CW, e reversão sistólica do fluxo na veia pulmonar.*
  2. *Métodos quantitativos para avaliar a severidade da MR incluem EROA, vena contracta, R Vol e RF.*

- **Avaliação por ecocardiografia transesofágica**
  - TEE pode fornecer importante informação complementar (ao TTE) na avaliação de pacientes com MR aguda ou crônica.
  - Folhetos valvares são mais bem visualizados para esclarecer quais recortes estão prolapsados ou instáveis.
  - Imagens de resolução mais alta permitem uma avaliação mais precisa de PISA e *vena contracta*.
  - Todas as veias pulmonares podem ser interrogadas para evidência de reversão de fluxo sistólico, um marcador de MR severa.
  - TEE é particularmente útil quando se avalia endocardite, possibilitando uma avaliação da vegetação (tamanho e mobilidade), dano ao folheto (perfuração), e extensão da infecção (envolvimento do contínuo fibroso entre o MV e AoV com formação de abscesso ou fístula).
- **Ecocardiograma tridimensional (3D): Vantagens e armadilhas *versus* a ecocardiografia 2D**
  - **Vantagens**
    - O Eco 3D permite uma melhor comunicação entre o cirurgião e o ecocardiografista por fornecer "a visão do cirurgião" da MV.
    - O Eco 3D fornece excelente resolução espacial e temporal tanto que uma avaliação muito precisa da MV e alterações dinâmicas podem ser registradas.

Doença da Valva Mitral | 147

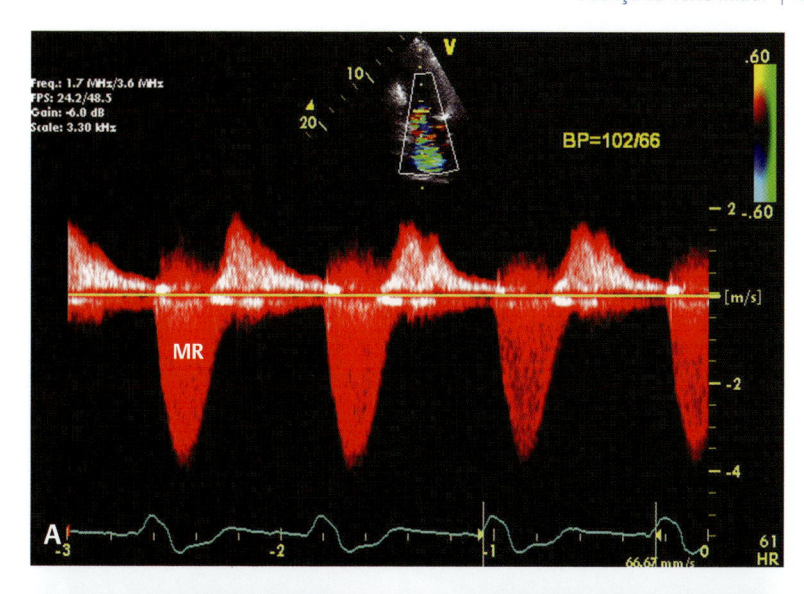

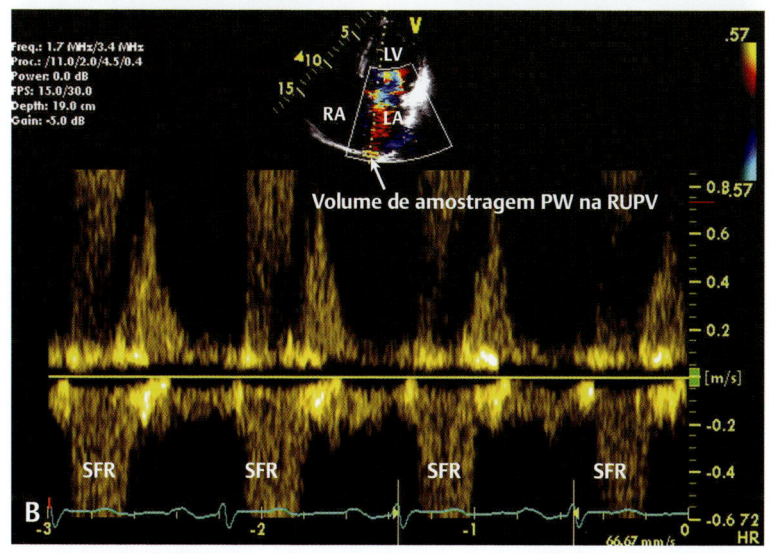

Figura 11-7. (**A**) Jato regurgitante mitral (MR) denso com pico precoce e (**B**) reversão de fluxo sistólico visto o Doppler de onda pulsada (PW) com amostragem da veia pulmonar superior direita (RUPV) sugere MR evera. LV, ventrículo esquerdo; RA, átrio direito.

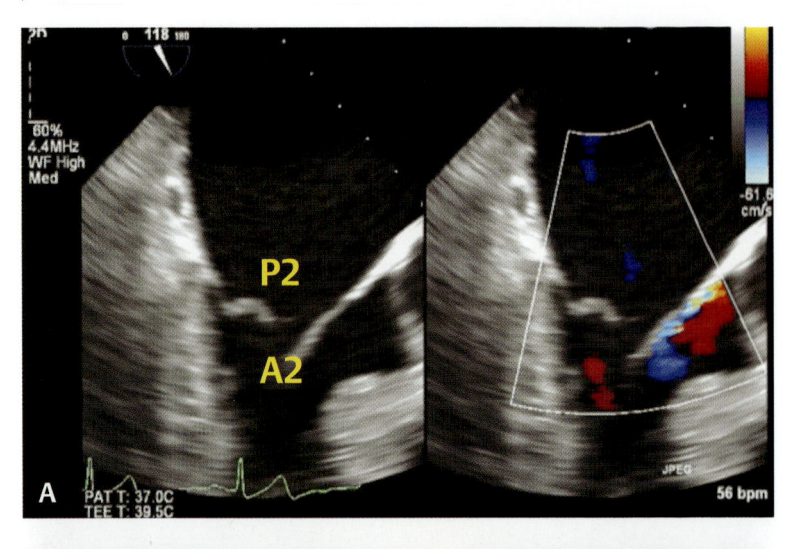

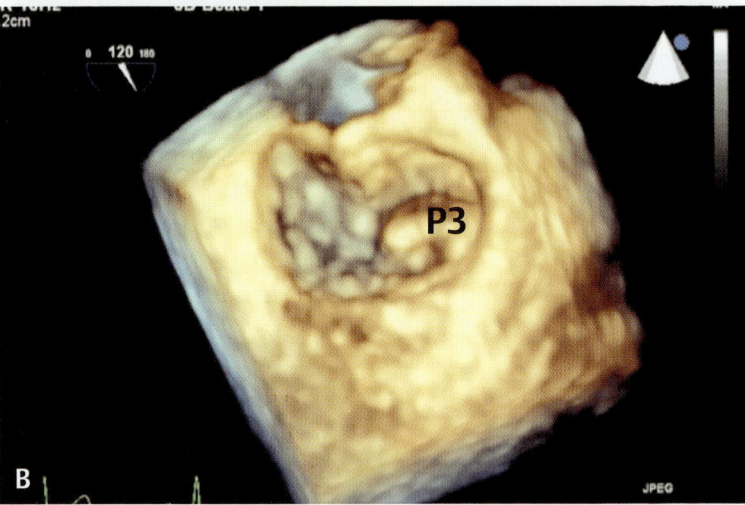

Figura 11-8. A: Ecocardiograma transesofágico (TEE) bidimensional mostra folheto posterior instável. A 120 graus, se assume que o recorte P2 do folheto posterior está instável. **B:** Quando se utiliza TEE tridimensional, pode se ver claramente que o recorte P3 da valva mitral é que está instável, ao invés do P2.

- A melhor caracterização das lesões: Como resultado de um anel mitral em forma de sela, qualquer distorção da anatomia mitral pode levar à interpretação equivocada dos recortes se somente a TEE 2D for utilizada (Fig. 11-8).
- Eco 3D permite uma melhor caracterização das lesões como as fissuras mitrais (Fig. 11-9).

Doença da Valva Mitral | 149

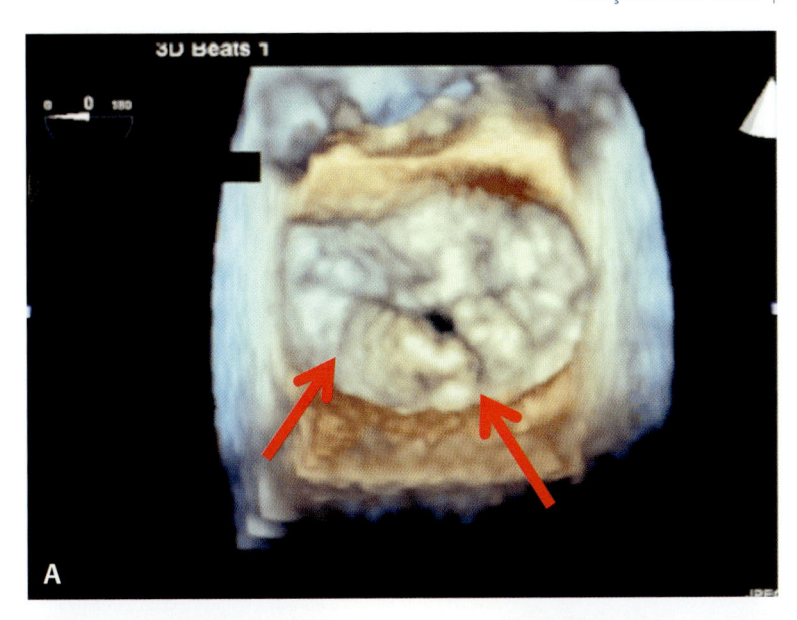

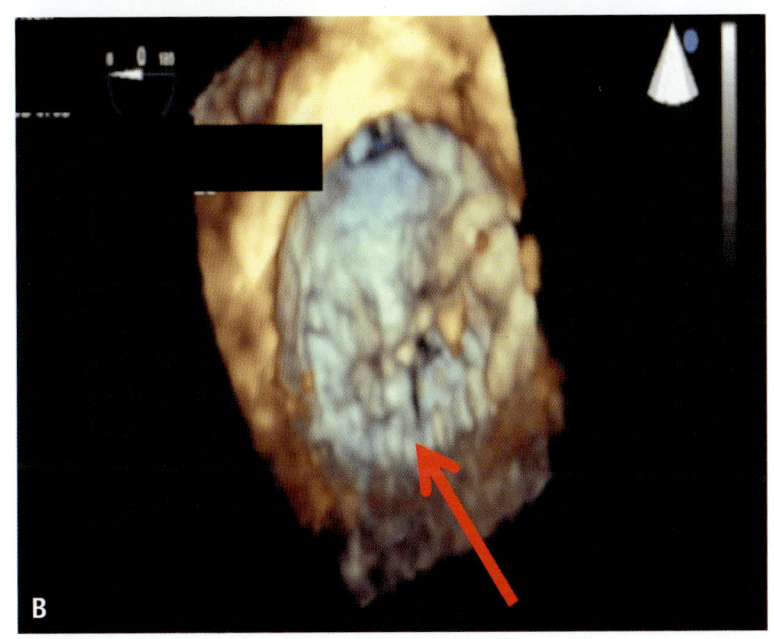

Figura 11-9. A: A valva mitral como é vista do aspecto atrial esquerdo. As *setas vermelhas* apontam para as endentações entre os recortes mitrais que se estendem ao anel, o que levanta a suspeita de fissuras.
B: Quando a valva mitral é visualizada pelo aspecto ventricular, pode-se claramente ver as fissuras mitrais (*setas vermelhas*). Ecocardiografia transesofágica bidimensional não consegue diagnosticar fissuras mitrais.

- **Desvantagens**
  - O ecocardiografista precisa estar familiarizado com a aquisição e manipulação da imagem.
  - A ecocardiografia 3D, algumas vezes, envolve a combinação de vários volumes de setores de imagem, portanto qualquer movimento do paciente ou ritmo cardíaco irregular podem produzir o que é chamado "artefato de ponto" (Fig. 11-10).
  - A perda da imagem ecocardiográfica 3D pode levar a interpretação equivocada das lesões.

- **Pontos-Chave:**
  1. *TEE deve ser utilizada para fornecer uma ideia mais precisa dos recortes mitrais envolvidos.*
  2. *Esteja ciente das vantagens e desvantagens da TEE 3D quando se avalia a MV.*

ESTENOSE MITRAL
- **Causas da MS (Tabela 11-2)**

Reumática	• Dois terços são do sexo feminino • Pode estar associado a MR • O orifício estenótico frequentemente tem o formato e "boca de peixe" (PSAX) (Fig. 11-11,*A*), com folheto anterior em tenda (projeções PLAX e apical) (Fig. 11-12) e marcada redução da mobilidade do folheto posterior • Pode causar fibrose, espessamento e calcificação levando as fusão das comissuras, cúspides e/ou cordas • Inicia-se no aparato subvalvar e estende-se aos folhetos com doença cada vez mais severa, em oposição a MS calcificados

Outras causas	• Calcificação anelar mitral (*i. e.*, MS calcificada) se inicia pelo anel e se estende aos folhetos; calcificação significante é necessária para impactar uma maior área do anel mitral *versus* MS reumática (afeta as extremidades dos folhetos)
	• MS congênita
	• Radiação torácica
	• Disfunção de prótese MV
	• Mucopolissacaridose
	• Carcinoide maligno
	• LSE
	• Artrite reumatoide
	• Iatrogênico como resultado de cirurgia para MR: anel de anuloplastia mitral supercosturado; clipe MV/ponto de Alfieri
	• "MS funcional" causada por restrição do efluxo LA (os folhetos MV são normais).
	  – Tumor (tipicamente mixoma atrial)
	  – Trombo LA
	  – Endocardite com vegetação grande.
	  – Cor *triatriatum* (membrana LA congênita)

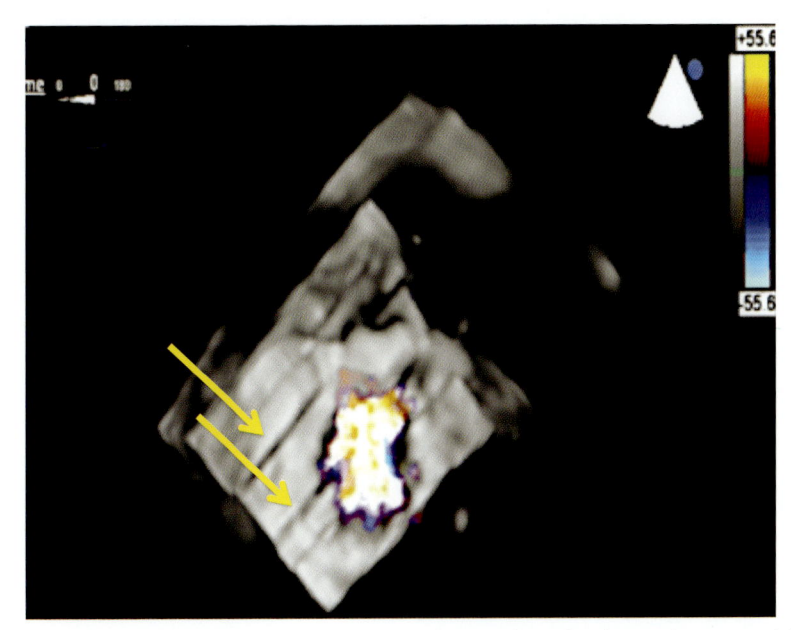

Figura 11-10. Doppler colorido tridimensional da valva mitral mostrando artefato de ponto (*setas amarelas*).

- **Pontos-Chave:**
  1. *MS reumática é caracterizada por espessamento e calcificação que se iniciam nas extremidades dos folhetos e se estendem para o aparato subvalvar.*
  2. *MS calcificada primariamente envolve o anel, sendo relativamente poupadas as extremidades dos folhetos.*
  3. *MS induzida por radiação torácica envolve uma maior extensão do folheto anterior da mitral do que o folheto mitral posterior como resultado da proximidade de estruturas anteriores à fonte de radiação na parede torácica.*

- **Avaliação por TTE 2D**
  - **Folhetos**
    - Movimento/mobilidade da valva.
    - Espessamento.
    - Calcificação.
  - **Aparato subvalvar**
    - Fusão das cordas, encurtamento, fibrose e calcificação.
  - **Planimetria MVA**
    - Orifício MV é delineado na projeção PSAX, geralmente durante a mesossístole.
    - Esta pode ser uma forma de se avaliar a severidade da MS que é independente do fluxo, complacência da câmara, e outras lesões valvares; entretanto, também é propenso a erros. Enquanto que na projeção PSAX a exploração deve ser feita do ápice a base para se assegurar

Tabela 11-2 Estágios da Estenose Mitral

	Estágio A (Em risco para MS)	Estágio B (MS progressiva)	Estágio C (MS severa assintomática)	Estágio D (MS severa sintomática)
Anatomia valvar	Leve MV em cúpula durante a diástole	Alterações reumáticas com fusão comissural; folhetos de MV em cúpula na diástole; MVA > 1,5 cm^2	Alterações reumáticas com fusão comissural; folhetos da MV em cúpula na diástole; MVA ≤ 1,5 cm^2 (MVA ≤ 1,0 cm^2 com MS muito severa)	Alterações reumáticas com fusão comissural; folheto da MV em cúpula na diástole; MVA ≤ 1,5 cm^2
Hemodinâmica valvar	Velocidade de fluxo transmitral normal	Velocidades de fluxo transmitral aumentadas; PHT < 150 ms	PHT ≥ 150 ms; PHT ≥ 220 ms com MS muito severa	PHT ≥ 150 ms; PHT ≥ 220 ms com MS muito severa
Consequência hemodinâmica	Nenhuma	LAE leve a moderado; PASP normal em repouso	LAE severo; PASP > 30 mmHg	LAE severo; PASP > 30 mmHg
Sintomas	Nenhum	Nenhum	Nenhum	Tolerância reduzida ao esforço; dispneia aos esforços

LAE, aumento atrial esquerdo; MS, estenose mitral; MV, valva mitral; MVA, área valvar mitral; PASP, pressão sistólica na artéria pulmonar; PHT: tempo de meia pressão.
Adaptada de Nishimura RA, Otto CM, Bonow RO, et al. 2014 AHA/ACC guidelines for the management of patients with valvular heart disease. *Circulation*. 2014;129:2440–92.

que a planimetria esteja sendo feita nas extremidades dos folhetos. Algumas vezes, revisão da anatomia pela projeção PLAX pode auxiliar a identificar o plano direito na projeção de eixo curto. Imagem 3D é particularmente útil para melhorar a precisão (veja Fig. 11-11,*B*).
- **Dimensão LA**
  - MS significativa pode levar à dilatação substancial do LA, predispondo o paciente a arritmias atriais e formação de trombo atrial.
- **Doppler**
  - **MVA**
    - **Método de tempo de meia pressão (PHT)**: Definido como o tempo que leva para a pressão através da MV reduzir na metade do valor máximo original; ele é medido se delineando a rampa de desaceleração de onda E no perfil de Doppler CW através de MV

$$MVA = 220/PHT$$

Doença da Valva Mitral | 153

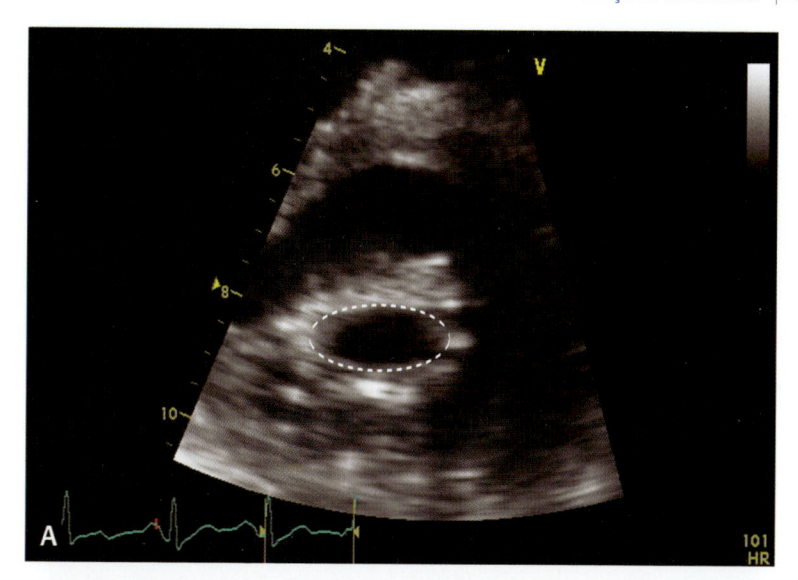

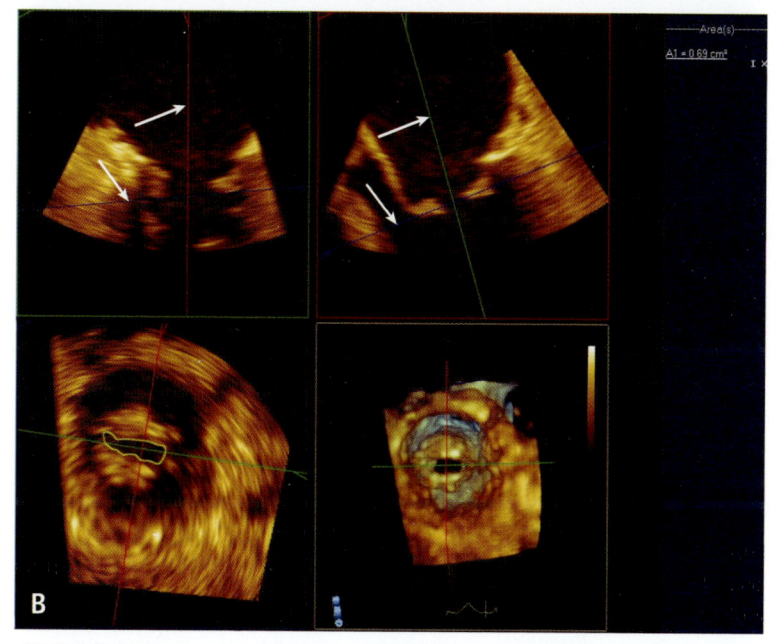

Figura 11-11. A: Projeção paraesternal de eixo curto (PSAX) bidimensional das extremidades dos folhetos da valva mitral (MV) com planimetria do orifício na mesodiástole. **B:** Projeção PSAX tridimensional (3D) para planimetria da MV que está severamente estenótica. Note habilidade de facilmente determinar a posição correta do orifício no exemplo 3D pela manipulação dos planos nas imagens biplanares do ecocardiograma transesofágico (*setas*).

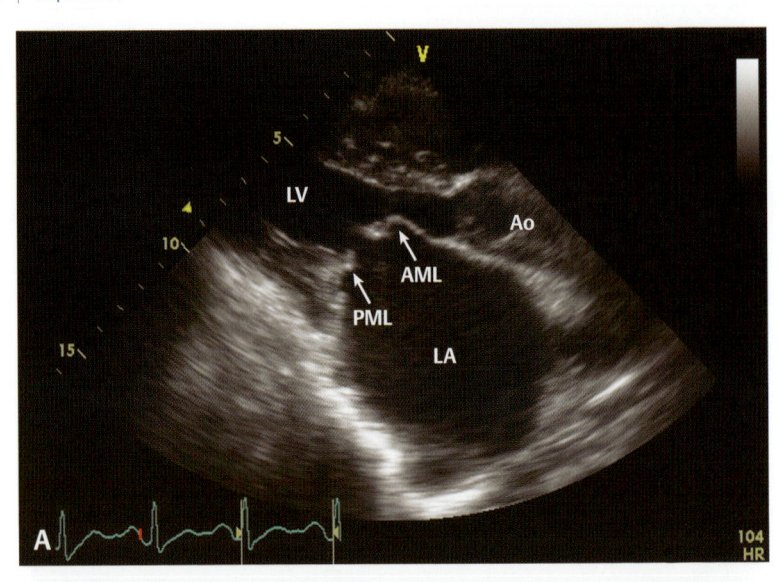

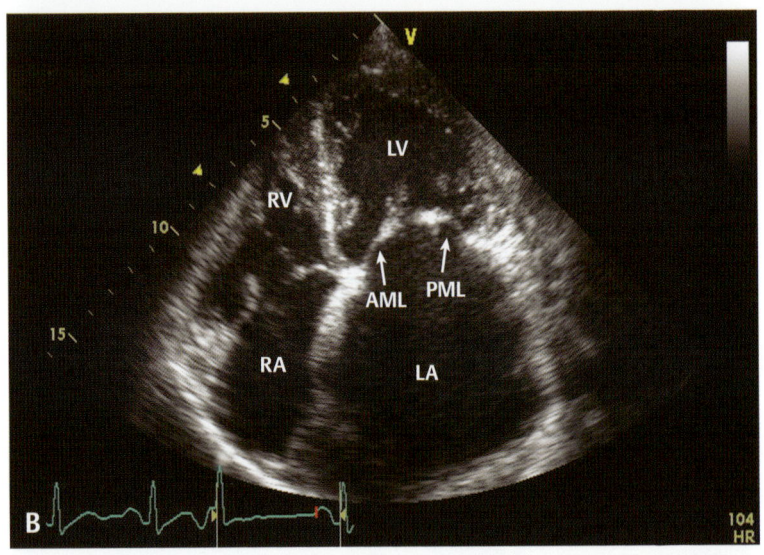

Figura 11-12. Projeção paraesternal de eixo longo (**A**) e apical de quatro câmaras (**B**) mostrando folheto anterior da mitral (AML) em cúpula e um folheto posterior da mitral (PML) espessado e fixo compatível com doença reumática da valva mitral (*setas*). (**C**) Modo M mostra as características clássicas de folhetos da valva mitral espessados, "rastreamentos" do folheto posterior, e inclinação E-F reduzida. Ao, aorta; LA, átrio esquerdo; LV, ventrículo esquerdo; RA átrio direito; RV, ventrículo direito

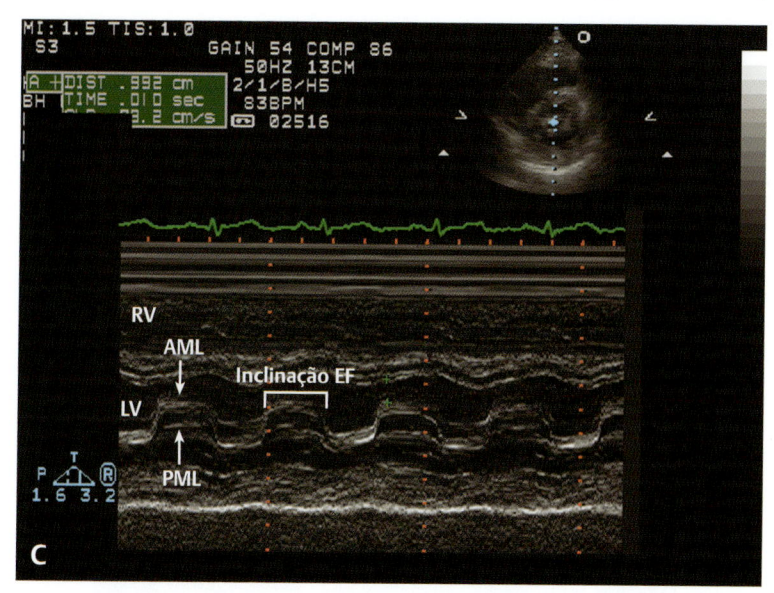

Figura 11-12. (Continuação)

- PHT não deve ser utilizado para estimar MVA nas seguintes circunstâncias: imediatamente após valvuloplastia (primeiras ~72 horas), se a MV é protética, na presença e defeito septal atrial, se AR severa está presente, ou quando as pressões de enchimento LV são muito altas (Fig. 11-13).
- Se o perfil ao Doppler contém uma rampa levemente inclinada e depois uma rampa menos inclinada, medir na última. A chamada "rampa de ski" inicial não é indicativo de gradiente verdadeiro entre LA e LV durante o enchimento.
  ○ **Método da equação de continuidade**: análogo à medida da área valvar aórtica (AVA) utilizando medidas do trato de saída ventricular esquerdo (LVOT) e AoV, este calculado como se segue:

$$MVA = \pi \times (D_{LVOT}/2)^2 \times (VTI_{LVOT}/VTI_{mitral})$$

onde D_{LVOT} é o diâmetro de LVOT (em cm), VTI_{LVOT} é medido por Doppler PW no LVOT, e VTI_{mitral} é medido por Doppler CW através da MV.
- Este método não é preciso no contexto de fibrilação atrial ou ≥ a MR ou AR moderado.
  ○ **Método PISA**: Utilize uma projeção ampliada do MV com a linha de base do limite de Nyquist movida na direção do influxo mitral para permitir medir *aliasing* precoce da cor e um grande raio de convergência de fluxo (r).

$$MVA = (\pi r^2 \times V_{aliasing}/V_{E\ mitral\ de\ pico}) \times \alpha/180°$$

onde α = ângulo de abertura dos folhetos mitrais.
- Este método é de uso limitado em decorrência de erros na medida precisa de r e α.

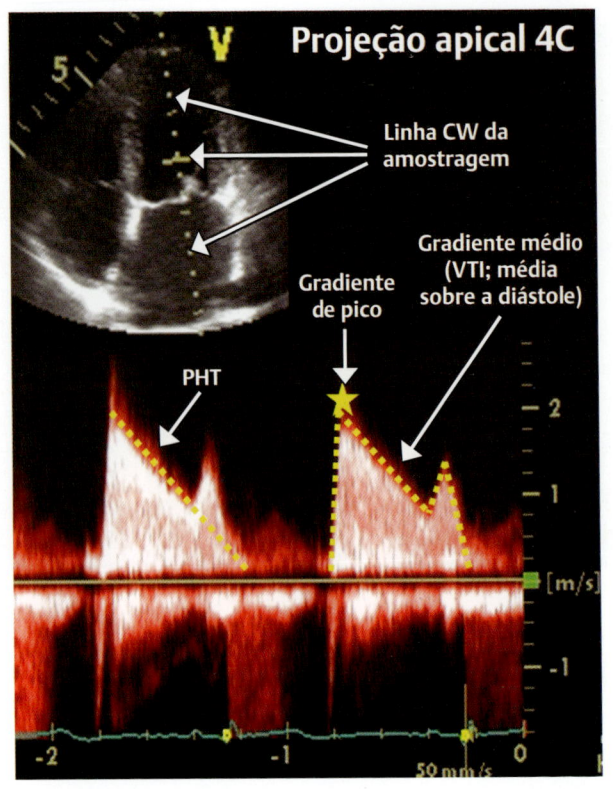

Figura 11-13. Doppler de onda contínua (CW) do influxo mitral com medida do tempo de meia pressão (PHT); VTI, integral de velocidade-tempo.

- **Gradiente de MV médio e de pico**
  - O sinal de Doppler CW é obtido através de MV na janela apical; este perfil de Doppler é traçado para cálculo do gradiente.
  - O gradiente de pico é calculado utilizando a velocidade de pico na equação de Bernoulli modificada: $\Delta P = 4 \times V^2$
- Gradiente médio reflete o gradiente médio entre o LA e o LV durante a diástole; ele é calculado pelas médias dos gradientes instantâneos (traçando o envelope ao Doppler CW de MV).
- **Gradiente médio é mais útil clinicamente**; entretanto, é importante se compreender que ele é influenciado pela frequência cardíaca, tempo de enchimento diastólico, débito cardíaco, MR associada (Fig. 11-14).
  - *Ao se registrar os gradientes de MV, a frequência cardíaca deve sempre ser incluída para permitir comparação entre estudos seriados e para alertar ao médico assistente a influência que este pode ter no período de enchimento diastólico.*
- **Pressão arterial pulmonar**
  - A pressão arterial pulmonar sistólica estimada e a pressão arterial pulmonar média devem ser medidas.

Doença da Valva Mitral | 157

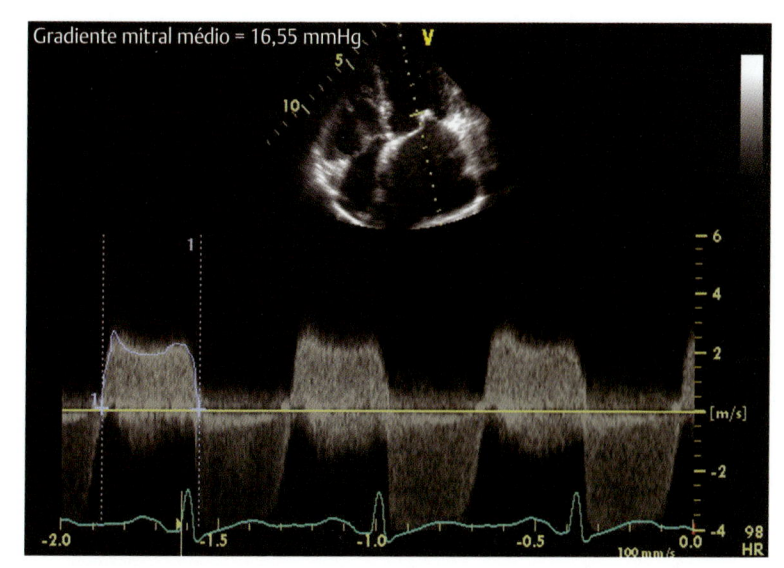

Figura 11-14. Doppler de onda contínua do influxo mitral delineado para medir o gradiente mitral médio.

- **Fibrilação atrial (e outros ritmos irregulares).**
  - Resultados médios de vários batimentos (preferencialmente 6–10) quando mede PHT e gradientes mitrais.

- **Pontos-Chave:**
  1. *MVA = 220/PHT*
  2. *Sempre registrar gradientes médios junto com a frequência cardíaca na qual o gradiente foi registrado.*
  3. *PHT e gradiente médio podem ser afetados pela frequência cardíaca (taquicardia) ou estados de alto débito.*
  4. *PSAX ao nível de MV pode ser utilizado para determinar a MVA via planimetria.*

- **Avaliação por TEE**
  - Fornece uma melhor visualização da anatomia de MV e subvalvar para avaliar a candidatura para valvuloplastia percutânea por balão.
  - Avaliar o grau de MR antes e após a valvuloplastia de balão.
  - Avaliar a presença de trombo em LA ou apêndice atrial esquerdo (LAA).
- **Valvuloplastia mitral percutânea por balão (PMBV)**
  - PMBV é contraindicada se MR moderada a severa ou trombo LA estiverem presentes.
  - O escore de Wilkins (Tabela 11-3) é utilizada para avaliar a candidatura para PMBV, e a ecocardiografia é essencial para determinar se o paciente tem uma anatomia favorável a PMBV (Escore de Wilkins ≤ 8) ou onde a PMBV não deve ser tentada (Escore de Wilkins ≥ 12).
- **Teste de exercício**
  - Este pode ser bastante útil para determinar a capacidade funcional e o impacto hemodinâmico da MV estenótica no contexto de esforço.

Tabela 11-3	Classificação pelo Escore de Wilkins			
Grau	Mobilidade	Espessamento	Calcificação	Espessamento subvalvar
1	Valva altamente móvel com somente as extremidades dos folhetos restritos	Folhetos com espessura próximo do normal (4-5 mm)	Uma única área de maior brilho ao eco	Mínimo espessamento logo abaixo dos folhetos mitrais
2	As porções média e basal dos folhetos com mobilidade normal	Folheto médio normal com considerável espessamento das margens (5-8 mm)	Áreas cicatriciais brilhantes confinadas às margens dos folhetos	Espessamento da estrutura cordal se estende a 1/3 do comprimento da corda
3	A valva continua a se mover para frente na diástole principalmente pela base	Espessamento se estende através de todo o folheto (5-8 mm)	Brilho se estende para as porções médias dos folhetos	Espessamento se estende ao terço distal das cordas
4	Nenhum ou mínimo movimento para frente dos folhetos na diástole	Espessamento considerável de todo o tecido do folheto (> 8-10 mm)	Brilho extenso através da maioria do tecido do folheto	Espessamento extenso e encurtamento de toda a estrutura cordal se estendendo para baixo para os músculos papilares

Adaptada de Baumgartner H, Hung J, Bermejo J, et al. Echocardiographic assessment of valve stenosis: EAE/ASE recommendations for clinical practice. J Am Soc Echocardiogr. 2009;22:1–23, com permissão de Elsevier.

- Medida do **gradiente médio de MV** e **pressão arterial pulmonar** são as partes mais importantes do ecocardiograma de esforço para pacientes com MS.
  - O tempo de exercício deve ser registrado.
  - Quando o gradiente mitral médio é registrado no pico do exercício, a frequência cardíaca na qual o gradiente mitral foi determinado também deve ser registrada.
- **Correlação com medidas invasivas por cateterismo**
  - Pode fornecer uma avaliação invasiva das pressões arteriais pulmonares se estas não forem claras pela ecocardiografia.
  - O gradiente mitral médio é mais precisamente calculado com registros simultâneos das pressões no LA (utilizando a punção transeptal) e o LV.
  - A pressão capilar pulmonar encunhada não deve ser utilizada para determinar gradiente mitral.

- **Pontos-Chave:**
  1. *O escore de Wilkins é utilizado para avaliar a possibilidade para PMBV.*
  2. *TEE deve ser realizada para melhor avaliação da MV antes da PMBV.*
  3. *MR moderada ou grave ou um trombo LA/LAA é uma contraindicação a PMBV.*
  4. *Em um paciente sintomático onde o quadro clínico e os achados ecocardiográficos sejam discordantes, o teste de exercício pode ser útil.*

12
Valva Pulmonar
Tyson E. Turner ▪ Kathryn J. Lindley ▪ Julio E. Pérez

CONCEITOS DE ALTO RENDIMENTO
- Estenose pulmonar (PS) é geralmente encontrada em conjunção com outras **doenças cardíacas congênitas**.
- PS pode ocorrer nos níveis valvar, subvalvar ou supravalvar.
- Doença carcinoide é uma causa comum de doença valvar pulmonar **adquirida** e pode causar tanto estenose quanto regurgitação.
- Regurgitação pulmonar severa (PR) é mais frequentemente vista no contexto de doença cardíaca congênita reparada, como a tetralogia de Fallot.
- Na PR severa, o Doppler de onda contínua (CW) mostra **rápida desaceleração** do jato PR. Fluxo anterógrado pré-sistólico pode ser visto com PR severa levando a abertura prematura da valva pulmonar (PV) como resultado de pressão diastólica final ventricular direita elevada (RVEDP).

PROJEÇÕES-CHAVE
Ecocardiografia transtorácica (TTE)
- Projeções paraesternal de eixo longo (PLAX) e paraesternal de eixo curto (PSAX) inclinado em direção ao trato de saída ventricular direito (RVOT).
- Projeção subcostal: angulação anterior.

Ecocardiografia transesofágica (TEE)
- Projeção esofagiana alta a 0-20 graus.
- Nível médio esofágico a 50-90 graus (projeção influxo/efluxo RV).
- Projeção transgástrica profunda a 110-140 graus.

PRINCÍPIOS GERAIS
- A PV é uma valva tricúspide similar a valva aórtica (AoV).
- A artéria pulmonar (PA) e aorta (Ao) surgem paralelamente uma a outra no desenvolvimento; entretanto, as duas artérias giram de forma que a PA depois envolve a Ao.
- Ecocardiografia pode, normalmente, auxiliar na avaliação de duas cúspides da PV; algumas vezes a projeção subcostal pode mostrar as três cúspides da PV.
  - Em virtude do fato dos folhetos pulmonares serem frequentemente finos e flexíveis, todas as três cúspides são, algumas vezes, difícil de visualizar pela ecocardiografia.
- A PV deve sempre ser avaliada em conjunção com o RVOT.
- Além disso, ecocardiografia bidimensional (2D), Doppler de onda pulsada (PW) e CW devem também ser utilizadas para avaliar a PV.

- Interrogação da PV por Doppler é feito na projeção PSAX.
- A velocidade normal do trato de saída PV é aproximadamente 1,0 m/s.
- Tempo de aceleração (AT) deve ser avaliado. Em indivíduos normais ele, normalmente, é maior que 140 ms.

- **Pontos-Chave:**
  1. *PV deve ser avaliado juntamente com RVOT.*
  2. *Velocidades normais do trato de saída PV são baixas (aproximadamente 1,0 m/s).*
  3. *PV AT é normalmente maior ou igual a 120 ms em indivíduos normais.*

ESTENOSE VALVAR PULMONAR
- PS é geralmente uma lesão congênita que é tipicamente quantificada por ecocardiografia.
- A obstrução pode ser subvalvar, valvar ou supravalvar
  - Valvar: valvas displásicas, bicúspides ou unicúspides; estenose de enxerto pulmonar.
  - Subvalvar: estreitamento do infundíbulo/RVOT, o qual pode ser visto na tetralogia de Fallot ou ventrículo direito com dupla câmara, defeitos septais ventriculares congênitos, hipertrofia RV severa, compressão externa por massa ou tumor.
  - Supravalvar: obstrução ao nível da PA principal ou seus ramos mais distais (por exemplo, síndrome de Noonan e síndrome de Williams) (Fig. 12-1).

Etiologia

Doença cardíaca congênita (mais comum)	• Tetralogia de Fallot • Transposição das grandes artérias • PS valvar isolada • Síndrome de Noonan (60% com PS) • Síndrome de Williams (40% com estenose PA)
Outras causas (raro)	• Síndrome carcinoide • Doença cardíaca reumática • Compressão externa por aneurismas do seio de Valsalva, aneurisma de enxertos aórticos ou grandes tumores mediastinais • Tumores cardíacos comprimindo RVOT

Ecocardiografia 2D
- Espessamento e PV em tenda são geralmente vistos.
- Hipertrofia RV (espessura normal da parede livre do RV é < 5 mm no final da diástole) com trabeculações das paredes do RV marcadamente aumentadas (Fig. 12-2,*A*).
- Com PS severa, é visto achatamento septal e aumento de RV (veja Fig. 12-2,*B;C*).
- Dilatação pós-estenótica da PA.

Modo M
- Amplitude exagerada da onda "a" (> 6 mm) da PV durante a diástole.
  - Com contração atrial, a pressão elevada do RVOT é transmitida a PV.

Valva Pulmonar | 161

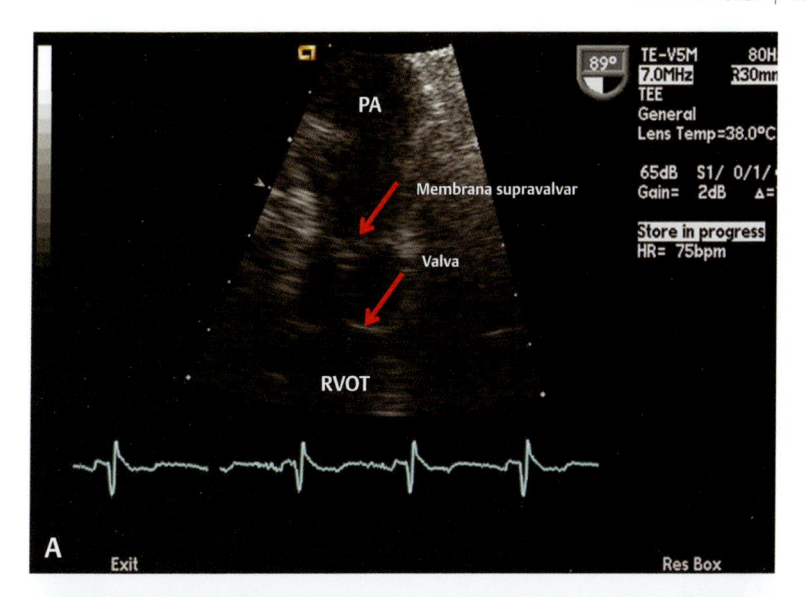

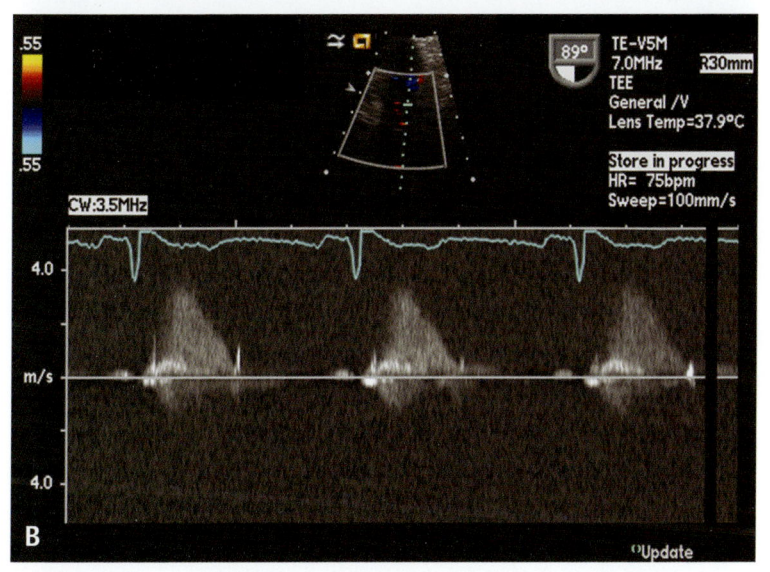

Figura 12-1. A: Paciente com estenose supravalvar com imagem ampliada de ecocardiograma transesofágico demonstrando localização da membrana supravalvar em comparação aos folhetos das valvas. **B:** Doppler de onda contínua mostrando gradiente elevado. PA, artéria pulmonar; RVOT, trato de saída ventricular direito.

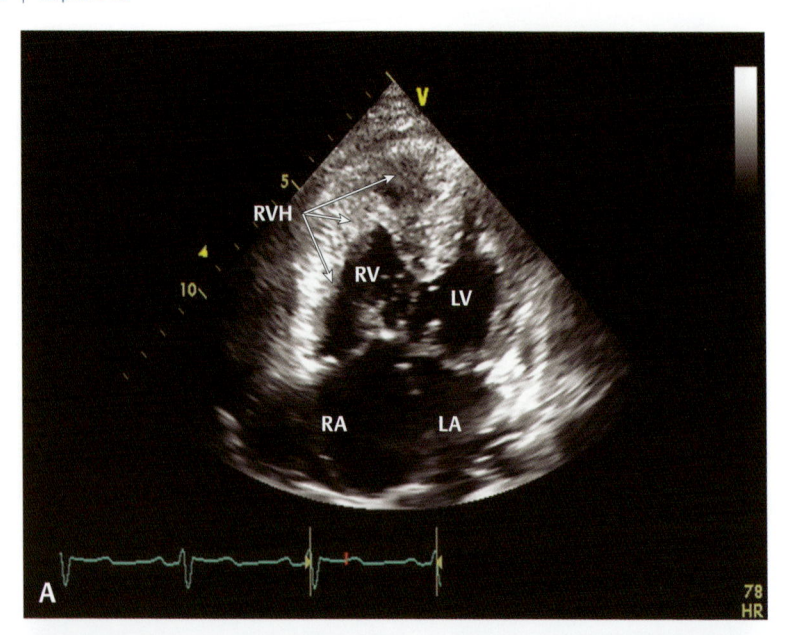

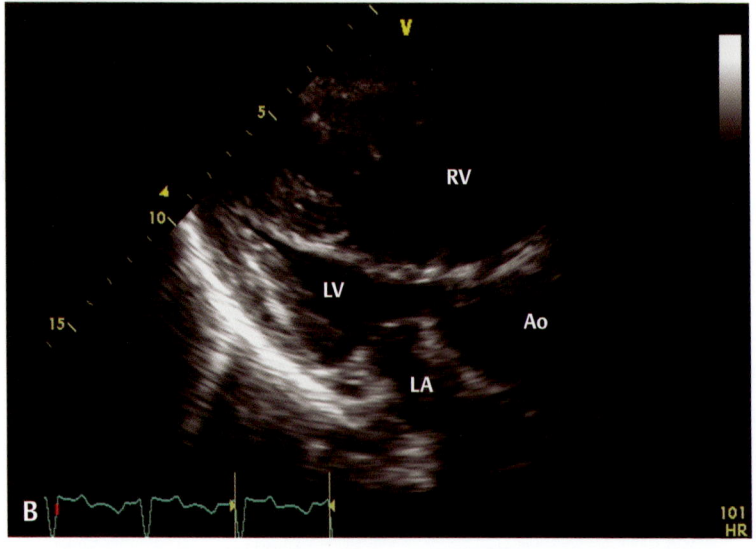

Figura 12-2. A: Projeção apical de quatro câmaras de um paciente com defeito do canal atrioventricular mostrando hipertrofia ventricular direita (RVH) maciça (*setas*). **B, C:** Projeções paraesternal de eixo longo e de eixo curto (PSAX), respectivamente, de um paciente com hipertensão pulmonar primária severa mostrando marcada dilatação e remodelamento RV. Note em PSAX como os ventrículos têm formas "trocadas" (isto é, forma de pequeno crescente), ventrículo esquerdo (LV) em "forma de D" e RV esférico e espessado. Essas alterações refletem marcada elevação nas pressões do coração direito. Ao, aorta; LA, átrio esquerdo; RA, átrio direito.

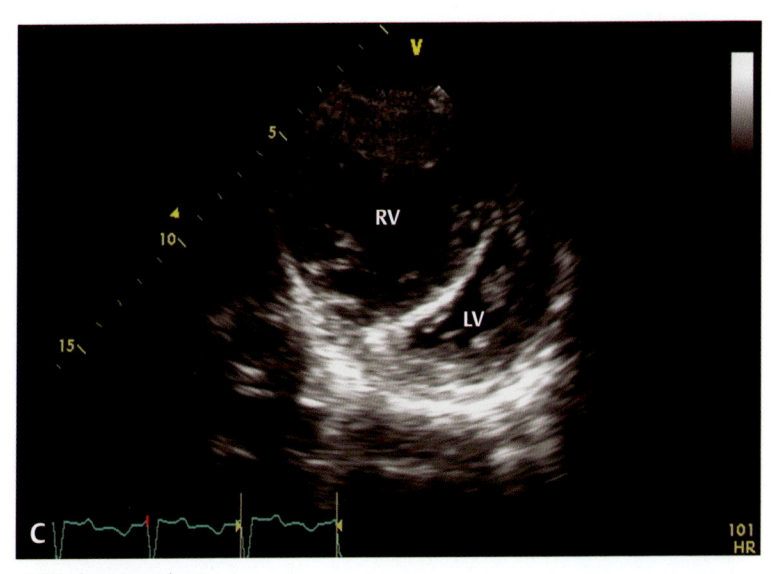

Figura 12-2. (*Continuação*)

- Isto resulta em uma acentuada abertura pré-sistólica da PV.
- Modo M da PV somente indica a presença de PS, mas não fornece informação quantitativa.

Doppler Colorido
- Útil na determinação da direção e localização do jato estenótico para alinhamento do Doppler PW e CW.
- Fluxo turbulento pode ser notado.

Doppler de PW e de CW
- Normalmente o gradiente sistólico através da PV é baixo.
  - *Estenose infundibular dinâmica pode, frequentemente, ser distinguida da estenose valvar, como no cenário a seguir, o jato tende a ser em "forma de punhal" e com pico tardio na sístole, indicando obstrução dinâmica, enquanto que na estenose valvar o pico do jato é mais precoce na sístole e não muda com manobras hemodinâmicas.*
- Calcular o gradiente transvalvar de pico via equação de Bernoulli modificada: $\Delta P = 4v^2$ utilizando Doppler de CW. As melhores imagens são normalmente obtidas na projeção PSAX com a amostragem do Doppler paralela ao fluxo (Fig. 12-3).
- Em casos de PS, Doppler de PW deve ser utilizado para determinar o nível anatômico da obstrução.
- Pressão sistólica da PA = (pressão sistólica RV – gradiente do pico da pressão sistólica através da PV) + pressão atrial direita (RAP).
- Veja Tabela 12-1 para classificação da PS.

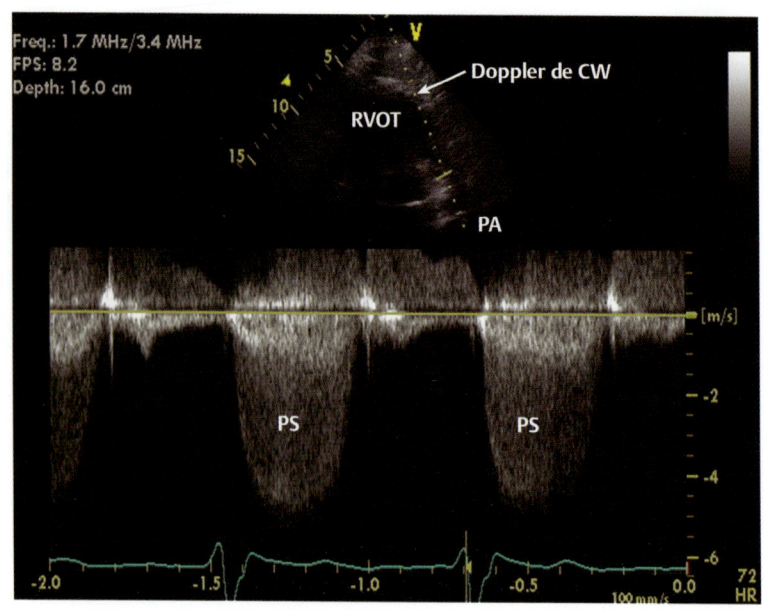

Figura 12-3. Doppler de onda contínua (CW) mostrando estenose pulmonar (PS) severa com gradiente de pico > 4 m/s. PA, artéria pulmonar; RVOT, trato de saída ventricular direito.

- **Pontos-Chave:**
  1. *Ecocardiografia 2D geralmente demonstra espessamento e PV em tenda se PS estiver presente.*
  2. *Modo M pode demonstrar acentuação pré-sistólica da onda "a".*
  3. *Pressão de pico é determinada por Doppler CW utilizando a equação de Bernoulli modificada.*

REGURGITAÇÃO PULMONAR

PR normalmente é um achado acidental. Vestígio de PR ou PR leve, normalmente detectados por Doppler colorido, são encontrados em quase todos os indivíduos e geralmente não é um achado patológico. A próxima seção lista algumas das causas patológicas de PR. A Tabela 12-2 lista a avaliação ecocardiográfica da PR.

Tabela 12-1 Parâmetros para Determinar a Severidade da Estenose Pulmonar

	Gradiente de pico	Velocidade de pico
PS leve	< 36 mmHg	< 3 m/s
PS moderada	36-64 mmHg	3-4 m/s
PS severa	> 64 mmHg	> 4 m/s

PS, estenose pulmonar.
De Baumgartner H, Hung J, Bermejo J, *et al*. Echocardiographic assessment of valve stenosis: EAE/ASE Recommendations for clinical practice. *J Am Soc Echocardiogr.* 2009;22:19–20, com permissão da Elsevier.

Tabela 12-2 — Avaliação Ecocardiográfica da Regurgitação Pulmonar

Parâmetro	Leve	Moderado	Severo
Valva pulmonar	Normal	Pode ser anormal	Anormal
Tamanho RV	Normal	Pode ser dilatado	Dilatado
Tamanho do jato pelo Doppler colorido	Origem estreita	Intermediário	Normalmente grande com uma origem larga
Densidade do jato e tempo de desaceleração por CW	Suave e desaceleração lenta	Denso, desaceleração variável	Densa, desaceleração íngreme, terminação precoce do fluxo diastólico
Fluxo sistólico pulmonar comparado ao fluxo sistêmico por PW	Ligeiramente aumentado	Intermediário	Muito aumentado

CW, onda contínua; PW, onda pulsada; RV, ventrículo direito.
De Zoghbi WA, Enriquez-Sarano M, Foster E, et al. Recommendations for evaluation of the severity of native valvular regurgitation with two dimensional and Doppler echocardiography. *J Am Soc echocardiogr.* 2003;16:777-802.

Etiologia

Doença cardíaca congênita do adulto	• Tetralogia de Fallot (especialmente com história de reparo transanelar por *patch*) • Ausência congênita da PV ou PV redundante • Autoenxerto pulmonar seguindo procedimento de Ross • *Truncus arteriosus* (regurgitação da valva do conduto)
Outras causas	• Dilatação PA por hipertensão pulmonar • Endocardite infecciosa (raro) • Doença cardíaca carcinoide (geralmente ocorre quando estão presentes metástases hepáticas e com envolvimento da valva tricúspide) • Medicações (metisergida, pergolide, fenfluramine) • Doença reumática • Trauma (por exemplo, por cateter de Swan-Ganz ou valvuloplastia por balão

Ecocardiografia 2D
- Aumento RV sugestivo de sobrecarga de volume de RV.
- RVOT e PA principal aumentada.
- Má coaptação do folheto PV.
- Vegetações em PV na endocardite.
- Achatamento diastólico do septo interventricular.
- Disfunção sistólica RV (achado tardio).

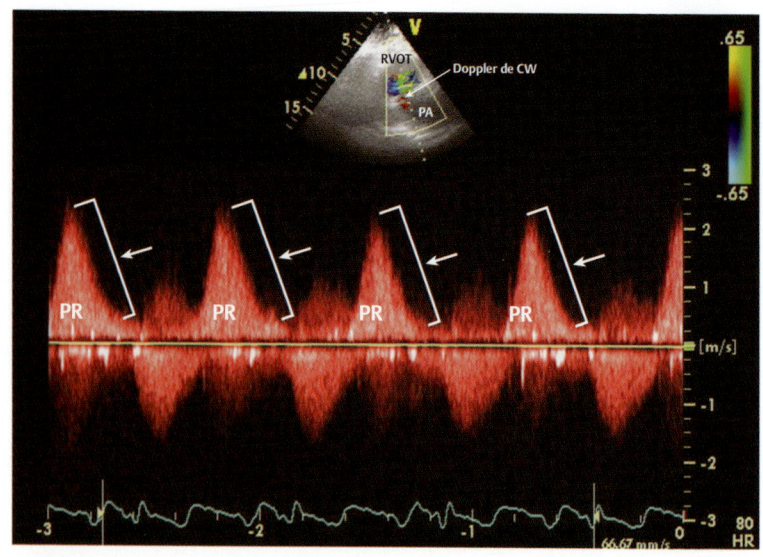

Figura 12-4. Ecocardiograma transtorácico na projeção paraesternal de eixo curto com Doppler de onda contínua (CW) da valva pulmonar mostrando jato diastólico denso com tempo de desaceleração curto (*setas*), sugestivo de regurgitação pulmonar (PR) severa. PA, artéria pulmonar; RVOT, trato de saída ventricular direito.

Modo M
- Aumento RV (mais frequentemente visto com PR crônica).
- Achatamento septal diastólico sugerindo sobrecarga de volume RV (sinal não específico para PR).

Doppler de CW e de PW
- Determinar pressão diastólica final da PA utilizando a velocidade diastólica final do fluxo do jato regurgitante pulmonar: $\Delta P = 4\,V^2$ + pressão RA.
- Pressão PA média pode, então, ser calculada se pressão sistólica PA for conhecida utilizando a fórmula:

$$PA_{média} = (PA_{sistólica} + 2\,PA_{diastólica})/3$$

- Não existem diretrizes quantificáveis específicas utilizadas na avaliação da PR.
- Jato **denso** com **desaceleração íngreme** e **término precoce do fluxo diastólico** sugerem PR severa (Fig. 12-4).
  - O tempo de desaceleração pode ser encurtado se a RVEDP estiver elevada na ausência de PR severa.
  - Rápida equalização das pressões de RV e PA pode resultar em um sinal "para e de" (padrão de onda em sino).
- Fluxo anterógrado pré-sistólico através da PV sugere RVEDP elevada (Fig. 12-5).

Doppler Colorido
- Doppler colorido pode ser enganoso e pode subestimar a severidade quando está presente uma PR com abertura ampla.

Valva Pulmonar | 167

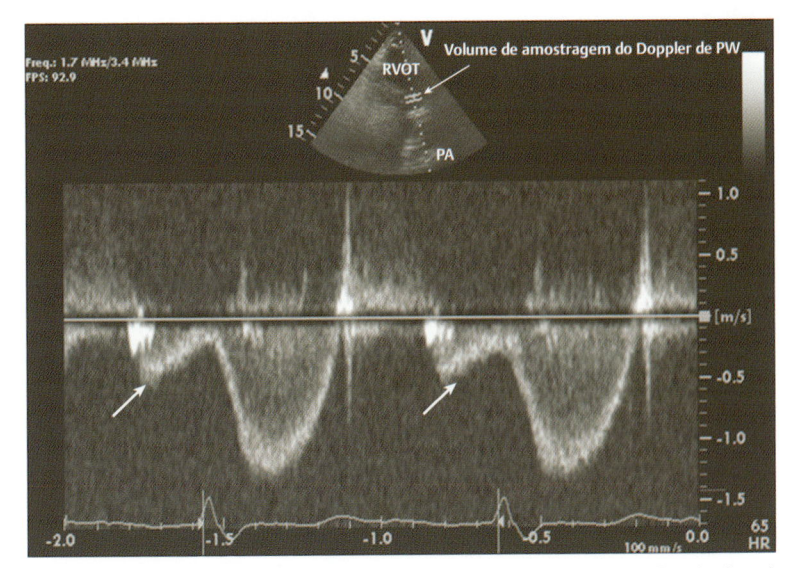

Figura 12-5. Ecocardiograma transtorácico na projeção paraesternal de eixo curto com Doppler de onda pulsada (PW) do trato de saída ventricular direito (RVOT) mostrando fluxo anterógrado pré-sistólico (*setas*) resultando na equalização prematura das pressões do RV e artéria pulmonar (PA) na diástole. Isto pode ser visto em regurgitação pulmonar severa com abertura prematura da valva pulmonar.

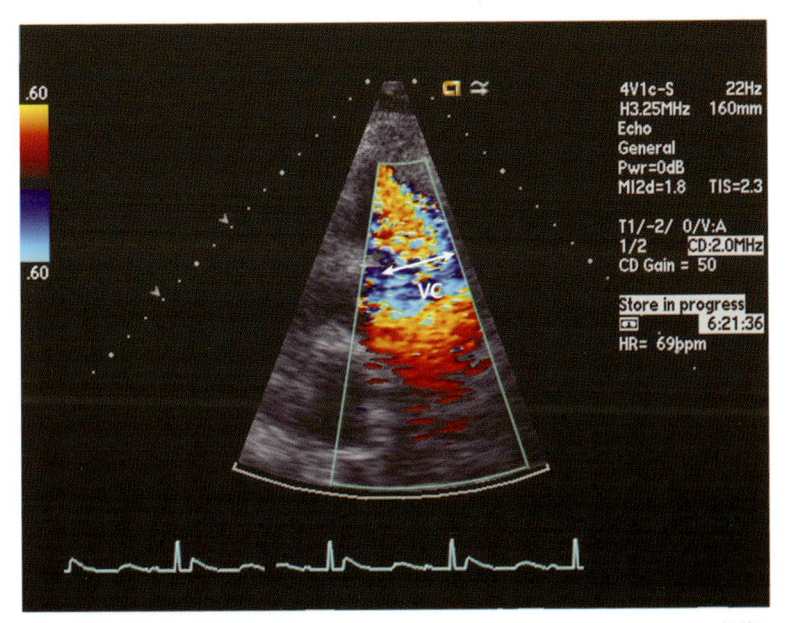

Figura 12-6. Doppler colorido do trato de saída ventricular direito mostrando uma *vena contracta* (VC) larga associado a regurgitação pulmonar severa.

- Em virtude do fato do sistema pulmonar ser um sistema de pressão relativamente baixo, ocasionalmente o Doppler colorido não demonstrará uma zona distinta de convergência de fluxo.
  - CW pode ser usado para identificar o fluxo distinto "para e da".
- O jato de regurgitação diastólica é direcionado para o RV, iniciando na linha de coaptação dos folhetos.
- A largura do jato é estreita em PR leve e surge na comissura valvar com uma *vena contracta* estreita.
- Com a piora da PR, **a largura do jato aumenta** e pode preencher o RVOT (Fig. 12-6).

- **Pontos-Chave:**
  1. *Procure aumento RV e eventual disfunção como sequela de PR grave.*
  2. *O jato PR pode ser utilizado para avaliar a pressão diastólica final PA.*
  3. *Um sinal denso de PR com desaceleração íngreme pode ser sugestivo de PR significante.*
  4. *PR severa pode resultar em um sinal "para e de" no Doppler CW como resultado de uma rápida equalização das pressões de RV e PA.*

13 Desordens da Valva Tricúspide

Nishtha Sodhi ▪ Julio E. Pérez

CONCEITOS DE ALTO RENDIMENTO

Regurgitação tricúspide severa (TR)
- Largura da *vena contracta* > 0,7 cm.
- Área do átrio direito (RA) ocupada pelo jato de TR > 10 cm².
- Má captação grosseira do folheto.
- Dilatação do anel da valva tricúspide (TV) ≥ 4 cm.
- Envelope ao Doppler de onda contínua (CW) da TR denso e com pico precoce.
- Reversão sistólica do fluxo da veia hepática.
- Aumento de RA/ventrículo direito (RV).
- Evidência de sobrecarga de volume RV.

Estenose tricúspide (TS) severa
- Folhetos espessados, calcificados, fundidos e imóveis.
- Abaulamento diastólico dos folhetos.
- Aumento RA.
- Veia cava inferior (IVC) dilatada.
- Gradiente TV médio ≥ 5 mmHg.
- Tempo de meia pressão (PHT) ≥ 190 ms.

PROJEÇÕES-CHAVE
- Paraesternal do trato de influxo RV.
- Paraesternal de eixo curto (PSAX) do influxo/saída RV.
- Apical quatro câmaras (A4C).
- Subcostal quatro câmaras.

PRINCÍPIOS GERAIS
- A TV consiste de três folhetos anatomicamente distintos e assimétricos (anterior, inferior/posterior e septal) que variam de formato entre triangular e semicircular.
- Esses folhetos são mais finos, e o anel da TV é maior do que o anel da valva mitral (MV).
- A TV é mais anterior e para a direita do que a MV. Ela também é mais apicalmente deslocada em sua localização se comparada a MV e não tem continuidade direta com a valva pulmonar (PV) em virtude da presença do infundíbulo.
  - *As valvas atrioventriculares (AV) estão sempre associadas aos seus respectivos ventrículos.*
  - *Em pacientes com doença cardíaca congênita onde a posição do ventrículo pode estar alterada, a TV mais apicalmente deslocada auxilia no reconhecimento do RV.*

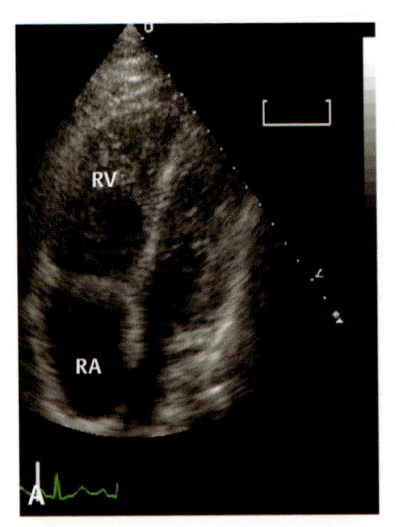

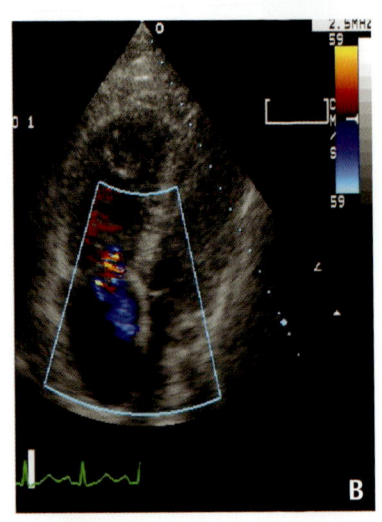

Figura 13-1. A: Aumento de átrio direito (RA) e de ventrículo direito (RV) junto com dilatação anelar tricúspide. **B:** Regurgitação tricúspide associada a anel tricúspide dilatado.

- *As valvas AV estando em um mesmo plano sugere um defeito do canal AV.*
- *Anomalia de Ebstein é reconhecida pelo folheto septal tricúspide ser marcadamente deslocado apicalmente.*
- Em contraste com as valvas AV do lado direito, as valvas AV do lado esquerdo são separadas somente por um contínuo fibroso, permitindo que patologias como endocardite facilmente se espalhe para cada valva, potencialmente causando abscessos do anel ou raiz.
- **Causas valvares primárias** da doença de TV incluem anomalia de Ebstein, tumores carcinoides, endocardite, degeneração mixomatosa e doença reumática.
- **Causas secundárias** incluem qualquer processo que leve a dilatação anelar tricúspide como resultado de aumento RV e/ou RA (Fig. 13-1) (por exemplo, **hipertensão pulmonar**, disfunção ventricular esquerda (LV), *shunts* esquerda para direita, infarto RV).
- TS é raro e quase sempre associado a doença cardíaca reumática. Este é extremamente raro de ser achado isoladamente (*i. e.*, na ausência de doença de MV ou valva aórtica).
  - Causas menos comuns: anormalidades congênitas, endocardite, doença carcinoide e grandes massas RA que podem mimetizar TS.

> • **Pontos-Chave:**
> 1. *TV consiste de três folhetos.*
> 2. *TV é mais apicalmente deslocada em comparação a MV a menos que o paciente tenha um defeito do canal AV.*
> 3. *Se familiarize com as causas primárias e secundárias de doença de TV.*

AVALIAÇÃO BIDIMENSIONAL

Folhetos e Corda TV

- **Localização, espessura, mobilidade e coaptação** do folheto tricúspide devem ser avaliados em todas as projeções disponíveis.
  - O influxo do RV é uma projeção onde o **folheto posterior** é visto juntamente com o folheto anterior (Fig. 13-2,*A*); os folhetos anterior e septal são vistos na projeção A4C.

Desordens da Valva Tricúspide | 171

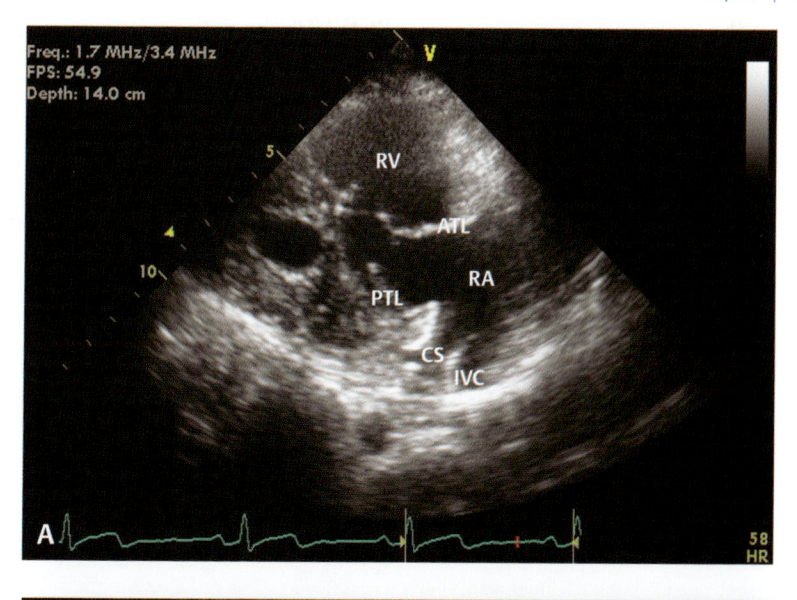

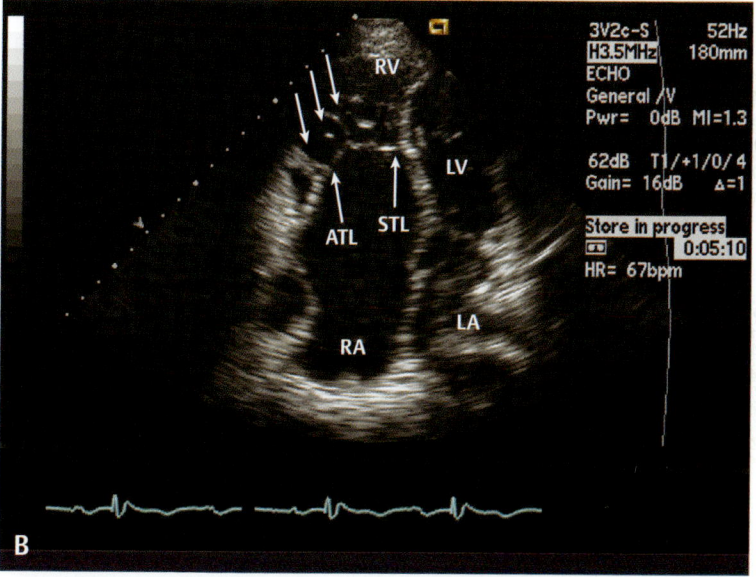

Figura 13-2. A: Projeção de influxo ventricular direito (RV) mostrando folheto tricúspide posterior (PTL) e folheto tricúspide anterior (ATL) em paciente sem doença valvar tricúspide. **B:** Projeção apical de quatro câmaras mostrando folheto septal tricúspide (STL) apicalmente deslocado e longo, ATL tipo "vela" aderido à parede livre RV (*setas*), em paciente com anomalia de Ebstein. CS, seio coronário; IVC, veia cava inferior; LA, átrio esquerdo; LV, ventrículo esquerdo.

- Com anomalia de Ebstein, existe (a) um deslocamento apical (> 0,8 cm/m^2) do folheto septal, (b) um folheto anterior grande, "tipo vela" com um número variável de aderências a parede anterior livre do RV, e (c) atrialização do RV secundária a coaptação de TV apicalmente deslocada (veja Fig. 13-2,B).
- Doença reumática da TV produz espessamento da corda que progride para espessamento/fusão da extremidade do folheto e restrição do movimento. **Isto raramente é visto na ausência de envolvimento de MV.**
  - Espessamento dos folhetos, fusão das comissuras e retração e espessamento do aparato subvalvar são características da doença cardíaca reumática.
  - "Abaulamento" diastólico dos folhetos é característico de TS reumática (Fig. 13-3).
- Tumores carcinoides causam uma fibrose induzida por serotonina que resulta em folhetos tricúspides curtos, espessados e restritos que tem aparência tipo "**taco**" e fixo na posição aberta (Fig. 13-4).
  - *A substância tipo serotonina é desativada na circulação pulmonar; portanto, valvas do lado direito são somente as tipicamente afetadas.*
  - *Entretanto, valvas do lado esquerdo também podem ser envolvidas na presença de um* shunt *interatrial com fluxo da direita para esquerda.*
- Folhetos frouxos podem ser vistos no contexto de endocardite, repetidas biópsias endomiocárdicas (por exemplo, pacientes transplantados de coração; Fig. 13-5), degeneração mixomatosa, e traumatismo torácico fechado.

Dimensões das Câmaras e Função Ventricular
- Aumento de RA e RV são comuns na TR severa.
- Dilatação anelar TV ≥ 4 cm é frequentemente vista na TR severa a menos que seja aguda,

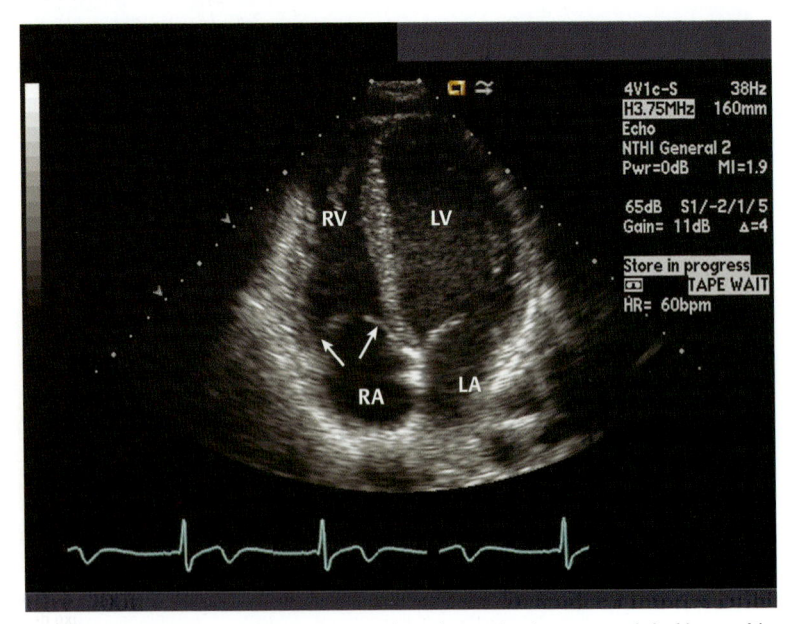

Figura 13-3. Valva tricúspide em cúpula e espessada (*setas*) sugestivo de estenose tricúspide reumática. LA, átrio esquerdo; LV, ventrículo esquerdo; RA, átrio direito; RV, ventrículo direito.

Desordens da Valva Tricúspide | 173

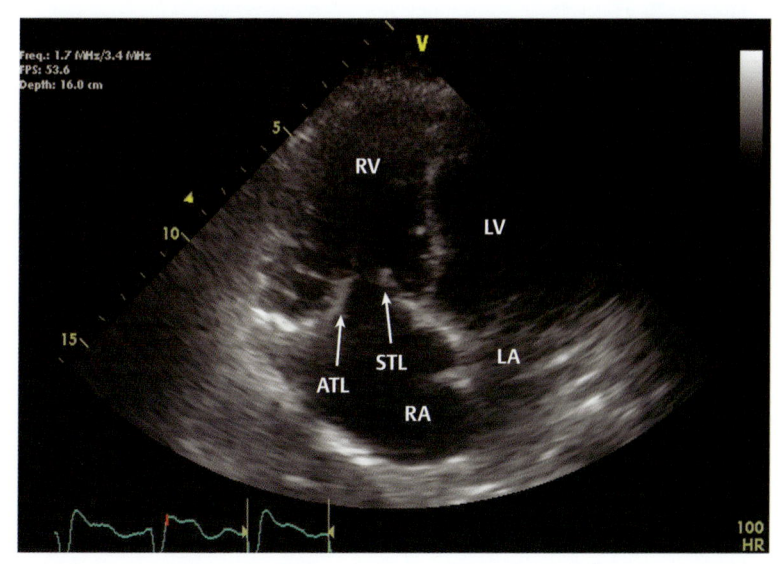

Figura 13-4. Projeção apical de quatro câmaras "focada no ventrículo direito (RV)", mostrando um folheto tricúspide septal (STL) "tipo taco", espessada, e folheto tricúspide anterior (ATL) fixo em uma posição aberta (*setas*). Esta aparência é sugestiva de doença carcinoide. LA, átrio esquerdo; LV, ventrículo esquerdo; RA, átrio direito.

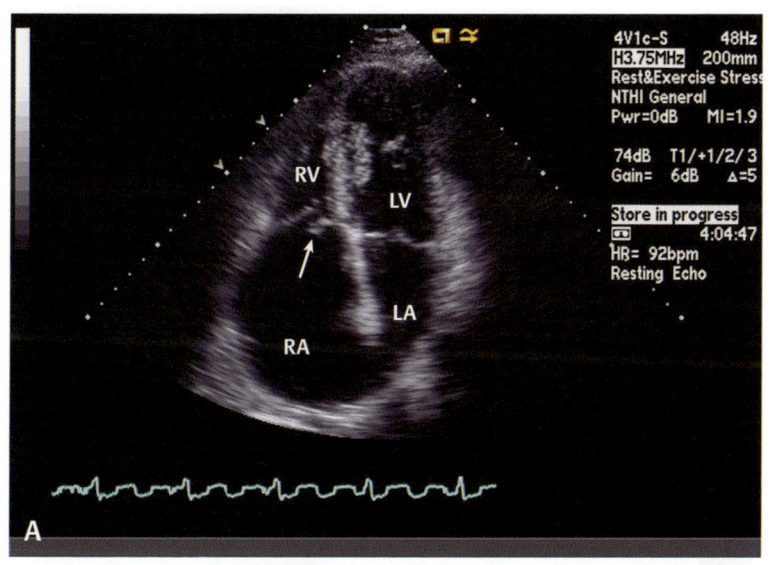

Figura 13-5. (A) Projeção apical de quatro câmaras com e sem Doppler colorido adquiridos de um paciente transplantado de coração (alongamento biatrial por anastomoses atriais). Um folheto septal frouxo da valva tricúspide (*seta*) é visto com consequente regurgitação tricúspide (TR) excêntrica severa. *(Continua)*

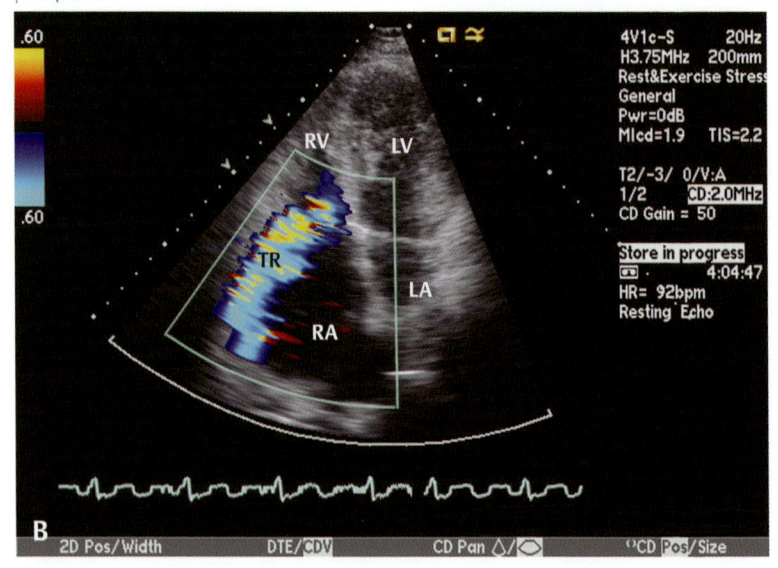

Figura 13-5. (*Continuação*) **(B)** Complicação de biópsia cardíaca. Típico de um folheto frouxo, o jato é direcionado ao lado oposto ao folheto afetado. LA, átrio esquerdo; LV, ventrículo esquerdo; RA, átrio direito; RV, ventrículo direito.

- Função sistólica RV pode estar comprometida no contexto de hipertensão pulmonar, falência LV e infarto de RV.

Septo Interventricular
- **Achatamento diastólico** do septo interventricular é visto na sobrecarga de *volume* RV.
- Sobrecarga de volume e *pressão* RV podem, eventualmente, se desenvolver, causando um LV "em forma de D" resultando do achatamento do septo tanto na sístole quanto na diástole.

IVC
- Dilatação (> 2,1 cm) sem colapso respiratório pode ser vista em TR e TS severos.

Catéteres Intracardíacos ou Eletrodos de Marca-Passo/Desfibrilador
- Procure vegetação ou trombos.
- Os eletrodos podem também interferir com a coaptação da TV levando a TR.

> - **Pontos-Chave:**
>   1. *Localização, espessura, mobilidade e coaptação dos folhetos tricúspides devem ser avaliados em todas as projeções disponíveis.*
>   2. *Aumento de RA e RV são comuns em TR severa.*
>   3. *Sobrecarga de volume e pressão do RV podem, eventualmente, se desenvolver causando um LV "em forma de D" resultando do achatamento do septo tanto na sístole quanto na diástole.*
>   4. *Dilatação (> 2,1 cm) sem colapso respiratório pode ser visto na TR severa.*

REGURGITAÇÃO VALVAR TRICÚSPIDE
Veja Tabelas 13-1 e 13-2.

Tabela 13-1 Avaliação da Regurgitação Valvar Tricúspide

Estágios de TR	Anatomia valvar	Hemodinâmica valvar	Consequências hemodinâmicas
A	**Primária:** alteração reumática leve, leve prolapso, vegetação, depósito carcinoide precoce, alterações precoces por radiação, marca-passo RV ou eletrodo de ICD ou estado após biópsia endomiocárdica **Funcional:** anatomia normal ou dilatação anelar precoce.	Sem TR ou com vestígio de TR	Nenhuma
B	**Primária:** destruição progressiva do folheto, prolapso moderado a severo, ruptura limitada da corda **Funcional:** dilatação anelar precoce, adesão moderada do folheto	**TR leve** • Área central do jato < 5,0 cm² • Largura da *vena contracta* não definida • Densidade do jato CW e contorno: suave e parabólico • Fluxo da veia hepática: dominância sistólica **TR moderada** • Área central do jato 5-10 cm² • Largura de *vena contracta* não definida, mas < 0,70 cm • Densidade e contorno do jato por CW: denso, contorno variável • Fluxo venoso hepático: embotamento sistólico	**TR leve** • Tamanho de RV/RA/IVC normais **TR moderada** • Sem aumento de RV • Sem aumento ou pequeno aumento de RA • IVC normal ou com pequeno aumento com variação respiratória normal • Pressão RA normal
C	**Primário:** folheto instável ou grosseiramente distorcido **Funcional:** dilatação anelar severa (> 40 mm ou 21 mm/m²), aderência importante do folheto	• Área central do jato > 10 cm² • Largura da *vena contracta* > 0,7 cm • Densidade e contorno do jato do CW: denso, triangular com pico precoce • Fluxo na veia hepática: reversão sistólica	• RV/RA/IVC dilatados com variação respirofásica da IVC diminuída • Pressão RA elevada com onda "c-v" • Achatamento diastólico do septo interventricular pode estar presente

(Continua)

Tabela 13-1	Avaliação de Regurgitação Valvar Tricúspide (*Continuação*)		
Estágios de TR	Anatomia valvar	Hemodinâmica valvar	Consequências hemodinâmicas
D	**Primária**: folhetos instáveis ou grosseiramente distorcidos **Funcional**: dilatação anelar severa (> 40 mm ou > 21 mm/m^2) marcada aderência dos folhetos	• Área central do jato (> 10 cm • Largura da vena contracta > 0,70 cm • Densidade e contorno do jato CW: denso, triangular com pico precoce • Fluxo na veia hepática: reversão sistólica	• RV/RA/IVC dilatados com variação respirofásica de IVC diminuído • Pressão RA elevada com onda "c-v" • Achatamento diastólico do septo interventricular • Função sistólica RV reduzida em fases tardias

CW, onda contínua; ICD, desfibrilador cardíaco implantável; IVC, veia cava inferior; RA, átrio direito; RV, ventrículo direito; TR regurgitação tricúspide.
De Nishimura RA, Otto CM, Bonow RO, *et al*. 2014 AHA/ACC guideline for the management of patients with valvular heart disease. *J. Am Coll Cardiol*. 2014;63:e57–e185.

Doppler colorido

- TR severa: área do jato regurgitante > 10 cm^2 e largura de *vena contracta* > 0,7 cm (Fig. 13-6,*A*).
- **Método da área de superfície de isovelocidade proximal (PISA)** (não utilizado normalmente)
    - TR severa: raio PISA > 0,9 cm para um limite de Nyquist de 28 cm/s.

Tabela 13-2	Classificação da Estenose Tricúspide		
Estágios de TS	Anatomia valvar	Hemodinâmica valvar	Consequências hemodinâmicas
C, D	Valvas calcificadas, espessadas, distorcidas com fusão das comissuras e retração e espessamento do aparato subvalvar	Rampa E-F reduzida, velocidade de influxo TV elevada > 1 m/s Gradiente TV médio: moderado 2 a 5 mmHg Severo ≥ 5 mmHg Tempo de meia pressão ≥ 190 ms Área valvar ≤ 1 cm^2	Aumento RA e dilatação IVC

IVC, veia cava inferior; RA, átrio direito; TS, estenose tricúspide; TV, valva tricúspide.
De Nishimura, RA, Otto CM, Bonow RO, *et al*. 2014 AHA/ACC guideline for the management of patients with valvular heart disease. *J Am Coll Cardiol*. 2014;63:e57–e185.

Desordens da Valva Tricúspide | 177

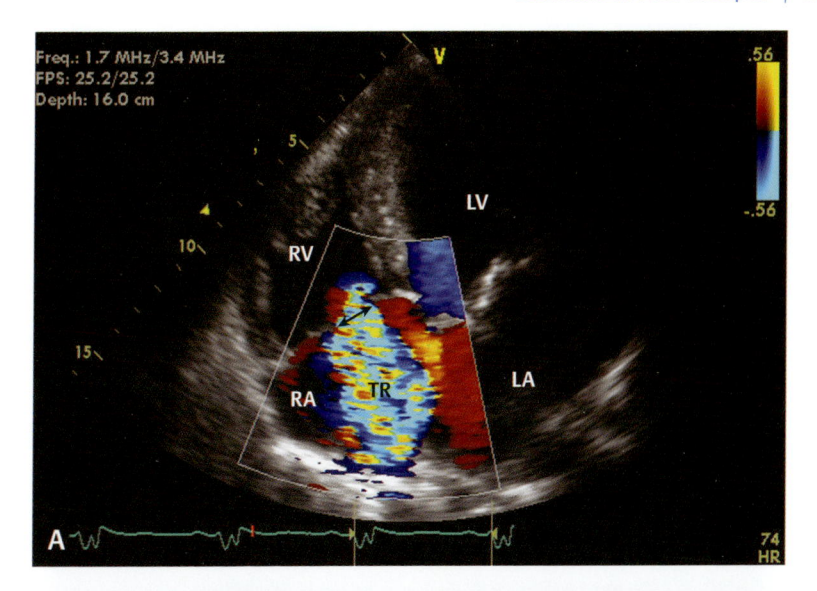

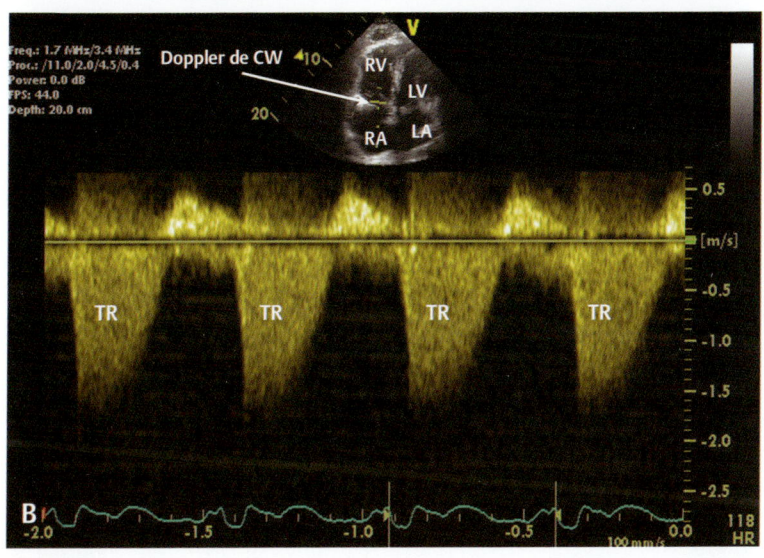

Figura 13-6. A: Projeção apical de quatro câmaras com regurgitação tricúspide (TR) severa vista no Doppler colorido com uma *vena contracta* ampla (*seta*) e jato ocupando uma grande porção do átrio direito (RA). **B:** Doppler espectral da TR mostrando envelope do Doppler denso com pico precoce, baixa velocidade. LA, átrio esquerdo; LV, ventrículo esquerdo; RV, ventrículo direito.

Doppler de Onda Pulsada e CW

- Densidade do envelope de TR ao CW se correlaciona com a severidade da TR.
  - TR severa é quando o envelope da TR é tão **denso** quanto o influxo TV e tem **pico precoce** em virtude do rápido equilíbrio das pressões entre RA e RV (veja Fig. 13-6,B).
  - Os sinais anterógrado e retrógrado por CW através da valva quase podem ser imagens em espelho um do outro.
- Doppler de onda pulsada (PW) da velocidade tricúspide diastólica inicial E > 1,0 m/s.
- PW das veias hepáticas (projeção subcostal)
  - Normal ou TR leve: predominância sistólica.
  - TR moderada: embotamento sistólico.
  - TR severa: **reversão do fluxo sistólico**.
  - **Entretanto, outras condições podem causar embotamento sistólico (*i. e.*, fibrilação atrial, pressão atrial direita (RAP) elevada).**
- Pressão sistólica da artéria pulmonar (PSAP) estimada
  - Doppler de CW e TR (equação de Bernoulli modificada):

$$4 v^2 + RAP\ média$$

- **Pontos-Chave:**
  1. *TR severa: área do jato regurgitante > 10 cm² e largura da vena contracta > 0,7 cm.*
  2. *Envelope de TR severa ao CW aparece como um sinal denso de pico precoce.*
  3. *TR severa está associada a reversão do fluxo sistólico nas veias hepáticas.*
  4. *Outras causas de embotamento sistólico nas veias hepáticas incluem fibrilação atrial e pressão RA elevada.*

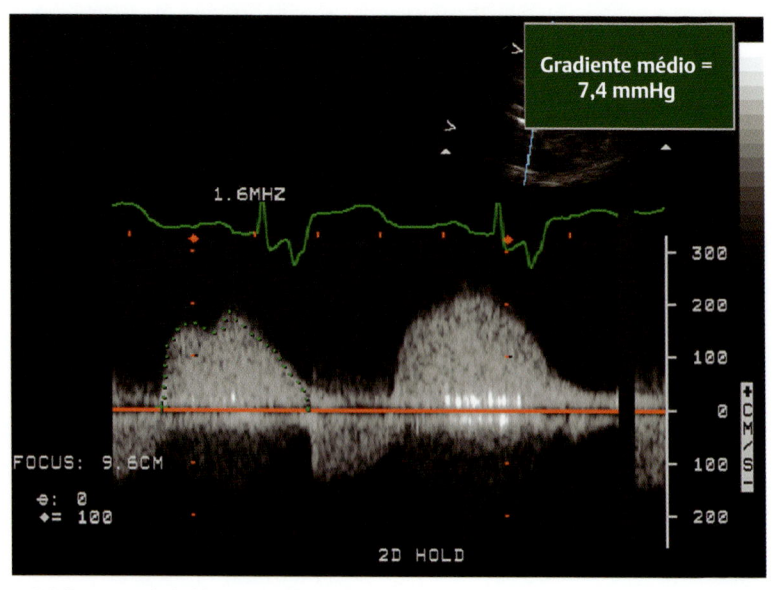

Figura 13-7. Estenose tricúspide com perfil de influxo denso e plano no Doppler espectral. Gradiente médio está marcadamente elevado (~7,4 mmHg).

ESTENOSE TRICÚSPIDE

Modo M
- **Rampa E-F reduzida** reflete a motilidade restrita dos folhetos na TS.

Doppler
- A velocidade de influxo tricúspide deve ser registrada de uma projeção PSAX, de influxo RV ou A4C.
- Uma vez que o fluxo tricúspide varia com a inspiração, alguns ciclos cardíacos devem ser registrados e retiradas as médias das medidas, ou as medidas devem ser realizadas no final da expiração.
- Na fibrilação atrial, cinco ciclos cardíacos devem ser utilizados para uma média.
- Velocidade de influxo de TV aumentada > 1 m/s, ocasionalmente se aproxima de 2 m/s com a inspiração (Fig. 13-7).
- Integral velocidade – tempo do influxo > 60 cm.
- **Gradiente médio de TV**: na TS severa ≥ 5 mmHg.
- **PHT ≥ 190 ms** compatível com TS severa.
- Uma área valvar ≤ 1 cm² é indicativo de TS severa.
  - Entretanto, a área valvar pode ser subestimada quando TR significante se encontra presente.

14 Avaliação das Próteses Valvares
Jose A. Madrazo

CONCEITOS DE ALTO RENDIMENTO
- Sempre que possível, saber sobre o tipo, tamanho e idade da prótese que está sendo avaliada.
- Avaliação ecocardiográfica seriada das próteses valvares devem ser comparadas a um **estudo basal** realizado precocemente após o implante.
- Gradientes elevados através da valva podem ser decorrentes de:
  - Disfunção/obstrução valvar.
  - Fluxo aumentado.
    - Regurgitação.
    - Estados de alto débito.
  - Incompatibilidade prótese-paciente (PPM).
- O feixe de ultrassom não consegue penetrar o material denso das próteses valvares. **Múltiplas projeções** são necessárias para permitir que o feixe interrogue as câmaras sem interferência dos artefatos relacionados com a prótese. **Em pacientes com múltiplas próteses valvares, a ecocardiografia transesofágica (TEE) é frequentemente necessária** se a suspeita clínica de disfunção de prótese valvar for alta.

PONTOS-CHAVE
- Os dados a seguir devem levantar a suspeita de mau funcionamento **severo** da prótese:
  - Prótese valvar **aórtica** (AoV):
    - Estenose
      - Velocidade de pico > 3,0 m/s.
      - Relação entre velocidade do trato de saída ventricular esquerdo (LVOT)/velocidade AoV ou integral velocidade tempo (VTI) < 0,25.
      - Tempo de aceleração (AT) aórtica > 100 ms (contorno da velocidade arredondado).
    - Regurgitação
      - Jato regurgitante denso com tempo de meia pressão (PHT) < 200 ms.
      - Largura do jato ≥ 65% do LVOT.
      - Volume regurgitante (R Vol) > 60 mL/batimento; fração regurgitante (RF) > 50%.
      - Reversão de fluxo holodiastólico proeminente na aorta descendente.
      - Vazamento envolvendo > 20% do anel de costura ou evidência de deiscência.
  - Prótese valvar **mitral** (MV):
    - Estenose
      - Velocidade de pico ≥ 2,5 m/s.
      - Gradiente médio > 10 mmHg.
      - PHT do influxo da MV > 200 ms.

- Regurgitação
  - Jato de pico (triangular) ao Doppler de onda contínua (CW), denso precocemente.
  - Fração de ejeção ventricular esquerda (LVEF) preservado com volume sistólico (SV) de LVOT reduzido.
  - Área do orifício regurgitante efetivo (EROA) ≥ 0,5 cm².
  - Jato regurgitante com área ≥ 8 cm².
  - *Vena contracta* (VC) do vazamento perivalvar ≥ 0,6 cm.
  - R Vol ≥ 60 mL/batimento; RF > 50%.
  - Reversão sistólica do fluxo venoso pulmonar em uma ou mais veias.
  - Relação MV/VTI de LVOT > 2,5.
- Prótese valvar pulmonar (PV)
  - Estenose
    - Espessamento/imobilidade de cúspide ou folheto.
    - Velocidade protética de pico > 3 m/s.
    - Velocidade de pico através do homoenxerto > 2 m/s.
    - Aumento da velocidade de pico em estudos seriados.
    - Função RV comprometida ou pressão sistólica ventricular direita (RVSP) elevada.
  - Regurgitação
    - Evidência de sobrecarga de volume RV.
    - Jato > 50% do anel.
    - Desaceleração densa e íngreme no CW.
    - Padrão de CW "para e de".
    - RF > 50%.
    - Reversão de fluxo diastólico na artéria pulmonar (PA).
- Prótese valvar tricúspide (TV)
  - Estenose
    - Velocidade de pico > 1,7 m/s.
    - Gradiente médio ≥ 6 mmHg.
    - PHT ≥ 230 ms.
  - Regurgitação
    - Deiscência valvar.
    - Área do jato > 10 cm².
    - VC > 0,7 cm.
    - Contorno do jato de CW denso, de pico precoce.
    - Reversão holossistólica na veia hepática.
    - Veia cava inferior (IVC) dilatada.

PRINCÍPIOS GERAIS

- A avaliação ecocardiográfica das próteses valvares é uma tarefa desafiadora uma vez que existem muitos tipos diferentes de próteses, e estas frequentemente sofrem com sombras e artefatos de imagem (Fig. 14-1).
- Conhecer os tipos de valvas disponíveis auxilia a determinar a aparência, gradientes e regurgitação fisiológica esperados.
- As valvas são geralmente divididas em bioproteses e mecânicas.
  - Valvas bioprotéticas podem ser com *stent*, sem *stent*, homoenxertos ou xenoenxertos.
  - Valvas mecânicas podem ser bola-gaiola ou disco inclinado (único ou duplo).

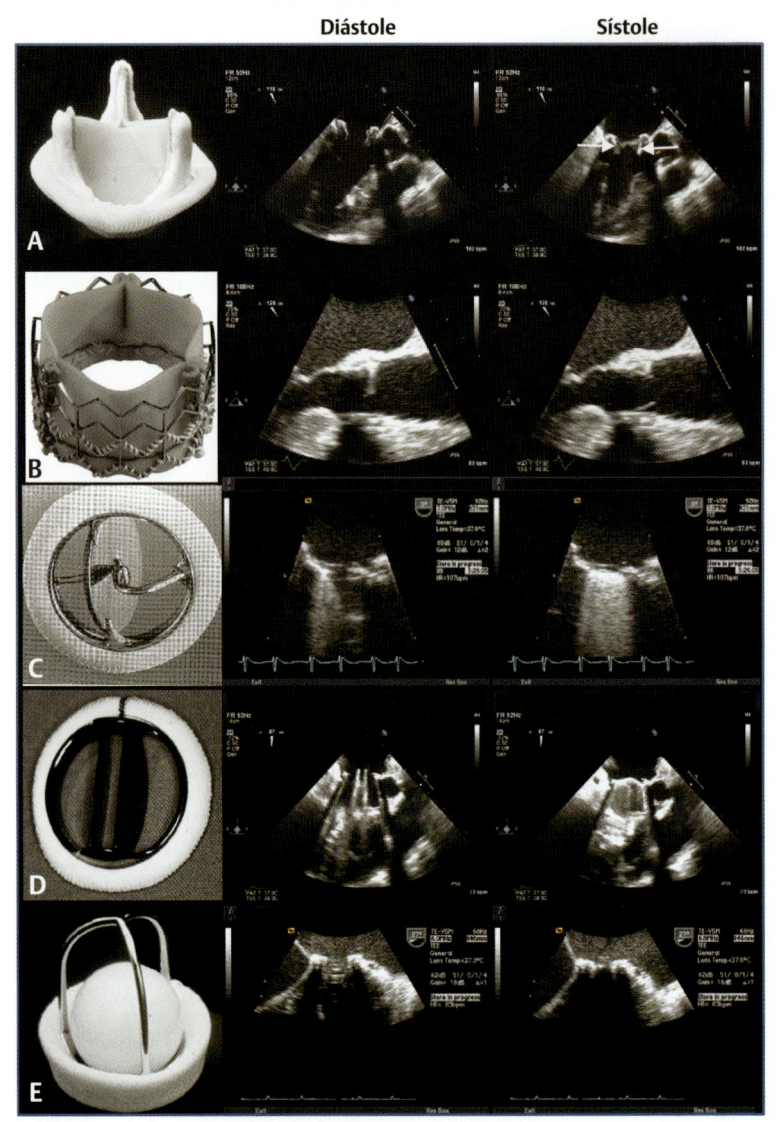

Figura 14-1. Imagens de ecocardiografia transesofágica (TEE) dos tipos de próteses valvares e imagens TEE durante a diástole e sístole. **A:** Bioprótese em posição mitral. Note os suportes proeminentes (*setas*). **B:** Valva aórtica percutânea Edwards SAPIEN (de Baim, DS. *Grossman's Cardiac Catheterization, Angiography, and Intervention*. 7th ed. Philadelphia, PA: Lippincott Williams e Wilkins; 2006). **C:** Valva de disco único inclinado (de Weyman AE. *Principles and Practice of Echocardiography*. 2nd ed. Philadelphia, PA: Lea e Febiger; 1994). **D:** Valva de disco duplo inclinado. **E:** Valva bola-gaiola.

AVALIAÇÃO ECOCARDIOGRÁFICA
Avaliação Geral
- Inicie a avaliação identificando a valva e confirmando a aparência esperada.
- Procure pela **estabilidade** da valva e do anel.
  - Movimento excessivo de toda a prótese ("**balanço**") sugere deiscência.
- Avalie folheto/movimento do disco quando estes estão visíveis
  - Preste atenção à presença de calcificações, trombos ou vegetações.
- Próteses valvares irão causar sombra distal ao feixe de ultrassom e tornar estas áreas difíceis de serem visualmente inspecionadas. Projeções padrão e fora de eixo devem ser selecionadas para **interrogar primeiro áreas de interesse e depois as próteses para minimizar o sombreamento** (por exemplo, para avaliação de regurgitação mitral (MR) em uma prótese mitral, as imagens paraesternal de eixo longo [PLAX] e subcostal podem visualizar o átrio esquerdo (LA) sem artefato significante se comparado a projeção apical quatro-câmaras [A4C]).
  - TEE é frequentemente necessário quando a suspeita clínica de disfunção de prótese valvar for alta, especialmente quando estão presentes múltiplas próteses (Fig. 14-2).
- Em adição ao TEE, fluoroscopia tradicional ou varredura por tomografia computadorizada (CT) podem ser usadas para avaliar ângulos de abertura e fechamento dos folhetos com valvas mecânicas de disco.
  - *Pannus* (formação de cicatriz exuberante) ou trombos podem comprometer a motilidade do disco valvar e levar a obstrução patológica e regurgitação.

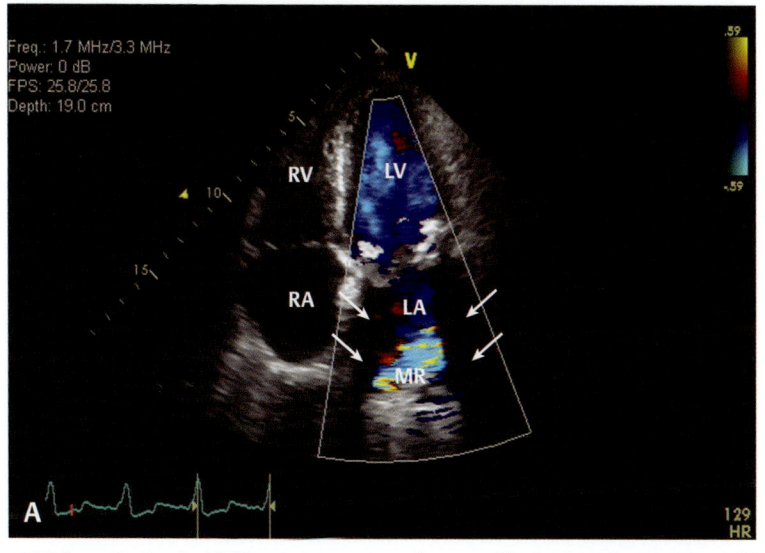

Figura 14-2. Regurgitação mitral (MR) perivalvar severa pode ser perdida. Artefatos de atenuação do feixe de ultrassom (*setas*) permitem que somente segmentos distais do jato de MR sejam visualizados nestas imagens em apical de quatro câmaras (**A**) e apical de eixo longo (**B**). O jato de MR alcança a parte posterior do átrio esquerdo (LA) com reversão de fluxo sistólico (SRF) da veia pulmonar (**C**), gradiente mitral médio elevado (**D**) e uma integral de velocidade-tempo (VTI) da valva mitral (MV) que é próxima a 2,5 vezes a VTI medida no trato de saída ventricular esquerdo (LVOT) (**E**), o qual é compatível com MR severa. Ao, aorta; CW, onda contínua; LVOT, trato de saída ventricular esquerdo; PUL, pulmonar; PW onda pulsada; RA, átrio direito; RUPV, veia pulmonar superior direita; RV, ventrículo direito. (*Continua.*)

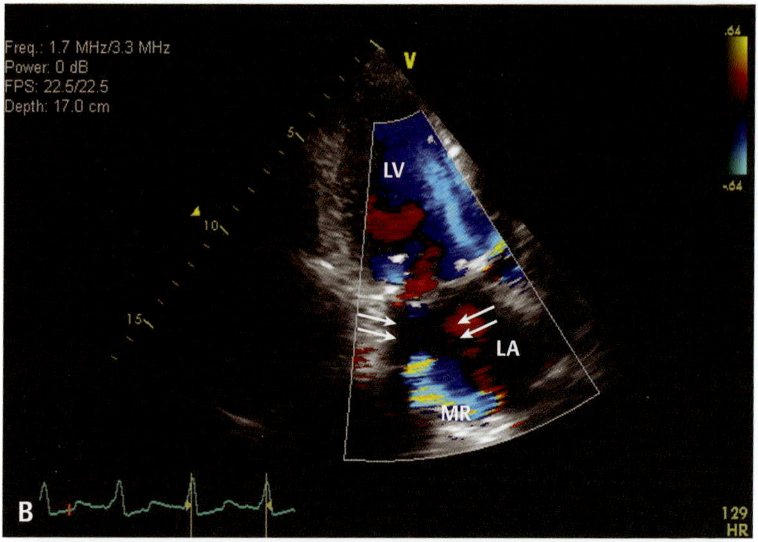

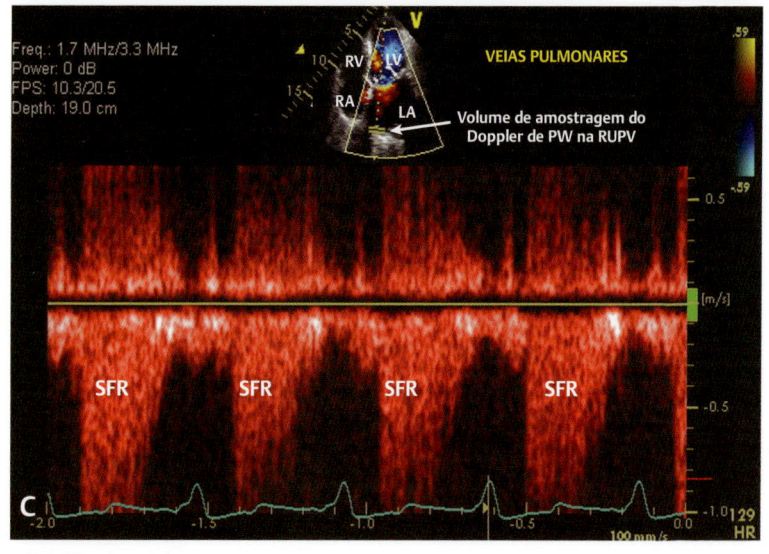

Figura 14-2. (*Continuação*)

Regurgitação

- A maioria das valvas mecânicas irá apresentar alguma **regurgitação "fisiológica"** estrutural (Fig. 14-3). Conhecer o tipo de valva irá auxiliar a determinar o padrão esperado de regurgitação. Alguns exemplos comuns:
    - Valvas de disco inclinado bicúspide apresentarão dois jatos laterais pequenos de regurgitação (e um central pequeno para St. Jude) que são angulados para dentro.

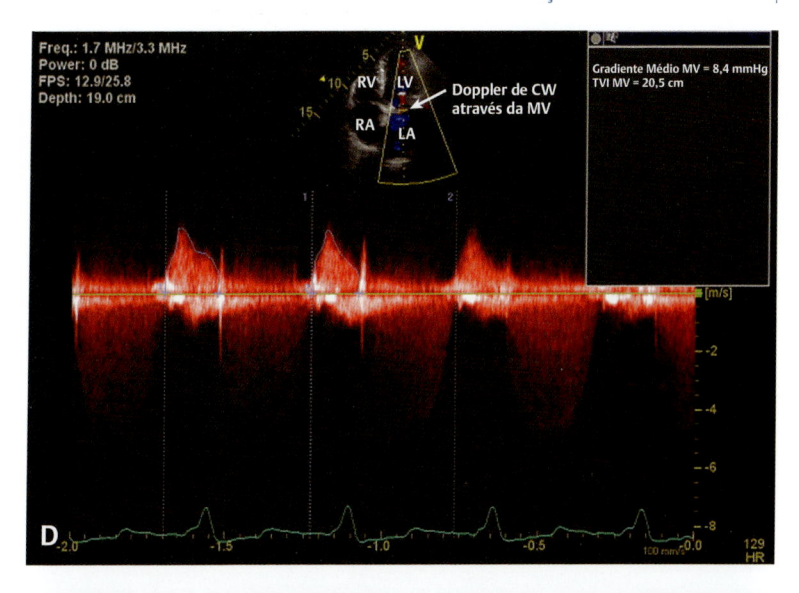

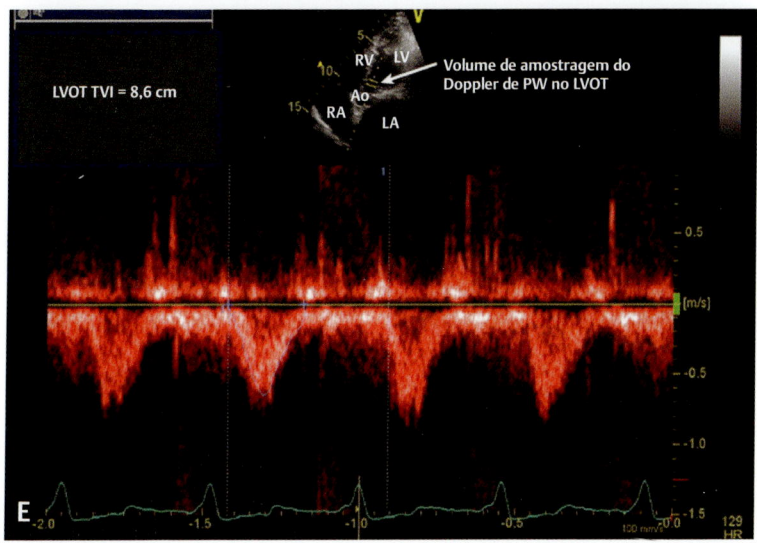

Figura 14-2. (*Continuação*)

- Valvas de disco inclinado único apresentarão uma área central de regurgitação ao redor do ponto de dobradiça (que é maior do que o visto nas valvas bicúspides).
- Vazamento perivalvar (tipicamente um jato unilateral, excêntrico e turbulento) é, em contraste, **patológico** (Fig. 14-4) e ocorre mais frequentemente quando um desbridamento extenso de cálcio é necessário antes do implante valvar (as novas valvas implantadas percutaneamente normalmente não apresentarão um pequeno jato regurgitante perivalvar).
- *No geral, regurgitação "fisiológica"* ***são jatos de baixa velocidade e não turbulentos.***

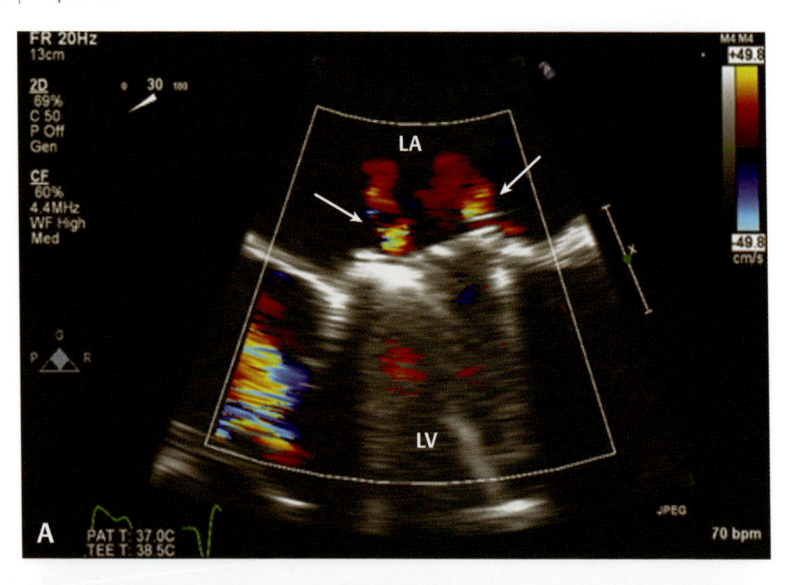

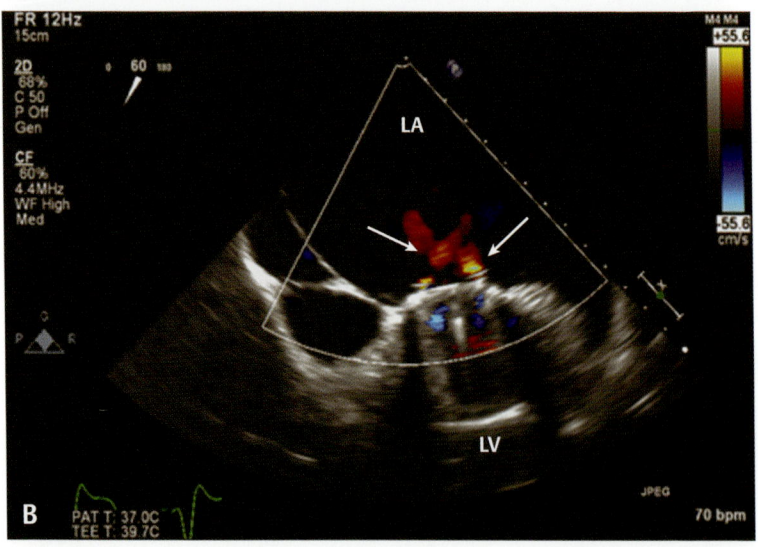

Figura 14-3. Imagens de ecocardiografia transesofágica de uma regurgitação "fisiológica" normal. **A, B:** Pequenos jatos regurgitantes periféricos nos folhetos da valva de disco inclinado (*setas*).

Avaliação das Próteses Valvares | 187

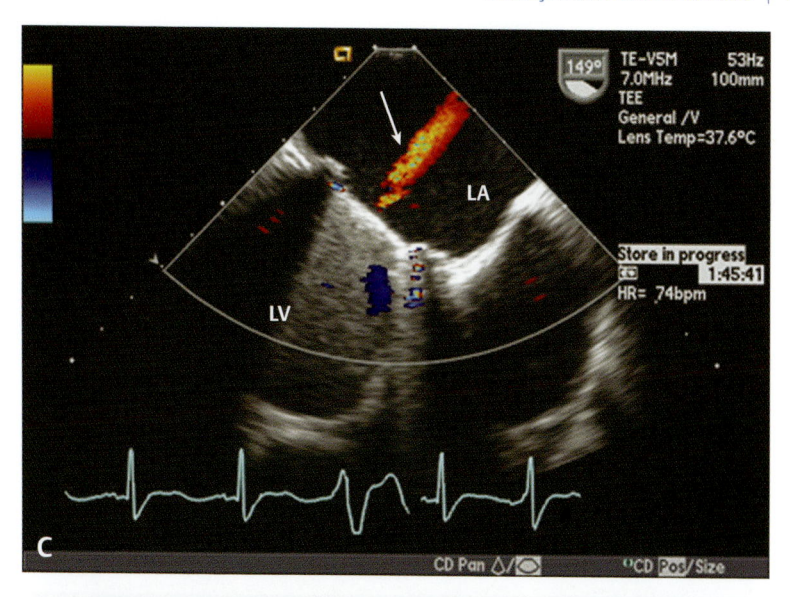

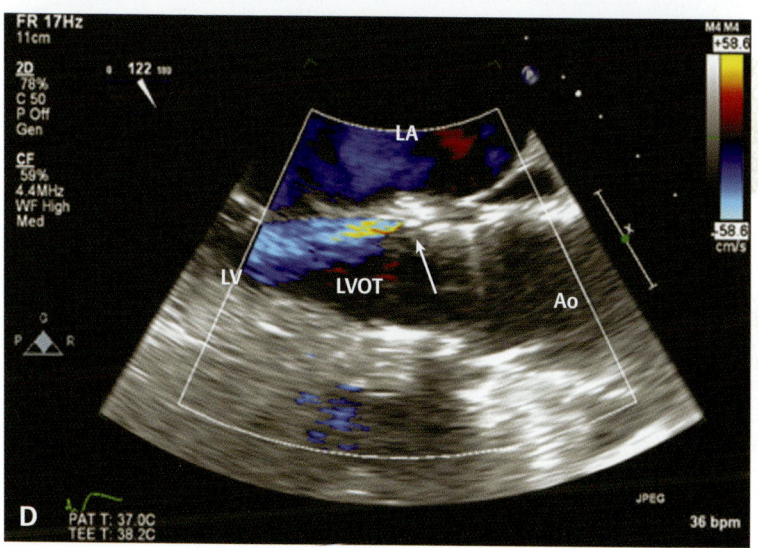

Figura 14-3. (*Continuação*) **C:** Jato central maior na valva de disco inclinado único (*seta*). **D:** Regurgitação perivalvar na valva Edwards SAPIEN percutaneamente implantada (*seta*). Ao, aorta; LA, átrio esquerdo; LV, ventrículo esquerdo; LVOT, trato de saída ventricular esquerdo.

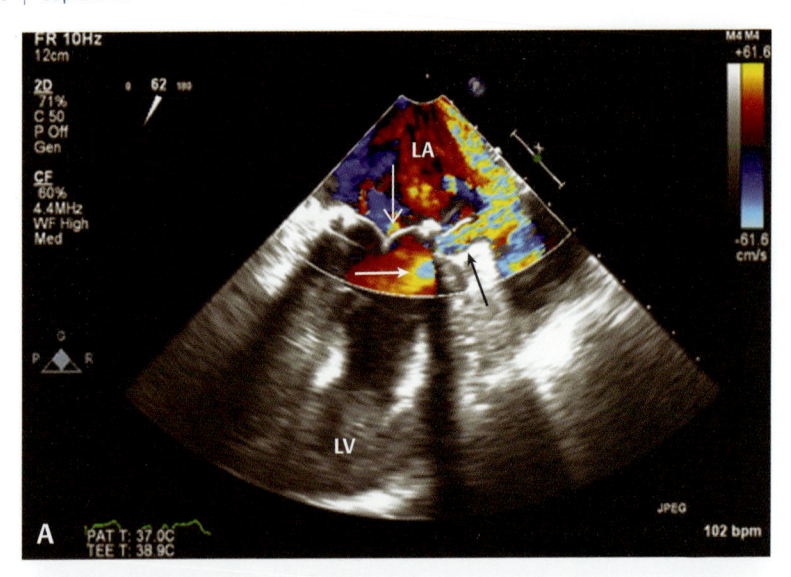

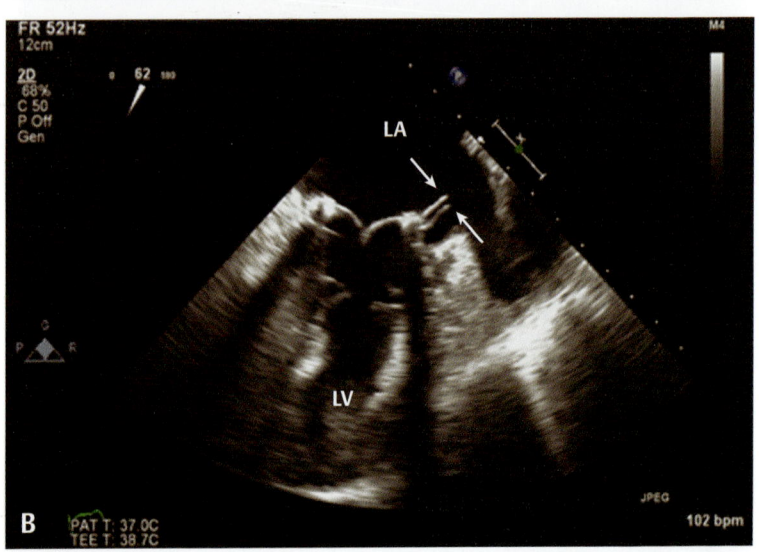

Figura 14-4. Regurgitação perivalvar patológica. **A:** Imagens de ecocardiografia transesofágica a 60 graus de uma bioprótese valvar na posição mitral demonstrando regurgitação perivalvar severa (*seta preta*) e regurgitação central "fisiológica" leve (*seta branca aberta*). Note a área de convergência de fluxo (área de superfície de isovelocidade proximal) no lado ventricular (*seta branca sólida*). **B:** Deiscência de sutura claramente visualizada (*setas brancas*). LA, átrio esquerdo; LV, ventrículo esquerdo.

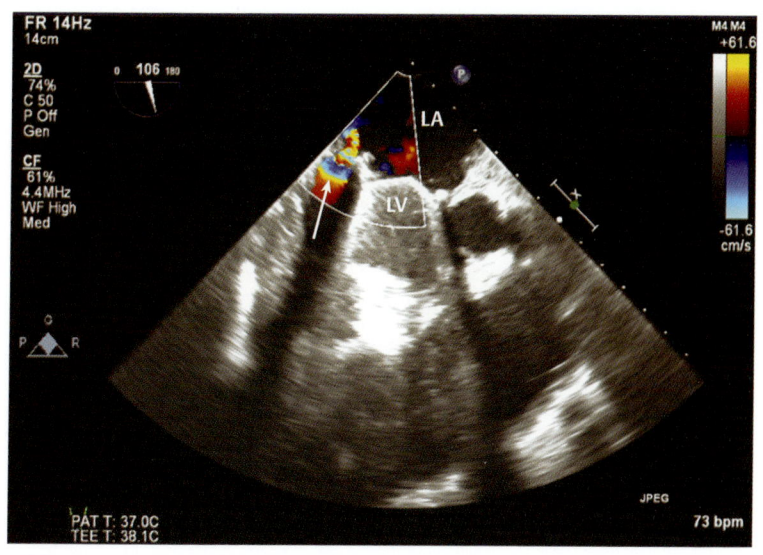

Figura 14-5. Regurgitação perivalvar mitral severa. Projeção ecocardiográfica transesofágica mostrando uma área de convergência de fluxo com *aliasing* na superfície ventricular (*seta*) de uma valva de disco duplo inclinada na posição mitral de um paciente com regurgitação severa. LA, átrio esquerdo; LV, ventrículo esquerdo.

Doppler Colorido

- Procure o padrão de fluxo e velocidade durante a fase de abertura da valva.
  - Convergência de fluxo com *aliasing* deve ser a primeira evidência de que a valva está estenosada ou existe um fluxo aumentado através dela.
- Avaliar regurgitação durante a fase de fechamento da valva. Preste atenção à origem e direção das vazantes regurgitantes se presentes.
  - Uma área de convergência de fluxo na superfície oposta da valva (por exemplo, superfície LV de prótese MV) é sempre anormal e pode ser o único sinal claro de vazamento perivalvar (Fig. 14-5).

Gradientes Elevados

- É importante saber o tipo de valva que o paciente possui assim como seu tamanho.
  - Este irá ditar a área do orifício efetivo (EOA) e os gradientes esperados para aquela válvula.
  - Existem tabelas que podem ser utilizadas como referência para saber estes valores esperados. O EOA deve, preferencialmente, ser indexado a área de superfície corporal (EOAi).
- A idade da valva desde a implantação pode ajudar a predizer complicações clínicas (valvas bioprotéticas tendem a degenerar mais precocemente que as valvas mecânicas e formação de *pannus* podem ocorrer em valvas mais velhas de cada tipo).
- Sempre compare achados de gradientes derivados por Doppler basal e área valvar realizados logo após o implante valvar.
- A Tabela 14-1 fornece alguns valores normais esperados para próteses aórtica e mitral.
- Um gradiente se elevando através da valva ao longo do tempo pode ser a única pista de que o problema existe.

Tabela 14-1	Valores Esperados para Próteses Valvares Aórtica e Mitral Normalmente Funcionantes		
Tipo valvar	Velocidade de pico (m/s)	Gradiente de pico (mmHg)	Gradiente médio (mmHg)
Posição aórtica			
St. Jude	2,3 ± 0,6	22 ± 12	12 ± 7
Bjork-Shiley	2,6 ± 0,5	27 ± 9	14 ± 6
Starr-Edwards	3,2 ± 0,2	40 ± 3	24 ± 4
Tissue	2.1 ± 0.5	19 ± 9	11 ± 5
Posição mitral			
St. Jude	1,6 ± 0,3	11 ± 4,0	5 ± 2,0
Bjork-Shiley	1,6 ± 0,3	10 ± 3	5 ± 2
Starr-Edwards	1,8 ± 0,4	13 ± 5	5 ± 2
Beall	1,8 ± 0,2	13 ± 4	6 ± 2
Tissue	1,5 ± 0,3	9,9 ± 3,4	4,8 ± 1,7

Adaptada de Nanda NC, Cooper JW, Mahan EF, et al. Echocardiographic assessment of prosthetic valves. *Circulation*. 1991;84(Suppl 1):228–39, com permissão.

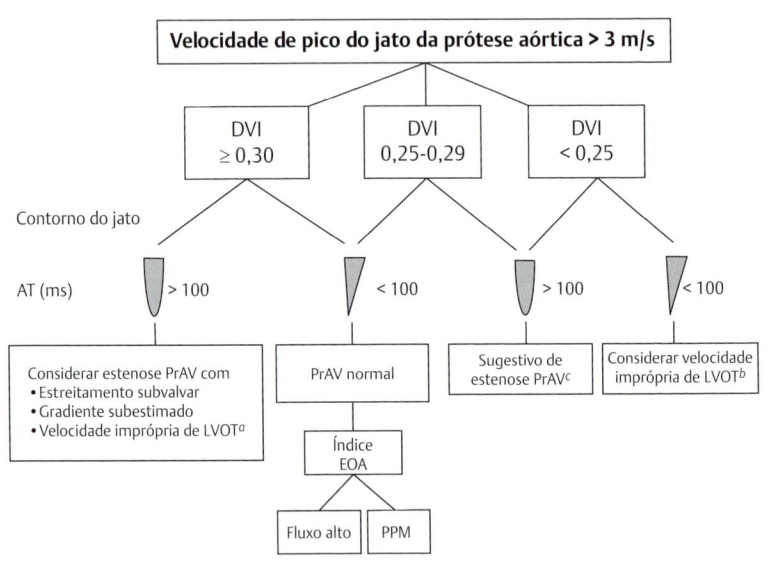

Figura 14-6. Algoritmo para avaliação da velocidade de pico elevada do jato da prótese aórtica incorporando índices valvares adimensionais (DVI), contorno do jato e tempo de aceleração (AT). AVR, troca valvar aórtica; EOA, área do orifício efetivo; LVOT, trato de saída ventricular esquerdo; PPM, incompatibilidade prótese-paciente; PrAV, prótese valvar aórtica. [a]Amostragem do Doppler de onda pulsada (PW) muito próximo a valva (particularmente quando a velocidade do jato por Doppler de onda contínua for ≥ 4 m/s). [b]Amostragem do Doppler PW muito longe (apical) da valva (particularmente quando a velocidade do jato for 3,0-3,9 m/s). [c]Estenose mais substancial por derivação EOA se comparado aos valores de referência se o tipo e tamanho da valva forem conhecidos. Fluoroscopia e ecocardiografia transesofágica (TEE) são úteis para avaliação adicional, particularmente em valvas bicúspides. Adaptada de Zoghbi, Chambers JB, Dumesnil JG, et al. Recommendations for evaluation of prosthetic valves with echocardiography and Doppler ultrasound. *J Am Soc Echocardiogr.* 2009;22:975–1014.

Avaliação das Próteses Valvares

- Um gradiente elevado pode ser observado como resultado de estenose ou fluxo aumentado através da valva (assim como em regurgitação significante ou um estado hiperdinâmico).
- Todas as próteses valvares são **inerentemente estenótica** se comparadas às valvas nativas. No seu extremo, a valva pode ser muito pequena se comparada a área de superfície corporal do paciente e requisitos hemodinâmicos, conhecido como PPM.
- **PPM é severo quando EOAi < 0,65 cm^2/m^2 para AoV ou < 1,2 cm^2/m^2 para MV.**
- Utilizando os princípios discutidos, uma abordagem sistemática para avaliação de gradientes elevados para próteses valvares nas posições aórtica (Fig. 14-6) assim como mitral (Tabela 14-2) foram fornecidas pelas diretrizes da Sociedade Americana de Ecocardiografia.

- **Pontos-Chave:**
  1. *Esteja apto a diferenciar regurgitação "fisiológica" normal da regurgitação patológica.*
  2. *Procure por excessiva convergência do fluxo pelo Doppler colorido que pode indicar estenose ou regurgitação da prótese valvar.*
  3. *Gradientes elevados com AT ou PHT normais são sugestivos de regurgitação, estados de alto fluxo, PPM ou aspectos técnicos como recuperação de pressão ao invés de obstrução valvar (Fig. 14-7).*

Recuperação de Pressão

- No geral, o gradiente instantâneo máximo registrado por cateterismo cardíaco corresponde ao gradiente instantâneo de pico medido por Doppler CW na ecocardiografia (Fig. 14-8).

Tabela 14-2	Parâmetros Esperados para uma Prótese Valvar Mitral Normal e Parâmetros Sugestivos de Estenose Possível ou Significativa		
	Normal[a]	Possível estenose[c]	Sugere estenose significativa[a,c]
Velocidade de pico (m/s)[b,d]	< 1,9	1,9–2,5	≥ 2,5
Gradiente médio (mmHg)[b,d]	≤ 5	6–10	> 10
VTI$_{prMV}$/VTI$_{LVOT}$[b,d]	< 2,2	2,2–2,5	> 2,5
EOA (cm^2)	≥ 2,0	1–2	< 1
PHT (ms)	< 130	130–200	> 200

EOA, área do orifício efetivo; PHT, tempo de meia pressão; PrMV, prótese valvar mitral; VTI, integral de velocidade-tempo.
[a] A melhor especificidade para normalidade ou anormalidade é vista se a maioria dos parâmetros listados forem normais ou anormais, respectivamente.
[b] Valores de corte ligeiramente maiores dos que os demonstrados podem ser vistos em algumas bioproteses valvares.
[c] Valores dos parâmetros levam a uma avaliação mais próxima da função valvar e/ou outras considerações como fluxo aumentado, frequência cardíaca aumentada, ou incompatibilidade prótese-paciente.
[d] Estes parâmetros também são anormais na presença de regurgitação protética mitral significante.
De Zoghbi WA, Chambers JB, Dumesnil JG, et al. Recommendations for evaluation of prosthetic valves with echocardiography and Doppler ultrasound. *J Am Soc Echocardiogr.* 2009;22:975–1014, com permissão da Elsevier.

Gradiente aumentado devido a:	Alto fluxo/valva normal	Estenose valvar
Doppler mitral	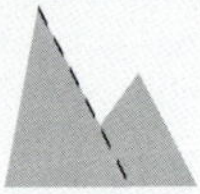	
Tempo de meia pressão (PHT)	Normal (< 130 ms)	Aumentado (> 200 ms)
Doppler aórtico		
Tempo de aceleração (AT)	Normal (< 100 ms) Triangular	Aumentado (> 100 ms) Contorno arredondado

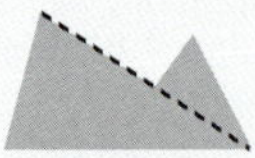

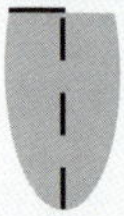

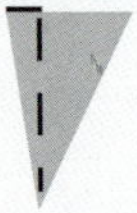

Figura 14-7. Perfil ao Doppler de próteses valvares com gradiente elevado resultando de alto fluxo *versus* estenose; ms, milissegundos.

- Ocasionalmente, em algumas próteses valvares e quando a aorta ascendente é pequena, o fenômeno de recuperação de pressão já tem ocorrência reconhecida.
- De acordo com o princípio de Bernoulli, uma vez que o fluxo do fluido acelera através de um estreitamento, existe uma perda de pressão (o fluido ganha energia cinética, mas perde energia de pressão). Assim que o fluido se move distalmente ao estreitamento, ele se torna mais lento e readquire um pouco de energia de pressão perdida. Isto é chamado *recuperação de pressão*.

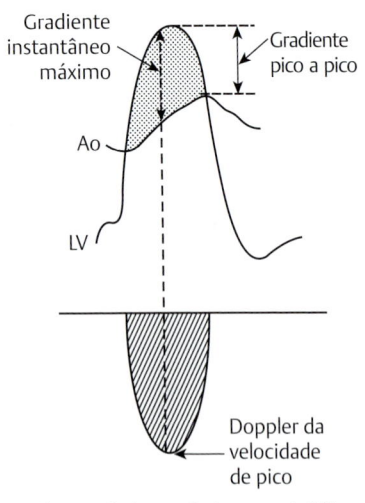

Figura 14-8. Traçados simultâneos de pressão do ventrículo esquerdo (LV) e aorta (Ao), invasivamente medidos, comparados aos gradientes de pressão derivados por Doppler.

- Portanto, o gradiente instantâneo de pico medido pelo Doppler pode ser significativamente maior do que o medido por cateterismo cardíaco (onde a amostragem é realizada na aorta após a pressão ser recuperada).
- Recuperação de pressão é mais pronunciada com altas velocidades através de pequenas valvas mecânicas bicúspides (por exemplo, valvas de 19 mm), em pacientes com valvas bola-gaiola e em pacientes com aortas pequenas (diâmetro ≤ 3 cm) onde o fluxo laminar é preservado.
- Esta discrepância é exacerbada uma vez que o Doppler CW pode medir **velocidades altas localizadas** dentro da valva mecânica bicúspide (orifícios laterais são menores que o orifício central); o gradiente instantâneo resultante não é uma reflexão verdadeira do gradiente global entre aorta e LV.

- **Pontos-Chave:**
    1. *O gradiente instantâneo máximo registrado no cateterismo cardíaco corresponde ao gradiente instantâneo de pico medido por Doppler CW na ecocardiografia.*
    2. *O fenômeno de recuperação de pressão em uma valva mecânica bicúspide ou em uma valva bola-gaiola pode levar a discrepância entre os gradientes de pico derivado por cateter e os derivados por eco.*

15 Endocardite Infecciosa

Mirnela Byku ▪ Majesh Makan ▪ Nishath Quader

CONCEITOS DE ALTO RENDIMENTO

- A apresentação clínica deve sempre ser considerada quando se interpreta a descrição de massas valvares e anulares na ecocardiografia.
- Quando a suspeita clínica de endocardite é alta, um ecocardiograma transesofágico (TEE) é o teste de escolha.
- Infecção concomitante da valva mitral (MV) e valva aórtica (AoV) é comum uma vez que estão em continuidade direta, separadas por uma banda fibrosa de tecido. Portanto, examine a raiz aórtica cuidadosamente para procurar abscessos.
- Vegetação frequentemente tem uma ecodensidade similar a tecido, demonstra movimento independente e tem uma predileção pelo lado de menor pressão dos folhetos da valva nativa.
- Endocardite envolvendo valvas nativas frequentemente se origina dos folhetos, enquanto endocardite das próteses valvares frequentemente se origina onde o anel de sutura e o anulo valvar se encontram.

INTRODUÇÃO

Endocardite infecciosa (IE) descreve uma infecção microbiana da superfície endotelial do coração. O envolvimento valvar é comum e caracterizado pela presença de **vegetações**. A infecção também é comum em qualquer material implantado ou protético como valvas, condutos, enxertos ou fios de marca-passo. Complicações incluem, mas não são limitadas a insuficiência valvar, abscesso de raiz, formação de fístula, efusão pericárdica, arritmia, fenômenos embólicos e insuficiência cardíaca congestiva. Fatores que predispõem o paciente a IE incluem anormalidade estrutural de uma valva cardíaca (por exemplo, AoV bicúspide), defeito septal ventricular, prótese valvar, uso intravenoso de drogas, hemodiálise, diabetes e péssima higiene dentária.

Hemoculturas persistentemente positivas, presença de dispositivos intravasculares, exame físico e a história devem ser levados em conta quando se avaliar pacientes que podem apresentar IE. Os critérios de Duke apresentam evidências de envolvimento endocárdico ao ecocardiograma como um critério major de IE. TEE é recomendado como teste de primeira linha em pacientes com suspeita de endocardite de prótese valvar ou suspeita de complicações como um abscesso de raiz aórtica. Os achados a seguir são definidos como positivos na TEE pelos critérios de Duke:

1. *Presença de vegetação (ecodensidades tipo-tecido, com movimento independente implantado na valva, material protético ou endocárdio na trajetória de um jato regurgitante na ausência de uma explicação anatômica alternativa).*
2. *Presença de um abscesso.*
3. *Nova deiscência de uma prótese valvar.*

- **Pontos-Chave:**
  1. Complicações de IE: insuficiência valvar, abscesso de raiz, formação de fístula, efusão pericárdica, arritmia, fenômenos embólicos e insuficiência cardíaca congestiva.
  2. Fatores que predispõem o paciente a IE: anormalidade estrutural de uma valva cardíaca, defeito septal ventricular, prótese valvar, uso intravenoso de drogas, hemodiálise, diabetes e péssima higiene dentária.

ECOCARDIOGRAFIA TRANSTORÁCICA *VERSUS* TRANSESOFÁGICA

- Ecocardiografia transtorácica (TTE) é o teste diagnóstico inicial para avaliação de pacientes com risco intermediário para IE (Fig. 15-1). Entretanto, tenha em mente o seguinte:
  - TTE tem uma resolução menor do que TEE e pode perder vegetações com tamanho < 0,5 cm.
  - A sensibilidade de TTE para IE varia de 40% a 63%, com uma especificidade de 90% a 98%.
  - Se a IE for diagnosticada por TTE, ela deve ser acompanhada por TEE para avaliar outras valvas e complicações de IE como abscesso, formação de fístula, aneurisma micótico, pseudoaneurisma e perfuração de folheto.
- TEE é o estudo inicial de preferência em pacientes de alto risco pelos critérios de Duke, ou em pacientes que têm imagens ao TTE subótimas.
  - Pacientes de alto risco são definidos como aqueles com valvas cardíacas protéticas, doença cardíaca congênita, endocardite prévia, novo sopro com uma suspeita clínica para IE, insuficiência cardíaca ou estigmas de IE.
  - A proximidade de uma sonda de TEE de alta frequência ao coração permite excelente visualização de estruturas valvares e raiz aórtica.
  - Sensibilidade da TEE para IE é 90-99%, com uma especificidade de 91-99%.
  - Uma vez que IE é uma doença dinâmica, a repetição de TEE em 7-10 dias nos pacientes com uma forte suspeita de IE na TEE sem vegetações óbvias pode ser considerada para reavaliar a presença de vegetações.

VEGETAÇÕES

- Vegetações por IE são, frequentemente, uma mistura de micro-organismos, células inflamatórias, plaquetas e fibrina (Tabela 15-1).
- Elas, frequentemente, são encontradas na borda principal do lado de menor pressão da valva nativa afetada ou crescem do anel se uma prótese valvar estiver presente.
  - Raramente, infecções irão se estender a estruturas adjacentes como a parede da câmara.

Tabela 15-1 Critérios ao Eco para Definição de Vegetação

Característica positiva	Característica negativa
Baixa reflectância	Alta ecogenicidade
Aderido à valva, lado a montante	Localização não valvar
Forma irregular	Superfície suave
Móvel, com oscilação	Estrutura fibrilar
Associado a alterações teciduais	Não móvel
Associado a regurgitação valvar	Ausência de regurgitação

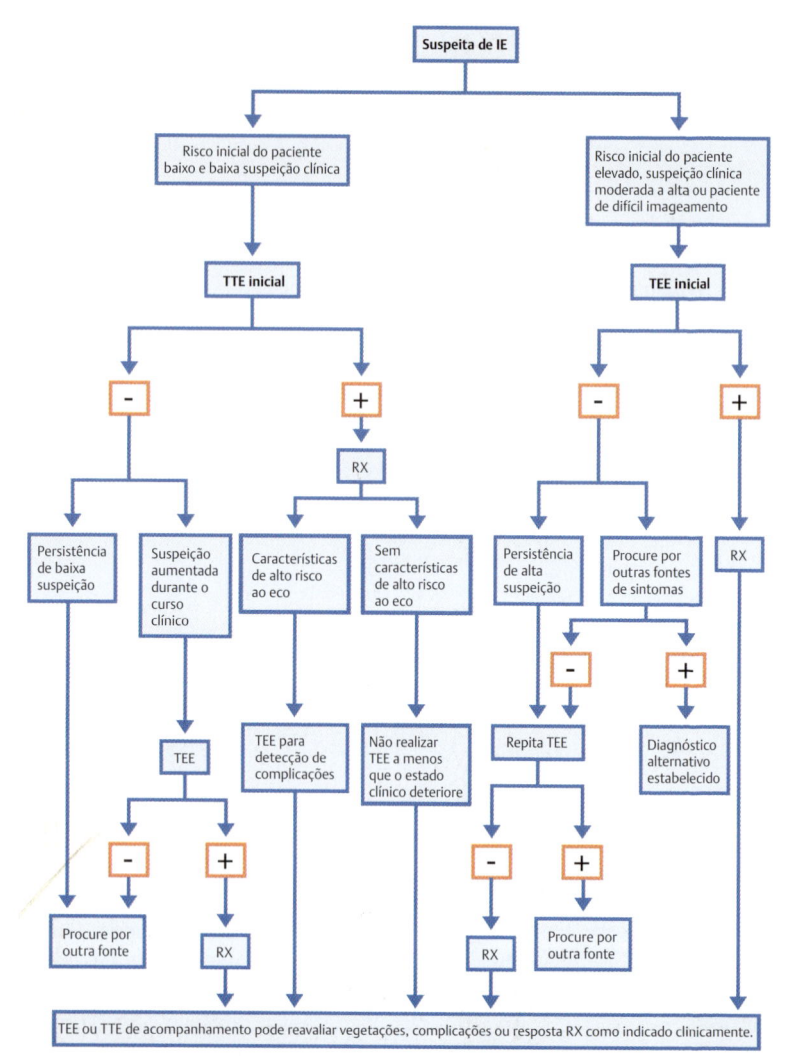

Figura 15-1. Algoritmo para utilização de ecocardiograma transtorácica (TTE) na avaliação do paciente com suspeita de endocardite infecciosa (IE). TEE, ecocardiograma transesofágico. (De AHA Scientific Statement: Infective endocarditis: diagnosis, antimicrobial therapy, and management of complications: a statement for healthcare professionals from the Committee on Rheumatic Fever, Endocarditis and Kawasaki Disease, Council on Cardiovascular Disease in the Young, and the Councils on Clinical Cardiology, Stroke, and Cardiovascular Surgery and Anesthesia, American Heart Association: Endorsed by the Infections Diseases Society of America. *Circulation.* 2005;111:e 394–e434.)

Endocardite Infecciosa | 197

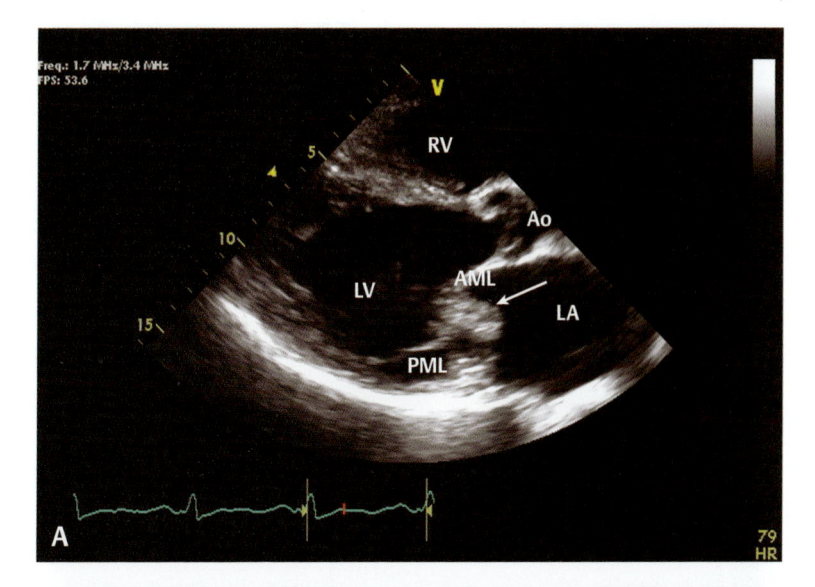

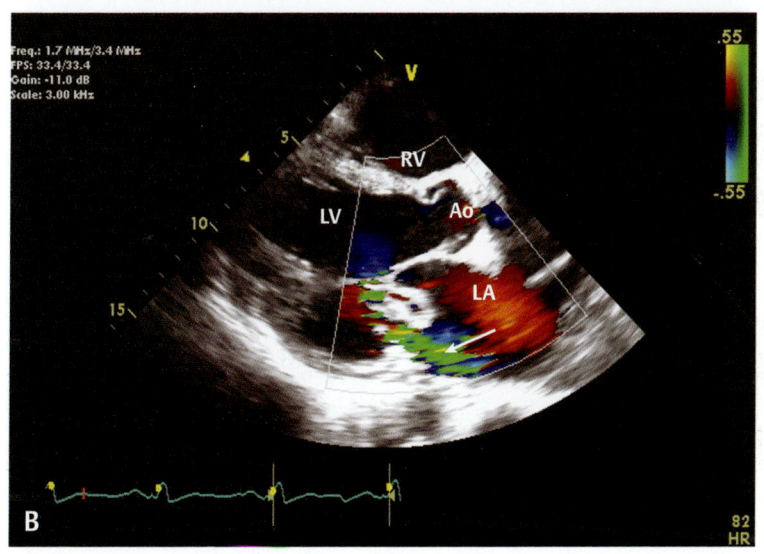

Figura 15-2. A: Projeção paraesternal de eixo longo com uma massa vista na superfície atrial do folheto mitral anterior (AML) compatível com vegetação (*seta*). **B:** Este causa má coaptação da valva mitral e regurgitação mitral moderada a severa posteriormente direcionada (*seta*). Ao, aorta; LA, átrio esquerdo; LV ventrículo esquerdo; PML, folheto mitral posterior; RV, ventrículo direito.

- **Em virtude da má-coaptação do folheto ou destruição deste, regurgitação valvar é quase sempre uma característica associada** (Fig. 15-2).
  - *Considere uma alternativa diagnóstica para massas que aparecem próximas a valva cardíaca, mas que não estão associadas a regurgitação valvar (por exemplo, um mixoma parcialmente visualizado crescendo do septo interatrial para a valva)* (Fig. 15-3).

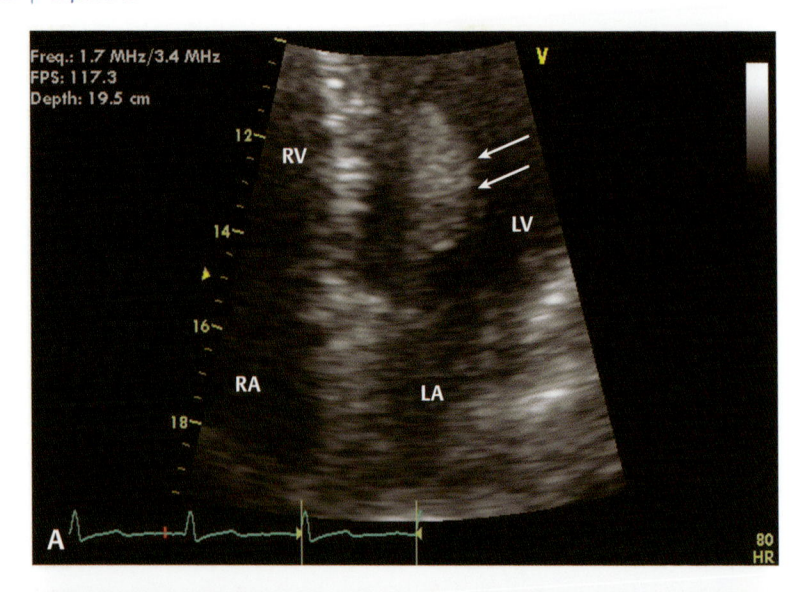

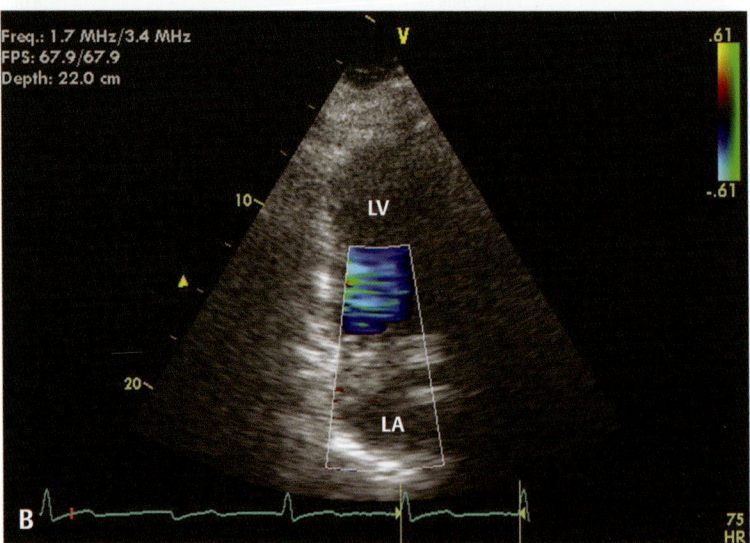

Figura 15-3. A: Projeção apical de quatro câmaras com ampliação da valva mitral mostrando uma massa (*seta*) que parece estar aderida ao folheto mitral anterior, sugestivo de vegetação. **B:** Doppler colorido na projeção apical de duas câmaras mostra que não existe regurgitação mitral associada.

- Vegetações também podem ser vistas onde o fluxo regurgitante ou o fluxo de uma fístula se chocam com a parede endocárdica (*i. e.*, então chamadas "vegetações do jato").
    - *Se o jato regurgitante de uma valva infectada se choca com a parede endocárdica, esta área deverá ser inspecionada com cuidado para se procurar vegetações adicionais.*
- Ocasionalmente, vegetações podem causar obstrução e mimetizar estenose valvar.

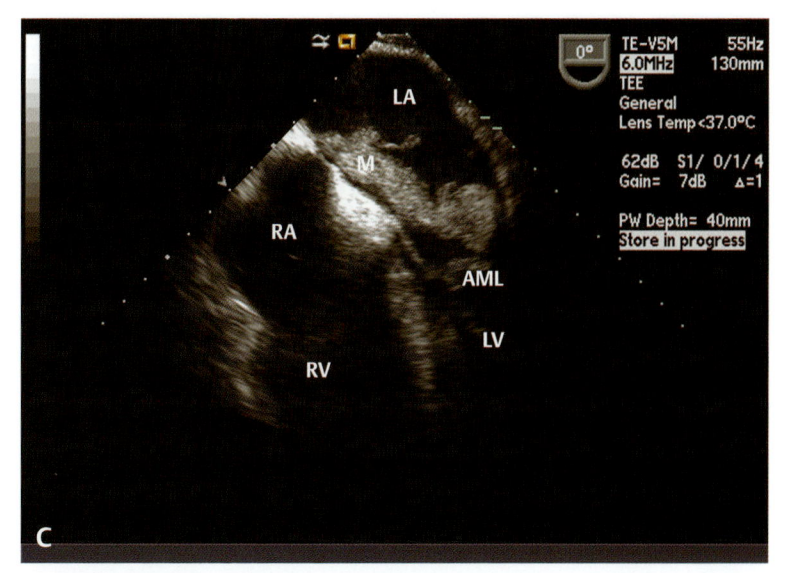

Figura 15-3. (*Continuação*) C: Ecocardiograma transesofágico realizado no mesmo paciente mostra que a massa é, de fato, maior do que o observado pelo ecocardiograma transtorácico e está aderida ao septo interatrial se projetando para dentro do orifício mitral. O diagnóstico de mixoma atrial esquerdo (LA) foi confirmado pela patologia. LV, ventrículo esquerdo; RA, átrio direito; RV, ventrículo direito.

- Imagens ecocardiográficas devem ser obtidas com atenção às seguintes características:
  - Presença, tamanho, forma e localização das vegetações
  - Hemodinâmica valvar:
    - Cuidadosamente avalie todo o aparato valvar para encontrar anormalidades como regurgitação, ruptura de corda e perfuração.
    - Perfuração pode-se manifestar como múltiplos jatos com turbulência vista na superfície de alta pressão no folheto valvar (Fig. 15-4).
    - Avalie o grau de regurgitação ou estenose.
    - A Tabela 15-2 lista algumas das complicações de IE.
- Cabos de marca-passo e cateteres devem ser cuidadosamente inspecionados à procura de vegetações (Fig. 15-5). TEE é a modalidade preferencial de imagem para visualizar infecções de cabos e também para determinar quando a valva tricúspide é afetada.

- **Pontos-Chave:**
  1. *Vegetações normalmente ocorrem no lado de menor pressão da valva (aspecto atrial para vegetações de MV, aspecto ventricular para vegetações de AoV).*
  2. *Vegetações podem causar regurgitação valvar assim como estenose.*
  3. *Perfuração é uma complicação comum de vegetação e deve ser avaliada cuidadosamente.*
  4. *Fios de marca-passo e cateteres de diálise nas câmaras do lado direito do coração devem ser cuidadosamente avaliados para a presença de vegetações.*

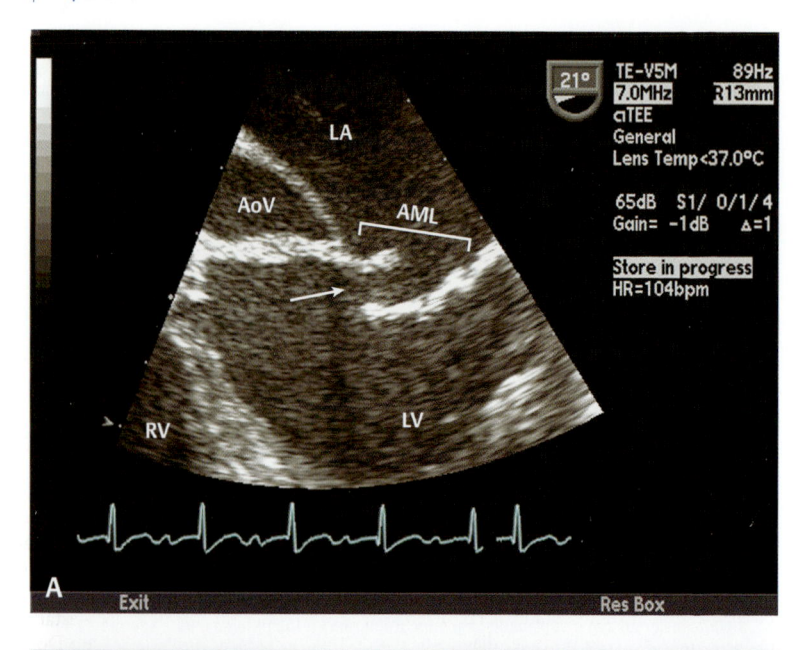

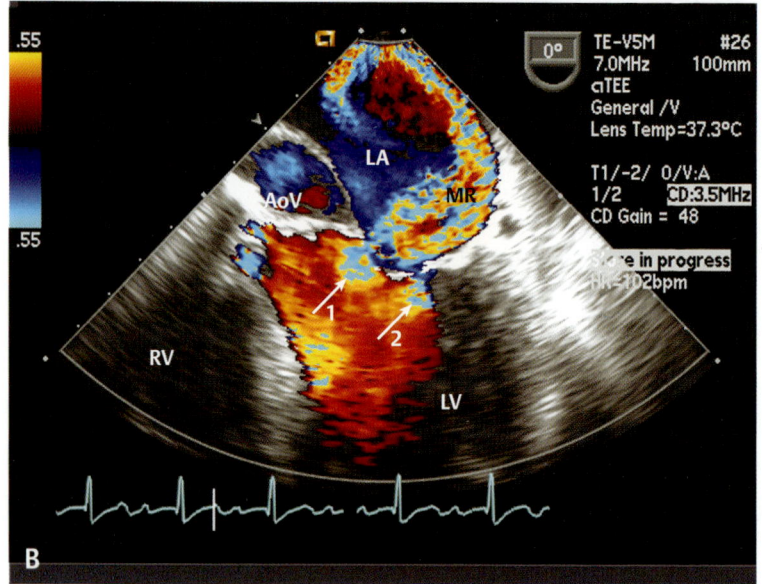

Figura 15-4. A: Ecocardiograma transesofágico (projeção médio-esofagiana) ampliada do folheto mitral anterior (AML). Existe uma área de descontinuidade sugestiva de perfuração (*seta*). **B:** Esta foi confirmada por Doppler colorido onde um jato separado de aceleração de fluxo e regurgitação mitral (MR) é visto (*seta-1*) adicionalmente ao jato que ocorre na coaptação do folheto (*seta-2*). AoV, valva aórtica; LA, átrio esquerdo; LV, ventrículo esquerdo; RV, ventrículo direito.

Endocardite Infecciosa | 201

Tabela 15-2	Complicações da Endocardite
Estrutural	**Hemodinâmica**
Ruptura de folheto	Vegetação valvar aguda
Folheto frouxo	Obstrução valvar
Perfuração de folheto	Insuficiência cardíaca
Abscesso	Desvio intracardíaco
Aneurisma	Regurgitação perivalvar
Fístula	Tamponamento
Deiscência da prótese valvar	
Embolização	
Efusão pericárdica	

Adaptada de Armstrong WF, Ryan T, Feigenbaum H. *Feigenbaum's Echocardiography*. 7th ed. Philadelphia, PA: Wolters Kluwer Health/Lippincott Williams and Wilkins; 2010.

ABSCESSOS

- Abscessos são mais comumente vistos em endocardites do lado esquerdo do que nas do lado direito, com uma disposição para a **continuidade aortomitral** (entre os anéis aórtico e mitral).
- **TEE é o teste de escolha para identificar um abscesso.** A sensibilidade do TTE para abscesso é < 25%.
- Procure espessamento aumentado da raiz aórtica; ocasionalmente, um abscesso pode estar associado a uma fístula, a qual pode ser diagnosticada utilizando a ecocardiografia 2D e o Doppler colorido (Fig. 15-6).

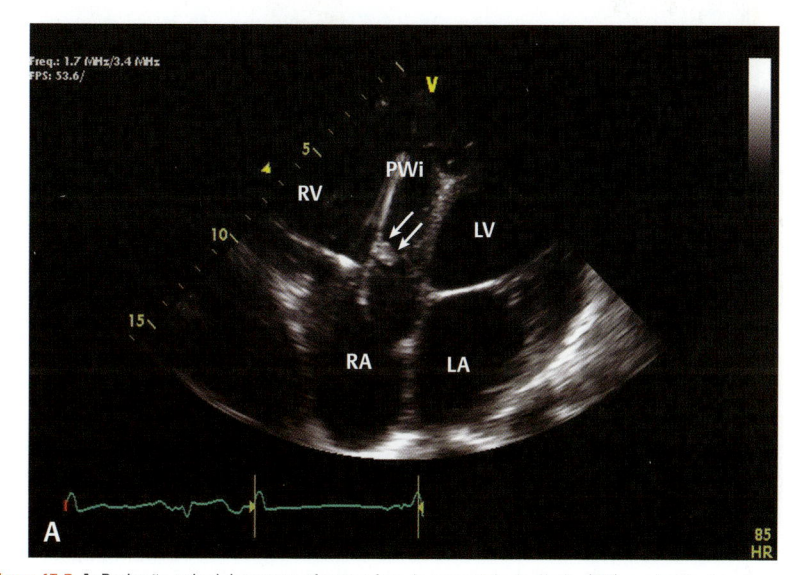

Figura 15-5. A: Projeção apical de quatro câmaras focada no ventrículo direito (RV) mostra fio de marca-passo (PWi) com uma pequena vegetação próxima à valva tricúspide (TV) (*setas*). (*Continua.*)

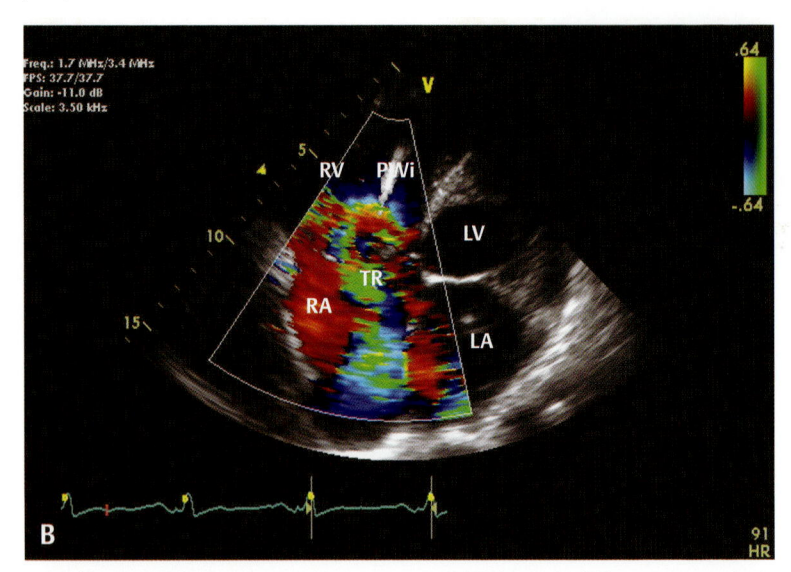

Figura 15-5. (*Continuação*) **B:** Doppler colorido mostra regurgitação tricúspide (TR) severa, sugestivo de envolvimento TV e destruição do folheto. LA, átrio esquerdo; LV, ventrículo esquerdo; RA, átrio direito.

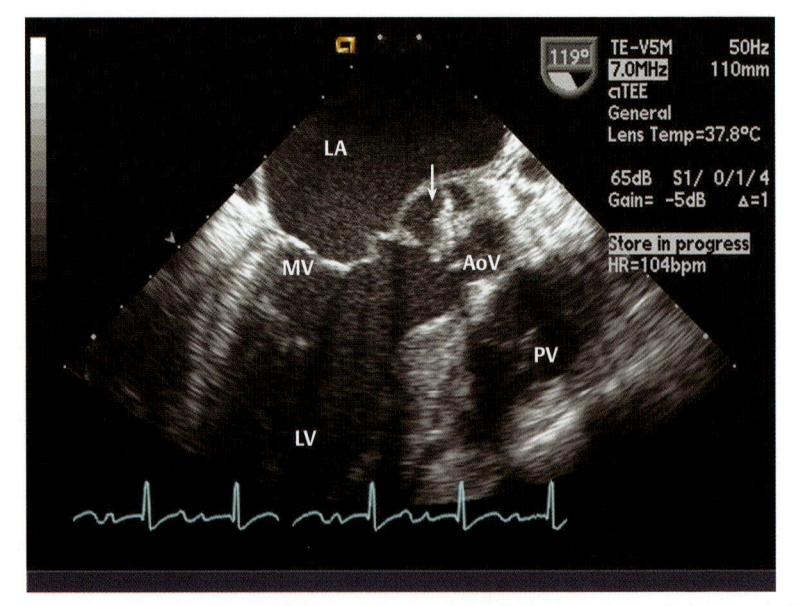

Figura 15-6. Ecocardiograma transesofágico a 120 graus, projeção de eixo longo do ventrículo esquerdo (LV) mostrando uma cavidade septada anormal (*seta*) entre a valva mitral (MV) e a valva aórtica (AoV) (contínuo fibroso) estendendo-se a raiz aórtica compatível com abscesso de raiz aórtica. LA, átrio esquerdo; PV, valva pulmonar.

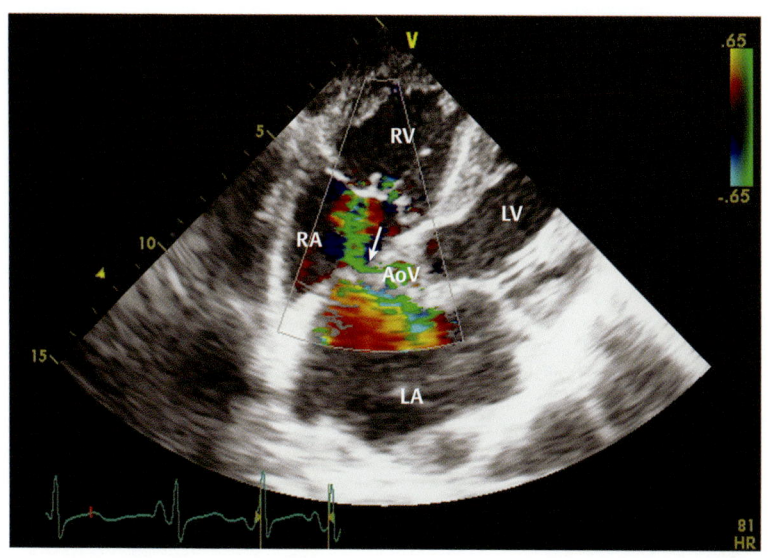

Figura 15-7. Projeção apical de cinco câmaras com Doppler colorido mostra jato de alta velocidade que se origina do seio coronariano direito (*seta*) e é direcionado para o átrio direito (RA). AoV, valva aórtica; LA, átrio esquerdo; LV, ventrículo esquerdo; RV, ventrículo direito.

- Um abscesso aórtico precisa ser diferenciado de um espessamento da raiz aórtica visto em pacientes com troca recente de AoV. Quando se avalia uma prótese valvar na suspeita de endocardite, certifique-se de rever o TEE pós-operatório para comparar qualquer mudança que possa sugerir um abscesso de raiz aórtica.

FÍSTULAS

- Fístulas devem ser consideradas particularmente quando um sopro contínuo é ouvido em um paciente com IE.
- Abscesso no seio coronariano direito tende a fistulizar para o ventrículo direito (RV) e/ou átrio direito (RA) (Fig. 15-7).
- Abscesso próximo a cúspide não coronariana tende a se fistulizar ao átrio esquerdo (LA) através da continuidade aortomitral.
- Fístulas podem conectar a raiz aórtica com o LA.
  - Checar Doppler de onda contínua (CW) através do trato fistuloso. Velocidade de pico do fluxo deve ser compatível com a diferença de pressão entre aorta e a câmara de conexão.

- **Pontos-Chave:**
  1. Procure abscessos de raiz aórtica para avaliação cuidadosa da continuidade aorto-mitral e raiz aórtica.
  2. Revise TEE pós-operatório em pacientes com próteses AoVs.
  3. Abscessos podem, algumas vezes, estar associados a fístulas. Doppler colorido e CW devem ser utilizados para determinar se a fístula está presente.

PRÓTESES VALVARES
- Em virtude dos artefatos relacionados com prótese que levam a uma avaliação incompleta das próteses valvares por TTE, pacientes com suspeita de IE que tenham próteses valvares deverão ser submetidos a TEE para avaliação adicional.
- A sensibilidade de TEE para IE de prótese valvar é 86-94% com uma especificidade de 88-99%.
- **Em comparação com as valvas nativas, nas próteses valvares o anel é o sítio inicial mais comum de infecção, ao invés dos folhetos.**
- Múltiplos componentes das próteses necessitam ser examinados cuidadosamente.
  - Anel de sutura: Checar o contorno regular sem uma ruptura anormal. Tanto o *pannus* quanto trombo podem romper o contorno do anel de sutura de forma similar. *Pannus* tende a ser mais ecogênico/brilhante em comparação com vegetações ou trombos.
  - Folhetos bioprotéticos: Examine cuidadosamente os folhetos a procura de vegetações. Esteja atento que tais folhetos podem degenerar sem qualquer causa infecciosa somente pelo tempo de vida da valva. Tal degeneração pode parecer semelhante ao dano secundário à infecção.
  - Folhetos mecânicos: O exame pode ser de difícil realização secundário ao sombreamento acústico pela valva. Cheque abertura simétrica e ângulos de fechamento dos folhetos. Examine se um gradiente não fisiológico está presente através da valva sugestivo de obstrução. Também avalie a presença de regurgitação perivalvar (PVL).
  - Aparato valvar: Cheque a presença de deiscência entre o aparato valvar e o miocárdio que pode causar um movimento em "balança" da valva se a deiscência for grande. O PVL resultante é visto como um jato turbulento assimétrico ao Doppler colorido (Fig. 15-8). Note que a deiscência pode ocorrer pela infecção e também por ruptura de suturas, miocárdio friável e calcificação excessiva. Finalmente, examine a área perivalvar a procura de áreas ecoluscentes sugestivas de abscesso. Esteja atento que o artefato ao eco pela valva pode causar uma ecoluscência similar, mas não estará acompanhada por jato regurgitante.

- **Ponto-Chave:** TEE é preferível para avaliação de infecção de prótese valvar ou de sonda mecânica.

DISPOSITIVOS INTRACARDÍACOS INFECTADOS
- Assim como próteses valvares, infecções podem ocorrer em dispositivos intracardíacos como cabos de marca-passo/desfibrilador.
  - TEE é o teste diagnóstico de preferência na maioria dos casos.
- Presença de uma massa móvel aderida ao cateter implantado ou a parede da câmara sugere possível endocardite; entretanto é impossível se distinguir vegetação de trombo somente pelos aspectos ecocardiográficos. Correlação clínica é, portanto, primordial.

EMBOLIZAÇÃO
- Embolização de vegetações permanece uma fonte considerável de morbidade e mortalidade.

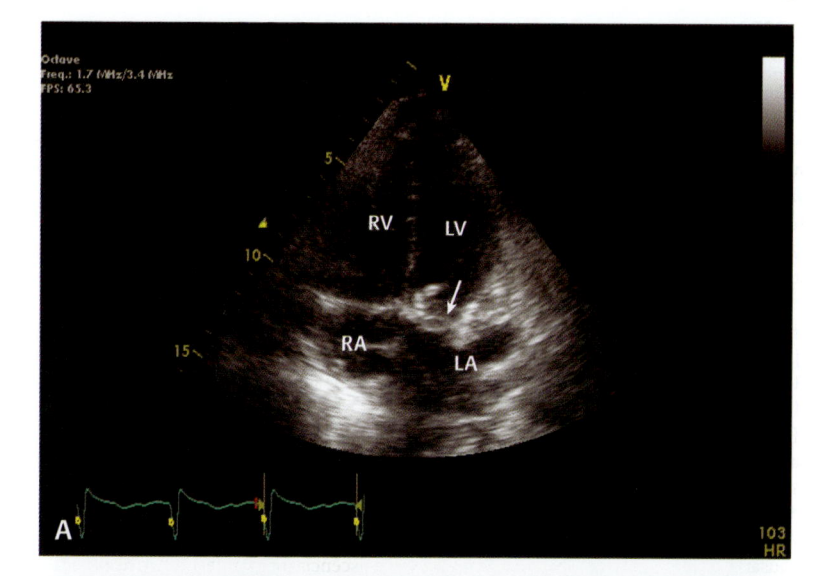

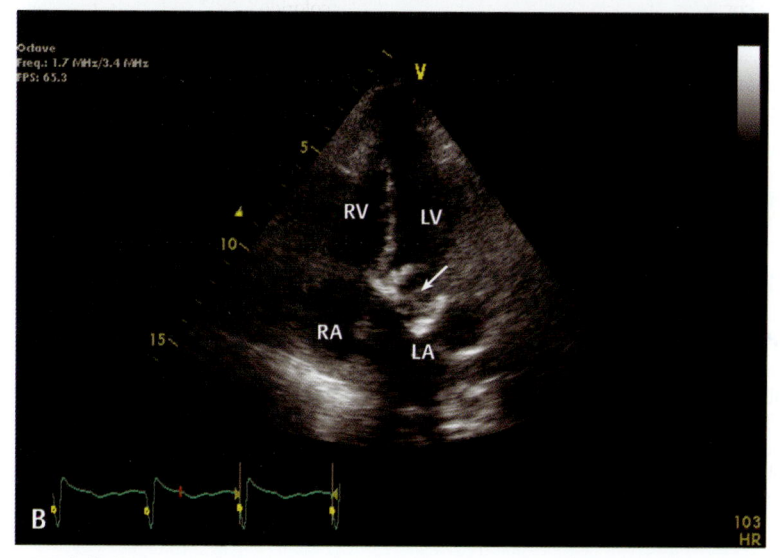

Figura 15-8. A: Projeção apical de quatro câmaras com bioprótese valvar mitral (*seta*) inclinada em direção à parede anterolateral na diástole. **B:** Na sístole, a bioprótese inclina ainda mais. Este movimento para trás e para frente durante o ciclo cardíaco é chamado de "balanço" e é sugestivo de significativa deiscência valvar. (*Continua.*)

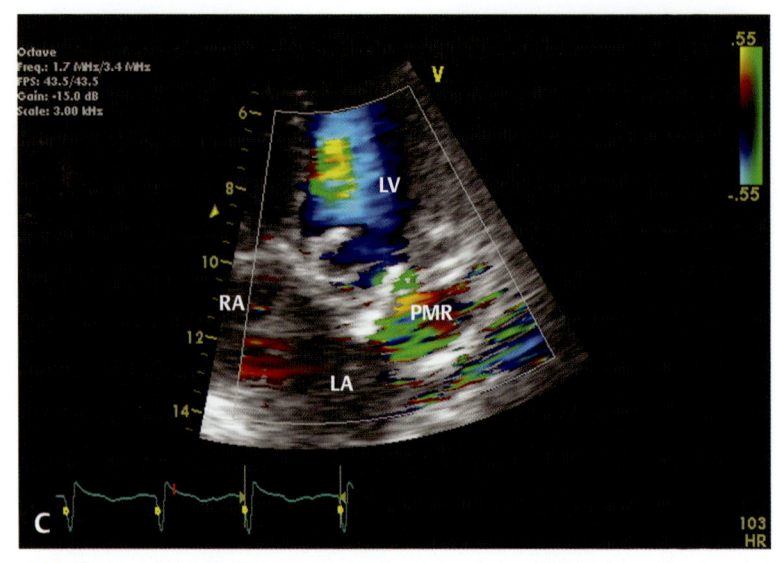

Figura 15-8. (*Continuação*) **C:** Significante regurgitação mitral perivalvar (PMR) é vista ao Doppler colorido. LA, átrio esquerdo; LV, ventrículo esquerdo; RA, átrio direito; RV, ventrículo direito.

- Critérios associados a risco aumentado de embolização incluem endocardite do lado direito, comprimento da vegetação > 10 mm, envolvimento de MV (particularmente o folheto mitral anterior [AML]), vegetação significante móvel e extensão perivalvar.

INDICAÇÃO PARA CONSULTA CIRÚRGICA
- Insuficiência cardíaca congestiva secundária à insuficiência valvar que é refratária ao tratamento clínico.
- IE fúngica (exceto *Histoplasma capsulatum*).
- Sepse persistente (> 72 horas) mesmo com antibioticoterapia apropriada.
- Deiscência valvar, ruptura, abscesso ou fístula.
- Infecção de AML no contexto de IE de AoV.
- Bloqueio cardíaco causado por abscesso.
- Endocardite de prótese valvar.
- Vegetações altamente móveis e grandes (> 10 mm).

MONITORAMENTO DA ENDOCARDITE INFECCIOSA
- O diagnóstico de IE por TTE deve ser acompanhado por TEE para avaliar o envolvimento de outras valvas e complicações que podem não ser visíveis por TTE.
- Se o curso clínico do paciente se deteriorar, TEE deve ser repetido.
- Seguindo a conclusão da terapia, TTE é preferível para se estabelecer um novo exame de base para comparação com estudos futuros.

FALSOS-POSITIVOS PARA ENDOCARDITE INFECCIOSA
- Nem todas as vegetações valvares são secundárias a IE. A correlação clínica é necessária para auxiliar na diferenciação entre as condições a seguir e IE:
  - Endocardite de Libman-Sacks.
  - Excrescências de Lambl.
  - Mixoma.
  - Fibroelastoma papilar.
  - Cardite reumática aguda.
  - Sutura, pannus ou trombos de próteses valvares.
  - Nódulos de Arantius.

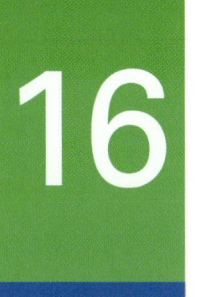

16 Doença Pericárdica e Tamponamento Cardíaco

Marc Sintek ▪ Michael Yeung

CONCEITOS DE ALTO RENDIMENTO

No tamponamento, procure por estes achados:
- Quantidade de fluido pericárdico (grande > 2 cm).
- Colapso sistólico do átrio direito (RA) (> 1/3 do período sistólico).
- Colapso diastólico do ventrículo direito (RV).
- Variação respiratória no influxo tricúspide (> 40%) e no mitral (> 25%).
- Veia cava inferior (IVC) fixa e dilatada (> 2,1 cm).

PROJEÇÕES-CHAVE
- *Paraesternal de eixo longo (PLAX)* — Avaliação inicial de efusão/diferenciação entre efusão pleural (PLeff) e efusão pericárdica.
- *Paraesternal de eixo curto (PSAX)* — Avaliação do colapso diastólico do RV.
- *Apical quatro câmaras (A4C)* — Utilize um respirômetro para avaliação da variação respiratória de TV/MV.
- *Subcostal* — Ótima projeção para graduar o tamanho de toda efusão pericárdica assim como avaliação do colapso sistólico do RA e colapso diastólico de RV.

DEFINIÇÕES
- Tamponamento cardíaco é uma síndrome de **baixo débito cardíaco** resultante de um enchimento ventricular comprometido secundário a pressão intrapericárdica aumentada por uma efusão pericárdica.
- Pericardite constritiva é uma síndrome de insuficiência cardíaca **crônica** com enchimento ventricular comprometido e pressão venosa sistêmica elevada secundária a um pericárdio não complacente, fibroso.

ANATOMIA E FISIOLOGIA DO PERICÁRDIO
- O pericárdio consiste de duas camadas: o **pericárdio visceral**, a qual é adjacente a superfície epicárdica do coração, e o **pericárdio parietal**, o qual é mais grosso, sendo uma camada fibrosa que envolve a maior parte do coração.
- O **espaço pericárdico**, localizado entre estas duas camadas, contém aproximadamente 10–50 mL de fluido pericárdico e permite a transmissão de alterações da pressão intratorácica às câmaras cardíacas. Portanto, durante a inspiração, por exemplo, a pressão intratorácica, a pressão capilar pulmonar encunhada (PCWP), e a pressão diastólica do ventrículo esquerdo (LV) caem juntamente com mínimas alterações do enchimento LV.

- O **pericárdio** serve como uma barreira mecânica entre o coração e as estruturas mediastinais adjacentes, um lubrificante entre as camadas pericárdicas, e um restritor mecânico sobre o volume cardíaco. Esta restrição é a razão para a **interdependência ventricular**; as alterações de pressão e volume de um ventrículo afeta o outro.
- No **ciclo respiratório normal**, a inspiração leva a uma redução na pressão intratorácica permitindo um aumento no fluxo de sangue através do lado direito do coração. Em condições normais, as câmaras cardíacas e o pericárdio são complacentes o suficiente para acomodar este aumento no fluxo de sangue.
- Em **tamponamento/constrição, a interdependência ventricular é exagerada** na transmissão das mudanças da pressão intratorácica aos ventrículos e a complacência ventricular está reduzida por um aumento da pressão intrapericárdica ou fibrose pericárdica. Durante a inspiração a pressão intratorácica diminui com a redução na PCWP. A pressão diastólica do LV, entretanto, não reduz ao mesmo grau em virtude da pressão intrapericárdica aumentada. Isto resulta em um gradiente reduzido (PCWP − pressão diastólica LV) e redução na pressão de enchimento LV, o qual se reflete uma velocidade de pico da onda E mitral reduzida. Retorno venoso aumentado e enchimento LV reduzido promovem enchimento RV aumentado, o qual se reflete em uma velocidade de pico da onda E tricúspide aumentada. Alterações recíprocas ocorrem durante a expiração, onde o enchimento LV é estimulado em detrimento ao enchimento RV.
- Na constrição, existe um enchimento diastólico inicial rápido proeminente como resultado de pressões atriais marcadamente elevadas com cessação abrupta do enchimento, uma vez que o pericárdio restringe os volumes ventriculares. Este enchimento rápido e cessação abrupta se manifestam por Y proeminente descendente na curva da onda atrial e achatamento diastólico (ou "sinal da raiz quadrada") nas curvas de pressão ventricular.
- O sinal Kussmaul é uma falha de redução na pressão venosa central com a inspiração e pode ser visto com constrição. Com tamponamento cardíaco, as veias jugulares estão distendidas e mostram um × descendente proeminente e ausência de y descendente. Por outro lado, pacientes com pericardite constritiva têm um × proeminente e y descendente.
- **Pulso paradoxal** é uma manifestação clínica de uma interdependência ventricular aumentada no tamponamento (e ocasionalmente na constrição). Uma **redução na pressão sanguínea sistólica > 12 mmHg durante a inspiração** é altamente sugestivo de tamponamento e uma redução > 25 mmHg é geralmente diagnóstico de tamponamento severo.
- O sinal eletrocardiográfico de **alternância elétrica** corresponde ao balanço tipo pêndulo do coração dentro de uma grande efusão pericárdica.
- Uma vez que a pressão intrapericárdica excede as pressões intracardíacas, o colapso da câmara é visto, se iniciando pelas câmaras de menor pressão.
- A **taxa de acúmulo** é tão importante quanto o tamanho da efusão pericárdica. Um acúmulo pequeno, porém, rápido da efusão pode levar ao tamponamento com até 200 cc, enquanto que uma efusão crônica pode acomodar muito mais fluido pericárdico antes de se apresentar com comprometimento hemodinâmico.

- **Pontos-Chave:**
  1. *Em tamponamento/constrição existe uma exagerada interdependência ventricular.*
  2. *A curva de ondas do RA na constrição demonstram um × proeminente e y descendente, e as curvas de ondas ventriculares nessa doença demonstram um achatamento diastólico ("sinal da raiz quadrada").*
  3. *Sinal de Kussmaul é uma perda da redução da pressão venosa central com a inspiração e é específico para constrição.*
  4. *Pulso paradoxal é uma manifestação clínica de interdependência ventricular aumentada no tamponamento.*
  5. *A taxa de acúmulo é tão importante quanto o tamanho da efusão pericárdica.*

ETIOLOGIA DA DOENÇA E EFUSÃO PERICÁRDICA
- **Idiopática.**
- **Infecciosa**
  - **Viral**: echovirus, coxsackievirus, adenovírus, hepatite B, vírus da imunodeficiência humana.
  - **Bacteriana**: Pneumococcus, Staphylococcus, Streptococcus, Mycobacterium.
  - **Fúngica**: histoplasmose, *coccidiomycosis*.
- **Imune/Inflamatório**
  - **Doença do tecido conectivo**: lúpus eritematoso sistêmico, artrite reumatoide, esclerodermia.
  - **Após infarto do miocárdio**: Síndrome de Dressler.
  - **Urêmica.**
  - **Pós-cirurgia cardíaca.**
  - **Induzida por drogas**: procainamida, hidralazina, isoniazida, ciclosporina.
- **Doença neoplásica**
  - **Extensão direta**: carcinoma de pulmão, carcinoma de mama.
  - **Metastática**: linfoma, melanoma.
  - **Tumor cardíaco primário.**
- **Mecânico**
  - **Trauma torácico fechado.**
  - **Relacionado a procedimento**: intervenção coronariana percutânea, implante de marca-passo/desfibriladores.
  - **Após ruptura de parede livre por infarto do miocárdio.**

DIAGNÓSTICO DIFERENCIAL DE ESPAÇO ECOLUSCENTE CIRCUNDANDO O CORAÇÃO
- **Gordura epicárdica**: Geralmente se apresenta como uma área ecoluscente isolada, anterior à parede livre do RV e poupa o pericárdio posterior. A gordura epicárdica pode, algumas vezes, ser identificada como tendo uma aparência granular ou pontilhada quando comparada com o sangue ou fluido pericárdico. A gordura pericárdica é mais prevalente nos idosos, mulheres, diabéticos, pacientes dislipidêmicos e nos obesos.
- **PLeff**: Na projeção PLAX, efusões vistas anteriormente a aorta torácica descendente proximal são pericárdicas, enquanto efusões que seguem posterior a aorta torácica são PLeffs do lado esquerdo (Fig. 16-1). PLeffs esquerdas tendem a se localizar primariamente no aspecto posterolateral do coração, enquanto que a maioria das efusões pericárdicas está presente circunferencialmente a menos que estejam loculados como resultado de adesões por cirurgia ou um processo inflamatório.
- **Efusão pericárdica simples**: Esta tende, inicialmente, a se acumular posteriormente ao seio oblíquo. Ela é mais bem vista na projeção PLAX.
- **Efusão pericárdica loculada**: Esta é frequentemente vista após cirurgia cardíaca ou radiação mediastinal, ou como resultado de uma condição inflamatória a longo prazo que permite a deposição de cadeias de fibrina e adesões ao longo do espaço pericárdico. Isto pode levar a um aumento localizado na pressão intrapericárdica com a ausência de sinais ecocardiográficos tradicionais de variação respiratória e colapso diastólico em virtude da ausência de fluido com fluxo livre.
  - *Efusão pericárdica e hematomas podem ser difíceis de visualizar imediatamente após cirurgia cardíaca. Exames adicionais por ecocardiografia transesofágica (TEE) devem ser considerados se a suspeita clínica de tamponamento for alta.*

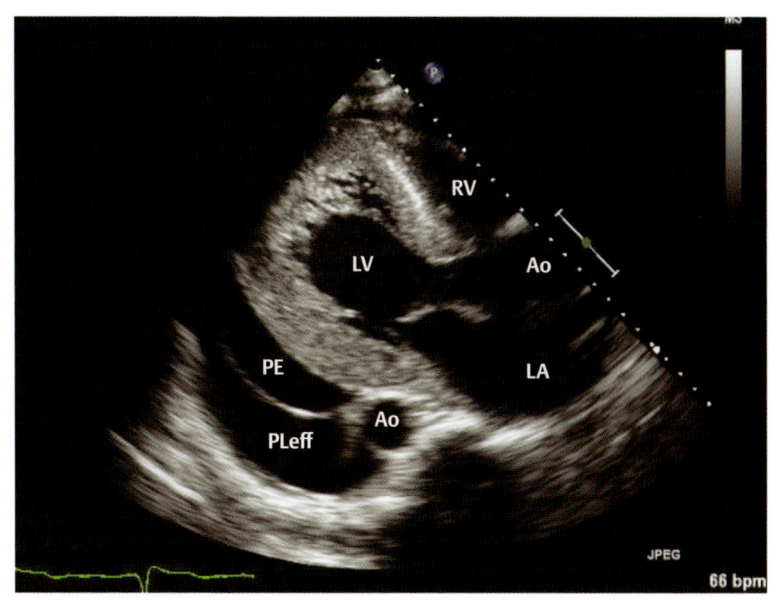

Figura 16-1. Projeção de eixo longo paraesternal (PLAX) de uma efusão pericárdica (PE) anterior a aorta descendente e uma efusão pleural (PLeff) posterior a aorta. Ao, aorta; LA, átrio esquerdo; LV, ventrículo esquerdo; RV, ventrículo direito.

- **Pontos-Chave:**
  1. Nas projeções PLAX, a efusão pericárdica é encontrada anterior à aorta torácica descendente e PLeff é posterior à aorta torácica descendente.
  2. Gordura epicárdica é comumente vista ao eco e precisa ser diferenciada de efusão pericárdica com base na aparência granular/pontilhada.
  3. Efusão pericárdica e hematomas podem ser difíceis de analisar imediatamente após cirurgia por ecocardiografia transtorácica (TTE). Modalidades adicionais de imagem como TEE podem ser necessárias se a suspeita clínica for alta.

AVALIAÇÃO ECOCARDIOGRÁFICA DO TAMPONAMENTO CARDÍACO
- **Ecocardiograma bidimensional (2D)**
  - **Efusão pericárdica** é vista na ecocardiografia 2D como um espaço ecoluscente circundando o coração (Fig. 16-2). Uma efusão complexa é caracterizada pela presença de loculações, cadeias de fibrina e trombo (Fig. 16-3).
  - **O tamanho** da efusão pericárdica pode ser estimado nas projeções PLAX, A4C e subcostal. Medidas são tomadas na diástole, e a efusão é geralmente classificada como:
    - Pequena: se < 1,0 cm da parede LV.
    - Moderada: se 1,0-2,0 cm da parede LV.
    - Grande: se ≥ 2 cm da parede LV.
    - Muito grande: se ≥ 20 mm e comprimindo o coração.

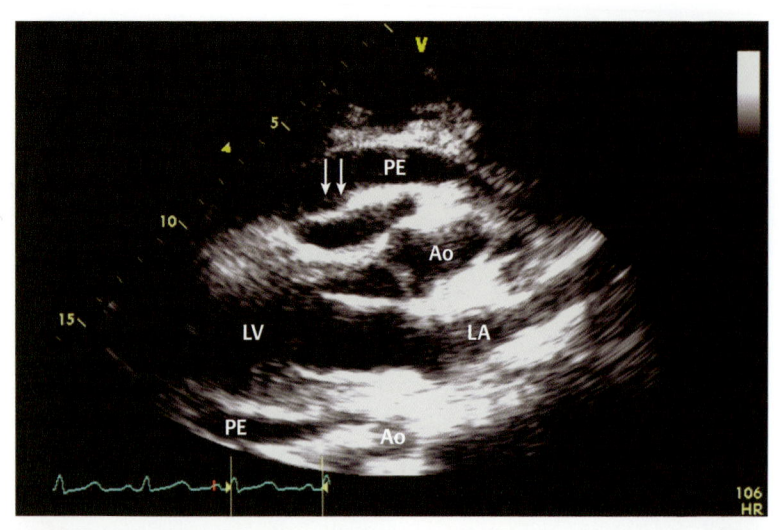

Figura 16-2. Efusão pericárdica (PE) simples concêntrica na projeção paraesternal de eixo longo (PLAX). Note a compressão diastólica do ventrículo direito (*setas*), sugestivo de tamponamento. Ao, aorta; LA, átrio esquerdo; LV, ventrículo esquerdo.

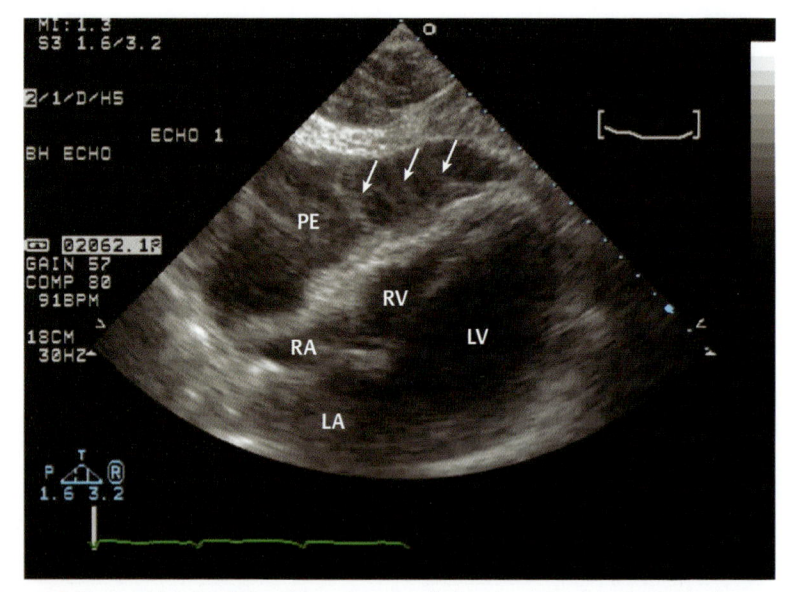

Figura 16-3. Efusão pericárdica (PE) complexa vista na projeção subcostal com ecodensidades lineares (*setas*) aderidos ao longo da parede livre do ventrículo direito (RV) e do átrio direito (RA) comprimido. LA, átrio esquerdo; LV, ventrículo esquerdo.

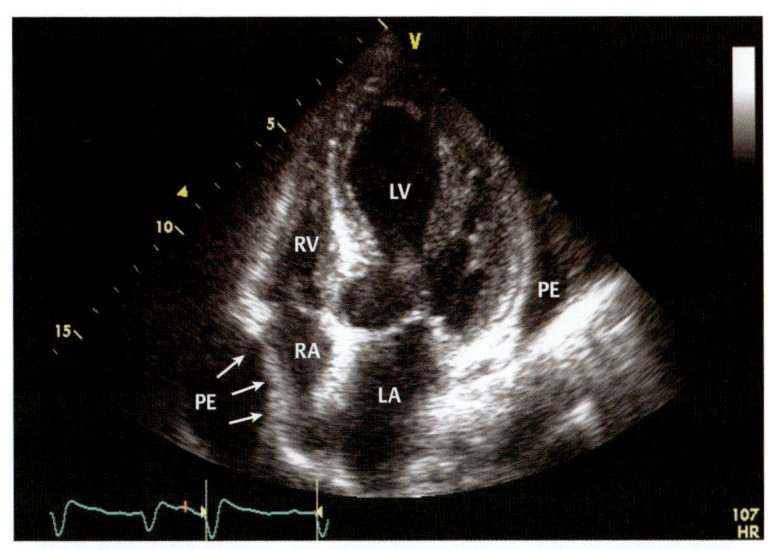

Figura 16-4. Colapso atrial direito (RA) importante (*setas*) na projeção apical de quatro câmaras (A4C). LA, átrio esquerdo; LV, ventrículo esquerdo; PE, efusão pericárdica; RV, ventrículo direito.

- **Inversão RA** é mais bem visualizada pelas projeções A4C e subcostal. Inversão RA começa a se manifestar quando a pressão intrapericárdica é maior do que no átrio direito. Isto se apresenta **antes das alterações hemodinâmicas** que levam ao colapso diastólico RV, uma vez que a pressão RA é menor do que a pressão RV. O átrio direito normalmente se contrai com a sístole atrial. Quando a pressão intrapericárdica está elevada, a parede RA permanece colapsada durante toda a diástole ventricular (Fig. 16-4). Este é um achado específico no tamponamento cardíaco.
- **Colapso diastólico RV** deve ser avaliado por múltiplas janelas acústicas. O modo M mostra um "mergulho" característico da parede anterior livre do RV durante a diástole (Fig. 16-5). Assim como na inversão RA, isto ocorre quando a pressão intrapericárdica excede a pressão RV. Este achado é sensível e específico para tamponamento cardíaco.
   - *Pacientes com condições que os predispõe uma pressão RV elevada ou rigidez da parede, como visto em hipertensão pulmonar, doenças infiltrativas, ou defeitos septais atriais, irão apresentar um colapso diastólico RV menos proeminente ou até mesmo ausente, apesar da pressão intrapericárdica elevada.*
- "**Salto septal**" ou motilidade septal exagerada pode ser visto em virtude da interdependência ventricular. Durante a inspiração, o enchimento LV reduz e o enchimento RV aumenta. Isto leva o septo a se mover para a esquerda. Entretanto, durante a expiração, o enchimento LV aumenta, e o enchimento RV reduz. Isto leva o septo a se mover para a direita. Em pacientes com doença do pericárdio, o salto septal é mais bem apreciado na projeção A4C. Outras causas comuns de mobilidade septal anormal são bloqueio de ramo esquerdo, cirurgia cardíaca prévia, sobrecarga de pressão ou volume RV.
- Na projeção subcostal, visualização da **IVC dilatada** > 2,1 cm com colapso > 50% durante a inspiração assim como veias hepáticas dilatadas com reversão de fluxo diastólico expiratório sugerem aumento da pressão RA, dando suporte ao diagnóstico de pressões intracardíacas ele-

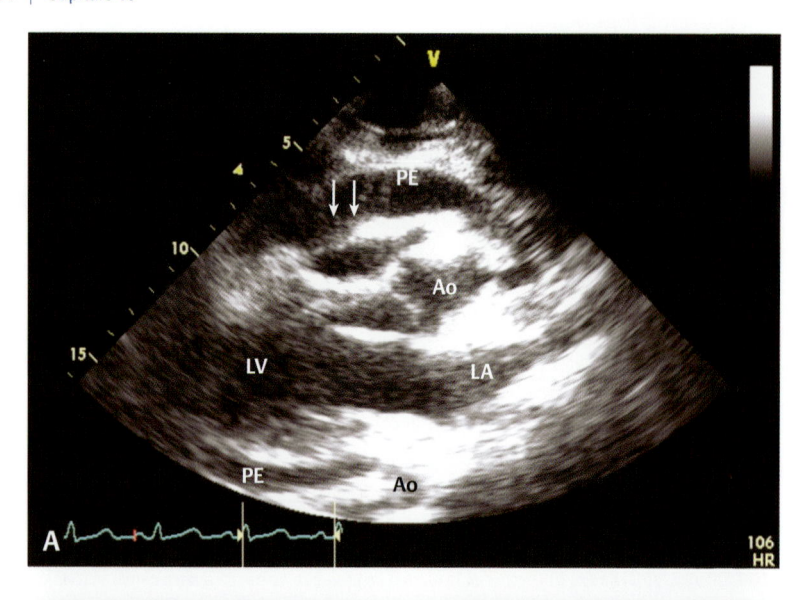

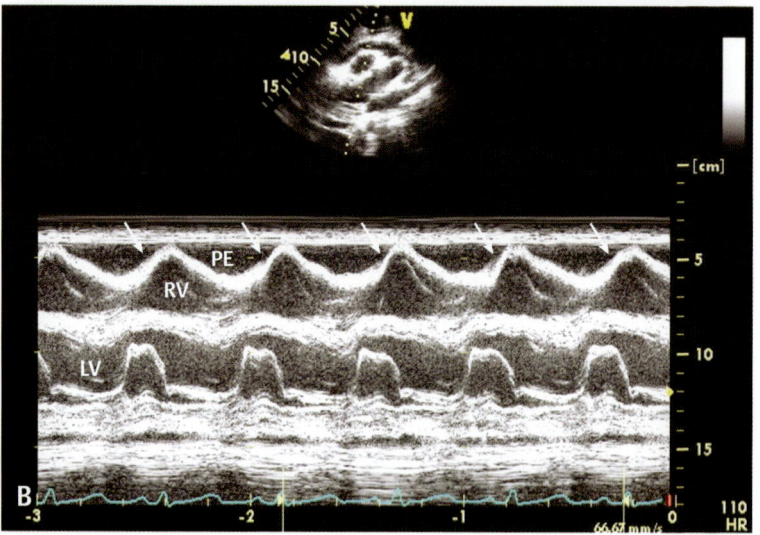

Figura 16-5. (A) Colapso diastólico do ventrículo direito (RV) na projeção paraesternal de eixo longo (PLAX) com a imagem correspondente em modo M (*setas*) **(B)**. Ao, aorta; LA, átrio esquerdo; LV, ventrículo esquerdo; PE, efusão pericárdica.

vadas secundário a doença pericárdica. Avaliação da IVC é limitada em pacientes que estejam em ventilação mecânica.

> • **Pontos-Chave:**
> 1. *O tamanho da efusão é medido na diástole.*
> 2. *O colapso de RA na sístole é um sinal específico para tamponamento cardíaco; entretanto, colapso de RV é um sinal sensível e específico para esta doença.*
> 3. *Pacientes com hipertensão pulmonar e hipertrofia RV não devem apresentar colapso diastólico de RV no tamponamento.*
> 4. *Motilidade septal exagerada (salto septal) é vista em virtude da interdependência ventricular.*
> 5. *IVC dilatada com colapso mínimo na inspiração é sugestivo de tamponamento em um contexto clínico apropriado.*

- **Ecocardiografia Doppler**
  - **Variação respiratória mitral e tricúspide**: Na projeção A4C, avaliação das velocidades de influxo da valva mitral e tricúspide utilizando Doppler de onda pulsada (PW) na extremidade do folheto é realizada. No menu de fisiologia respiratória, **reduza a velocidade de varredura para 25 cm/s** para permitir um aumento no número de ciclos cardíacos e respiratórios demonstrados. No tamponamento, o fluxo sanguíneo aumentado entrando no RV durante a inspiração corresponde a um aumento na velocidade de influxo valvar tricúspide de aproximadamente 40% ou mais. De forma recíproca uma redução na velocidade de influxo mitral de aproximadamente 25% ou mais é vista.

> • **Ponto-Chave:** *Tipicamente, estas mudanças ocorrem no primeiro batimento após o início da inspiração ou expiração, diferenciando tamponamento da variação que ocorre com doenças que resultam em grandes mudanças nas pressões intratorácicas. Por exemplo, com doença obstrutiva severa das vias aéreas, mudanças no influxo mitral e tricúspide ocorrem vários batimentos após inspiração ou expiração. Também, variação pode estar relacionada a um ritmo cardíaco irregular como na fibrilação atrial, o qual causa mudanças no padrão de enchimento cardíaco não relacionado a fisiologia do tamponamento (Fig. 16-6).*

CONSIDERAÇÕES GERAIS

Estes sinais ecocardiográficos são dependentes do balanço entre as pressões intrapericárdica e intracardíaca. Pacientes com hipertrofia RV ou hipertensão pulmonar, por exemplo, podem necessitar de pressões intrapericárdicas maiores para que os sinais de tamponamento ao 2D e ao Doppler se manifestem.

Variação no influxo mitral e tricúspide é **volume** dependente e pode não estar presente em pacientes com hipovolemia.

Mais importante, o tamponamento cardíaco é um **diagnóstico clínico** e os sinais ecocardiográficos descritos são somente sinais "instantâneos" e guiam para o estado clínico do paciente.

> • **Ponto-Chave:** *Raramente, outra patologia pode mimetizar tamponamento pericárdico. Por exemplo, PLeffs volumosos ou pneumotórax podem comprimir o mediastino, portanto, aumentando a interdependência ventricular e produzindo uma fisiologia similar ao tamponamento pericárdico.*

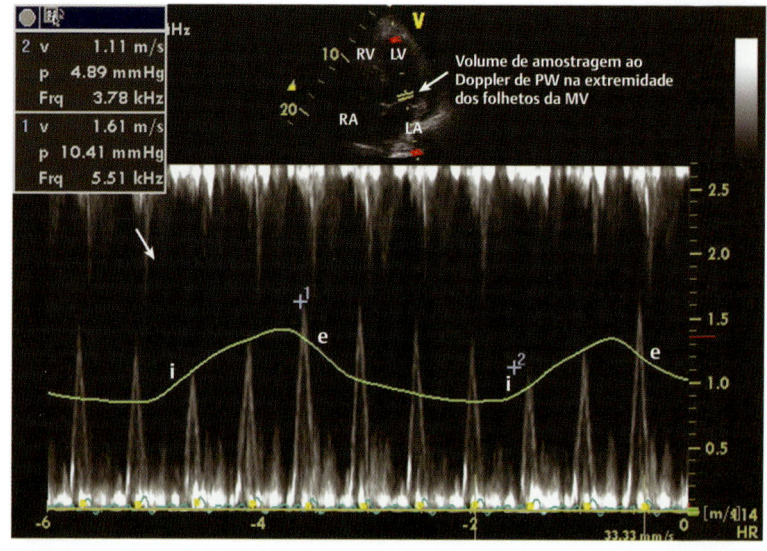

Figura 16-6. Doppler de onda pulsada (PW) com volume de amostragem na extremidade do folheto mitral registrada em uma velocidade lenta de varredura. A linha verde indica respiração, com o início da inspiração (i) e expiração (e) rotulados. Existe uma significativa variação respiratória no Doppler de influxo da valva mitral. Observe o momento de mudança nas velocidades de pico ao Doppler em comparação com a respiração do paciente. LA, átrio esquerdo; LV, ventrículo esquerdo; RA, átrio direito; RV, ventrículo direito.

AVALIAÇÃO DA PERICARDITE CONSTRITIVA

- Pericardite constritiva deve ser considerada na avaliação de pacientes que se apresentam com insuficiência cardíaca apesar de função sistólica LV normal e evidência de congestão venosa sistêmica.
- As causas mais comuns de constrição são cirurgia cardíaca prévia, radiação mediastinal, infecções mediastinais, e doenças vasculares do colágeno.
- Espessamento pericárdico e calcificação tipicamente precisam ser severas para que possam ser reconhecidos nas imagens por ecocardiografia 2D.
- Embora não específico, **aumento biatrial** representando pressões de enchimento elevadas, juntamente com uma função sistólica normal pode ser indicativo de constrição.
- Outras características incluem uma rápida expansão e, então, um achatamento diastólico súbito da parede inferolateral do LV ("coração em uma caixa"), abaulamento septal interventricular diastólico tardio (movimento septal reflete interdependência ventricular uma vez que o ventrículo compartilhe um volume pericárdico fixo – se um se expande, o outro deve encolher); dilatação de IVC, reversão fluxo hepático ao Doppler aumentado durante a **expiração** e significativa variação respiratória do influxo valvar atrioventricular na **ausência de efusão pericárdica** (Fig. 16-7). Mais achados sutis de pressões de enchimento intracardíaco aumentados como abertura prematura da valva pulmonar podem também estar presentes.
- Pressões pulmonares são frequentemente normais em pacientes com pericardite constritiva ao contrário da cardiomiopatia restritiva, onde as pressões pulmonares > 60 mmHg são vistas com frequência.

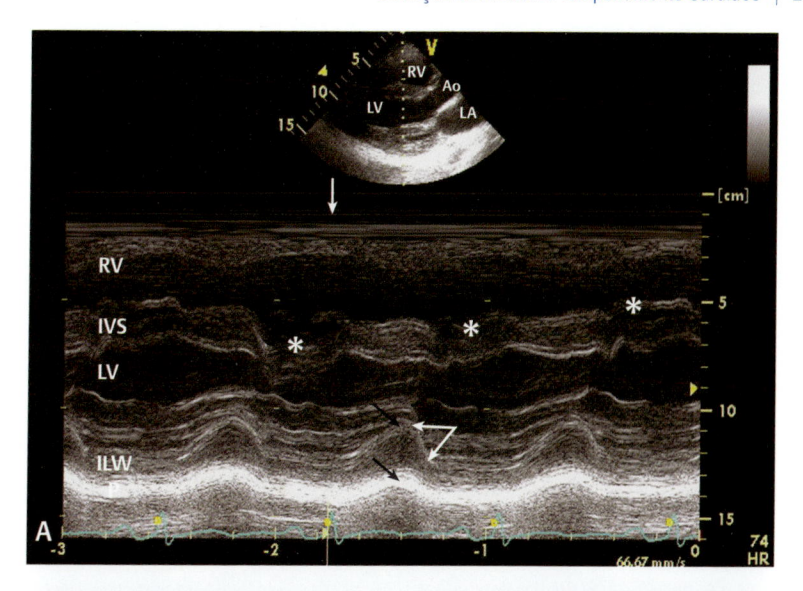

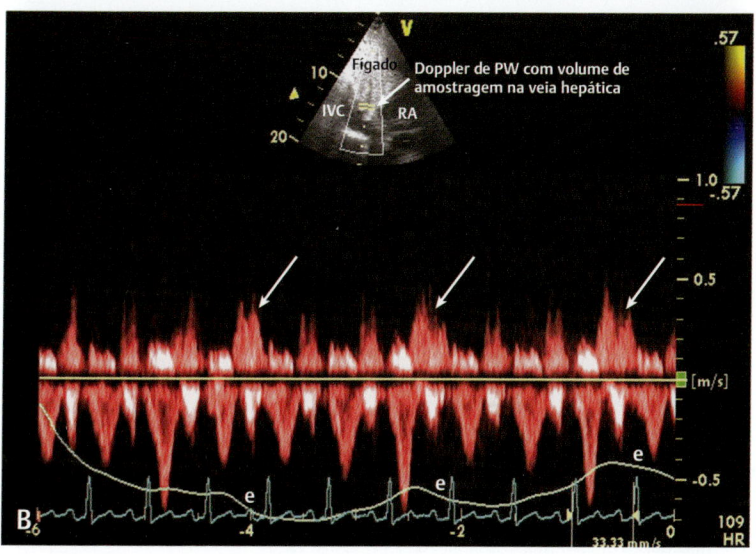

Figura 16-7. Paciente com pericardite constritiva. **A:** Modo M em paraesternal de eixo longo (PLAX) na base dos ventrículos mostra motilidade exagerada da parede inferolateral com cessação rápida e abrupta do movimento durante a diástole sem mais expansão (*seta com cabeça dupla*). "Rastreamento" do pericárdio com a parede inferolateral (ILW) é visto, sugestivo de anexos (*setas pretas curtas*). Declive diastólico tardio – interventricular para trás em direção ao ventrículo esquerdo (LV) é visto (*). **B:** Doppler hepático mostra reversão de fluxo aumentada (*setas longas*) durante a expiração (e). Ao, aorta; IVC, veia cava inferior; IVS, septo interventricular; LA, átrio esquerdo; RA, átrio direito; RV, ventrículo direito.

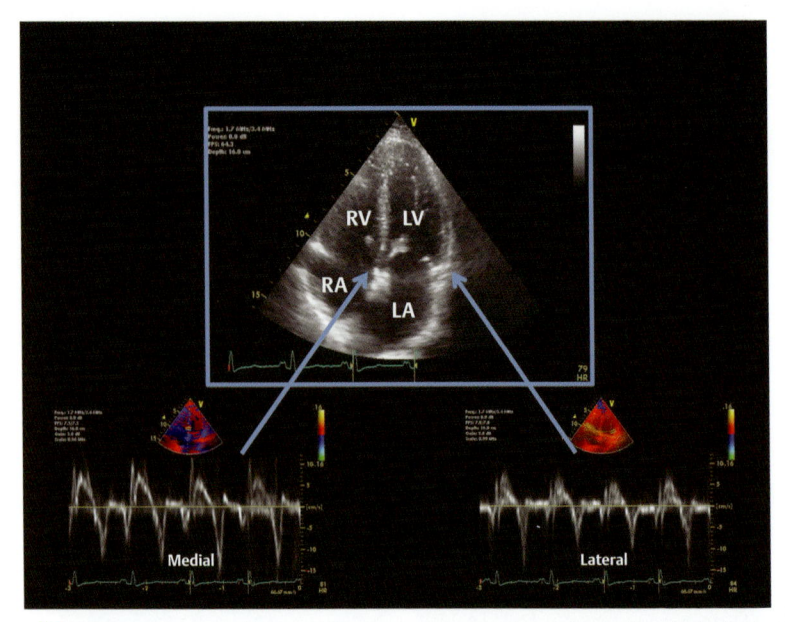

Figura 16-8. Paciente com pericardite constritiva com "*annulus paradoxus*". A velocidade inicial de pico do anel mitral é maior do que a do anel lateral (inverso do normal). Isto é decorrente do pericárdio aderente reduzindo a motilidade lateral e a exagerada motilidade septal compensatória. LA, átrio esquerdo; LV, ventrículo esquerdo; RA, átrio direito; RV, ventrículo direito.

- "*Annulus paradoxus*" se refere ao fenômeno da pericardite constritiva onde a velocidade anular septal mitral é normal (≥ 8 cm/s) e maior do que a velocidade anular mitral lateral apesar de evidência de pressões de enchimento elevadas ($e/e' > 15$). Na constrição, alterações no enchimento ventricular são relacionadas com um pericárdio anormal, menos complacente com o **miocárdio sendo normal**. Isto é um contraste com a doença infiltrativa ou restrição onde o enchimento ventricular está comprometido secundariamente ao relaxamento miocárdico anormal, refletido em velocidades anulares reduzidas.

- **Ponto-Chave:** Em contraste a corações normais, na pericardite constritiva, a velocidade anular septal mitral (*e'*) poderá ser maior do que a anular lateral secundariamente a (1) amarração da parede lateral por um pericárdio adjacente espessado e aderente, e (2) motilidade exagerada da parede septal que não está espessada ("*annulus reversus*") (Fig. 16-8).

DIFERENCIAÇÃO ENTRE PERICARDITE CONSTRITIVA E CARDIOMIOPATIA RESTRITIVA

- Modalidades adjuntas como cateterismo cardíaco, tomografia computadorizada, ou imagem de ressonância nuclear magnética podem ser necessárias para auxiliar na diferenciação de pericardite constritiva e cardiomiopatia restritiva.
- Espessamento miocárdico ventricular esquerdo está frequentemente aumentado na cardiomiopatia restritiva em contraste com a doença constritiva onde o pericárdio está anormalmente espessado ou calcificado.

- Ambas as condições exibem pressões de enchimento atrial direito e esquerdo elevadas.
- Pressões sistólicas da artéria pulmonar são elevadas na cardiomiopatia restritiva (> 60 mmHg), enquanto esta é frequentemente normal na pericardite constritiva.
- Em virtude da complacência ventricular estar comprometida, o padrão de enchimento diastólico é similar tanto na pericardite constritiva quanto na cardiomiopatia restritiva avançada.
- Ambas as condições demonstram reversão diastólica do fluxo da veia hepática ao Doppler; a reversão do fluxo da veia hepática é mais proeminente durante a **inspiração** para as cardiomiopatias restritivas ("RV doente" não consegue acomodar retorno venoso aumentado). Em contraste, a reversão diastólica do fluido está aumentada mais proeminentemente durante a **expiração** para pericardite constritiva (volume RV é limitado pela expansão do LV – interdependência ventricular).
- A análise da tensão ventricular esquerda pode ser aplicada para diferenciar ambas as condições. Uma tensão circunferencial reduzida e velocidades apicais diastólicas desencadeantes são compatíveis com constrição pericárdica (**fibras externas** envolvidas nesses movimentos). Em contraste, cardiomiopatia restritiva mostra um deslocamento longitudinal reduzido, assim como a e' (fibras subendocárdicas envolvidas nesses movimentos).

OUTRAS PATOLOGIAS PERICÁRDICAS

Pericárdio congenitamente ausente ocorre parcialmente no lado esquerdo, enquanto que a ausência completa do pericárdio é extremamente rara. Muitos pacientes são livres de sintomas. Ecocardiograficamente, esta atividade pode-se manifestar como movimento cardíaco exagerado, motilidade septal ventricular anormal ou deslocamento parcial de estruturas cardíacas para a esquerda, dando a impressão de alargamento do lado direito e sobrecarga.

Cistos pericárdicos são tipicamente benignos e encontrados acidentalmente. Estes cistos podem ser encontrados predominantemente nos ângulos costofrênicos esquerdo ou direito. Este é visto como uma estrutura redonda, livre de eco e preenchida por fluidos.

17 Doenças dos Grandes Vasos: Aorta e Artéria Pulmonar

Praveen K. Rao ▪ Nishath Quader

CONCEITOS DE ALTO RENDIMENTO: AORTA E ARTÉRIA PULMONAR
- Medidas da raiz aórtica são realizadas em uma projeção paraesternal de eixo longo (PLAX) modificada no final da diástole.
- É importante indexar o tamanho aórtico à área de superfície corporal (BSA).
- Com dissecção aórtica, determinar onde está ocorrendo fluxo na sístole – isto normalmente identifica o lúmen verdadeiro (TL).
- Hematomas intramurais são tratados de forma similar a dissecção aórtica.
- Sinal de Mc Connell em combinação com sinal 60/60 é específico para embolia pulmonar.

PROJEÇÕES ECOCARDIOGRÁFICAS TRANSTORÁCICAS CHAVES: AORTA E ARTÉRIA PULMONAR
- PLAX padrão: Aorta descendente na transversal.
- PLAX modificada (transdutor é posicionado em um espaço intercostal superior ao PLAX padrão): Anel valvar aórtico, seios de Valsalva, junção sinotubular, aorta ascendente.
- Trato de saída ventricular direito (RVOT): Artéria pulmonar (PA) principal.
- Paraesternal de eixo curto (PSAX): Folhetos valvares aórticos, seios de Valsalva, RVOT e PA principal.
- Apical quatro câmaras (A4C) e apical duas câmaras (A2C) fora de eixo (inclinação posterior): Aorta descendente.
- Projeção subcostal (eixo longo): Aorta abdominal proximal.
- Fúrcula supraesternal: Arco aórtico, identificação de ramos dos vasos (artérias inominada, carótida e subclávia), aorta descendente e artéria pulmonar direita (RPA).

Enquanto a ecocardiografia transtorácica (TTE) fornece medidas seriadas úteis dos grandes vasos, ecocardiografia transesofágica (TEE) é a modalidade de ultrassom de escolha para um imageamento abrangente destas estruturas, especialmente em situações de emergência ou em pacientes com janelas ecocardiográficas ruins.

AORTA

Anatomia
- A aorta é dividida em aorta torácica e abdominal.
- A aorta torácica ainda se divide em raiz da aorta, arco e aortas ascendente e descendente.

Doenças dos Grandes Vasos: Aorta e Artéria Pulmonar | 221

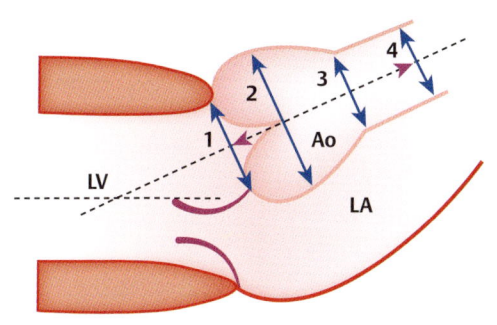

Figura 17-1. Os quatro sítios na projeção paraesternal de eixo longo (PSAX) onde a raiz aórtica deve ser medida: (1) no anel aórtico; (2) no seio de Valsalva, (3) na junção sinotubular, e (4) na aorta ascendente proximal. Ao, aorta; LA, átrio esquerdo; LV, ventrículo esquerdo. (De Lang RM, Badano LP, Mor-Avi V, et al. Recommendations for cardiac chamber quantification by echocardiography in adults: an update from the American Society of echocardiography and the Europeans Association of Cardiovascular Imaging. *J Am Soc Echocardiogr.* 2015;28:1–39).

- A raiz aórtica consiste em anel aórtico, os seios de Valsalva e a junção sinotubular, o qual se une a porção proximal da aorta torácica ascendente (Fig. 17-1). Note os quatro sítios de medidas que devem ser realizados da raiz aórtica e aorta ascendente proximal na Projeção PLAX.
- A Figura 17-2 fornece 95% de intervalos de confiança para raiz aórtica no seio de Valsalva com base no BSA e idade.

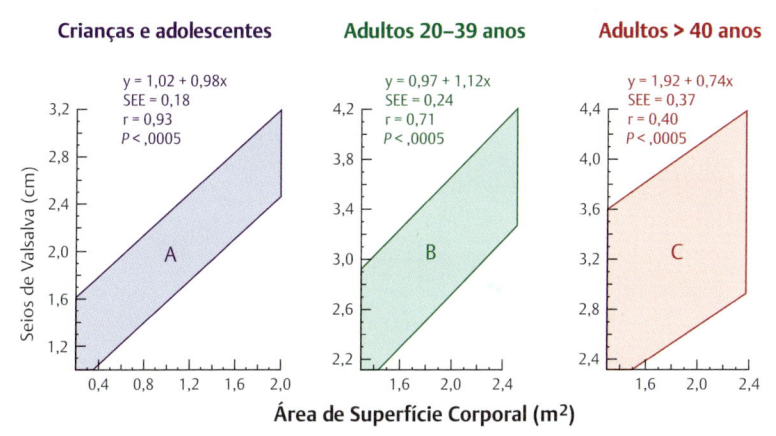

Figura 17-2. Intervalos de confiança 95% para seios de Valsalva com base na área de superfície corporal (**A**) em crianças e adolescentes, (**B**) em pessoas de 20-39 anos de idade e (**C**) em adultos > 40 anos de idade. (De Lang RM, Baldano LP, Mor-Avi V, et al. Recommendations for cardiac chamber quantification by echocardiography in adults: an update from the American Society of Echocardiography and the Europeans Association of Cardiovascular Imaging. *J Am Soc Echocardiogr.* 2015;28:1–39).

Tabela 17-1	Medidas Normais da Raiz Aórtica para Homens e Mulheres Indexadas à Área de Superfície Corporal			
	Valores absolutos (cm)		Valores indexados (cm/m^2)	
Raiz aórtica	Homem	Mulher	Homem	Mulher
Anel	2,6 ± 0,3	2,3 ± 0,2	1,3 ± 0,1	1,3 ± 0,1
Seios de Valsalva	3,4 ± 0,3	3,0 ± 0,3	1,7 ± 0,2	1,8 ± 0,2
Junção sinotubular	2,9 + 0,3	2,6 ± 0,3	1,5 ± 0,2	1,5 ± 0,2
Aorta ascendente proximal	3,0 ± 0,4	2,7 ± 0,4	1,5 ± 0,2	1,6 ± 0,3

De Lang RM, Badano LP, Mor-Avi V, *et al*. Recommendations for cardiac chamber quantification by echocardiography in adults: an update from the American Society of Echocardiography and the Europeans Association of Cardiovascular Imaging. *J Am Soc Echocardiogr.* 2015;28:1–39.

- A Tabela 17-1 fornece valores indexados para a raiz aórtica com base no sexo.
- A porção ascendente continua até a origem da artéria inominada.
- O arco aórtico dá origem às artérias inominada, carótida esquerda e subclávia esquerda.
- A aorta descendente se inicia após a origem da artéria subclávia esquerda e continua passando o diafragma, tornando-se a aorta abdominal (Fig. 17-3). O ligamento arterioso é imediatamente distal à artéria subclávia esquerda. A área entre a artéria subclávia esquerda e o ligamento arterioso é um local comum de anormalidades como coarctação, ducto arterioso patente e dissecção resultante de trauma ou injúria por desaceleração.

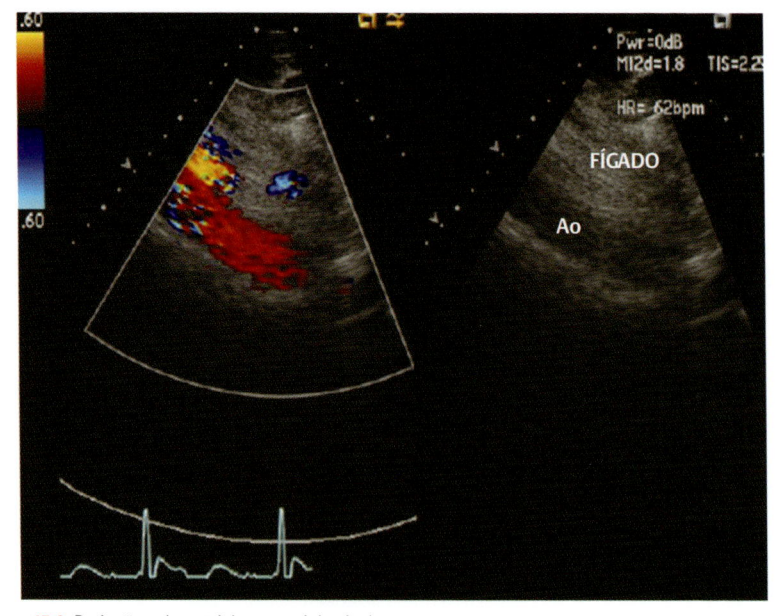

Figura 17-3. Projeção subcostal da aorta abdominal.

Doenças dos Grandes Vasos: Aorta e Artéria Pulmonar

- **Pontos-Chave:**
  1. *Medidas indexadas (ao BSA) da raiz aórtica são cruciais e estes são específicos por sexo.*
  2. *A raiz aórtica consiste de anel aórtico, os seios de Valsalva e a junção sinotubular, o qual se junta a porção proximal da aorta torácica ascendente.*

Projeção chave da TTE

- PLAX: A raiz aórtica e a aorta ascendente proximal, assim como a aorta torácica descendente podem ser visualizadas.
- PSAX: Inclinando-se o transdutor superiormente para fora da valva aórtica (AoV), pode-se visualizar a aorta ascendente proximal e a PA principal.
- A4C e A2C: Inclinando o transdutor pode auxiliar a visualização da aorta torácica descendente.
- Projeção subcostal: A aorta abdominal pode ser visualizada e o Doppler de onda pulsada (PW) pode ser utilizado para avaliar a severidade da regurgitação aórtica (AR) e coarctação.
- Fúrcula supraesternal: O arco aórtico é visualizado ao longo com avaliação de estreitamento da aorta descendente que pode sugerir coarctação. Doppler PW pode novamente ser utilizado para avaliar reversão holossistólica do fluxo como marcador para AR severa. Adicionalmente, Doppler PW pode ser utilizado para se avaliar a presença de coarctação.

Projeções chave TEE

- TEE é uma excelente modalidade para imagear toda a aorta além de um pequeno "ponto cego" onde a traqueia cheia de ar cobre um segmento da aorta ascendente distal assim que ele se torna o arco aórtico proximal.
- Projeções esofagianas altas (20 cm) a 0 grau: Aorta ascendente ao longo com a PA principal e sua bifurcação.
- Esofagiana superior (20-25 cm) 0 grau de eixo longo: Arco aórtico.
- Esofagiana superior (20-25 cm) 90 graus de eixo curto: Arco aórtico ao longo com PA.
- Médio-esofagiana (30-40 cm) 30 a 40 graus de eixo curto: Valva aórtica.
- Projeção médio-esofagiana (30-40 cm) 100 a 120 graus do LV em eixo longo: Valva aórtica e raiz.
- Projeção transgástrica profunda (45-50 cm) com flexão de 0 a 20 graus: Valva aórtica e raiz.
- Quando o transdutor posteriormente: Projeção transgástrica para a esofagiana superior; projeções de 0 a 90 graus da aorta torácica.

Patologia

Aneurisma Aórtico

- Dilatação da aorta em qualquer segmento deve alertar o clínico a avaliar toda a aorta.
- Um aneurisma aórtico é definido como a presença de dilatação > 1,5 vezes a dimensão normal para aquele segmento.
- Doenças primárias da aorta incluem aquelas que podem estar associadas a doenças do tecido conectivo e Síndrome de Marfan. Existe envolvimento das camadas médias com subsequente dilatação da aorta.
- Síndrome de Marfan é caracterizada pela dilatação desproporcional dos seios (Fig. 17-4) e talvez estar associada a AR resultante da perda da coaptação normal da cúspide aórtica. O prolapso da valva mitral está frequentemente nesta síndrome.
- Outros estados de doenças (causas secundárias) que podem causar dilatação aórtica incluem hipertensão, AR por sobrecarga crônica de volume e estenose aórtica onde dilatação pós-estenótica pode ser vista.

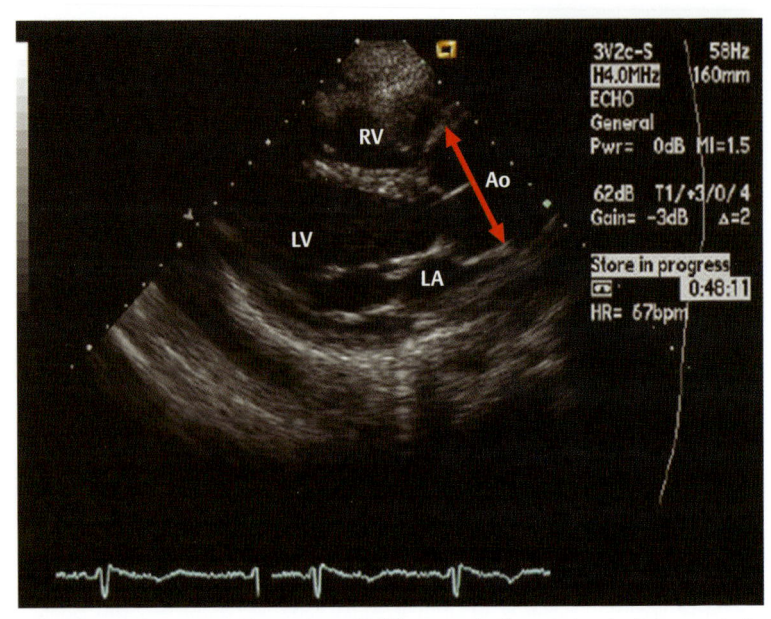

Figura 17-4. Projeção paraesternal de eixo longo (PLAX) mostrando dilatação da raiz aórtica no seio de Valsalva (*seta de cabeça dupla*) em um paciente com Síndrome de Marfan. Ao, aorta; LA, átrio esquerdo; LV, ventrículo esquerdo; RV, ventrículo direito.

- Aneurismas da aorta descendente podem estar associados a dissecções, trombos e significativo ateroma saliente.

- **Pontos-Chave:**
    1. *Dilatação de uma parte da aorta deve levar a pronta avaliação do resto da aorta.*
    2. *Um aneurisma aórtico é a dilatação da aorta > 1,5 vezes o valor normal.*
    3. *Conheça as várias causas de dilatação aórtica.*

Aneurisma do Seio de Valsalva

- Esses aneurismas comumente se originam do seio coronariano direito (Fig. 17-5), pode-se projetar para dentro do átrio direito e aparece como uma deformidade de "Vibração".
- Os aneurismas do seio de Valsalva também podem-se originar de um seio não coronariano, onde eles são vistos projetando-se para dentro do septo interventricular e raramente pode também surgir do seio coronariano esquerdo.
- Uma das principais complicações do aneurisma do seio de Valsalva é a ruptura. Outras complicações incluem má coaptação das cúspides AoV com insuficiência aórtica resultante e trombose do aneurisma.

- **Pontos-Chave:**
    1. *Sítio comum para a formação de aneurismas do seio de Valsalva é o seio coronariano direito.*
    2. *Aneurisma de Valsalva do seio coronariano direito se projeta para dentro do átrio direito.*
    3. *Algumas complicações desses aneurismas incluem ruptura, trombose e AR.*

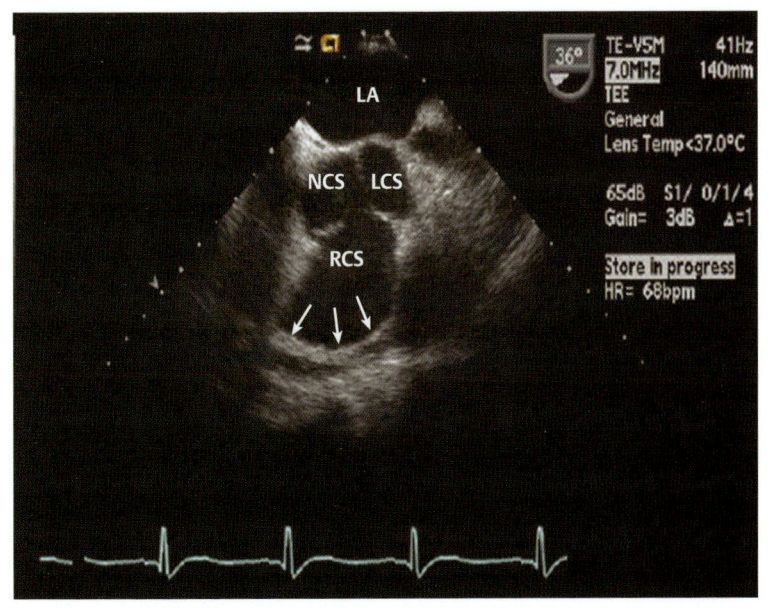

Figura 17-5. Imagem de eixo curto de ecocardiografia transesofágica (TEE) da valva aórtica demonstrando um grande aneurisma de Valsalva do seio coronariano direito (RCS). LA, átrio esquerdo; LCS, seio coronariano esquerdo; NCS, seio não coronariano.

Síndromes Aórticas Agudas

Dissecção Aórtica

- A dissecção aórtica típica consiste de uma abertura da íntima que se estende para dentro da média. Assim que a coluna de sangue se propaga entre as duas camadas, isto propaga a dissecção ainda mais.
- Hematoma aórtico espontâneo é considerado um tipo de dissecção aórtica, uma vez que se apresenta de forma similar a dissecção clássica. Hemorragia no interior da média não se comunica com o lúmen, mas existe o risco de sua extensão para a adventícia (Fig. 17-6).
- Fatores que predispõem o paciente à dissecção incluem hipertensão, AoV bicúspide, necrose medial cística, trauma, gravidez, uso de cocaína, doença do tecido conectivo, uso prolongado de esteroide, artrite inflamatória como artrite de células gigantes e trauma iatrogênico.
- Dois sistemas principais de classificação têm sido utilizados para descrever dissecções aórticas: Os sistemas de Stanford e DeBakey.
- DeBakey I se origina na aorta ascendente se propagando ao arco. Este pode envolver também outras sessões da aorta. DeBakey II se limita a aorta descendente e De Bakey III envolve somente a aorta descendente.
- Com o sistema de Stanford, o tipo A é qualquer dissecção que envolva a aorta descendente (incluindo DeBakey I e II) e tipo B somente envolve a aorta descendente (DeBakey III) (Fig. 17-7.)

- **Ponto-Chave:** *Hematomas aórticos têm uma apresentação similar à dissecção aórtica e, em geral, são tratados de forma similar à dissecção aórtica.*

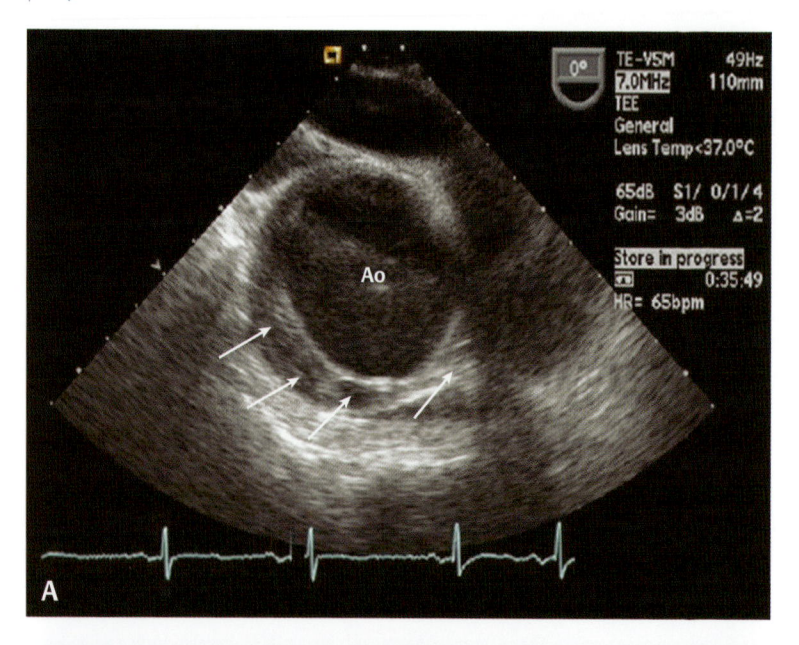

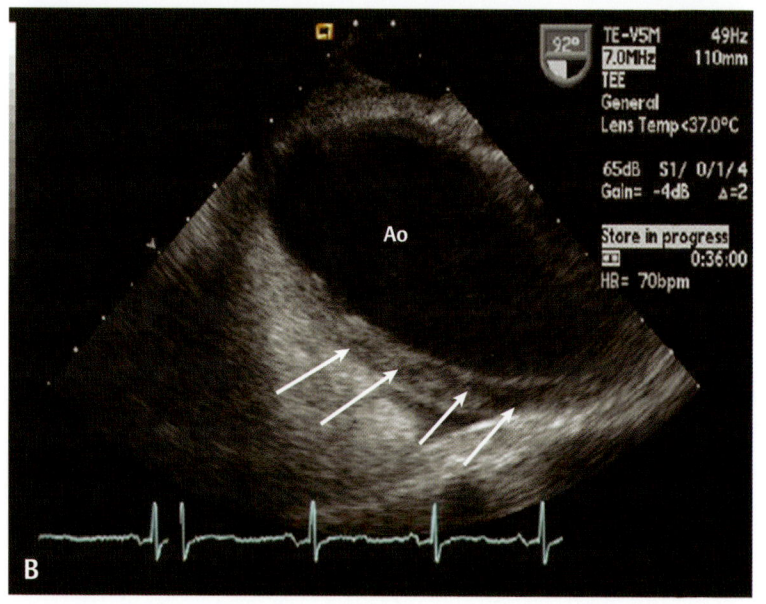

Figura 17-6. A: Imagem de eixo curto de ecocardiografia transesofágica (TEE) da aorta torácica descendente mostrando a forma clássica em crescente de um hematoma intramural (*setas*). **B:** Isto também é visto na projeção correspondente a 90 graus. Ao, aorta.

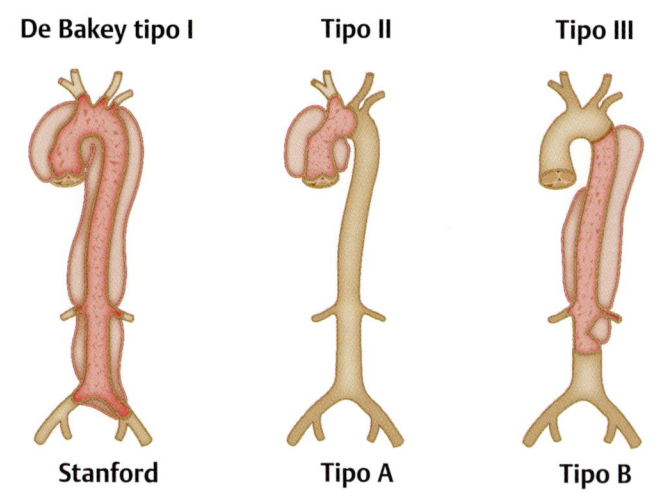

De Bakey tipo I	Tipo II	Tipo III
Stanford	Tipo A	Tipo B

Figura 17-7. Classificação de DeBakey e Stanford para dissecações aórticas (De Tsai TT, Nienaber CA, Eagle KA. Contemporary reviews in cardiovascular medicine: acute aortic syndromes. *Circulation*. 2005;112: 3802–3813.)

Achados ao Bidimensional (2D) e ao Doppler

- TTE é geralmente inadequado em diagnosticar uma dissecção aórtica. Ele pode ser usado para avaliar complicações da dissecção aórtica como: AR, efusão pericárdica, anormalidades da motilidade da parede em virtude da dissecção se estendendo para dentro da coronária (normalmente a artéria coronária direita).
- Outras anormalidades que podem ser detectadas por TTE:
  - Dilatação da raiz aórtica.
  - Ecodensidades linear móvel apresentando um *flap* da íntima.
  - *Na projeção supraesternal, algumas vezes, a veia inominada pode ser confundida com um flap de dissecção. Doppler colorido da área pode ser utilizado para distinguir a veia do flap de dissecção. É importante se reconhecer este como um achado anatômico normal* (Fig. 17-8)
- Uma vez que o esôfago repousa em uma proximidade muito grande da aorta torácica, a alta resolução espacial do TEE possui sensibilidade e especificidade muito altas (99% e 98%) para o diagnóstico de dissecção aórtica (Figs. 17-9 e 17-10).
  - O ecocardiografista precisa ser hábil para diferenciar artefatos que se originam da parede aórtica do *flap* de dissecção.
  - TEE pode imagear a maior parte da aorta exceto um "ponto cego" onde a traqueia cheia de ar bloqueia um segmento distal da aorta ascendente quando este se torna o arco aórtico proximal.
- Diferença pelo Doppler colorido entre o falso lúmen (FL) e TL: o TL normalmente se enche de sangue durante a sístole, enquanto que o FL apresenta fluxo variável (Fig. 17-11). Pontes de entrada entre os dois lumens podem ser vistos como áreas de turbulência ao Doppler colorido. Ocasionalmente, um fluxo que guia, de baixa velocidade, pode ser notado no FL, com áreas de trombose parcial ou completa.

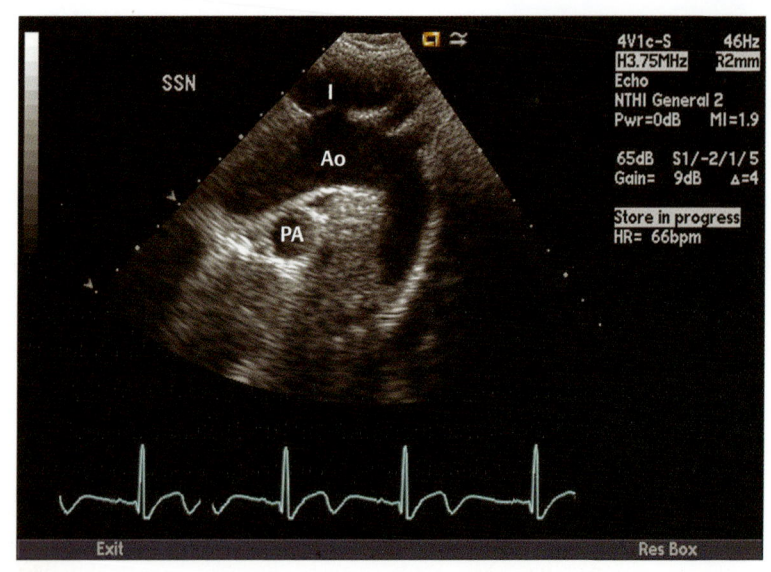

Figura 17-8. Veia inominada vista adjacente ao arco aórtico na projeção da fúrcula supraesternal. Ao, aorta; PA, artéria pulmonar.

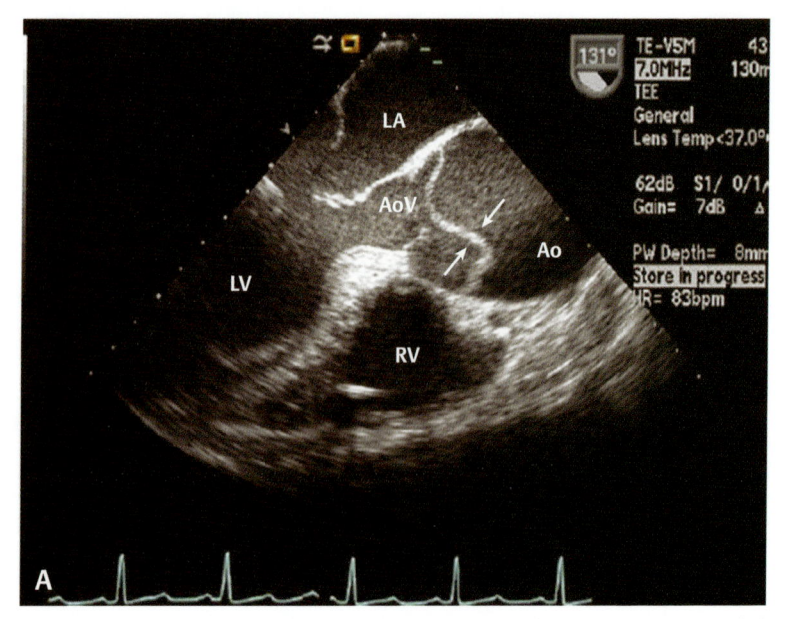

Figura 17-9. A: Imagem de eixo longo da ecocardiografia transesofágica (TTE) ventricular esquerda (LV) demonstrando um *flap* de dissecção (*seta*) na raiz aórtica causando uma frouxidão da cúspide não coronariana da valva aórtica.

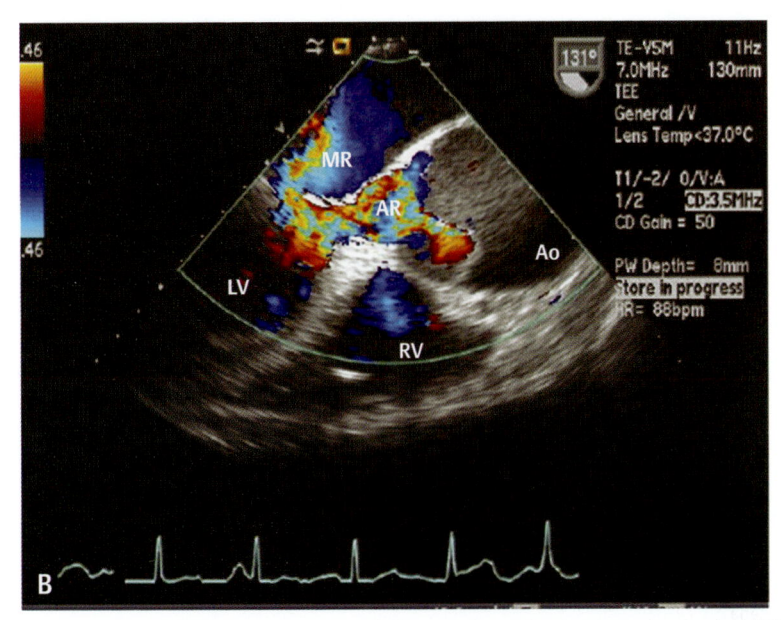

Figura 19-9. (*Continuação*) **B:** Regurgitação aórtica (AR) severa vista assim como regurgitação mitral (MR) diastólica secundária à pressão diastólica final LV elevada. Ao, aorta; RV, ventrículo direito.

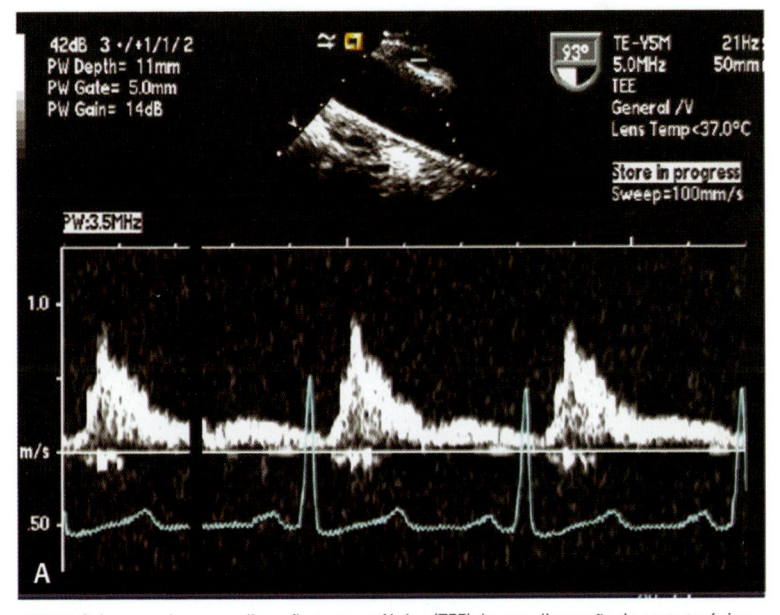

Figura 17-10. A: Imagem de ecocardiografia transesofágica (TEE) de uma dissecção da aorta torácica descendente a 90 graus com Doppler colorido demonstrando fluxo no lúmen verdadeiro (TL). (*Continua.*)

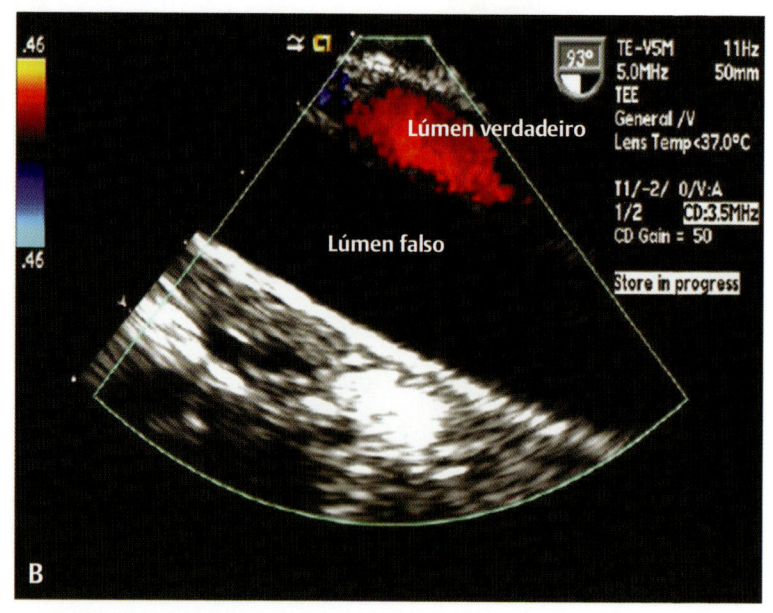

Figura 17-10. (*Continuação*) **B:** Doppler de onda pulsada confirma fluxo sistólico no TL.

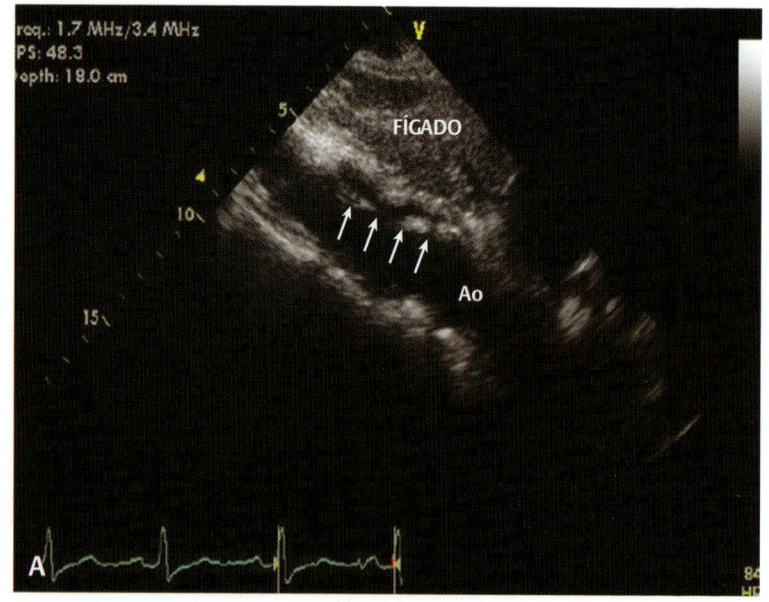

Figura 17-11. (**A**) Projeção subcostal demonstrando um *flap* de dissecção (*setas*) na aorta abdominal com (**B**) fluxo visto no lúmen verdadeiro (TL) ao Doppler colorido. FL, lúmen falso.

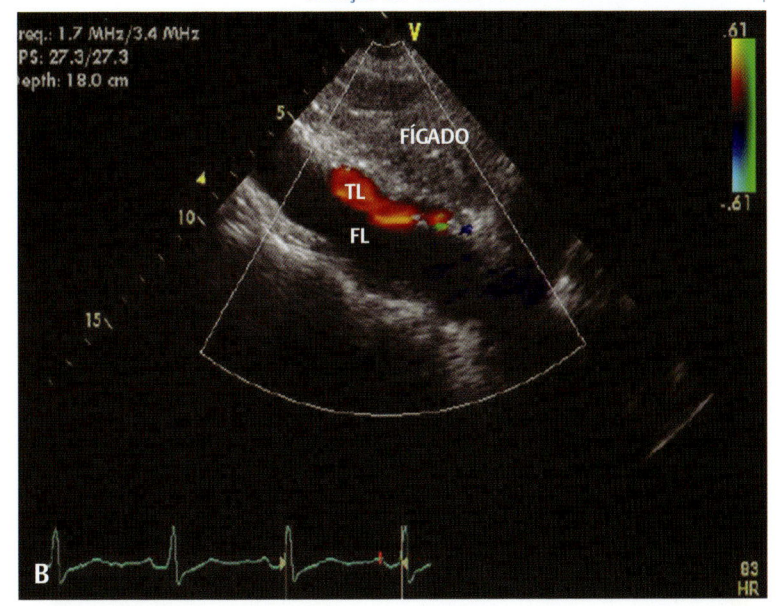

Figura 17-11. (*Continuação*)

- Embora, algumas vezes, seja difícil se distinguir TL de FL, as características a seguir podem diferenciar:
    - O FL é normalmente mais longo do que o TL na diástole, com o TL se expandindo durante a sístole.
    - O TL normalmente tem um formato mais regular (tanto circular quanto oval).
    - O TL, especialmente na aorta descendente, é normalmente o menor dos dois lumens.
    - Existe normalmente ecocontraste espontâneo ou trombo presentes no FL.
    - O FL pode conter pequenos fios fibrosos.

- **Pontos-Chave:**
    1. *Conhecer as complicações de dissecção aórtica que podem ser detectadas por TTE.*
    2. *Esteja apto a distinguir a veia inominada do flap de dissecção verdadeiro na projeção supraesternal.*
    3. *Conheça as limitações do TEE na detecção de dissecções de aorta.*
    4. *Esteja apto a distinguir o TL do FL.*

Coarctação da Aorta

Esta é uma condição congênita que envolve o estreitamento da aorta descendente no sitio do ligamento arterioso, imediatamente distal a artéria subclávia esquerda. Condições associadas incluem Síndrome de Turner, valva aórtica bicúspide, ducto arterioso patente, defeito septal ventricular (VSD), e aneurismas intracranianos. Existem três tipos de coarctação:
- Pré-ductal: Estreitamento proximal ao ducto arterioso.
- Ductal: Estreitamento na inserção do ducto arterioso.
- Pós-ductal: Estreitamento distal ao ducto arterioso.
- Coarctação da aorta é mais bem vista na projeção supraesternal por TTE e projeções esofagianas altas por TEE.

Achados 2D

- Projeção supraesternal: afunilamento ou área de discreto estreitamento da aorta descendente proximal (Fig. 17-12,*A*).
- Possível dilatação pós-estenótica.
- Hipertrofia LV.

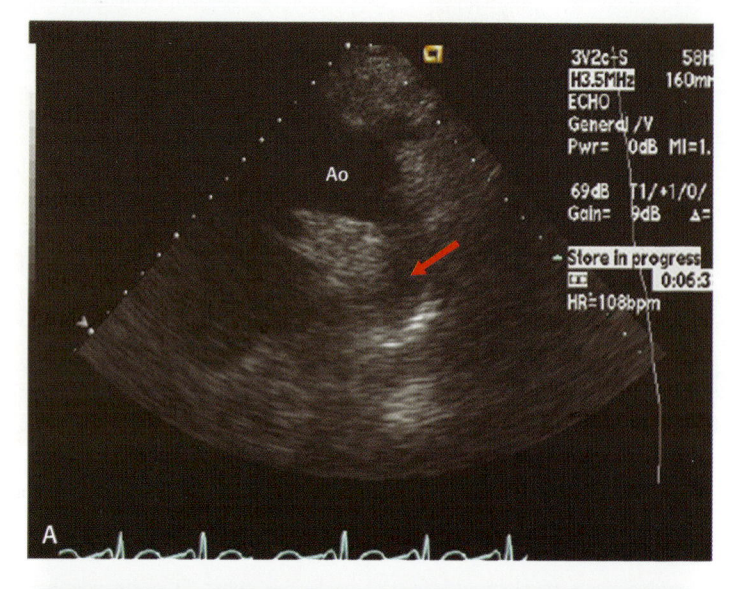

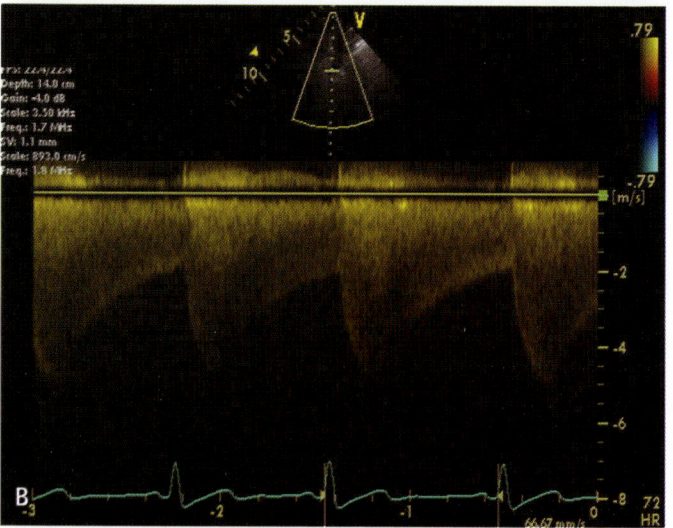

Figura 17-12. A: Projeção de fúrcula supraesternal do arco aórtico com uma marcada redução do calibre do lúmen visto na aorta descendente proximal (Ao, *seta*). **B:** Doppler de onda contínua demonstra o clássico padrão de "dente de tubarão" associado a coarctação aórtica. Existe uma velocidade de pico inicial elevada seguido por um afunilamento lento do envelope ao Doppler relacionado com a "fuga" diastólica na circulação colateral.

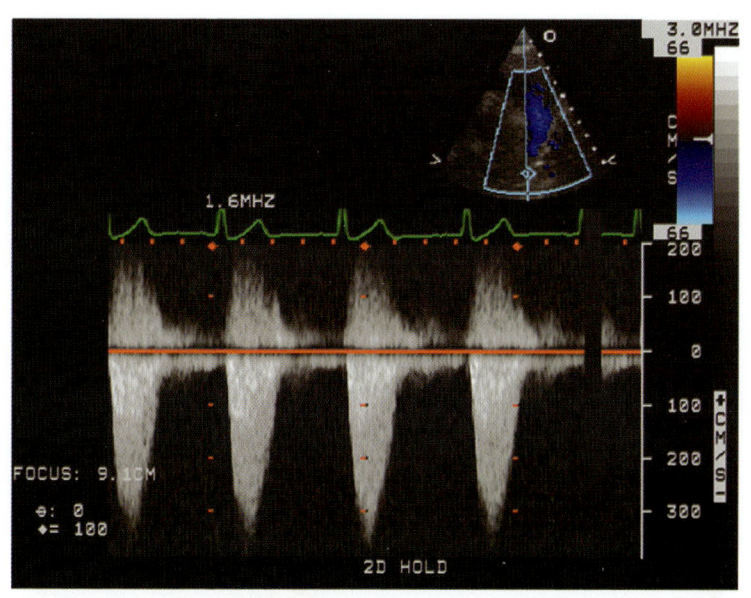

Figura 17-13. Doppler de onda contínua na projeção da fúrcula supraesternal da aorta em um paciente com história de *coarctação reparada*. Note as altas velocidades de pico vistas na descendente sem a "fuga" diastólica relacionada ao estreitamento residual da aorta.

Doppler CW e PW

- Padrão de "dente de tubarão" descreve um pico sistólico com uma redução lenta do fluxo diastólico relacionado à saída diastólica distal se estiver presente significante circulação colateral (Veja Fig. 17-12,B).
- Existirá velocidade aumentada através da coarctação na aorta descendente (Fig. 17-13)
- Gradiente estimado de pico através da coarctação pela equação de Bernoulli modificada:

$$\Delta P = 4 \times v^2$$

- *Cuidado com os diferentes padrões do Doppler na Projeção da fúrcula supraesternal (Fig. 17-14).*

- **Pontos-Chave:**
    1. *TEE ou TTE 2D podem ser utilizados para visualizar a coarctação.*
    2. *Doppler CW mostra um padrão clássico na coarctação, com fluxo visto na sístole e na diástole.*

Aterosclerose Aórtica

A aterosclerose aórtica é um conhecido fator de risco para AVC isquêmico e eventos embólicos periféricos, e se correlaciona com doença arterial coronariana. TEE é uma excelente modalidade de imageamento para identificar placa aterosclerótica de aorta uma vez que permite visualização detalhada de toda a aorta torácica (Fig. 17-15).

- **Ponto-Chave:** *Ateromas que medem > 5 mm; são móveis, pedunculados ou proeminentes; e tem uma superfície irregular, íntima tem demonstrado maior possibilidade de eventos embólicos.*

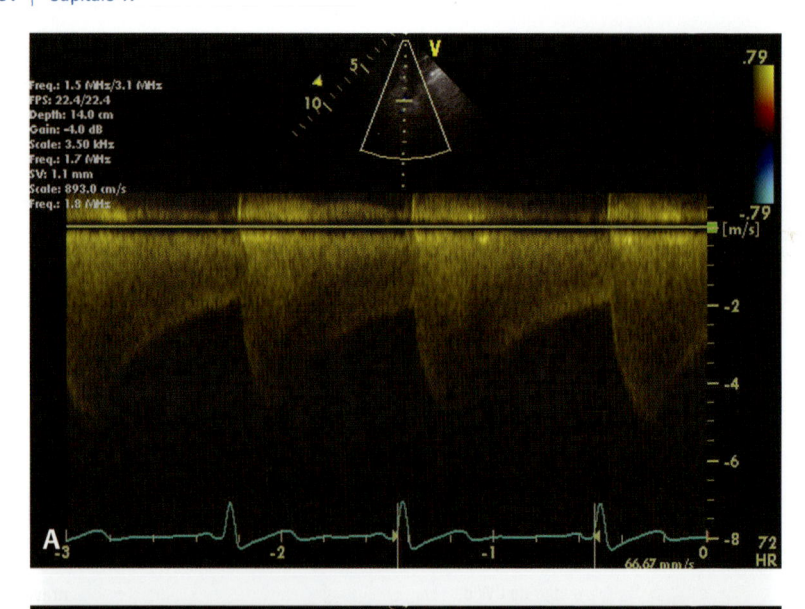

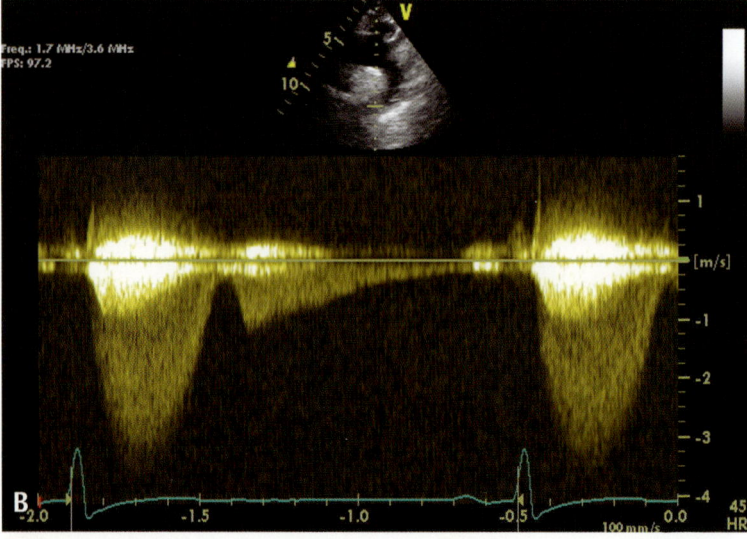

Figura 17-14. Comparação dos padrões anormais ao Doppler adquiridos pela projeção da fúrcula supraesternal. **A:** Doppler de onda contínua (CW) da aorta descendente demonstrando o padrão clássico de coarctação aórtica. **B:** Doppler de CW detectando uma velocidade sistólica elevada secundária à estenose da artéria pulmonar direita (RPA).

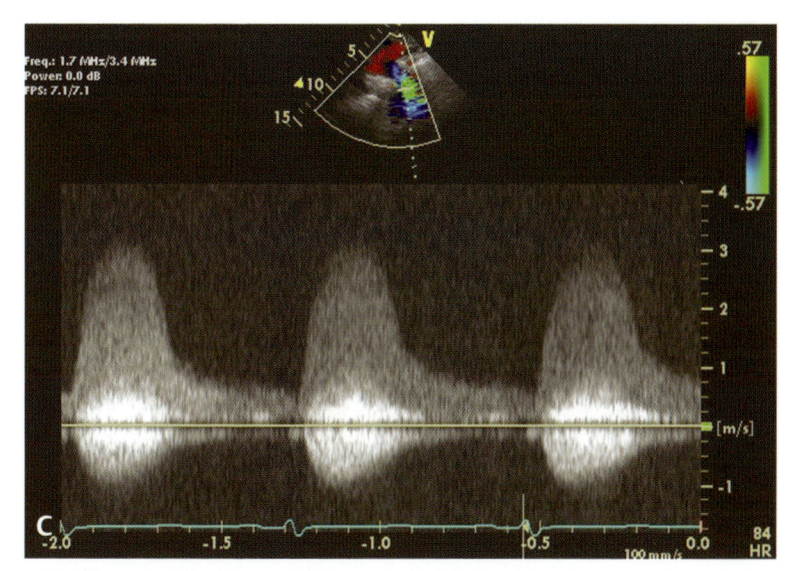

Doenças dos Grandes Vasos: Aorta e Artéria Pulmonar | 235

Figura 17-14. (*Continuação*) **C:** Doppler de CW detectando uma velocidade sistólica elevada (nota, através da sonda) secundária à estenose significante da artéria subclávia esquerda.

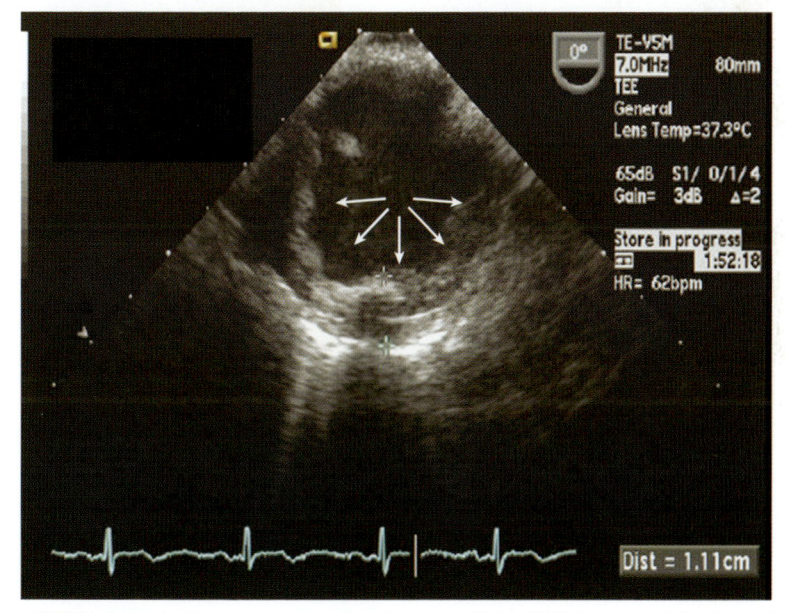

Figura 17-15. Projeção de eixo curto na ecocardiografia transesofágica (TEE) da aorta torácica descendente demonstrando aterosclerose aórtica severa (*setas*).

ARTÉRIA PULMONAR

Anatomia
A PA principal se inicia na base do RV e dá origem aos troncos principais: direito e esquerdo.

Projeções-Chave
- Projeção PLAX RVOT: PA principal.
- PSAX ao nível da AoV: RVOT, PA principal e bifurcação (Fig. 17-16).
- Projeção supraesternal: RPA visualizada na transversal posterior à aorta ascendente e abaixo do arco aórtico.

Patologia
Dilatação da Artéria Pulmonar
Dilatação de PA pode ser encontrada em conjunção com várias condições incluindo sobrecarga de volume do lado direito, hipertensão pulmonar (Fig. 17-17), formas congênitas.

Embolia Pulmonar
Enquanto TTE não é recomendado como um teste de rotina para confirmar embolia pulmonar (PE), sinais úteis sugerem este diagnóstico e estes achados são importantes para estratificação de risco e manuseio clínico. PE aguda pode afetar à função cardíaca do lado direito, resultando de um aumento súbito na resistência arterial pulmonar. Achados ecocardiográficos de tensão do coração

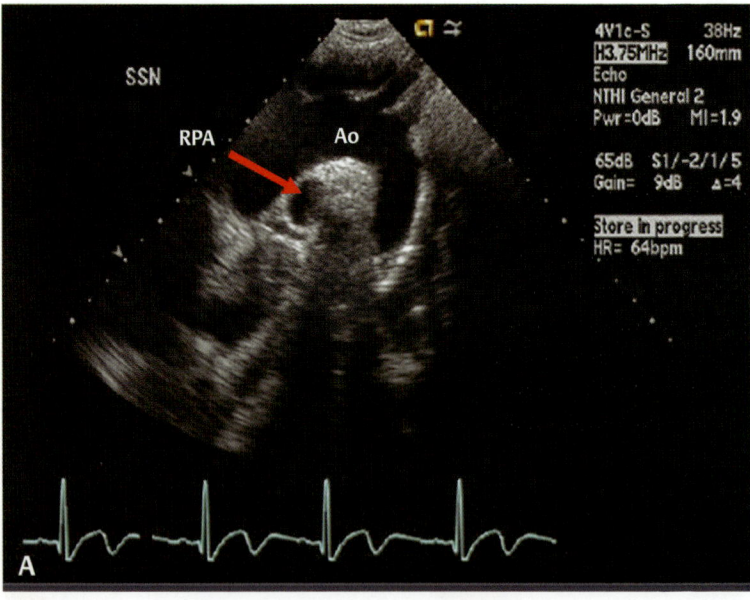

Figura 17-16. A: Projeção de fúrcula supraesternal com a artéria pulmonar direita (RPA) vista por baixo do arco aórtico.

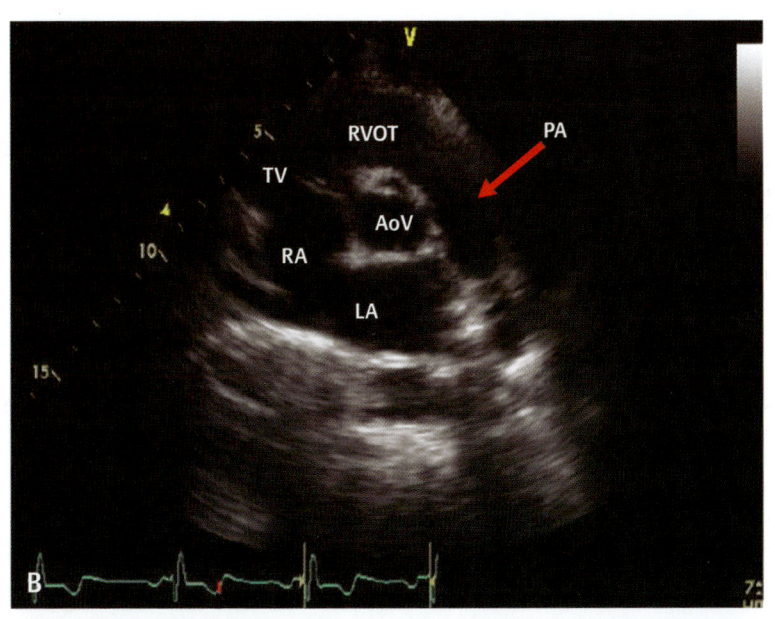

Figura 17-16. (*Continuação*) **B:** Projeção de eixo curto paraesternal (PSAX) ao nível aórtico mostrando a artéria pulmonar (PA) principal (*seta*) antes da bifurcação. Ao, aorta; AoV, valva aórtica; LA, átrio esquerdo; RA, átrio direito; RVOT, trato de saída ventricular direito; TV, valva tricúspide.

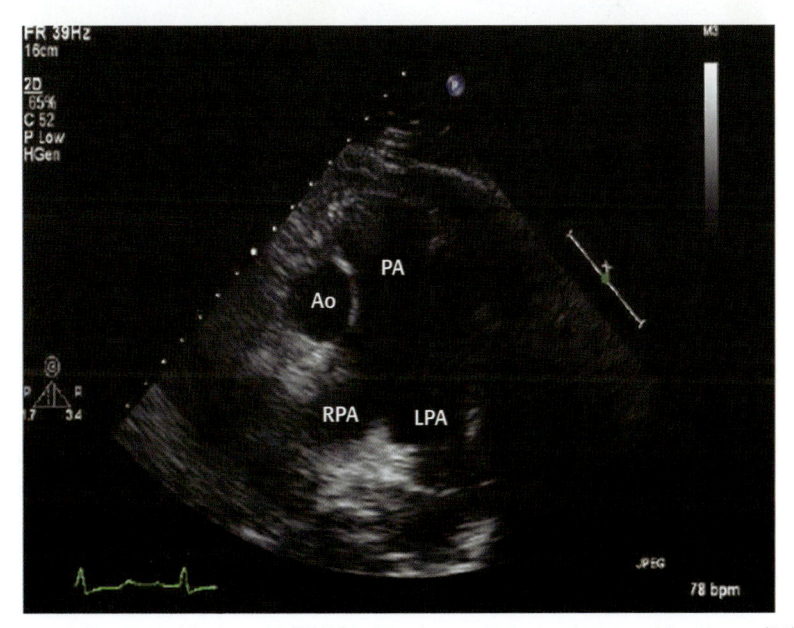

Figura 17-17. Paraesternal de eixo curto (PSAX) na base do coração mostrando uma artéria pulmonar (PA) dilatada em um paciente com hipertensão pulmonar primária. LPA, artéria pulmonar esquerda; RPA, artéria pulmonar direita; Ao, aorta.

direito têm sido bem documentados como trazendo um prognóstico ruim e podem indicar a necessidade de medidas mais agressivas como trombectomia ou terapia trombolítica intravenosa.

Achados de PE ao 2D e Doppler
- Trombos flutuando livremente no RV ou "coágulo em trânsito" — muito raro, mas diagnóstico de PE (PA principal/embolia em sela) (Fig. 17-18).
- Dilatação RV, hipocinesia de parede livre.
  - Aumento abrupto na pressão PA.
  - Sinal de McConnell: Motilidade normal ou hiperdinâmica do ápice RV, com acinesia da parede livre média do RV; alta especificidade para PE (Fig. 17-19).
  - Movimento paradoxal do septo interventricular: Septo com "forma de D" na PSAX, sugestivo de hipertensão pulmonar; frequentemente, a cavidade LV é pequena (Fig.17-20).
  - "Sinal 60/60": Pressão sistólica RV < 60 mmHg + tempo de aceleração RVOT < 60 ms (Fig. 17-21). Com uma elevação aguda nas pressões PA, o RV não tem chance de gerar pressões > 60 mmHg. Adicionalmente, o tempo entre o início da velocidade de pico do fluxo (tempo de aceleração) através do RVOT é encurtado como resultado da pós-carga elevada que o RV encontra.

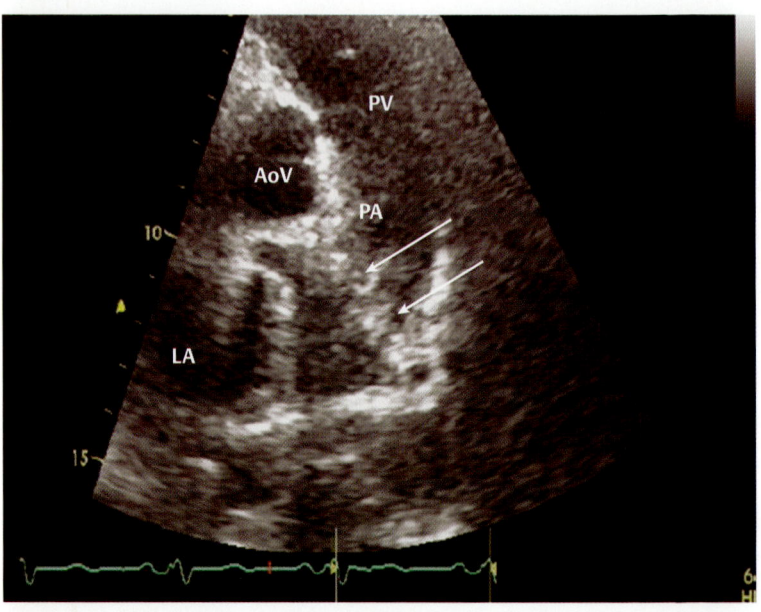

Figura 17-18. Paraesternal de eixo curto (PSAX) na base do coração com uma embolia em sela (*setas*) vista na artéria pulmonar (PA). AoV, valva aórtica; LA, átrio esquerdo, PV, valva pulmonar.

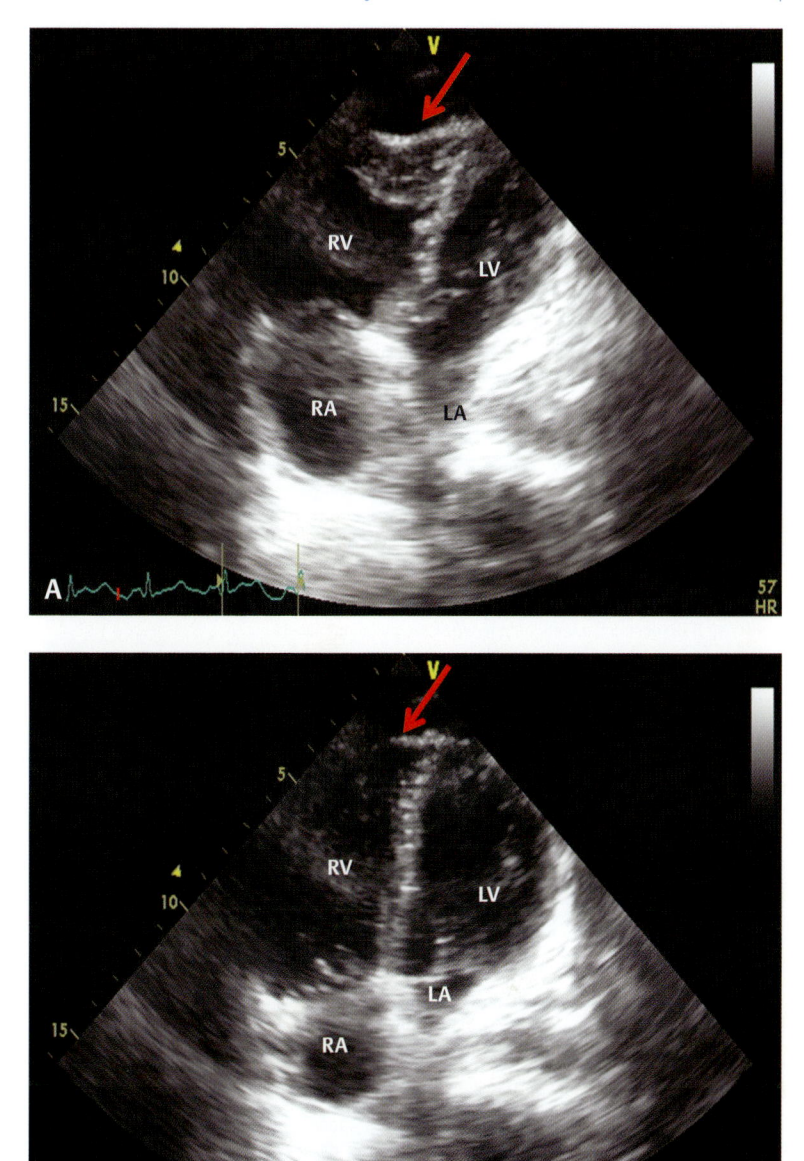

Figura 17-19. Projeção apical de quatro câmaras (A4C) na (**A**) sístole e (**B**) diástole mostrando dilatação ventricular direita e sinal de McConnell com hipercinesia apical (*seta*) e hipocinesia médio-basal da parede livre do ventrículo direito (RV) em um paciente com embolia pulmonar. LA, átrio esquerdo, LV, ventrículo esquerdo; RA, átrio direito.

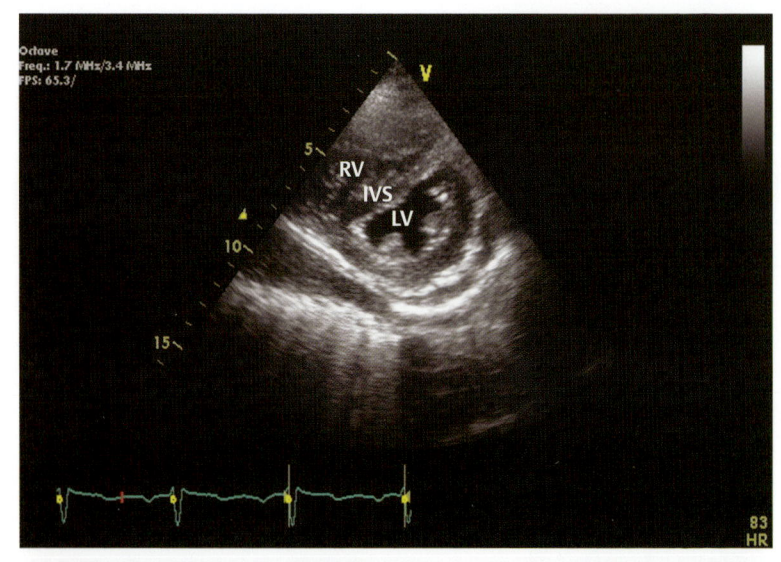

Figura 17-20. Paraesternal de eixo curto (PSAX) ao nível do músculo papilar demonstrando um ventrículo direito (RV) aumentado e um ventrículo esquerdo (LV) em "formato de D" com achatamento septal interventricular (IVS) em um paciente com hipertensão pulmonar severa.

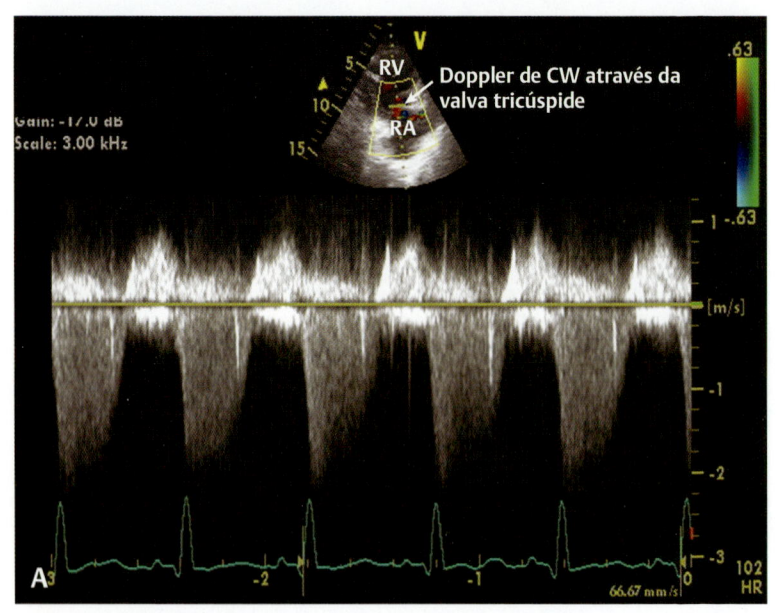

Figura 17-21. Sinal "60/60" em um paciente com embolia pulmonar aguda. **A:** Doppler de onda contínua (CW) através da valva tricúspide demonstra um gradiente regurgitante tricúspide de pico < 60 mmHg.

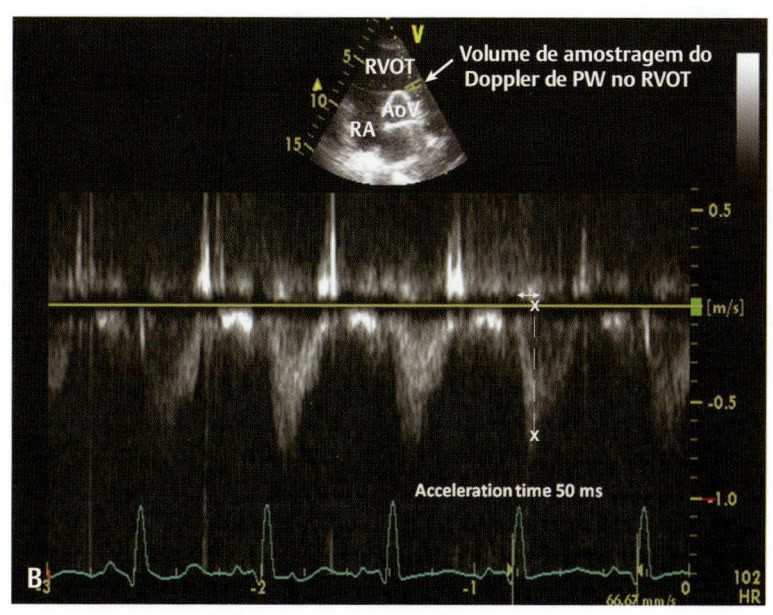

Figura 17-21. (*Continuação*) **B:** Doppler de onda pulsada (PW) ao paraesternal de eixo curto (PSAX) no fluxo de saída ventricular direito (RVOT) mostra um tempo de aceleração (*seta com cabeça dupla*) < 60 ms. RA, átrio direito; RV, ventrículo direito.

18 Doença Cardíaca Congênita

Tyson E. Turner ▪ Kathryn J. Lindley ▪ Majesh Makan

Em reconhecimento a complexidade deste tópico, este capítulo está destinado a fornecer uma introdução a anormalidades congênitas que podem ser vistas na população adulta. Já que muitos destes pacientes são submetidos a reparo cirúrgico durante a infância, este capítulo irá tentar atualizar e destacar as características ecocardiográficas tanto da doença cardíaca congênita não reparada quanto das lesões residuais que podem surgir após reparo ou procedimentos paliativos.

EXAME ECOCARDIOGRÁFICO SEGMENTAR

- *Estabelecer* **situs**: Utilizando uma projeção subcostal padrão da aorta (Ao) e veia cava inferior (IVC) na transversal com Doppler colorido (transdutor perpendicular a coluna vertebral com o indicador apontando para o quadril esquerdo do paciente), determine se a Ao (vermelho) está a esquerda e IVC (azul) para a direita (***situs solitus*** – normal) ou o oposto da coluna vertebral (***situs inversus***) (Fig. 18-1). Situs atrial (átrio direito [RA] morfológico para a direita e o átrio esquerdo [LA] morfológico para a esquerda) acompanha o situs abdominal em ~ 80% dos pacientes.
- *Estabelecer a orientação ventricular*: Utilizando uma projeção subcostal padrão (o indicador do transdutor apontando para o ombro esquerdo do paciente), se o ápice do coração está apontando para o lado direito do corpo do paciente = **dextrocardia**, se para a esquerda = **levocardia** (normal).
- *Identificar a morfologia ventricular*: O ventrículo direito (RV) morfológico será trabeculado, e terá uma banda moderadora, uma valva tricúspide (TV) apicalmente deslocada em comparação com a valva mitral (MV), e aderência septal da TV. O ventrículo esquerdo (LV) morfológico apresenta uma superfície endocárdica mais suave e dois músculos papilares.
- *Estabelecer os grandes vasos*: No coração normal, o LV morfológico dá origem a Ao e o RV dá origem a artéria pulmonar (PA). Isto resulta em uma PA anterior e a esquerda e uma Ao posterior e a direita. A orientação das grandes artérias é mais bem apreciada na projeção de eixo curto da base do coração pela ecocardiografia. Também identifique o arco (lado esquerdo vs. lado direito).

> • **Ponto-Chave** *As valvas atrioventriculares (AV) sempre permanecem com seu respectivo ventrículo. A TV apicalmente deslocada estabelece este ventrículo como RV morfológico.*

SHUNTS

Conceitos-Chave

- Shunt E → D: Sangue retornando das veias pulmonares (PVs) para o lado esquerdo do coração é desviado para o lado direito do coração, reduzindo débito cardíaco pela quantidade de volume desviado.

Doença Cardíaca Congênita | 243

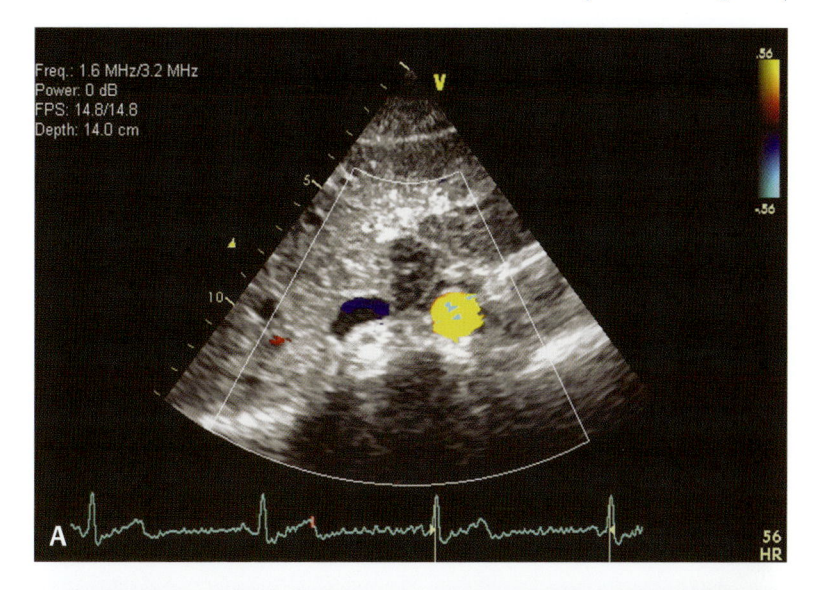

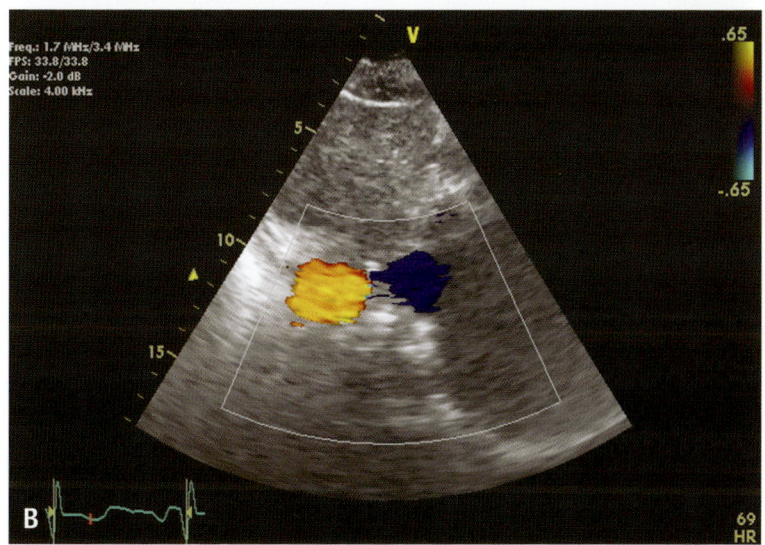

Figura 18-1. Projeção subcostal transversal com Doppler colorido para estabelecer o *situs* atrial. **A:** Veia cava inferior (IVC) (azul) para a direita e aorta abdominal (amarelo) para a esquerda no *situs solitus* (normal) da coluna vertebral. **B:** IVC para a esquerda e aorta abdominal para a direita em um paciente com *situs inversus*.

- Shunt D → E: O sangue é desviado diretamente do lado direito do coração para o lado esquerdo, contornando os pulmões e reduzindo a quantidade de oxigênio do sangue arterial sistêmico proporcionalmente ao volume desviado.
- Para calcular a fração desviada (fluxo pulmonar/fluxo sistêmico = Qp/Qs), medir a área transversal (CSA) tanto do trato de saída ventricular esquerda (LVOT) quanto do trato de saída ventricular direito (RVOT), trace o Doppler de onda pulsada (PW) através de cada valva para conseguir a integral velocidade/tempo (VTI)

$$Qp/Qs = CSA_{RVOT} \times VTI_{RVOT} / CSA_{LVOT} \times VTI_{LVOT}$$

- Qp/Qs > 1:1 indica que o fluxo pulmonar excede o fluxo sistêmico e define uma rede de desvio E → D como volume de sangue oxigenado desviando + sangue venoso que entra no circuito pulmonar e excede a quantidade de sangue que sai do circuito sistêmico.
- Qp/Qs < 1:1 indica uma rede de desvio D → E onde o sangue venoso não oxigenado se misture com o sangue sistêmico oxigenado.
- **Qp/Qs > 1,5:1 é considerado um desvio E → D significante** *especialmente se estiver presente dilatação da câmara cardíaca.*

Defeito Septal Atrial (ASD)
Veja Figura 18-2.

Tipos
- *Secundum*: 75% dos ASDs; localizado próximo ao forame oval (septo interatrial (IAS) médio).

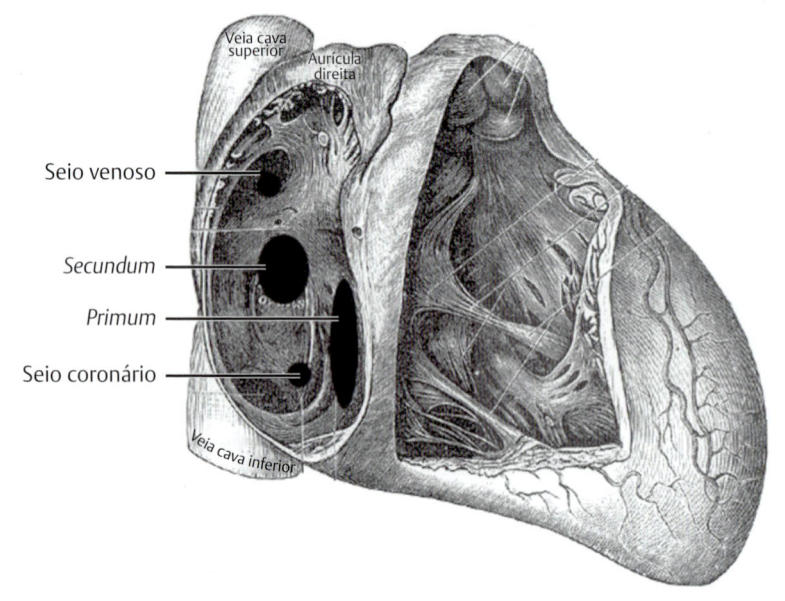

Figura 18-2. Distribuição anatômica do defeito septal atrial como visto pelo átrio direito. (Adaptada de Gray, H. *Anatomy of the Human Body.* 20th ed. Philadelphia, PA: Lea & Febiger; 1918.)

- *Primum*: 15% dos ASDs; associado com defeitos septais atrioventriculares (AVSD; base da IAS).
- *Seio venoso*: 10% dos ASDs; borda posterior do IAS; normalmente associado com retorno venoso pulmonar parcialmente anômalo (tipicamente PV superior direito); tipicamente não visualizado nas projeções padrão da ecocardiografia transtorácica (TTE).
- *Defeito do seio coronariano*: raro; ausência da parede comum que separa o LA o seio coronariano em seu curso no sulco AV para o RA; associado com veia cava superior esquerda persistente.

Hemodinâmica

- Fluxo através de um ASD é determinado pela diferença na complacência e capacidade de ambos os ventrículos.
- O LA apresenta complacência reduzida e pressões maiores do que o RA, favorecendo o desvio E → D.
- Isto leva a um fluxo sanguíneo pulmonar aumentado e **sobrecarga de volume RV** (RV dilatado, achatamento diastólico do septo interventricular [IVS]).
- **Síndrome de Eisenmenger** ocorre quando as pressões do coração direito excedem as pressões do coração esquerdo, promovendo desvio D → E e hipoxemia.

- **Pontos-Chave:**
  1. *As melhores projeções para localizar ASD são a paraesternal de eixo curto (PSAX), apical quatro câmaras (A4C), e a subcostal. Cuidado com a "fuga" do IAS na projeção A4C relacionada a redução da resolução lateral do feixe de ultrassom que pode mimetizar um ASD Secundum. A presença de um ASD deve ser confirmada na projeção subcostal (onde o IAS é perpendicular ao feixe de ultrassom) e por Doppler colorido e PW. Tipicamente o fluxo do ASD se inicia na sístole e continua através do ciclo cardíaco com um pico amplo na sístole tardia e diástole inicial (Fig. 18-3).*
  2. *As projeções subcostal e subcostal fora de eixo são tipicamente as únicas projeções nas quais o ASD tipo seio venoso pode ser visualizado (Fig. 18-4). Um ecocardiograma transesofágico (TEE) deve ser realizado para avaliar o ASD tipo seio venoso em pacientes com uma inexplicada sobrecarga de volume do coração direito, especialmente se o estudo com solução salina agitada for marcadamente positivo sem a identificação da localização do desvio.*

Ecocardiografia

- TTE e TEE devem documentar o tipo e o tamanho do ASD (diâmetro do ASD) assim como a direção (Doppler colorido e espectral), grau da fração do desvio (relação Qp/Qs) e presença de qualquer lesão congênita associada.
- Avaliação do conduto após fechamento transcateter para manutenção da posição do oclusor e qualquer desvio residual (Fig. 18-5). Frequentemente um pequeno desvio residual é notado imediatamente após a implantação do oclusor. Isto eventualmente se resolve devido a endotelização do dispositivo oclusor.
- Identificar defeitos de valva AV (por exemplo, fenda da MV [comumente visto no AVSD, tipicamente afetando o folheto anterior] que pode levar a regurgitação mitral (MR) residual).

- **Ponto-Chave** *Injeção de solução salina agitada resulta numa opacificação rápida e intensa do LV (< 3 a 4 batimentos) que clareia com os batimentos subsequentes.*

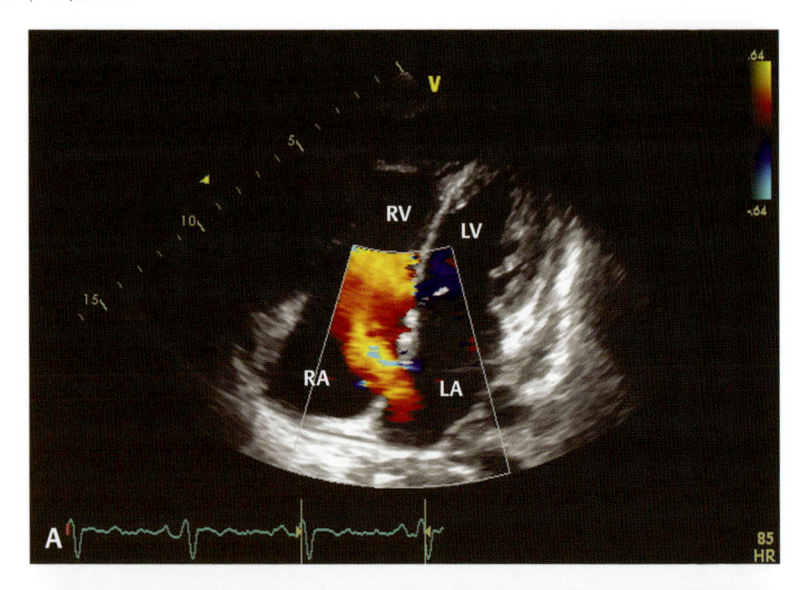

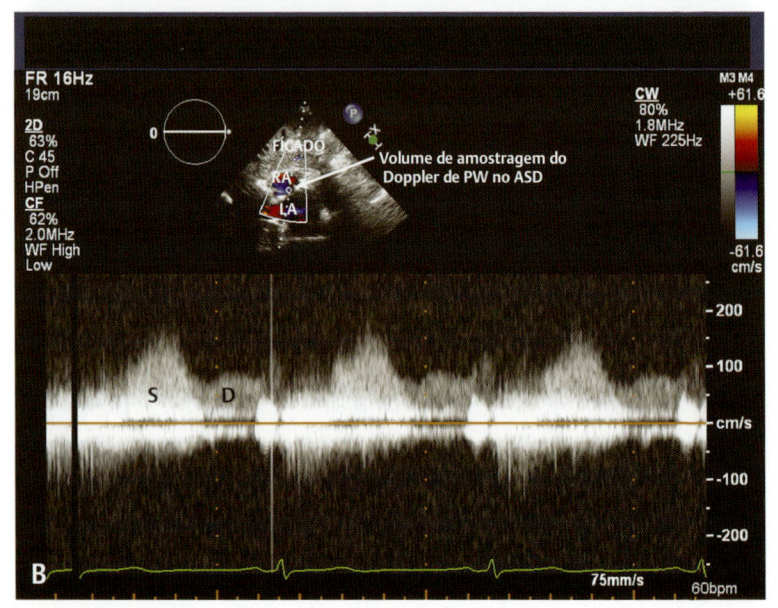

Figura 18-3. A: Projeção apical de quatro câmaras com Doppler colorido demonstrando fluxo E → D através de um defeito septal atrial *secundum* (ASD). **B:** Doppler de onda pulsada (PW) através de um ASD *secundum* em uma projeção subcostal demonstrando um pico de fluxo amplo característico na sístole tardia e diástole inicial. LA, átrio esquerdo; LV, ventrículo esquerdo; RA, átrio direito; RV, ventrículo direito.

Doença Cardíaca Congênita | 247

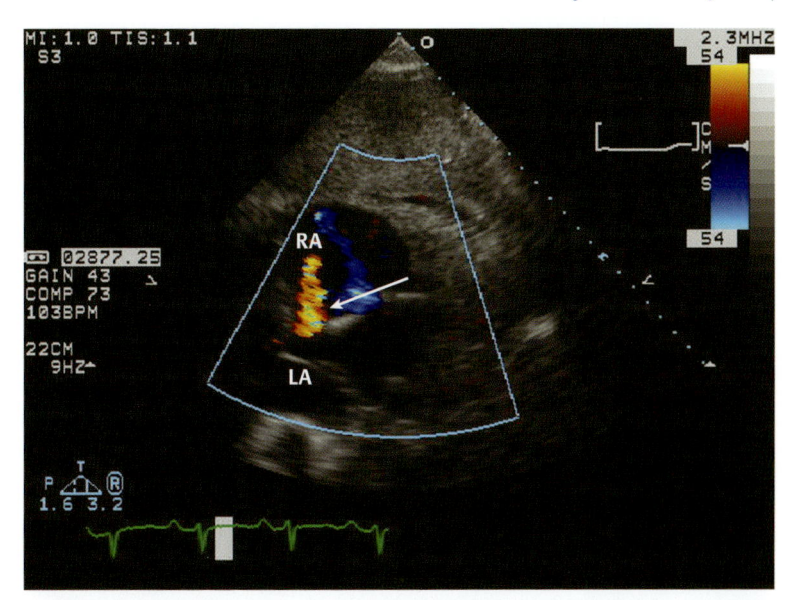

Figura 18-4. Uma imagem subcostal fora de eixo com Doppler colorido demonstrando fluxo E → D (*seta*) no aspecto posterior do septo interatrial compatível com um defeito septal atrial do tipo seio venoso. LA, átrio esquerdo; RA, átrio direito.

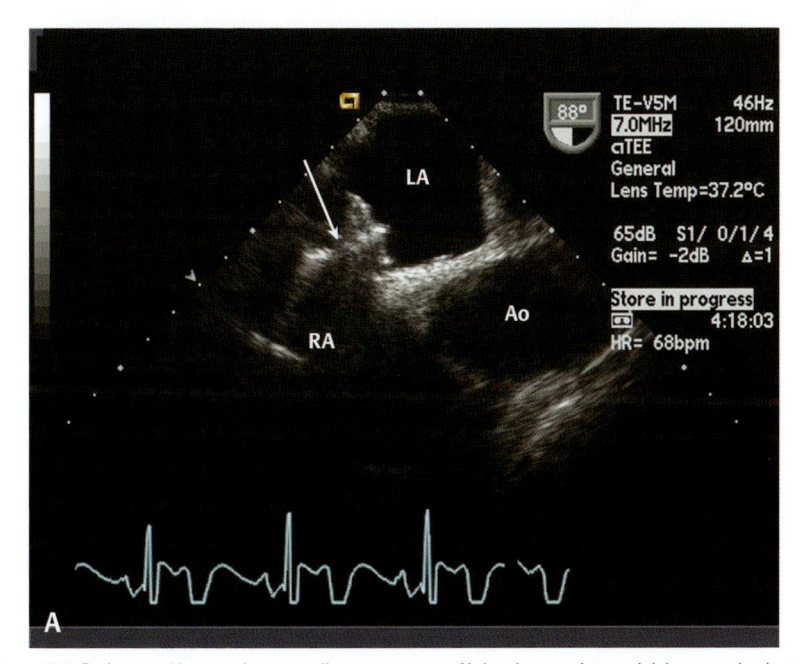

Figura 18-5. Projeção a 90 graus do ecocardiograma transesofágico do septo interatrial durante o implante de dispositivo de oclusão tipo garra. **A:** O oclusor é posicionado através do defeito septal interatrial e ainda anexado ao cateter-guia (*seta*). (*Continua.*)

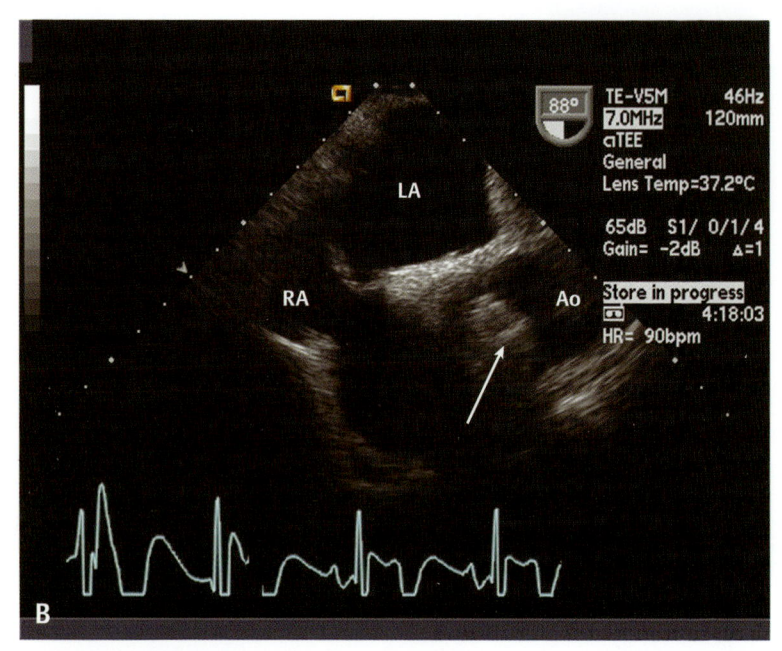

Figura 18-5. (*Continuação*) **B:** Alguns minutos depois, após a liberação do oclusor, o dispositivo migrou através do átrio esquerdo (LA) e ventrículo esquerdo para a aorta (Ao) (*seta*). RA, átrio direito.

Defeito Septal Ventricular (VSD)
Veja Figura 18-6.

Tipos
- *Perimembranosa*: 80% dos VSDs, localizados próximo ao folheto septal da TV e abaixo da valva aórtica (AoV).
- *Muscular*: Tanto único quanto múltiplo (septo em "queijo suíço"), envolvendo o septo (Fig. 18-7).
- *De entrada*: Envolve a porção de influxo do septo; associado com defeito do canal atrioventricular (AVCD).
- *Supracristal ou do trato de saída*: Envolve o RVOT (acima da crista *supraventricularis*) e próximo das valvas de saída; frequentemente ocluídos por uma cúspide da AoV, causando regurgitação aórtica; também existe a chance de fechamento espontâneo.

Hemodinâmica
- Como resultado de pressões no LV maiores se comparados ao RV, existe um desvio E → D. Desvios significantes levam a fluxo aumentado na circulação pulmonar e eventual sobrecarga de volume e dilatação de LV (no VSD congênito).
- VSDs restritivos tem um diâmetro pequeno e velocidade de jato/gradientes elevados (tipicamente > 75 mmHg). Eles raramente levam a pressões pulmonares aumentadas ou dilatação do coração esquerdo uma vez que tipicamente são de baixo volume (Fig. 18-8).

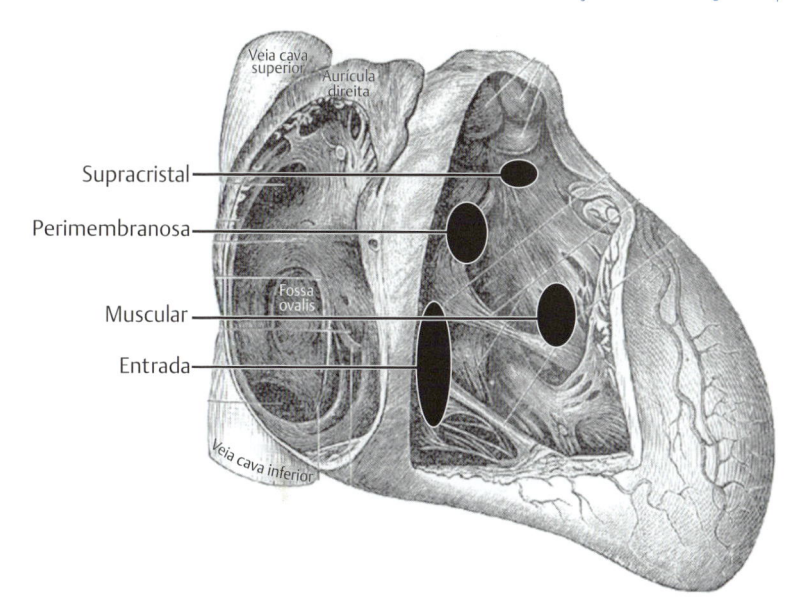

Figura 18-6. Distribuição anatômica do defeito septal ventricular como visto pelo ventrículo direito. (Adaptada de Gray, H. *Anatomy of the Human Body*. 20th ed. Philadelphia, PA: Lea & Febiger; 1918.)

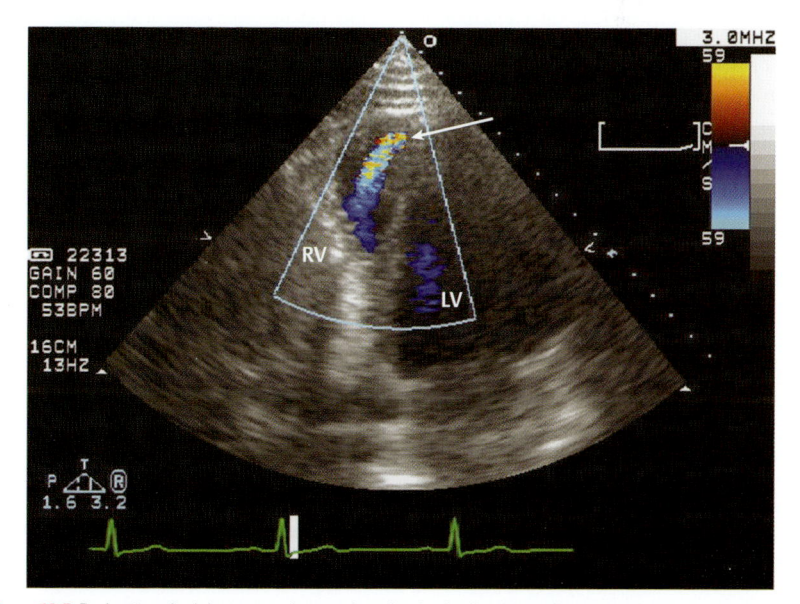

Figura 18-7. Projeção apical de quatro câmaras fora de eixo inclinada em direção ao ápice para revelar um defeito septal ventricular apical congênito com fluxo E → D (*seta*) ao Doppler colorido em um homem de 23 anos de idade com um sopro sistólico alto. LV, ventrículo esquerdo; RV, ventrículo direito.

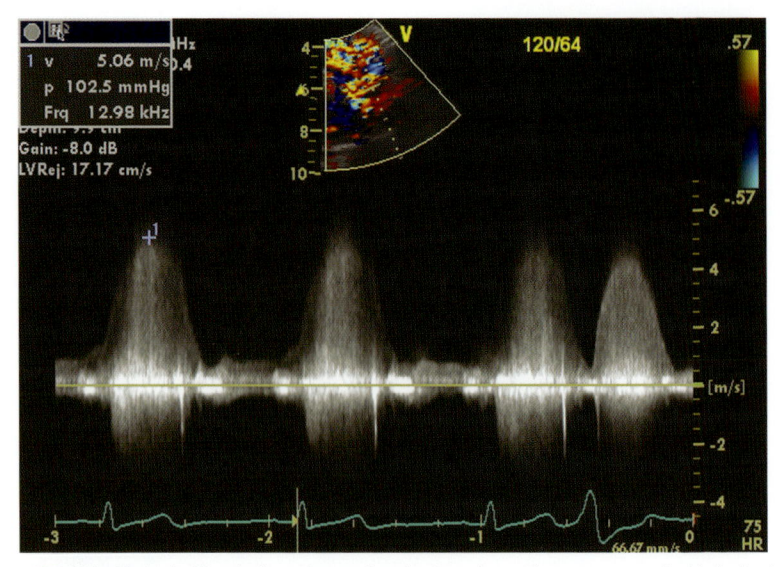

Figura 18-8. Velocidade sistólica do fluxo vista ao Doppler de onda contínua com uma velocidade de pico (~ 5 m/s) e gradiente (~ 103 mmHg), sugestivo de um defeito septal ventricular restritivo.

- VSDs "não restritivos" são caracterizados por grandes defeitos com baixa velocidade de pico/gradiente vistos ao Doppler espectral (tipicamente < 25 mmHg), sugerindo que existe uma mínima diferença de pressão entre LV e RV.
- Portanto, VSDs **não restritivos** podem resultar uma ampla transmissão de volume para a circulação pulmonar e LV, levando a hipertensão pulmonar e **dilatação do coração esquerdo**. Tardiamente na história natural desta doença, a *Síndrome de Eisenmenger* pode ocorrer.
- Na ausência de estenose pulmonar ou obstrução do RVOT, a pressão sistólica da artéria pulmonar (PASP) pode ser estimada se a pressão sanguínea sistólica (SBP) for conhecida (PASP = SBP − 4V_{VSD}^2).

- **Ponto-Chave** *Desvio significativo no VSD congênito leva a sobrecarga de volume de LV, não de RV.*

Ecocardiografia

- O PSAX ao nível da AoV é a projeção chave para a diferenciação entre VSD perimembranoso (tipicamente notado entre 9 e 12 horas) e VSD supracristal (entre 12 e 3 horas) (Fig. 18-9).
- VSDs musculares são melhores vistos nas projeções A4C e subcostal. Devido ao padrão complexo destes VSDs, imagens "fora de eixo" são frequentemente necessárias. Eles podem ser **facilmente não notados**.
- Avalie a dilatação de LV, o tamanho do defeito na sístole, gradiente através do defeito, e presença de hipertensão pulmonar.
- VSD perimembranoso pode ser parcialmente coberto pelo folheto septal da TV, enquanto o VSD supra cristal pode ser parcialmente coberto por um folheto aórtico, levando a regurgitação valvar.
- **Defeito de Gerbode** é um VSD com fluxo do LV para RA. Este defeito ocorre na região entre o RA e LV como resultado da localização mais apical do folheto septal da TV. Ao TTE, deve se ter cuidado para não confundir este fluxo com o jato de regurgitação tricúspide (TR).

Doença Cardíaca Congênita | 251

Fluxo perimembranoso (10 horas)   VSD supracristal (2 horas)

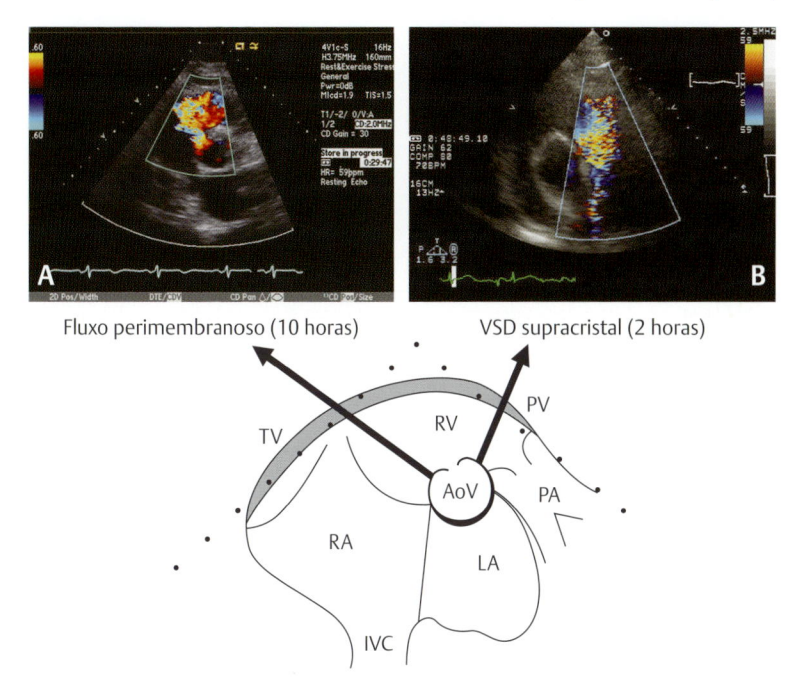

Figura 18-9. Diagrama (abaixo) demonstrando como a direção do jato do defeito septal ventricular (VSD) na projeção paraesternal de eixo curto ao nível aórtico diferencia VSD perimembranoso (**A**) de VSD supracristal (**B**).

- Durante avaliação do VSD procure por outras anormalidades comumente associadas ao VSD, como ducto arterioso patente (PDA), ASD, coarctação, tetralogia de Fallot, Truncus, e transposição das grandes artérias. De todos os VSDs, 25-30% ocorrem como defeitos isolados.
- Avaliação pós-operatória do remendo do VSD para desvio residual.

Ducto Arterioso Patente

- PDA é definido como a patência persistente do ducto arterioso (presente na circulação fetal) conectando a Ao e a PA principal.
- Ele se origina da superfície anterior da Ao torácica descendente proximal, distal a origem da artéria subclávia esquerda e entra na PA principal.
- A maioria dos grandes PDAs são reparados na infância, e normalmente PDAs não reparados vistos na idade adulta são pequenos e insignificantes. Defeitos amplos e não reparados eventualmente levam a Síndrome de Eisenmenger.

Hemodinâmica

- PDA normalmente resulta um **desvio E → D** e **sobrecarga de volume LV** e tem um potencial para o desenvolvimento de hipertensão pulmonar (como no VSD).
- **Fluxo contínuo no desvio** é visto devido a grande diferença de pressão entre a Ao e PA.
- PASP pode ser estimada se a SBP for conhecida ($PASP = SBP - 4V_{PDA}^2$).

Ecocardiografia

- Identificar o PDA pelo Doppler colorido do fluxo em PSAX ao nível de AoV com o transdutor inclinado em direção a valva pulmonar e PA principal.
- Doppler de onda contínua (CW) através do PDA irá identificar fluxo contínuo e permitir a medida das velocidades de pico.
- Avaliar o tamanho e gradiente através do PDA com identificação do fluxo por Doppler colorido (Fig. 18-10).
- Avaliar sobrecarga de volume e pressão para identificação de hipertrofia ventricular direita (RVH), dilatação de LA e LV, e pressão de PA elevada.

> • **Ponto-Chave** *A melhor projeção para identificar e medir a velocidade do fluxo do PDA é PSAX ao nível da AoV com o transdutor inclinado em direção a valva pulmonar e PA principal.*

Defeito do Coxim Endocárdico

- Este é definido como a incapacidade dos coxins endocárdicos embrionários em se fundir e formar o canal AV comum.
- É um defeito comumente visto na trissomia do 21.
- Defeitos do coxim endocárdio incluem AVCD parcial, AVCD completo, e VSD de entrada isolado.
- Anormalidades associadas a AVCDs são fenda do folheto anterior da MV, VSD de entrada, e ASD tipo *atrium primum*.

Hemodinâmica

- A hemodinâmica do defeito de coxim endocárdico depende de qual componente do defeito predomina.
- A combinação de ASD e VSD na AVSD completa resulta em importante sobrecarga de volume da circulação pulmonar.
- Anormalidades das valvas AV resultam em significante regurgitação valvar AV.

Ecocardiografia

Veja Figura 18-11.
- Valvas AV estão no *mesmo plano* – a TV NÃO está apicalmente deslocada.
- Avalie a presença de ASD primum e VSD de entrada (A4C).
- Identificar a conexão comum valvar AV entre os átrios e ventrículos, com folhetos de ponte cavalgando o IVS e acessórios cordais em ambos os ventrículos.
- No AVCD parcial, a valva comum é separada por uma crista de tecido nos orifícios valvares AV.
- Devido à estrutura comum da valva, a MV é *rachada*, mais comumente no folheto anterior, e pode levar a MR.
- O LVOT é anormalmente alongado (deformidade em forma de "pescoço de ganso") e obstrução pode estar presente.
- Avaliar as pressões PA e procurar por evidência de RVH.
- Identificar anomalias associadas (PDA, coarctação, hipoplasia de RV e LV).
- Pós-cirúrgico, avaliar desvios residuais e MR.

OBSTRUÇÕES

AoV Bicúspide

Conceitos-Chave

- Encontrado em 1% a 2% da população, é a causa mais comum de estenose aórtica (AS) congênita. (95% dos casos): valva unicúspide é rara.

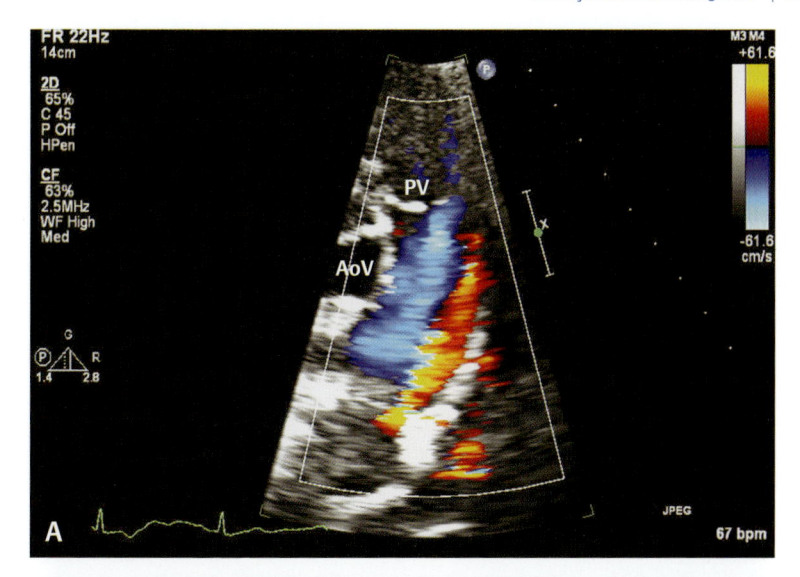

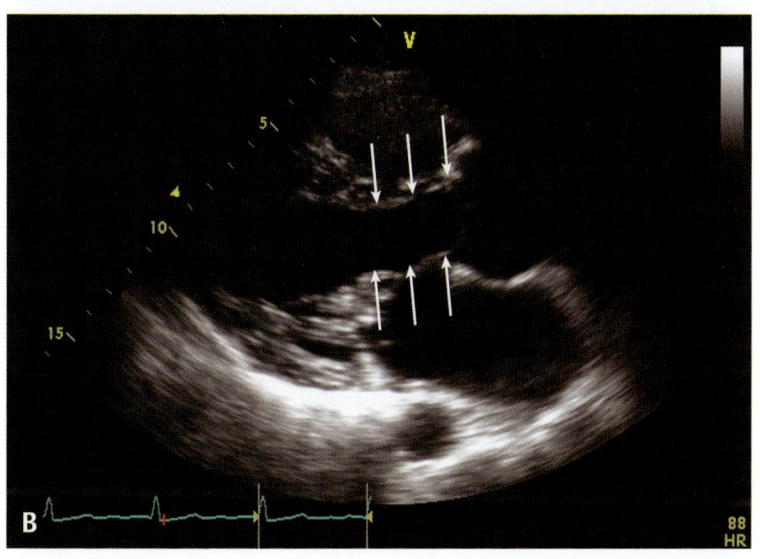

Figura 18-10. A: Projeção paraesternal de eixo curto ampliada, inclinada em direção à veia pulmonar (PV) e artéria pulmonar principal mostra um jato de alta velocidade direcionado para trás em direção ao transdutor e PV (jato vermelho) compatível com fluxo do ducto arterioso patente. **B:** Doppler de onda contínua mostra um fluxo clássico contínuo de alta velocidade.

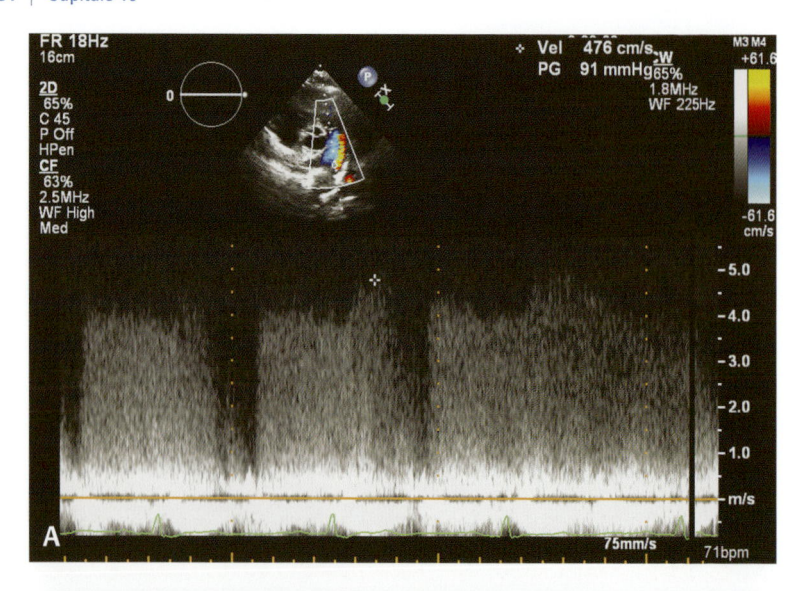

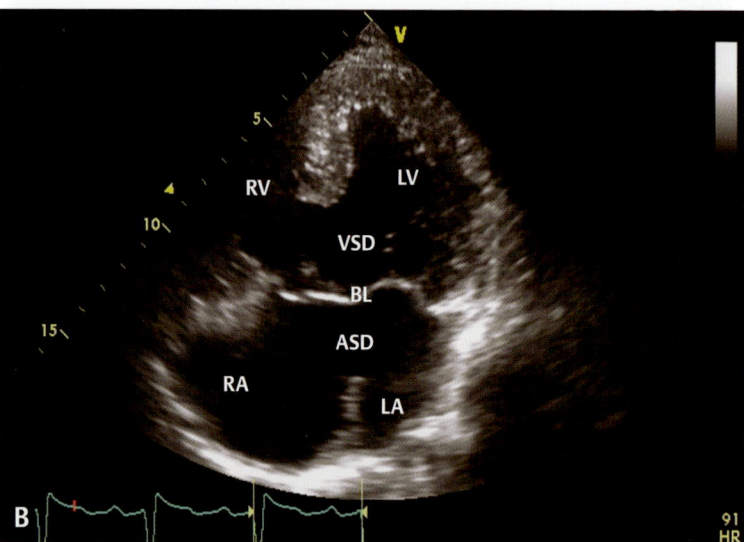

Figura 18-11. Achados característicos sugestivos de defeito do canal atrioventricular (AVCD). **A:** Deformidade em "pescoço de ganso" ou alongamento anormal do trato de saída ventricular esquerdo visto na projeção paraesternal de eixo longo (*setas*). **B:** AVCD completo visto na projeção apical de quatro câmaras com um grande defeito septal atrial (ASD) *primum* e defeito septal ventricular (VSD) de entrada com folhetos de ponte (BL) atrioventricular comuns.

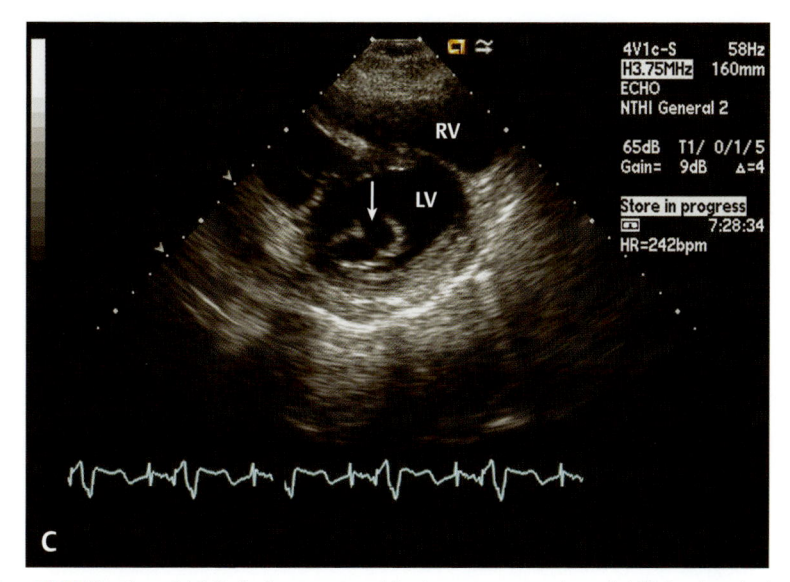

Figura 18-11. (*Continuação*) **C:** Projeção paraesternal de eixo curto mostrando um "*cleft*" da valva mitral (*seta*) em um paciente com AVCD parcial. LA, átrio esquerdo; LV, ventrículo esquerdo; RA, átrio direito; RV, ventrículo direito.

- AoV bicúspide ocorre como resultado da fusão das cúspides coronariana esquerda e direita (70-85%) ou fusão das cúspides não coronariana e coronariana direita (15-30%) (Fig. 18-12).
- Uma rafe, ou linha de fusão, entre as duas cúspides é frequentemente vista e dá a valva uma "aparência tricúspide" quando visualizada na diástole.
- Calcificação leva a estenose (mais comumente) ou regurgitação.
- Dilatação da raiz aórtica ocorre em mais de 50% dos pacientes.
- Lesões comumente associadas incluem coarctação da Ao e síndrome de Shone (múltiplas lesões obstrutivas do lado esquerdo).

Ecocardiografia

- Projeção paraesternal de eixo longo (PLAX): Mostra abaulamento dos folhetos valvares na sístole. Ocasionalmente são identificados prolapso e regurgitação excêntrica.
- PLAX alto: avalia a dilatação da raiz aórtica.
- PSAX: Mostra abertura elipsoide na sístole. Avaliar a presença de rafe e identificar quais cúspides estão fundidas.
- Fúrcula supraesternal: Doppler CW é utilizado para avaliar a Ao torácica descendente proximal na procura de coarctação.
- Gradientes de AS devem ser avaliados em múltiplas projeções devido à abertura excêntrica e jato aórtico.

Cor Triatriatum e Estenose Mitral Congênita (MS)

- *Cor triatriatum* e MS congênita são desordens congênitas muito raras que normalmente necessitam de correção cirúrgica na idade adulta, a menos que seja leve em severidade (Fig. 18-13).
- *Cor triatriatum* descreve a divisão do LA em duas câmaras (câmara distal onde as PVs entram no LA e a LA proximal e apêndice LA).

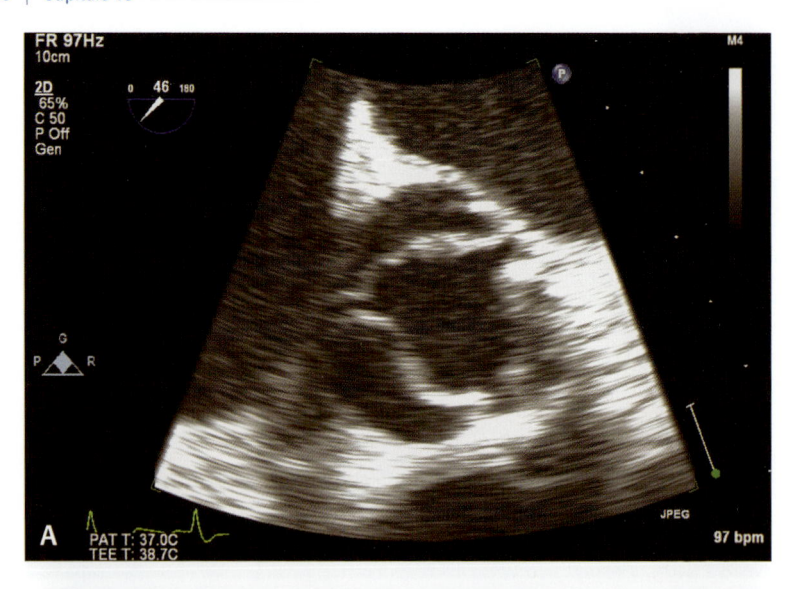

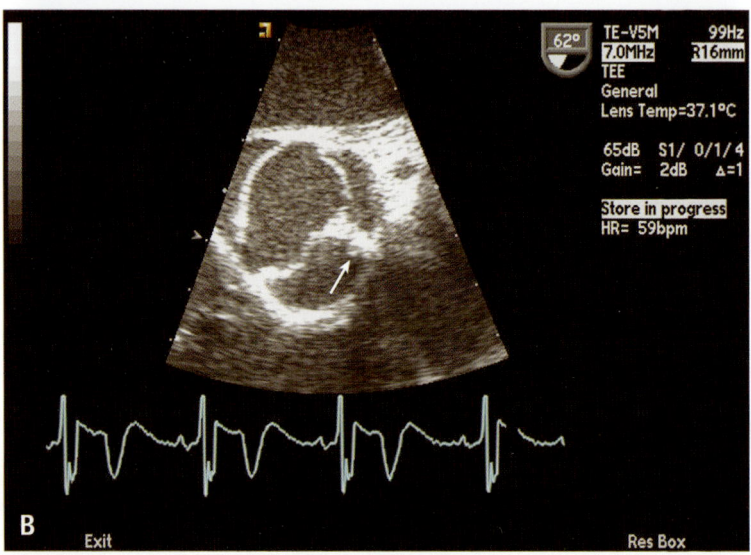

Figura 18-12. Ecocardiografia transesofágica de eixo curto da valva aórtica, mostrando uma abertura triangular normal de uma valva tricúspide (**A**) e abertura elipsoide de uma valva bicúspide com fusão das cúspides direita e esquerda (vista rafe, *seta*) (**B**). (**C**) Valva aórtica unicúspide com abertura tipo fenda.

Doença Cardíaca Congênita | 257

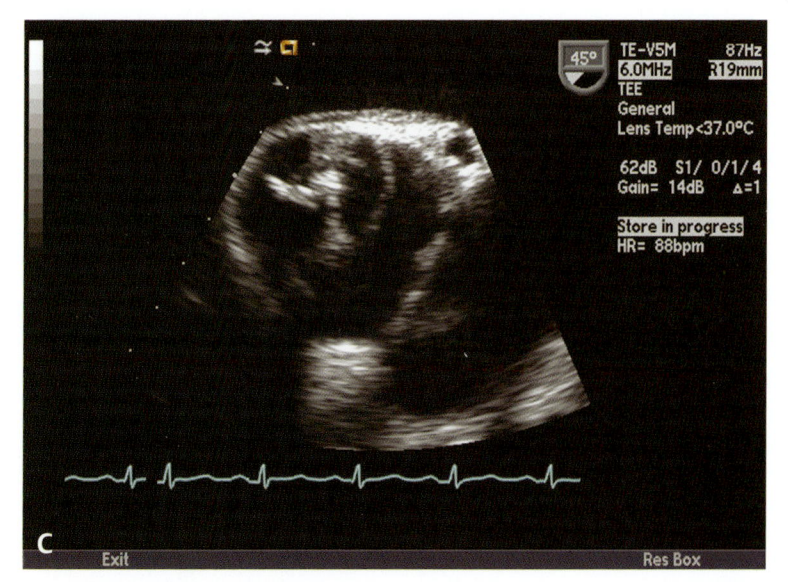

Figura 18-12. (*Continuação*)

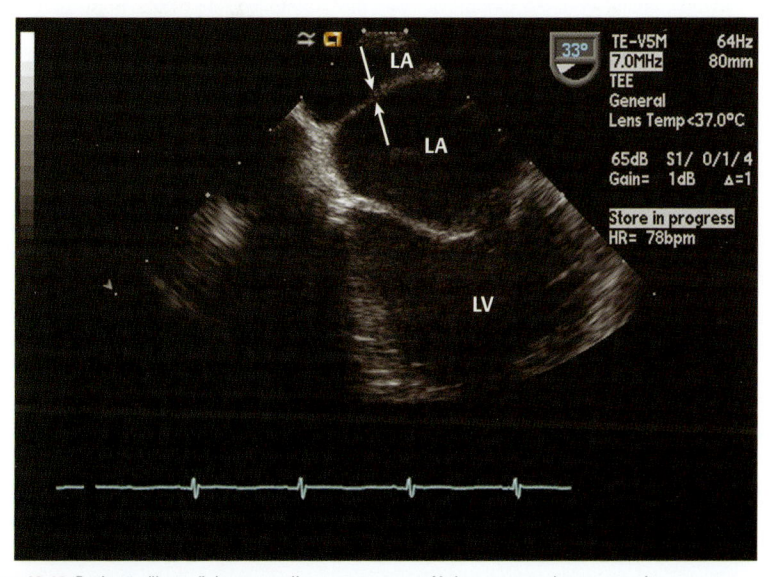

Figura 18-13. Projeção "home" do ecocardiograma transesofágico, mostrando uma membrana *cor triatriatum* no átrio esquerdo (LA) (*setas*) separando as veias pulmonares do LA proximal (valva mitral e apêndice LA). LV; ventrículo esquerdo.

- MS congênita descreve uma ampla variedade de desordens que causam obstrução ao nível valvar que inclui MV em paraquedas e MV com duplo orifício (Fig. 18-14).

Coarctação aórtica
- Lesão obstrutiva congênita que é responsável por 5-8% das doenças cardíacas congênitas.
- Ocorre distal a origem da artéria subclávia esquerda no local do anexo aórtico ductal (*ligamentum arteriosum*).
- 50% dos pacientes com coarctação apresentam **AoV bicúspide**.

Hemodinâmica
- **Fluxo colateral frequentemente se desenvolve pelas artérias mamária e intercostal** e pode mascarar a severidade da obstrução entre os segmentos superior e inferior.
- Resulta em **hipertensão arterial**.

Ecocardiografia
- Fúrcula supraesternal: Doppler CW da Ao descendente identifica **um padrão clássico de fluxo de dente de feltro (velocidade sistólica de pico elevada e fluxo diastólico anterógrado persistente)** (Fig. 18-15).
- Se significante colateralização se desenvolveu, gradiente sistólico de pico pode elevar somente um pouco.
- Envelope com dupla velocidade pode ser visto, representando as velocidades do fluxo sanguíneo pré e pós-coarctação.
- Subcostal: Doppler PW da Ao abdominal revela fluxo diastólico anterógrado persistente.
- Avaliar a presença de anomalias associadas (AoV bicúspide, síndrome de Shone).

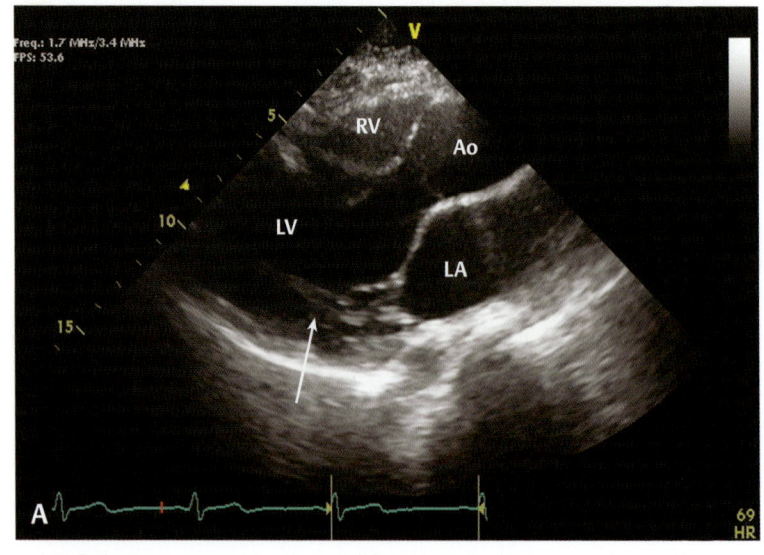

Figura 18-14. Projeção paraesternal de eixo longo (**A**) e projeção apical de quatro câmaras (**B**) mostrando amarração do folheto mitral a um único músculo papilar (*seta*) restringindo o orifício de abertura como visto em (**C**), o paraesternal de eixo curto é compatível com valva mitral em paraquedas. Ao, aorta; LA, átrio esquerdo; LV, ventrículo esquerdo; RA, átrio direito; RV, ventrículo direito.

Doença Cardíaca Congênita | 259

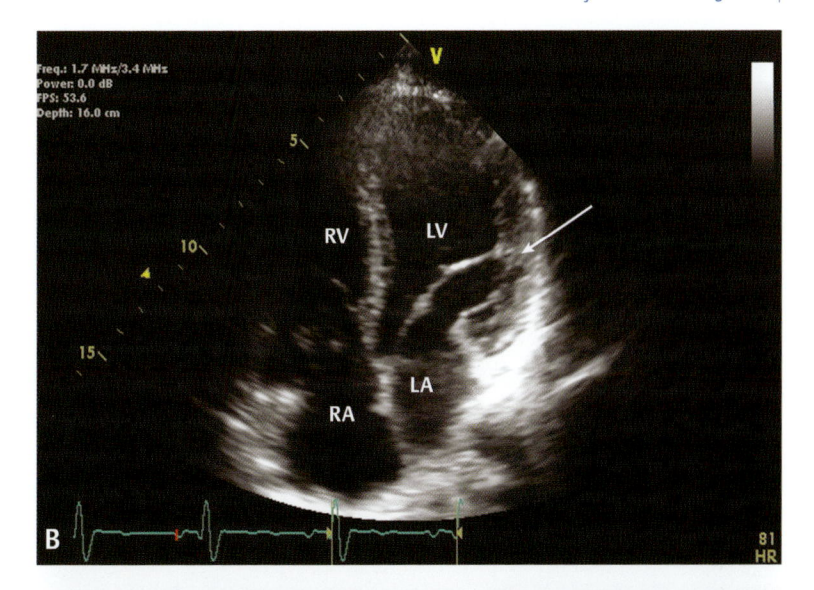

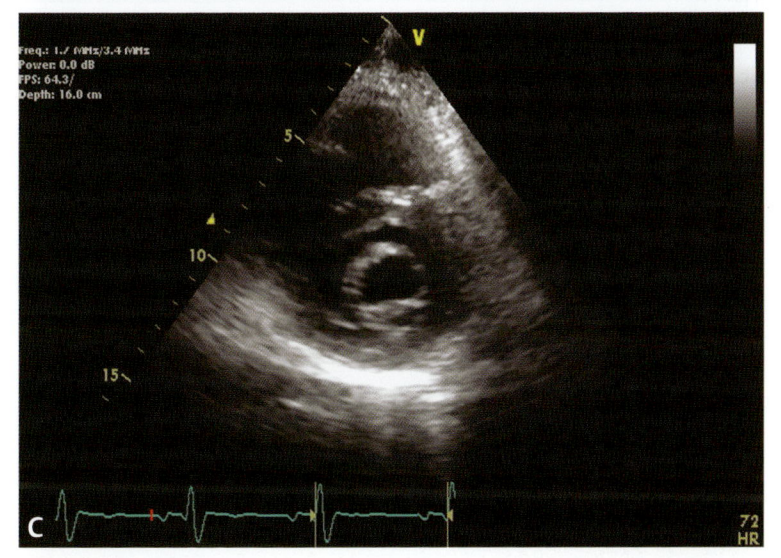

Figura 18-14. (*Continuação*)

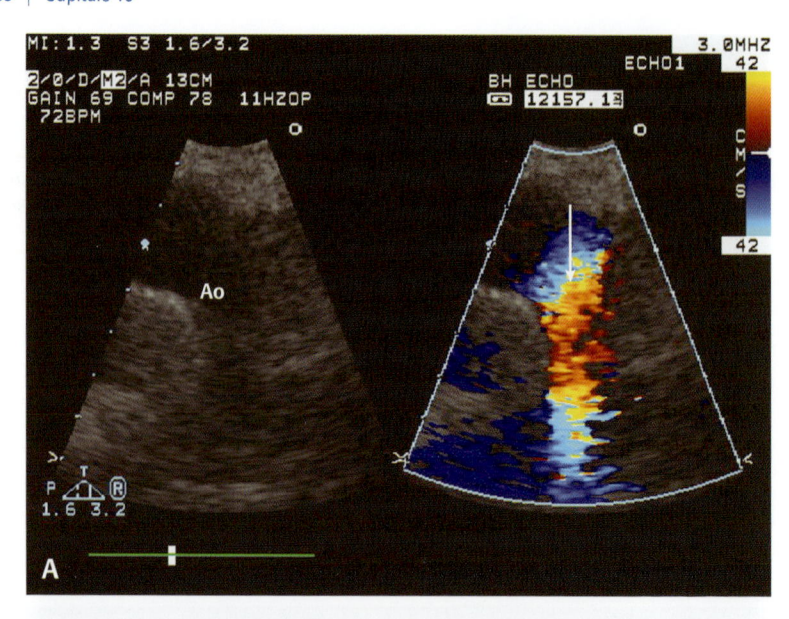

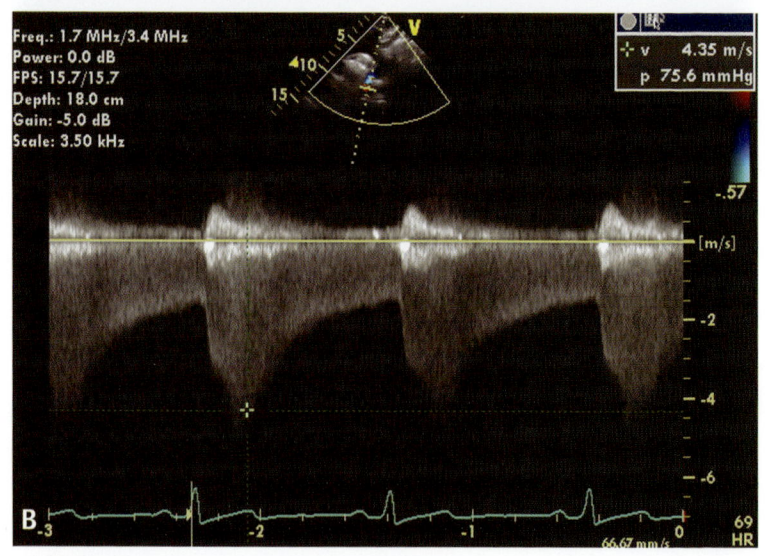

Figura 18-15. A: Projeção da fúrcula supraesternal com turbulência e aceleração de fluxo (*seta*) secundário a estreitamento da aorta (Ao) descendente proximal. **B:** Doppler espectral clássico tipo "dente de tubarão", demonstrando velocidade de pico aumentada e redução lenta da velocidade diastólica compatível com coarctação aórtica onde está presente significativa circulação colateral.

- Avaliação pós-operatória deve mostrar dilatação aneurismática do reparo pericoartação ou estenose residual ou recoartação como evidenciado por velocidades de pico elevadas e turbulência na Ao torácica descendente proximal. Escoamento diastólico pode ou não ser visto e é dependente da presença de fluxo colateral.

> • **Ponto-Chave** *A síndrome de Shone descreve a presença de múltiplas lesões obstrutivas do lado esquerdo (MS congênita – MV em paraquedas e/ou membrana supravalvar; AS – subvalvar, valvar, ou supravalvar; coarctação aórtica).*

TRANSPOSIÇÃO DAS GRANDES ARTÉRIAS (TGA)
D-TGA
- D-TGA é definida como uma **conexão arterial-ventricular** anormal com concordância AV preservada.
- A valva AV sempre *permanece com seu ventrículo* (TV é sempre associada ao RV; MV é sempre associada com LV).

Hemodinâmica/Fisiologia
1. **Pré-reparo**

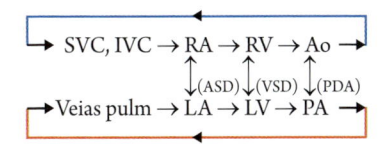

$$\begin{array}{c} \rightarrow \text{SVC, IVC} \rightarrow \text{RA} \rightarrow \text{RV} \rightarrow \text{Ao} \rightarrow \\ \downarrow(\text{ASD}) \downarrow(\text{VSD}) \downarrow(\text{PDA}) \\ \rightarrow \text{Veias pulm} \rightarrow \text{LA} \rightarrow \text{LV} \rightarrow \text{PA} \rightarrow \end{array}$$

- Uma **circulação paralela** é formada com dois circuitos próximos:
  - O circuito sistêmico: Retorno de sangue venoso da IVC/veia cava superior (SVC) para o RV e depois recircula através da Ao e circulação sistêmica de volta a IVC/SVC.
  - O circuito pulmonar: Sangue oxigenado retorna das PVs para o LV e depois recircula na circulação pulmonar de volta para as PVs.
- **A sobrevivência antes da cirurgia é dependente da presença de um desvio** (ASD, VSD, PDA) que permite a mistura do sangue sistêmico com o pulmonar.
2. **Pós-reparo** — *troca atrial – Mustard ou Senning*

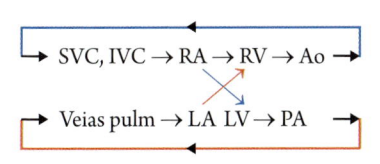

$$\begin{array}{c} \rightarrow \text{SVC, IVC} \rightarrow \text{RA} \rightarrow \text{RV} \rightarrow \text{Ao} \rightarrow \\ \times \\ \rightarrow \text{Veias pulm} \rightarrow \text{LA} \quad \text{LV} \rightarrow \text{PA} \rightarrow \end{array}$$

- Procedimentos de *troca atrial* envolvem a criação de um túnel ou **defletor** para redirecionar o sangue do RA → LV e LA → RV, conectando os ventrículos *em série*. **O RV permanece o ventrículo sistêmico**.

- Complicações pós-operatórias incluem mal-funcionamento do defletor (vazamentos ou estenoses) e falência ventricular sistêmica.
3. **Pré-reparo** — *Troca arterial*

$$\rightarrow \text{Veias pulm} \rightarrow LA \rightarrow LV \rightarrow Ao \rightarrow SVC, IVC \rightarrow RA \rightarrow RV \rightarrow PA \rightarrow$$

- O mais recente e preferido procedimento de *troca atrial* de Jatene permite uma correção anatômica e fisiológica completa. **O LV é agora o ventrículo sistêmico.**
- A Ao e PAs são excisadas de suas raízes nativas e reimplantadas nas raízes opostas respectivamente (ou seja, raiz pulmonar nativa se torna a raiz neoaórtica e a raiz aórtica nativa se torna a raiz neopulmonar).
- As artérias coronárias são reimplantadas na raiz neoaórtica.
- Complicações pós-operatórias incluem estenose ostial de artéria coronária, estreitamento do RVOT, e AS supravalvular e estenose pulmonar (PS).

Ecocardiografia – Pós-reparo
- Posicionamento da grande artéria: normalmente a PA é anterior e perpendicular a Ao, mas na D-TGA as grandes artérias são paralelas com a Ao localizada anteriormente e para a direita.
- a projeção PLAX é utilizada para avaliar a possibilidade de vazamento do defletor e estenose utilizando Doppler colorido, PW, e injeção de solução salina agitada.
- A projeção PSAX é utilizada para avaliar a Ao localizada anteriormente e para a direita ("D" para "dextro") para a PA centralmente localizada (Fig. 18-16).
- A4C é uma projeção útil para avaliar a possibilidade de vazamentos do defletor e estenose como detalhado previamente (Fig. 18-17).
- Em pacientes com *procedimento de troca atrial*, avaliar a presença de dilatação/disfunção do RV sistêmico com sobrecarga de pressão.
- Avalie a presença de desvios residuais (ASD, VSD, ou PDA) com Doppler colorido.
- Pacientes com *procedimentos de troca arterial* podem ser difíceis de distinguir de pacientes normais. "brilho" focal pode ser visto nos sítios de anastomose das grandes artérias (logo superior as valvas de saída). Avalie a presença de AS supravalvar e anormalidades de motilidade regional das paredes do LV secundárias a estenose ostial arterial coronariana.

L-TGA (transposição congenitamente corrigida)
- **Discordância ventrículo-arterial** e **discordância AV**. O RV morfológico e TV associada estão localizados abaixo do LA no lado esquerdo do coração, enquanto que o LV morfológico com MV associado estão localizados abaixo do RV no lado direito do coração.
- Ao se origina do **RV morfológico** (**ventrículo sistêmico**) e é paralela, anterior, e para a esquerda ("L" = Levo) da PA.
- A valva AV sempre *permanece com seu ventrículo* (TV está sempre associada ao RV; MV está sempre associado com LV).
- Estes pacientes frequentemente não sofreram nenhum procedimento cirúrgico para correção.

Hemodinâmica
- Embora exista inversão ventricular, fluxo sanguíneo normal pelos sistemas circulatório sistêmico e pulmonar é preservado.

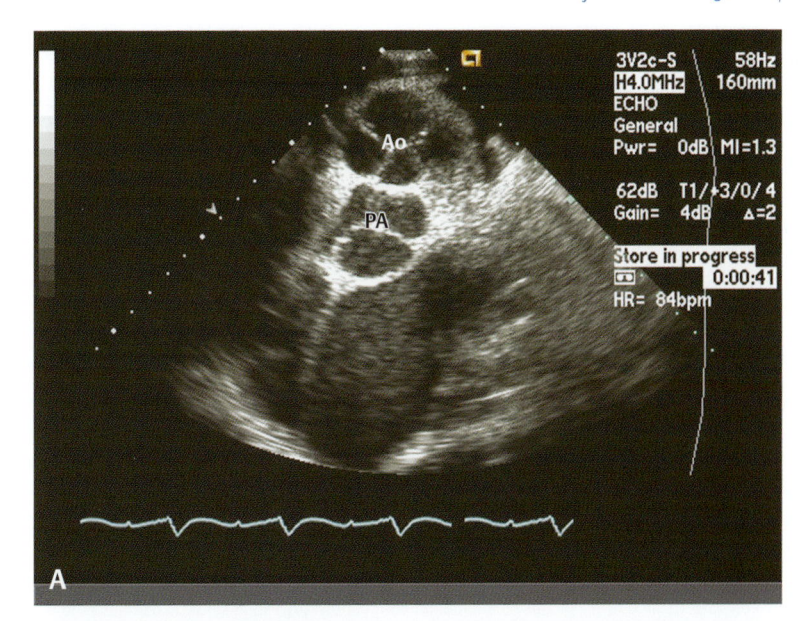

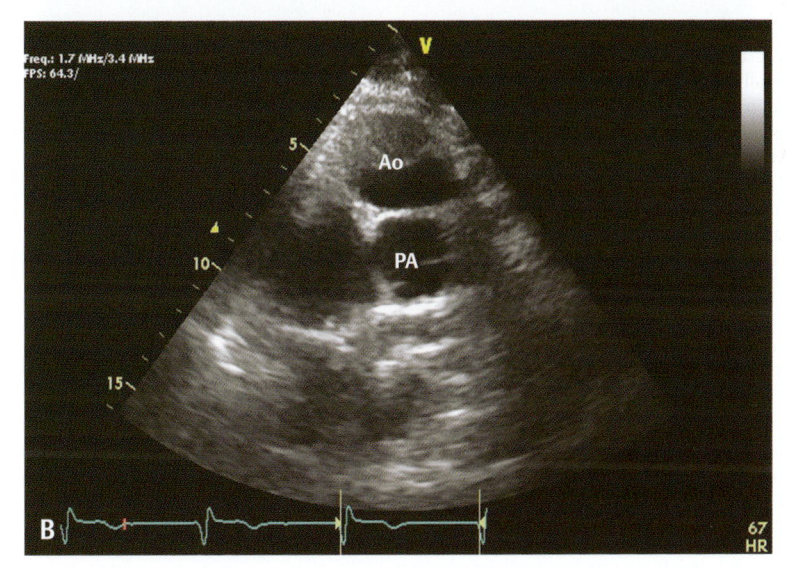

Figura 18-16. Projeção paraesternal de eixo curto demonstrando (**A**) transposição das grandes artérias congenitamente corrigidas com a aorta (Ao) anterior e em direção ao lado esquerdo do paciente em comparação com a artéria pulmonar (PA), e (**B**) transposição completa das grandes artérias com a Ao anterior e em direção ao lado direito do paciente, em comparação a PA.

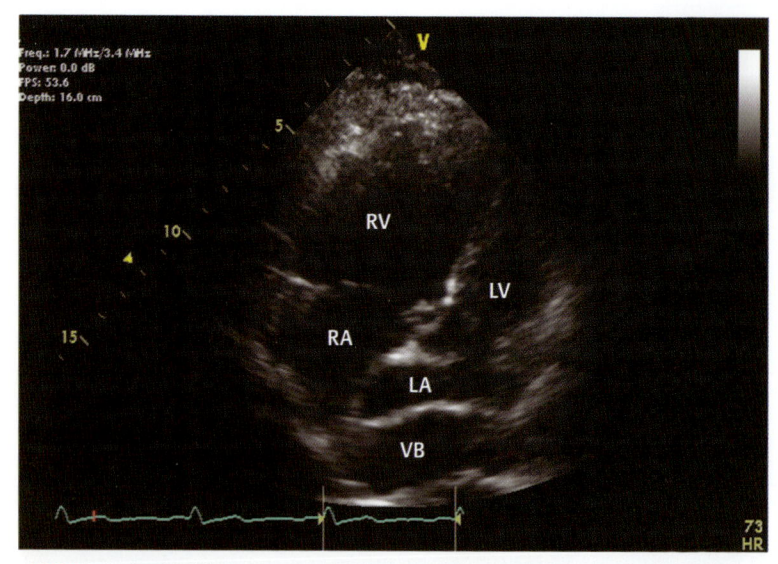

Figura 18-17. Projeção apical de quatro câmaras em um paciente com transposição completa das grandes artérias com história de cirurgia de desvio atrial. O defletor venoso (VB) pode ser visto direcionando o sangue do átrio direito (RA) para o ventrículo pulmonar (ventrículo esquerdo (LV) morfológico). LA, átrio esquerdo; RV, ventrículo direito.

Ecocardiografia

- A4C: Identificar o RV morfológico pela TV apicalmente deslocada, trabeculações e banda moderada.
- PLAX e PSAX: Identificar a Ao se originando do RV morfológico. Ela é paralela (PSAX), anterior e para a esquerda (PSAX) (L = levo) da PA.
- Avaliar o tamanho e função do RV sistêmico com sobrecarga de pressão.

TETRALOGIA DE FALLOT

Tétrade de características que definem (Fig. 18-18):
1. RVH.
2. VSD.
3. Ao cavalgando.
4. Sub-PS ou PS.

Hemodinâmica

- VSD é normalmente grande e não restritivo. Pacientes raramente desenvolvem hipertensão pulmonar, uma vez que Sub-PS e/ou PS protege o circuito pulmonar.
- Quanto maior o grau da Ao cavalgando o septo, maior o grau de obstrução pulmonar.

Reparo Cirúrgico

- A maioria dos adultos terá sido submetida à cirurgia paliativa ou reparadora.
- *Cirurgias paliativas* são realizadas para **aumentar o fluxo sanguíneo pulmonar** (o qual está marcadamente reduzido por PS) e permite o desenvolvimento de PA normal antes da cirurgia reparadora. Estas incluem:

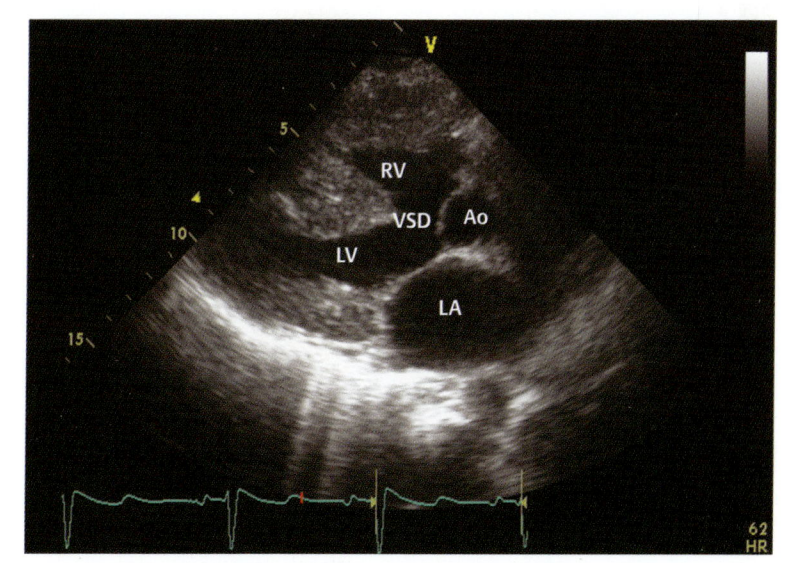

Figura 18-18. Projeção paraesternal de eixo longo de um paciente com Tetralogia de Fallot não reparada com um grande defeito septal ventricular (VSD) não restritivo, cavalgamento da aorta (Ao) e importante hipertrofia ventricular esquerda (LV) e ventricular direita (RV). LA, átrio esquerdo.

- Desvio de Blalock-Taussig — anastomose entre a artéria subclávia e PA.
- Desvio de Waterston — anastomose entre a Ao ascendente e PA principal ou direita.
- Desvio de Potts anastomose entre Ao descendente e PA esquerdo.
- *Cirurgia reparadora* envolve fechamento por *patch* do VSD e desvio do PS.
- Uma variedade de opções para aliviar a obstrução subpulmonar está disponível dependendo da apresentação clínica e da anatomia. Estas podem envolver ressecção dos feixes musculares sub-pulmonares, *patch* subpulmonar ou transanular, valvotomia ou troca de PV (homoenxerto ou bioprótese), ou procedimento de Rastelli (conduto do RV ao PA).
- Reparo por patch transanular resulta em regurgitação pulmonar (PR) severa com associação de sobrecarga do volume de RV e insuficiência. Um reparo limitado por *patch* com "troca" por estenose residual também pode ser realizado.
- Complicações tardias pós-operatórias comuns incluem PR severa com dilatação RV e falência, assim como PS residual ou recorrente. Disfunção LV, normalmente leve, também pode ocorrer como uma complicação tardia.
- Pacientes com desvios paliativos persistentes estão predispostos a desenvolver hipertensão pulmonar.

Ecocardiografia

- PLAX e PSAX: Avaliar a presença de estenose ou regurgitação da valva pulmonar/conduto por Doppler de fluxo colorido e CW.
- A4C: Avaliar o tamanho e função do LV e RV. Também avaliar o RV para evidência de sobrecarga de volume ou pressão.

TRUNCUS ARTERIOSUS
- Origem de uma única grande artéria do coração originando tanto PA e Ao.
- Ausência de valva pulmonar.
- Anatomia cardíaca similar à tetralogia de Fallot com um VSD perimembranoso amplo e grande vaso cavalgando.
- A valva "truncal" frequentemente é displásica com graus variáveis de estenose e insuficiência de cúspides.
- Lesões comumente associadas; arco aórtico interrompido ou coarctação da aorta.

Reparo cirúrgico
- Separação das PAs da Ao com colocação de um conduto extracardíaco do RV a PA com fechamento do VSD.
- Complicações pós-operatórias comuns: estenose e regurgitação das valvas truncal e do conduto, hipertensão pulmonar, disfunção ventricular, VSD residual, estenose de ramo da PA.

Ecocardiografia
- PLAX: raiz aórtica frequentemente alargada e não necessariamente patológica.
- PSAX, utilizada para avaliar:
  - Estenose/regurgitação do conduto pulmonar.
  - Para estenose de ramo da PA com Doppler colorido, CW e PW seriado.
  - Morfologia e função da valva truncal.
- A4C, utilizado para avaliar:
  - Função biventricular.
  - Para estenose ou regurgitação da valva truncal.
  - Para evidência de hipertensão pulmonar.
- Fúrcula supraesternal: Avaliar a presença de coarctação de Ao associada.
- Avaliar a evidência de VSD residual

ANOMALIA DE EBSTEIN
- Esta é definida como uma anormalidade da TV na qual os folhetos septal e posterior estão marcadamente deslocados apicalmente e com o folheto anterior alongado ("tipo vela") e aderido à parede livre do RV.
- A coaptação da TV é deslocada apicalmente, causando significativa regurgitação e "atrialização" do RV.
- Esta é tipicamente associada a comunicação interatrial (por exemplo, ASD, forame oval patente [PFO]).
- Reparo cirúrgico, quando apropriado, inclui reconstrução ou troca da TV.

Hemodinâmica
- A maioria dos pacientes apresenta, pelo menos, TR moderada secundária à malcoaptação do folheto.
- Insuficiência cardíaca direita pode ser devido a RV pequeno com capacidade de enchimento e capacidade de contração reduzidas, assim como TR significante.
- ASD/PFO associados permitem um desvio D → E, o qual leva à hipoxemia quando as pressões do coração direito estão elevadas.

Ecocardiografia

- A4C:
  - Deslocamento apical da TV em comparação a MV > 0,8 cm/m² (indexado a área de superfície corporal).
  - Avaliar a mobilidade do folheto, aderências do folheto anterior a parede livre do RV.
  - Avaliar severidade da TR e pressões pulmonares.
  - Avaliar tamanho e função do RV não atrializado.
- Identificar a presença e direção de desvios interatriais.

PROCEDIMENTO DE FONTAN PARA FISIOLOGIA DE VENTRÍCULO ÚNICO

- Este é um procedimento paliativo para crianças com fisiologia de ventrículo único (*i. e.*, LV ou RV hipoplásicos, ou atresia de RV, TV). A Figura 18-19 mostra a projeção em eixo curto do conduto de Fontan em um caso de coração direito hipoplásico.
- O procedimento é realizado em dois estágios. Inicialmente o sangue do SVC é direcionado as PAs, as quais foram cirurgicamente desconectadas do ventrículo subpulmonar (procedimento de Glenn bidirecional). No estágio final, o sangue da IVC também é direcionado para as PAs, resultando em total ultrapassagem do ventrículo subpulmonar pelo fluxo caval (Fontan completo). Este pode ser realizado por conexão direta da RA a PA, ou mais comumente via um conduto protético tunelizado ou extracárdico. Uma fenestração pode ser implantada no conduto para aumentar o débito cardíaco às custas de algum desvio D → E e dessaturação.

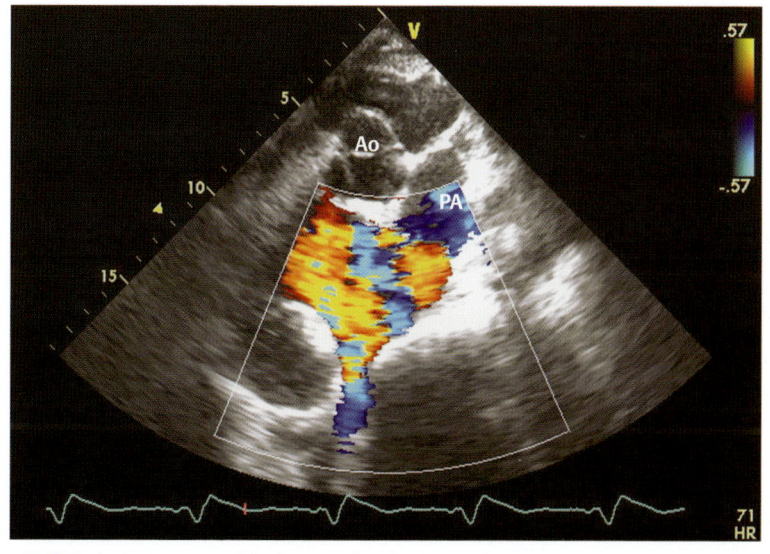

Figura 18-19. Projeção paraesternal de eixo curto fora de eixo com Doppler colorido demonstrando fluxo no conduto de Fontan, atrás do átrio esquerdo, direcionando o sangue caval para a artéria pulmonar (PA). Ao, aorta.

- Complicações cardiovasculares comuns incluem arritmias, malformação arteriovenosas (AVMs) pulmonares, disfunção ventricular, vazamentos de defletores, e formação de trombos.

Ecocardiografia
- O conduto de Fontan é mais bem visualizado em localização subcostal.
- Fluxo de Fontan é de baixa velocidade, fluxo venoso.
- Projeção subcostal:
  - Veias hepáticas ou IVC dilatados sugerem pressões de Fontan elevadas e/ou obstrução de Fontan.
  - Tanto o Doppler bidimensional e de fluxo colorido quanto o espectral devem ser utilizados para avaliar a obstrução do conduto. A escala de cores deve ser reduzida para adequadamente avaliar distúrbios no fluxo de baixa velocidade.
- Projeção A4C
  - O conduto de Fontan frequentemente pode ser visualizado correndo posterior ao RA ou na porção posterior do RA (no caso de conduto lateral tunelizado).
  - Doppler de fluxo colorido ou espectral podem ser utilizados para avaliar a presença de fenestração e estimativa de pressões pulmonares.
  - Avaliar função ventricular e valvular.
  - Avaliar IAS para a presença de desvio residual.
- Estudo por contraste salino com bolhas pode ser realizado para avaliar a presença de AVMs intrapulmonares.

19

Massas Cardíacas
Justin S. Sadhu

CONCEITOS DE ALTO RENDIMENTO
- Tromboses normalmente ocorrem em áreas de baixo fluxo - por exemplo, ao longo de uma parede ventricular esquerda (LV) acinética.
- Vegetações são tipicamente no lado de baixa pressão da valva.
- Avalie tumor para tamanho, forma e significado fisiológico (ou seja, interrupção de fluxo, deslocamento de estruturas normais).

ARMADILHAS COMUNS
- Atenção com variantes normais e variações patológicas em estruturas normais.
- Todas as massas idealmente devem ser vistas em mais de um plano.
- Utilize fluxo colorido e/ou contraste intravenoso (IV) para assegurar que a massa não é por artefato.

ARTEFATOS
- Interação das ondas de ultrassom com a matéria e o subsequente processamento das ondas refletidas podem produzir artefatos que dão a aparência de massas no interior do coração.
- Imageamento por múltiplos planos, interrogação por Doppler colorido e administração de contraste podem ser úteis onde se suspeita de artefatos; entretanto, a utilização de modalidades alternativas de imagem pode ser necessária para excluir patologia importante.
- Exemplos de artefatos comuns no ultrassom são mostrados na Figura 19-1.
- *Artefato de lobo lateral*: Esses "lobos" oblíquos secundários à energia do ultrassom ocorrem fora do eixo do feixe principal. No geral, em virtude da baixa energia dos lobos laterais, este comumente não afeta a imagem que é mostrada. Entretanto, quando existe um refletor brilhante (por exemplo, cateter, cabo ou pericárdio) detectado pelo lobo lateral, a onda refletida pode, ocasionalmente, ser mal atribuída ao feixe central e projetada nos espaços do coração livres de eco ou suas redondezas.
- *Reverberações*: Essas reflexões secundárias ocorrem quando o feixe de ultrassom encontra duas superfícies paralelas altamente reflexivas. A onda de ultrassom que retorna deve ser refletida entre as duas superfícies múltiplas vezes antes de retornar ao transdutor. O atraso na detecção da onda que retorna é interpretado como uma grande distância entre o transdutor e a matéria que for detectada. Este artefato deve ser demonstrado como uma trilha de ecos brilhantes atrás do refletor (por exemplo, valva mecânica) ou como uma duplicação distinta do refletor (por exemplo, valva mitral [MV] duplicada ou pericárdio posterior visto no espaço posterior do coração livre de eco), frequentemente em um múltiplo da distância verdadeira do transdutor de ultrassom.

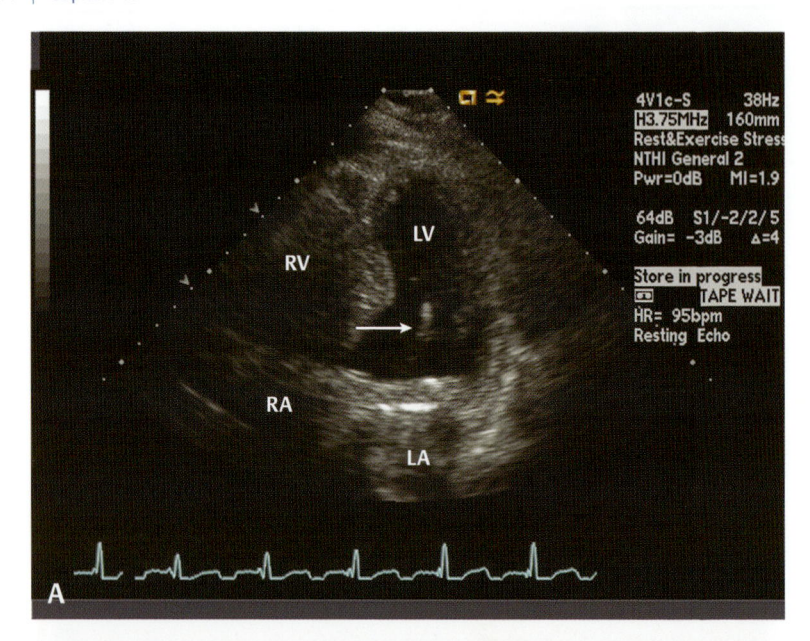

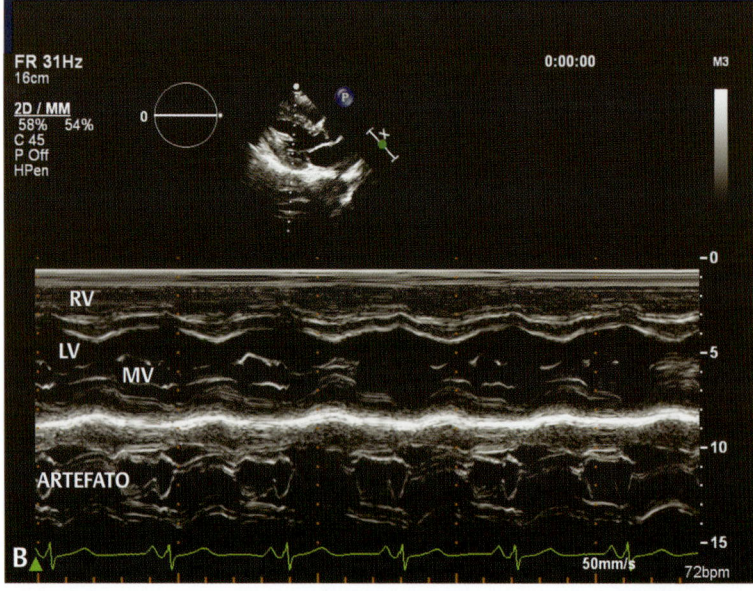

Figura 19-1. Artefatos de ultrassom. **A:** Artefatos de lobo lateral presentes na imagem do fio de marca-passo ventricular direito (RV) no ventrículo esquerdo (LV) (*seta*). Note artefato de reverberação abaixo da valva mitral (MV) mecânica. **B:** Modo M no paraesternal de eixo longo (PLAX) mostra artefato de duplicação de MV no espaço sem eco atrás do LV.

Massas Cardíacas | 271

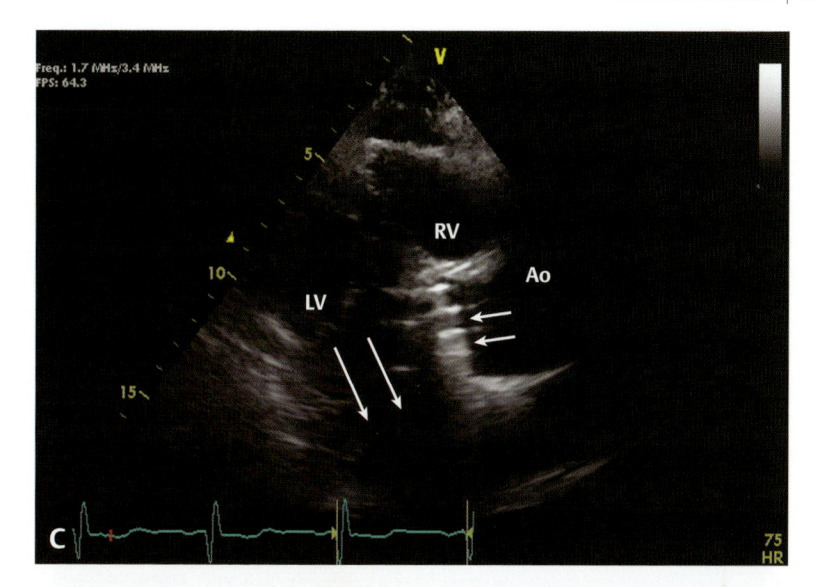

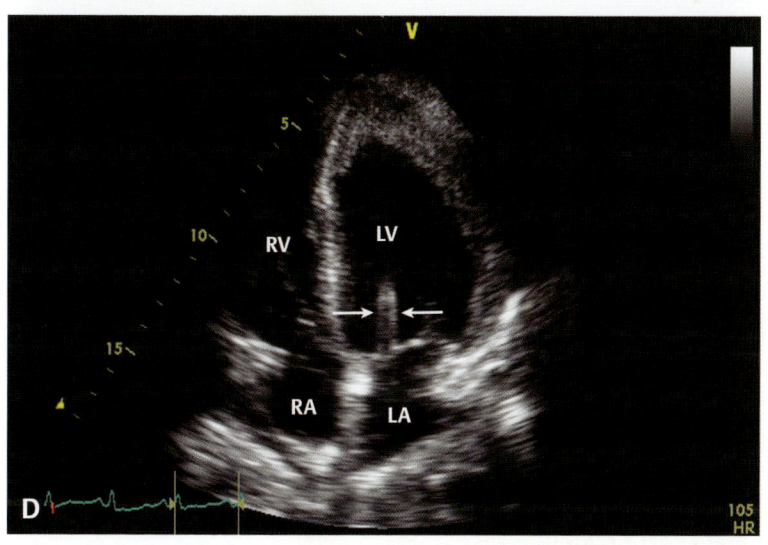

Figura 19-1. (*Continuação*) **C:** PLAX em um paciente com valva bicúspide mecânica na posição aórtica exibindo artefato de sombreamento ou atenuação (*setas longas*) assim como reverberação (*setas curtas*). **D:** Artefato tipo cauda de cometa (*setas*) em um paciente com efusão pleural e edema pulmonar (note trombo apical secundário à síndrome hipereosinofílica). Ao, aorta; LA, átrio esquerdo; RA, átrio direito.

- *Artefato em "cauda de cometa"*: Esta é uma forma de reverberação onde duas superfícies refletivas estão estreitamente espaçadas, levando a uma série de microrreflexões demonstradas como uma banda triangular, ou "cauda de cometa", estendendo-se do objeto. Este pode ser visto com refletores bem fortes (por exemplo, metal ou calcificação) ou na interface entre dois materiais com marcada diferença na impedância acústica (isto é, tecido e fluido, assim como ascite ou efusões pleurais).
- *Artefatos de anéis baixos*: Também conhecido como "desordem de campo proximal", ocorre quando oscilações de alta amplitude são produzidas pelo transdutor. Ele geralmente aparece como um trombo no ápice do LV nas projeções apicais quatro câmaras (A4C).
- *Sombreamento/atenuação*: Quando a maioria da energia do ultrassom é refletida de volta ao transdutor em decorrência de um refletor forte, existe um "sombreamento" das estruturas atrás do refletor. Esta área é exibida como um espaço livre de eco. Isto pode dar uma aparência de massa hipoecoica (por exemplo, trombo) e requer a utilização de projeções adicionais para encontrar uma via que não esteja "bloqueada" pelo refletor forte para interrogar a área de interesse. Valvas protéticas e estruturas muito calcificadas são fontes comuns de artefatos de sombreamento.

- **Pontos-Chave:**
  1. *Artefatos ecocardiográficos podem-se originar da interação das ondas de ultrassom com o tecido e a forma na qual as ondas refletidas são processadas para produzir uma imagem.*
  2. *Todas as massas suspeitas devem idealmente ser visualizadas em mais de um plano.*
  3. *Utilize Doppler de fluxo colorido e/ou contraste IV para avaliar quando uma massa é um artefato.*

VARIANTES NORMAIS E VARIAÇÕES PATOLÓGICAS EM ESTRUTURAS NORMAIS

Variantes Normais

- **Falsos tendões LV**: Estas são bandas fibromusculares que se estendem através do LV e podem aderir ao septo, parede livre, e/ou músculos papilares (Fig. 19-2,*A*). Estes devem ser distinguidos de outras estruturas por um espaço livre de eco visto em ambos os lados do falso tendão.
- **Banda moderada**: Definido como uma banda muscular que contém tecido de condução e se estende pelo ventrículo direito (RV) da base do septo para a base dos músculos papilares do RV. Adicionalmente, trabeculações RV (diferente das trabeculações LV) são estruturas normais vistas no ápice RV.
- **Músculos papilares** do MV ou da valva tricúspide proeminentes ou calcificados.
- **Crista *terminalis***: Definido como uma ponte vertical de miocárdio liso no átrio direito (RA) posterior que divide o músculo liso do RA do apêndice RA trabeculado. Ele se estende do orifício da veia cava superior ao lado direito da valva da veia cava inferior (IVC). Ele pode ser visualizado na projeção A4C e pode ser confundido com uma massa RA. A crista terminalis pode ter um papel importante nas arritmias RA.
- **Valva de Eustáquio**: Esta é uma aba da valva na porção distal da IVC que direciona o sangue para o RA e em direção ao septo interatrial. Quando proeminente e filamentoso, é chamado de **rede de Chiari** (veja a Fig. 19-2,*B*). Presença da rede de Chiari pode estar associada a forame oval patente, aneurisma septal atrial e embolia paradoxal.
- **"Ponte de Coumadin"**: Esta dobra de tecido proeminente separa a veia pulmonar superior esquerda e o apêndice atrial esquerdo (LA) e pode ser confundida na ecocardiografia transesofágica com um trombo.

Massas Cardíacas | 273

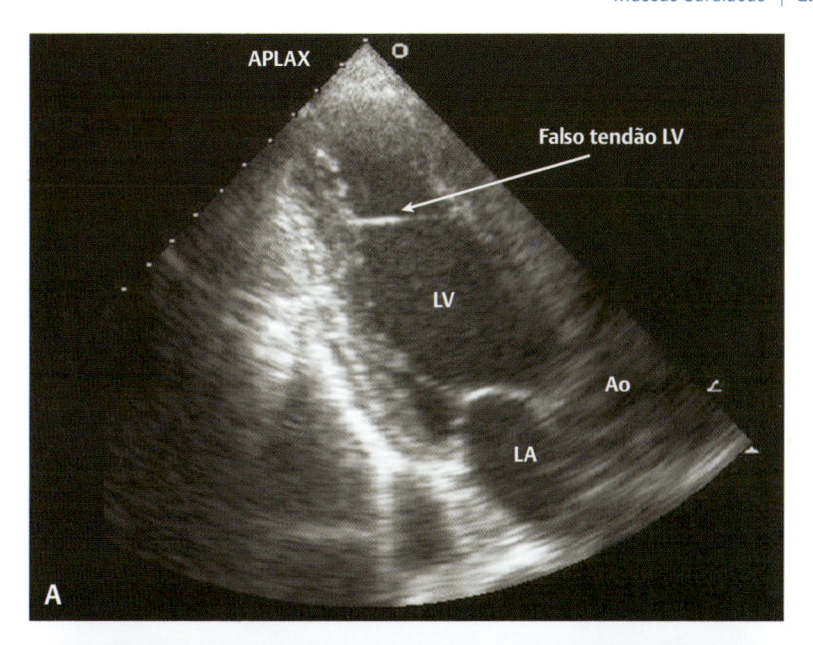

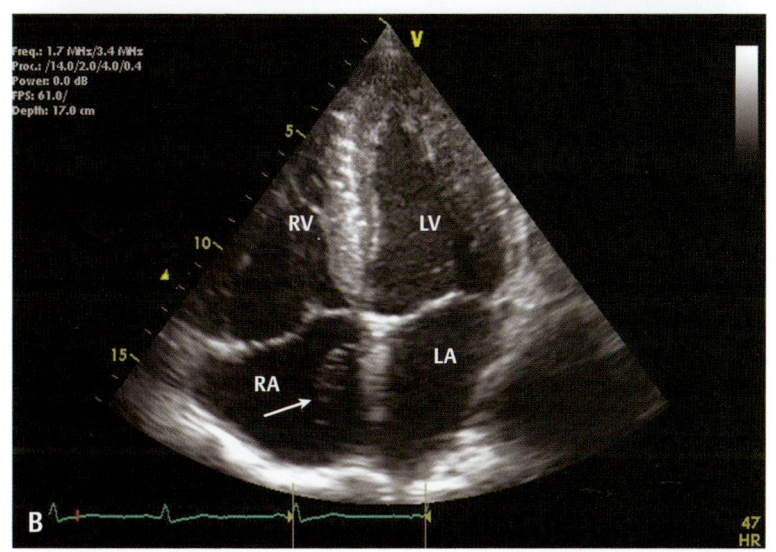

Figura 19-2. A: Projeção apical paraesternal de eixo longo (APLAX) com ecodensidade linear brilhante vista no ventrículo esquerdo (LV) distal, compatível com falso tendão. **B:** Projeção apical de quatro câmaras com rede brilhante, ecodensa e achatada visto no átrio direito (RA) compatível com Rede de Chiari (*seta*). Ao, aorta; LA, átrio esquerdo; RV, ventrículo direito.

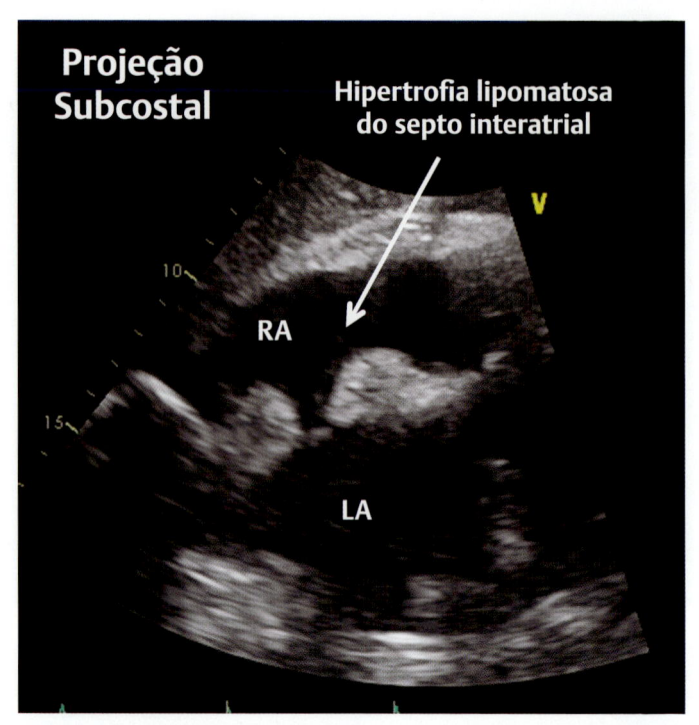

Figura 19-3. Projeção subcostal mostrando uma aparência típica de "haltere" da hipertrofia lipomatosa septal interatrial. LA, átrio esquerdo, RA, Átrio direito.

Variações Patológicas em Estruturas Normais
- **Calcificação anular mitral densa.**
- **Infiltração lipomatosa/hipertrofia do septo interatrial** (Fig. 19-3): Depósito gorduroso benigno que poupa a fossa ovalis, produzindo a forma característica de "haltere" com uma cintura central estreita; mais frequentemente vista em adultos mais velhos.
- **Gordura epicárdica**: Espaço ecoluscente entre o miocárdio externo e o pericárdio visceral; pode ser confundido com efusão pericárdica.
- **Trabeculações LV**: Recessos dentro da parede LV que podem ser vistos com cardiomiopatias dilatadas ou não compactação LV; contraste pode ser necessário para distinguir trabeculações de trombo complexo.
- **Excrescências de Lambl**: Vertentes filiformes (estruturas ecodensas tipicamente pequenas, lineares, móveis, homogêneas, < 1 cm) que se originam nos sítios de fechamento valvar, mais frequentemente na valva aórtica (AoV) e MV; geralmente considerado como uma variante normal (encontrado em 40%-50% dos adultos). Embolia associada foi descrita, mas uma relação causal verdadeira permanece controversa. Quando grande e associado a embolismo, examine cuidadosamente para excluir um fibroelastoma papilar.

- **Pontos-Chave:**
    1. *Variantes normais: falsos tendões LV, banda moderadora, crista terminalis, valva de Eustáquio, rede de Chiari e ponte de Coumadin.*
    2. *Estruturas patológicas, calcificação anular mitral densa, hipertrofia lipomatosa do septo interatrial, gordura epicárdica, trabeculações LV, excrecências de Lambl.*

MASSAS CARDÍACAS VERDADEIRAS
Trombos
- Trombos intracardíacos podem ser de uma das duas variedades: **trombo *in situ*** ou **trombo em trânsito**.
- Trombo fresco é homogêneo, tem bordas irregulares e, frequentemente, tem componentes móveis.
- Trombo antigo pode ser mais calcificado e é geralmente menos móvel.
- **Trombos *in situ* ocorrem em sítios de baixo fluxo.**
  - No LA, ele ocorre mais frequentemente no apêndice LA, melhor visto na projeção apical duas câmaras (A2C) e na projeção paraesternal de eixo curto ao nível entre as MVs e AoVs. Entretanto, o apêndice LA é difícil de ser visualizado adequadamente por uma abordagem transtorácica, e o exame transesofágico é necessário se a suspeita clínica de trombo for alta.
  - No LV, o trombo é encontrado quase que exclusivamente no sítio de anormalidade da motilidade da parede. Este pode ser um segmento acinético, discinético, ou aneurismático, resultando de qualquer etiologia (infarto, cardiomiopatia não isquêmica, miocardite, etc.). Uma exceção para esta regra geral é a endocardite de Loeffler (isto é, **miocardite eosinofílica**), onde um trombo LV ou RV pode ocorrer sem uma anormalidade correspondente da motilidade da parede (veja Fig. 19-1,*D*). A exploração através do ápice em múltiplas projeções não encurtadas e utilizando contraste IV aumenta a sensibilidade e especificidade para detecção de trombo (Fig. 19-4). Realce por contraste também é importante para distinguir um trombo apical de uma **variante apical da cardiomiopatia hipertrófica** (Fig. 19-5).

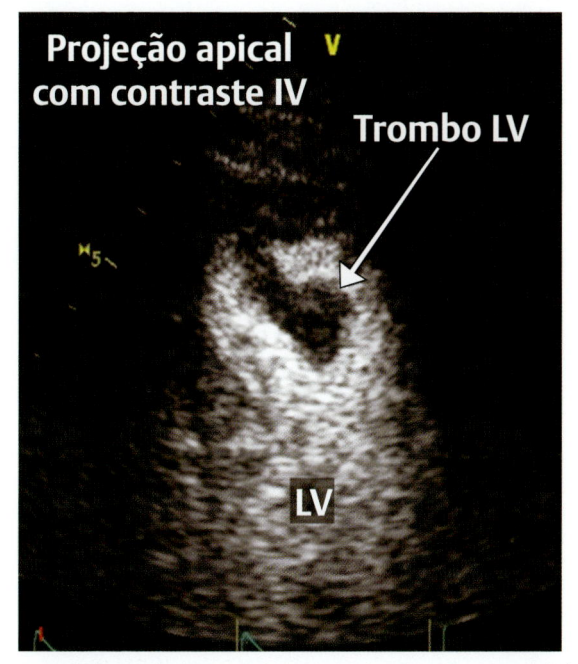

Figura 19-4. Projeção ampliada e realçada por contraste do ápice ventricular esquerdo (LV) mostrando uma massa pedunculada ecoluscente compatível com trombo.

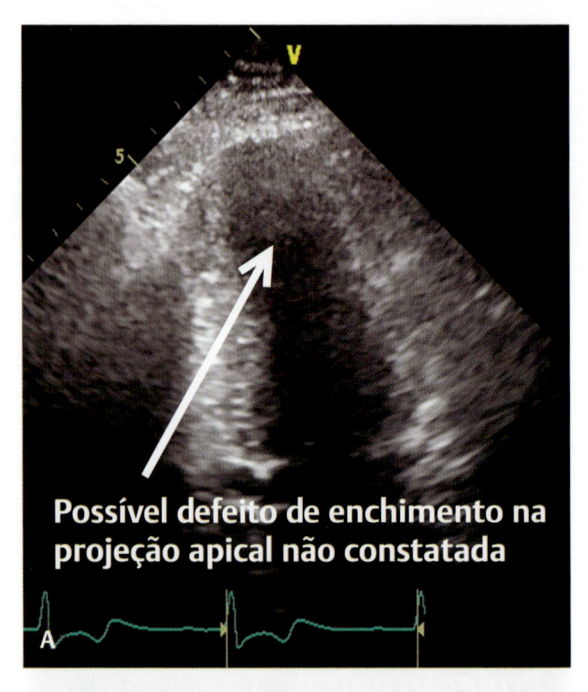

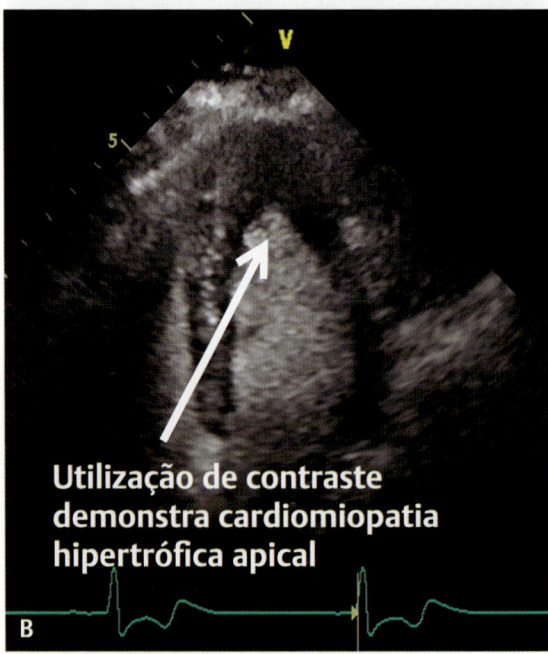

Figura 19-5. A: Projeção apical não contrastada suspeita de um defeito de enchimento apical. **B:** Após a administração de contraste, a hipertrofia apical é corretamente apreciada.

- Trombo *in situ* no RA e RV são menos comuns, mas podem ocorrer no sítio de instrumentação e também foi descrito como Doença de Behçet. Trombo RA gigante pode ocorrer em pacientes com uma história de doença cardíaca congênita univentricular em estado pós-operação de Fontan.
- Trombo também pode ocorrer em corpos estranhos em qualquer câmara (por exemplo, próteses valvares, cateteres, fios de marca-passo).
- **Trombos em trânsito são tipicamente decorrentes de trombo venoso profundo que migra através das artérias pulmonares ou através de um desvio interatrial.** Em um paciente com êmbolo pulmonar conhecido, trombo em trânsito pode ser uma indicação para trombolítico ou trombectomia (Fig. 19-6).

Vegetações

- **Vegetações podem ser infecciosas e não infecciosas**, e tipicamente tem forma irregular e **aderida ao lado a montante da válvula** (por exemplo, lado atrial da MV e lado ventricular da AoV).
- Vegetações não infecciosas ocorrem como resultado da formação de trombos estéreis de plaquetas e fibrinas sobre as valvas cardíacas em resposta a trauma, complexos imunes circulantes, vasculite, ou um estado hipercoagulável.
  - Lesões de Libman-Sacks: Essas são massas verrucosas associadas a lúpus eritematoso sistêmico e anticorpos antifosfolipídios. Este tipicamente tem bordas irregulares, ecodensidades heterogênea, e sem mobilidade independente, e estes, frequentemente, envolvem posições basal

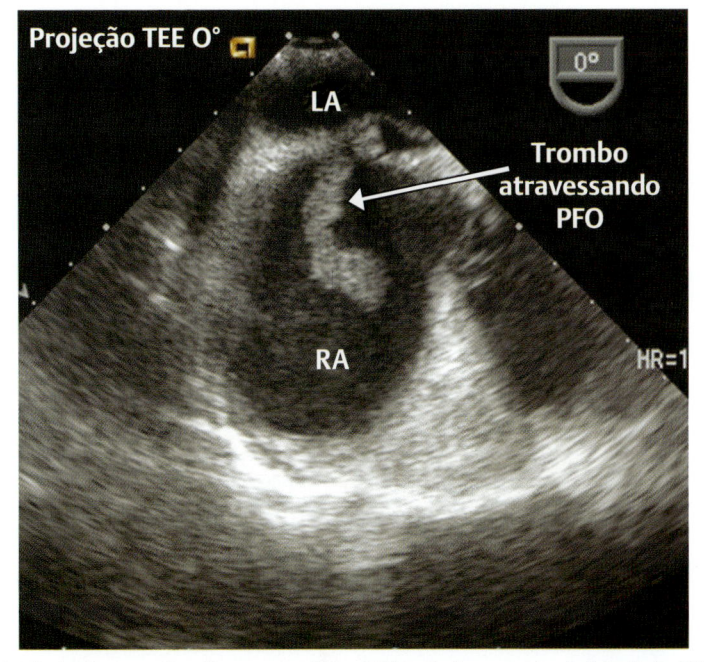

Figura 19-6. Projeção ecocardiográfica transesofágica (TEE) esofagiana superior do átrio direito (RA) mostrando um trombo em trânsito atravessando o septo interatrial. LA, átrio esquerdo; PFO, forame oval patente.

ou média da MV e AoV. Espessamento difuso da válvula pode ser observado e representa a fase crônica de cura do processo patológico. Estes são mais frequentemente clinicamente silenciosos, mas embolia e anormalidades valvulares (geralmente regurgitação) podem ocorrer.
- **Vegetações infecciosas** podem ser bacterianas ou fúngicas e são **frequentemente associadas a regurgitação valvar** (veja Capítulo 14).

Tumores
- No caso de suspeita de um tumor, é importante se descrever a massa e também investigar qualquer significância hemodinâmica associada.
  - **Tumores pericárdicos podem causar pericardite ou efusão pericárdica**, enchimento ventricular comprometido, e levar ao tamponamento cardíaco.
  - **Tumores intracavitários podem comprometer fluxo normal** através do coração e produzir a mesma fisiologia obstrutiva que a estenose valvular.
  - Tumores extracardíacos (como as massas mediastinais) também podem deslocar estruturas normais e podem comprometer o fluxo intracardíaco normal.

Tumores Benignos
- **Mixomas** constituem a maioria dos tumores cardíacos benignos. Estes são mais frequentemente, massas únicas que se originam da fossa *ovalis* do septo interatrial e projeta para dentro do **LA (75% dos casos)**, mas também podem ser vistos no RA, LV ou RV. O complexo de Carney é uma desordem autossômica dominante que pode estar associada a múltiplos mixomas. Mixomas apresentam as seguintes características:
  - Frequentemente, são heterogêneos e tem uma forma irregular.
  - Frequentemente, são assintomáticos — encontrados acidentalmente durante o exame de imagem — mas podem embolizar, estar associados a sintomas constitucionais, ou causar sintomas de insuficiência cardíaca direita ou esquerda como resultado de significante comprometimento do enchimento ventricular (ou seja, "pseudoestenose mitral") (Fig. 19-7).
- **Fibroelastomas papilares** são os tumores primários das valvas cardíacas mais comuns. Eles podem ser vistos em cada lado da MV e AoV, embora eles possam também ser subvalvulares ou raramente aderidos a parede ventricular livre. Eles normalmente: tem um diâmetro < 1 cm, tipicamente pedunculados com oscilações de alta frequência durante o ciclo cardíaco, e podem ter uma aparência "tipo *frond*" (tem uma parte pontilhada/cintilante). Fibroelastomas papilares têm sido associados a eventos cardíacos embólicos (Fig. 19-8).
- Outros tumores cardíacos benignos incluem fibromas, lipomas, rabdomiomas e hemangiomas.

Tumores Malignos
- **Tumores cardíacos secundários são muito mais comuns do que tumores cardíacos primários. Uma massa cardíaca em um paciente com neoplasia maligna conhecida deve levantar a suspeita de doença metastática.**
- Tumores podem envolver o coração através de extensão direita, propagação hematogênica, propagação linfática ou extensão intracavitária pela IVC.
- Envolvimento cardíaco por neoplasias metastáticas mais frequentemente envolvem o pericárdio e epicárdio, apresentando-se como efusão pericárdica (Fig. 19-9). Outros sinais de envolvimento cardíaco incluem arritmias, elevação dos biomarcadores cardíacos, alterações da onda ST-T ao eletrocardiograma.
  - **Pulmão, mama e neoplasias hematológicas** compreendem a maioria das metástases cardíacas.
  - **Melanoma** tem a maior taxa de metástases pericárdicas.

Massas Cardíacas | 279

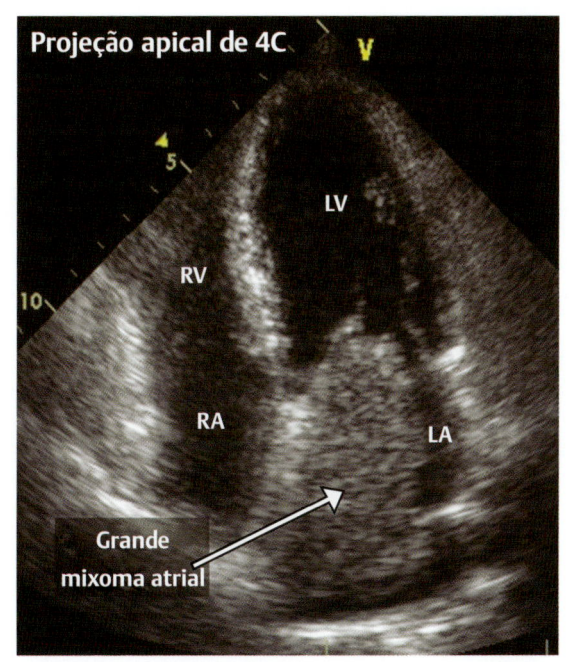

Figura 19-7. Projeção apical de quatro câmaras mostrando um grande mixoma obstrutivo atrial esquerdo (LA) se estendendo do septo interatrial e preenchendo a área de influxo da valva mitral. LV, ventrículo esquerdo; RA, átrio direito; RV, ventrículo direito.

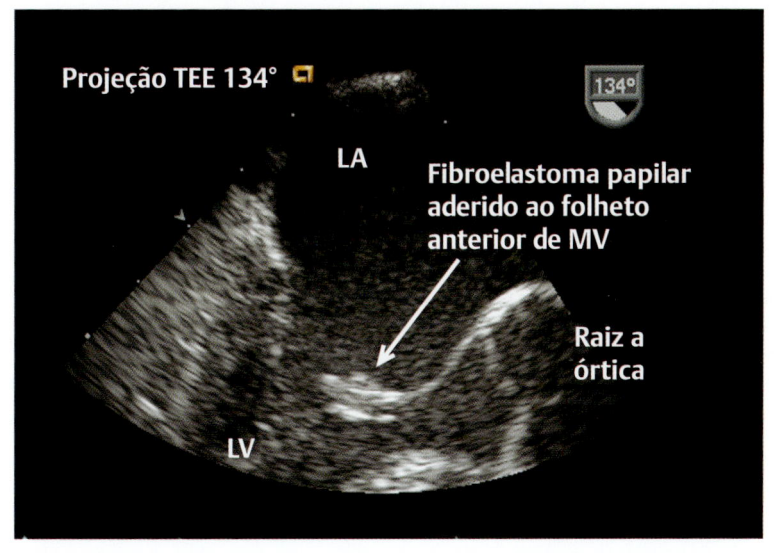

Figura 19-8. Projeção ecocardiográfica transesofágica (TEE) médio-esofagiana demonstrando uma massa séssil, tipo fronde, aderida ao folheto anterior da valva mitral (MV) em um paciente com acidente cerebrovascular (CVA) recorrente/ataque isquêmico transitório (TIA). A patologia cirúrgica confirmou fibroelastoma papilar. LA, átrio esquerdo; LV, ventrículo esquerdo.

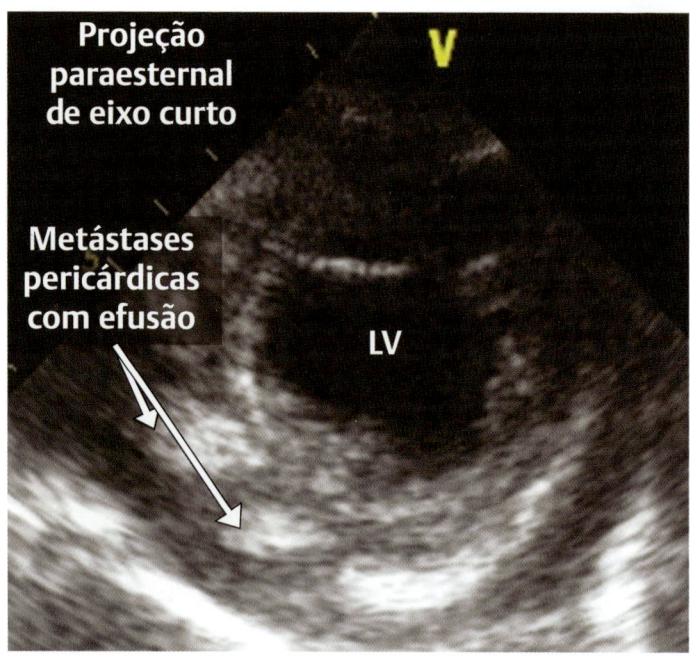

Figura 19-9. Projeção paraesternal de eixo curto do ventrículo esquerdo (LV), mostrando ecodensidades ovoides brilhantes no espaço pericárdico, o qual se verificou ser um câncer de mama metastático.

- **Carcinoma de célula renal** (e menos comumente leiomioma uterino ou carcinoma hepatocelular) **pode se estender do rim através da IVC** e para dentro do RA. O tumor pode parecer similar a trombo em trânsito (Fig. 19-10).
- Tumores malignos primários do coração são excepcionalmente raros e mais frequentemente são sarcomas. Eles são normalmente intramurais, podem envolver qualquer câmara cardíaca, crescer rapidamente, e são destrutivos (podem até causar ruptura miocárdica). Eles são associados a alta mortalidade.

Estabelecendo um Diagnóstico Diferencial

Quando uma massa intracardíaca é vista, fornecer uma descrição completa é o passo mais importante para se desenvolver um diagnóstico diferencial. Esta descrição deve incluir o seguinte:
- **Localização**: Onde a massa está aderida (pericárdio, intramural, intracavitário, septo interatrial, valvular)?
- **Mobilidade**: Móvel/pedunculado *versus* séssil (fixo, com uma base ampla), movimento independente *versus* dependente com o ciclo cardíaco.
- **Aparência visual**: Sólido *versus* oco, homogêneo *versus* heterogêneo, ecogênico (brilhante) *versus* ecoluscente (escuro), bordas irregulares *versus* regulares, linear *versus* globular.

Massas Cardíacas | 281

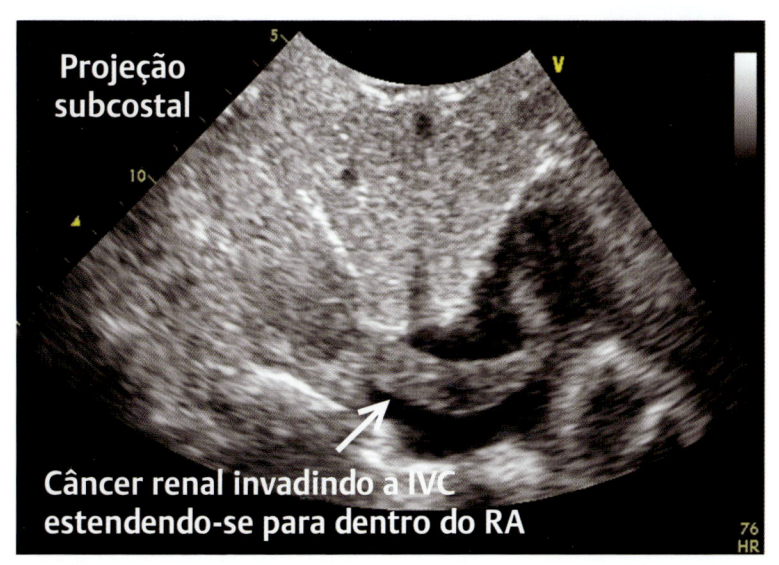

Figura 19-10. Projeção subcostal fora de eixo que demonstra uma grande massa serpiginosa que se estende da veia cava inferior (IVC) para dentro do átrio direito (RA); isto representa extensão intravenosa direta de um adenocarcinoma renal.

- **Efeito sobre outras estruturas**: Comprometimento do enchimento da câmara, estenose valvular ou regurgitação.

- **Pontos-Chave:**
  1. *Trombo gerallmente ocorre em áreas de baixo fluxo — por exemplo, adjacente a uma parede LV acinética.*
  2. *Vegetações são tipicamente localizadas no lado a montante da válvula.*
  3. *Uma massa cardíaca em um paciente com neoplasia conhecida deve levantar a suspeita de doença metastática.*
  4. *Avaliar os tumores em tamanho, forma, e significância fisiológica (ou seja, interrupção do fluxo, deslocamento de estruturas normais).*
  5. *Descrever a localização, mobilidade, aparência, e sobre outras estruturas da massa para auxiliar a desenvolver um diagnóstico diferencial.*

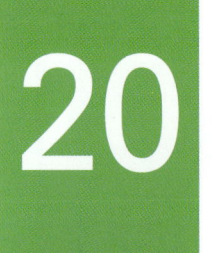

20 Manifestações Cardíacas das Doenças Sistêmicas

Justin Hartupee ▪ Justin M. Vader

CONCEITOS DE ALTO RENDIMENTO

Amiloidose
- Hipertrofia biventricular
- Voltagem ao eletrocardiograma menor do que o esperado pelo grau de hipertrofia na imagem
- Padrão do miocárdio granular, "cintilante"
- Espessamento e insuficiência valvular
- Espessamento septal interatrial
- Porção apical poupada da tensão longitudinal

Carcinoide
- Valvulopatia do coração direito
- Valva tricúspide (TV) e valva pulmonar (PV) espessadas, com aparência de "taco" com regurgitação >> estenose
- Projeção subcostal: pode demonstrar metástases hepáticas

Síndrome hipereosinofílica
- Envolvimento LV normalmente no ápice e áreas de influxo
- Obliteração apical com fibrose e trombo
- Envolvimento da musculatura papilar: possível causa de regurgitação mitral (MR) importante secundária a amarração

Síndrome de Marfan
- Raiz aórtica em "forma de pera" com dilatação dos seios e apagamento da junção sinotubular
- Dissecção aórtica
- Prolapso valvar mitral (MV)

Sarcoidose
- Aneurismas focais tipo "mordida" do septo basal, lateral e parede inferior
- Espessamento valvar
- Hipertensão pulmonar

Esclerodermia
- Efusão pericárdica
- Hipertensão pulmonar com falência ventricular direita (RV)

Lúpus eritematoso sistêmico
- Endocardite de Libman-Sacks
- Pericardite
- Efusão pericárdica
- Miocardite

Doença cardíaca induzida por radiação
- Espessamento valvar generalizado
- Efusão pericárdica
- Pericardite constritiva
- Cardiomiopatia restritiva

Disfunção cardíaca relacionada com terapêutica para câncer
- Queda na fração de ejeção ventricular esquerda (LVEF) ≥ 10% (assintomático) ou 5% (sintomático)
- Alterações na tensão longitudinal precede a queda na EF

AMILOIDOSE

Classificação

Primária (AL)
- Forma mais comum: discrasia de células plasmáticas resulta em deposição de proteína de cadeia leve.
- Idade típica de início > 40 anos.

Manifestações Cardíacas das Doenças Sistêmicas | **283**

- Envolvimento tipicamente de múltiplos órgãos. Envolvimento cardíaco é comum (aproximadamente 1/3 a 1/2 dos casos).
- Sobrevida média é ~ 4 meses após o desenvolvimento de insuficiência cardíaca.

Secundária (AA)
- Fibrilas de amiloide resultam do acúmulo do reagente da fase aguda, o sérum amiloide A.
- Esta classificação é secundária a condições inflamatórias crônicas subjacentes.
- O envolvimento cardíaco é incomum e raramente significante.

Familiar (ATTR)
- ATTR é secundária à mutação autossômica dominante da transtiretina.
- Envolvimento cardíaco e dos nervos periféricos são comuns.
- Idade de surgimento varia dos 30s aos 70s.

Senil
- Este tipo é relacionado com a idade, secundário ao acúmulo de um tipo selvagem de transtiretina.
- Surgimento é normalmente > 70 anos.
- Esta classificação pode apresentar envolvimento cardíaco significante.

Atrial (AANF)
- Este tipo está relacionado com a idade e a valvopatia.
- A proteína é o peptídeo natriurético atrial e liberado em resposta ao estiramento da parede.

Hemodiálise
- Nos pacientes em hemodiálise a longo prazo, esta está relacionada ao acúmulo de β2-microglobulina.

Achados Ecocardiográficos (Fig. 20-1)
- Manifestações precoces incluem disfunção diastólica progressiva e espessura aumentada da parede biventricular.
- A cavidade LV tem tamanho normal ou levemente reduzido, embora este possa se tornar dilatado na fase tardia da doença.
- Um padrão granular "**cintilante**" pode ser notado no miocárdio (Fig. 20-1):
  - Isto não é específico para amiloidose cardíaca com imagem harmônica e pode ser visto na doença cardíaca hipertensiva severa, cardiomiopatia hipertrófica e doença do armazenamento do glicogênio.
- Depósitos amiloides sobre as valvas cardíacas com **espessamento e insuficiência valvar** são prováveis.
- Envolvimento cardíaco avançado pelo amiloide pode demonstrar dilatação LV, falência LV, padrão diastólico restritivo, espessamento biventricular, **espessamento septal atrial** (específico para amiloide), dilatação biatrial e efusão pericárdica.
- Pode estar caracterizado por padrão de enchimento mitral restritivo com redução marcada nas velocidades anulares mitrais de pico.
- Imagem de tensão longitudinal derivado de rastreamento pontual frequentemente demonstra tensão apical longitudinal preservada com tensão reduzida nos segmentos basais (Fig. 20-2).

- **Pontos-Chave:**
  1. *Espessamento septal atrial é específico para amiloidose cardíaca no contexto clínico correto.*
  2. *Tensão longitudinal prejudicada no segmento basal com tensão apical preservada deve, portanto, levar à consideração de amiloidose cardíaca.*

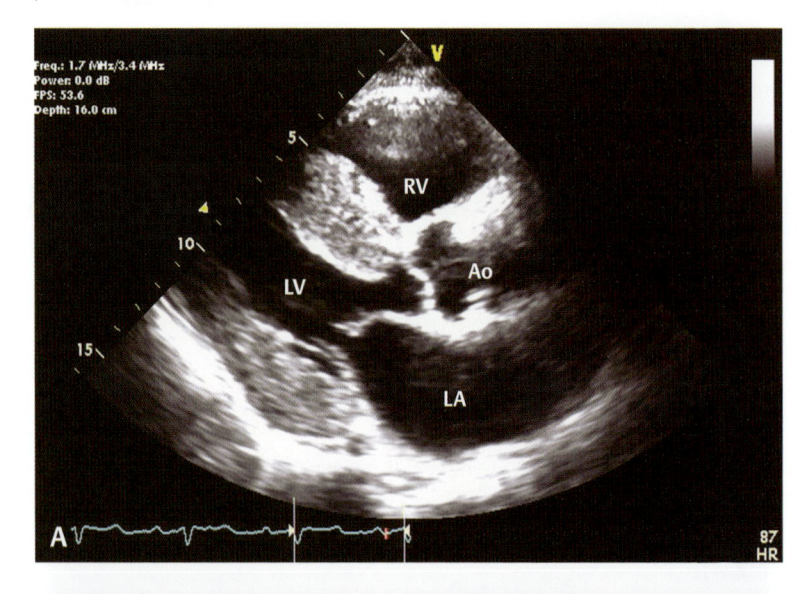

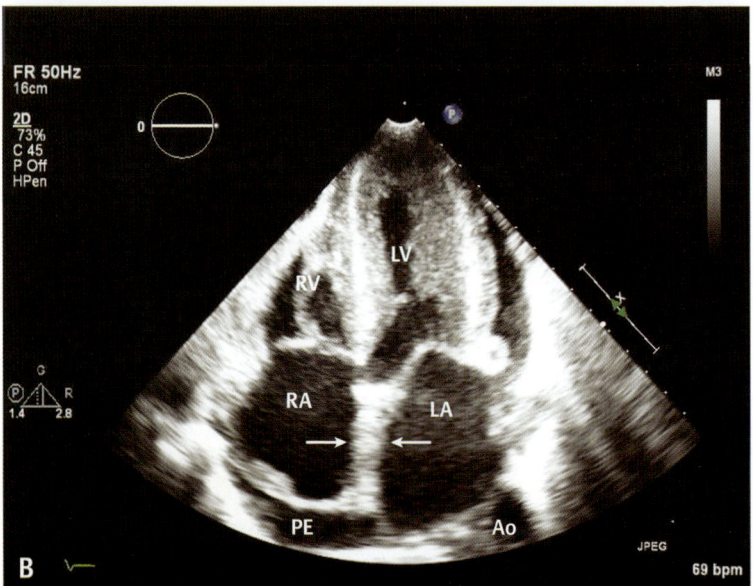

Figura 20-1. Paciente com doença cardíaca por amiloide. (**A**) Projeção paraesternal de eixo longo e projeção apical de quatro câmaras. (**B**) Mostra aumento biatrial e marcada hipertrofia ventricular esquerda (LVH) com aspecto "granular" assim como infiltração septal interatrial (*setas*).

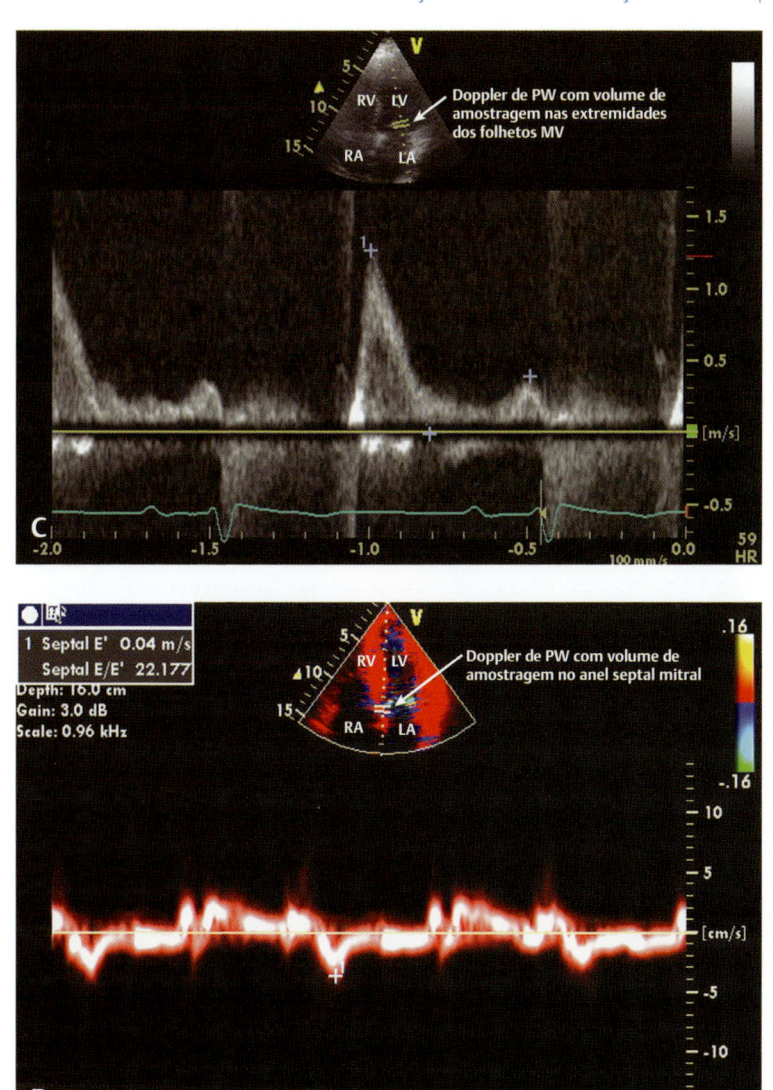

Figura 20-1. (*Continuação*) **(C)** Padrão de influxo mitral restritivo e marcada redução na velocidade de pico ao Doppler tecidual **(D)** do anel mitral. Ao, aorta; LA, átrio esquerdo; LV, ventrículo esquerdo; MV, valva mitral; PE, efusão pericárdica; PW, onda pulsada; RA, átrio direito; RV, ventrículo direito.

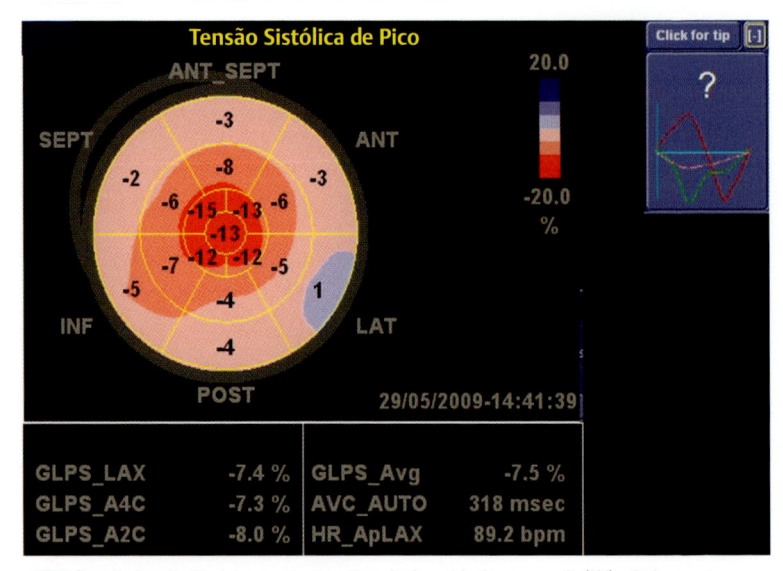

Figura 20-2. Tensão longitudinal demonstra tensão apical ventricular esquerda (LV) relativamente preservada com tensão anormal dos segmentos médio e basal do LV.

CARCINOIDE

Informação de apoio

- Tumor neuroendócrino de crescimento lento frequentemente se origina de células enterocromafins no trato gastrointestinal.
- Envolvimento cardíaco ocorre seguindo o surgimento de metástase no fígado e exposição do coração a substâncias ativas como serotonina ou bradicinina.
- Sintomas gerais são **limitados ao coração direito** uma vez que os pulmões limpam substâncias relacionadas ao carcinoide.
- Envolvimento do lado esquerdo pode ser visto quando existe uma comunicação interatrial (*i. e.,* forame oval patente ou defeito septal atrial).

Achados Ecocardiográficos

- Substâncias carcinoides frequentemente causam espessamento valvar e restrição dos movimentos dos folhetos resultando em **folhetos com aparência tipo "taco"** (Fig. 20-3).
- Isto, por sua vez, resulta em regurgitação tricúspide (TR) severa e, possivelmente, também estenose tricúspide.
- A valva pulmonar pode ser afetada de forma similar.
- Estas alterações valvares levam a sobrecarga de volume e, eventualmente, falência de RV.
- Projeções subcostais podem revelar metástases hepáticas.
  - Checar reversão sistólica de fluxo na veia hepática nesta projeção como um marcador de TR severa.

- **Pontos-Chave:**
  1. Valvulopatia do lado esquerdo pode ocorrer em pacientes com doença carcinoide se um desvio intracardíaco direito para esquerda estiver presente.
  2. Procure por folhetos de TV marcadamente espessados e restritos com possibilidade de envolvimento PV.

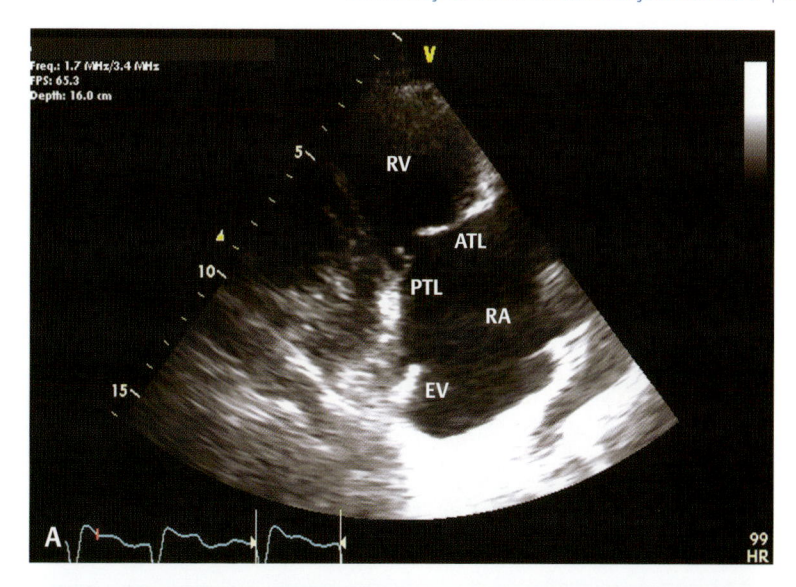

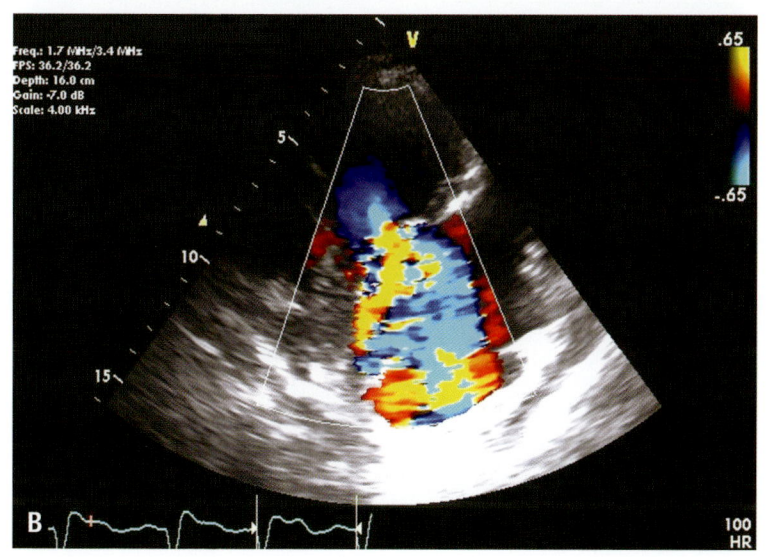

Figura 20-3. Paciente com doença cardíaca carcinoide. **(A)** Projeção paraesternal de influxo ventricular direito (RV) mostra folhetos valvares tricúspides posterior (PTL) e anterior (ATL) encurtados, espessados, tipo taco, com regurgitação tricúspide (TR) severa vista no Doppler colorido **(B)**. (*Continua.*)

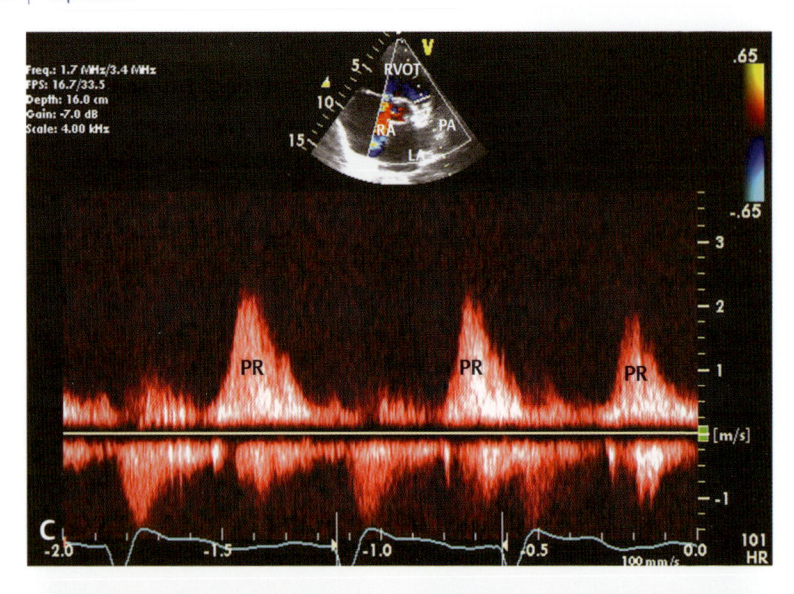

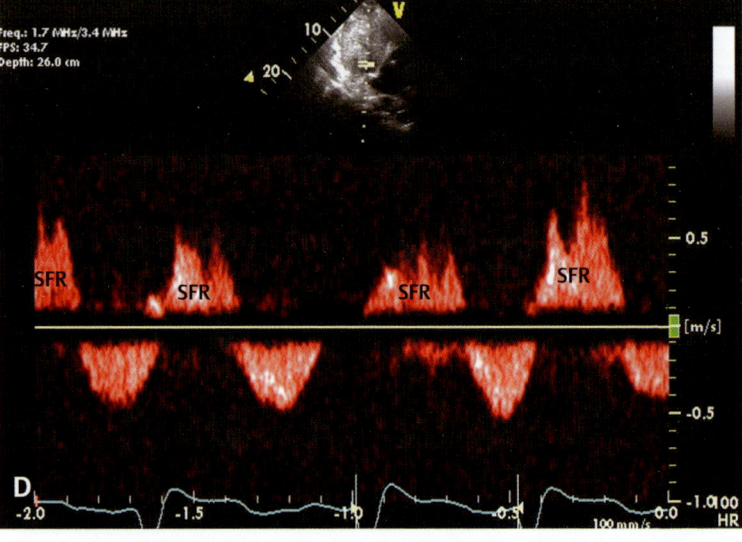

Figura 20-3. (*Continuação*) (**C**) Doppler de onda contínua através da valva pulmonar na projeção paraesternal de eixo curto mostra um jato diastólico denso com um tempo de desaceleração curto compatível com regurgitação pulmonar (PR) severa. (**D**) Doppler hepático exibe uma reversão de fluxo sistólico sugestiva de TR severa. EV, valva de Eustáquio; LA, átrio esquerdo; PA, artéria pulmonar; RA, átrio direito; RVOT, trato de saída ventricular direito.

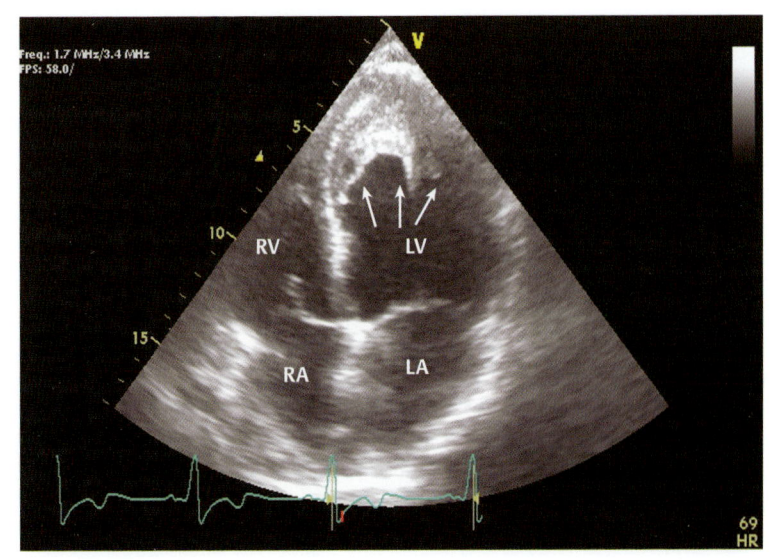

Figura 20-4. Projeção apical de quatro câmaras em um paciente com síndrome hipereosinofílica mostra obliteração do ápice ventricular esquerdo (LV) por um trombo (*setas*). LA, átrio esquerdo; RA, átrio direito; RV, ventrículo direito.

SÍNDROME HIPEREOSINOFÍLICA
Histórico
- Esta é uma desordem proliferativa caracterizada por uma eosinofilia periférica (> 1.500 eosinófilos/mm^3) sem nenhuma etiologia identificável com envolvimento do órgão.
- Disfunção orgânica se origina da infiltração eosinofílica e consequente fibrose.
- Embora vários sistemas possam ser afetados, **a mortalidade é, frequentemente, secundária a fibrose miocárdica e insuficiência cardíaca.**

Achados Ecocardiográficos
- Os achados ecocardiográficos podem envolver um ou ambos os ventrículos.
- Fibrose endomiocárdica mostra uma predileção pelo **ápice LV e áreas de influxo**.
- Obliteração apical ou **trombose LV** pode ser vista (Fig. 20-4).
- Geralmente, o trombo é hipoecoico com calcificação pontual.
- Hipercontratilidade ventricular basal pode ser vista (sinal de Merlon).
- Envolvimento da musculatura papilar pode causar MR significativa.
- Espessamento da parede posterior pode ser notado e séries de autópsia sugerem a possibilidade de adesão do folheto mitral a parede posterior, portanto, levando a MR.
- Envolvimento tricúspide com regurgitação concomitante também pode ocorrer.
- Casos avançados podem demonstrar ventrículos quase obliterados com enchimento restritivo e aumento biatrial marcado.

- **Ponto-Chave:** *Pacientes com síndrome hipereosinofílica podem desenvolver trombo apical apesar da contratilidade miocárdica normal. Esta é uma exceção à regra de que trombo forma adjacente a um segmento miocárdico acinético ou aneurismático.*

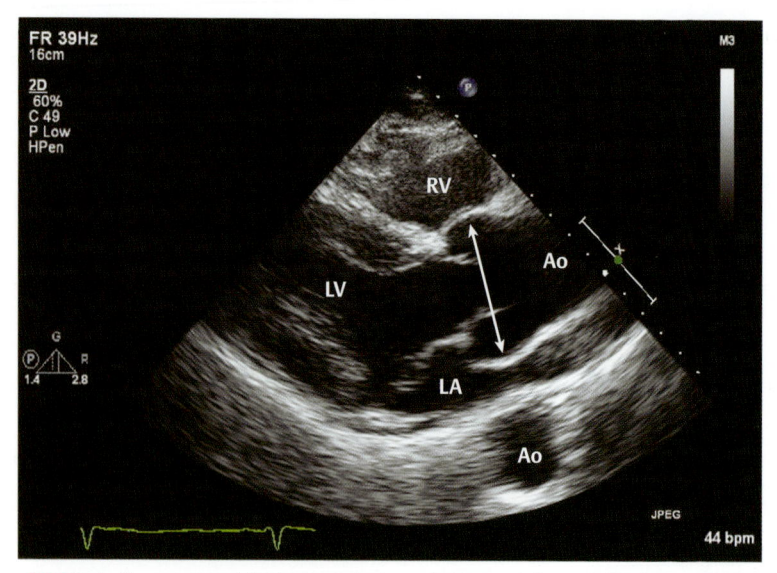

Figura 20-5. Projeção paraesternal de eixo longo de um paciente com síndrome de Marfan com dilatação do seio de valsalva (*seta com duas extremidades*), dando uma aparência em "forma de pera" a raiz aórtica. Ao, aorta; LA, átrio esquerdo; LV, ventrículo esquerdo; RV, ventrículo direito.

SÍNDROME DE MARFAN

Histórico

- Síndrome de Marfan é uma desordem do tecido conectivo do gene *FBN1*, o qual codifica a fibrilina-1, uma proteína de suporte para elastina e musculatura lisa vascular.
- Ela é geralmente autossômica dominante, mas pode ser uma mutação espontânea.
- Sistemas envolvidos incluem o cardíaco, pulmonar (pneumotórax), musculoesquelético, ocular e neurológico (ectasia dural).
- Dilatação aórtica, dissecção e valvulopatia cardíaca (prolapso MV) são situações que também podem ocorrer.

Achados Ecocardiográficos

- Dilatação do anel aórtico, aorta ascendente e do **seio de Valsalva** são notados em 60-80% dos pacientes com Marfan (Fig. 20-5).
- Dissecção aórtica pode ocorrer secundariamente a enfraquecimento intrínseco da parede e dilatação.
- Prolapso MV também é, ocasionalmente, visto nesta Síndrome.

SARCOIDOSE

Histórico

- Sarcoidose é uma condição inflamatória sistêmica caracterizada pela formação de granulomas não caseosos.
- O envolvimento inclui os pulmões, coração, pele e sistema retículo-endotelial.
- A maior prevalência desta condição é vista em americanos afrodescendentes.

- Embora o envolvimento cardíaco por sarcoide possa ser assintomático, complicações incluem anormalidades de condução, arritmias, cardiomiopatia dilatada, aneurisma LV e efusão pericárdica.

Achados Ecocardiográficos
- Disfunção diastólica progressiva é vista com uma EF inicialmente preservada.
- Disfunção sistólica ocorre tardiamente na doença.
- Áreas regionais de espessamento miocárdico parecem ser secundárias a sítios de inflamação ativa e formação de granuloma.
  - Esses eventualmente progridem para fibrose e adelgaçamento miocárdico focal, especialmente nas **paredes septo-basal, inferior e lateral** (Fig. 20-6).
  - **Eles parecem "mordidas" aneurismáticas fora do miocárdio**.
- Espessamento valvar pode ocorrer resultando de significativa regurgitação.
- Hipertensão pulmonar por sarcoidose pode resultar em hipertrofia RV.

> • **Ponto-Chave:** *Sarcoidose é ocasionalmente associada a aneurisma das paredes septo-basal, septal, inferior e lateral.*

ESCLERODERMIA
Histórico
- Esta doença autoimune crônica é caracterizada por fibrose arteriolar e envolvimento multiorgânico.
- Orgãos afetados incluem a pele, esôfago, pulmões, rins e coração.

Achados Ecocardiográficos
- Redução nas funções sistólica e diastólica ventriculares é vista, com a evidência de cardiomiopatia restritiva.
- Hipertensão pulmonar e disfunção RV podem resultar de doença pulmonar primária ou falência LV secundária.
- Infrequentemente, efusão pericárdica e pericardite podem ser encontradas.

LÚPUS ERITEMATOSO SISTÊMICO (SLE)
Informações de apoio
- Desordem autoimune sistêmica que é caracterizada pela formação de autoanticorpos contra certos antígenos nucleares.
- A resultante formação e depósito subendotelial de complexos imunes podem causar efeitos inflamatórios em uma variedade de sistemas orgânicos, incluindo o coração.
- Complicações cardíacas incluem valvulite, vegetações, doença arterial coronariana, pericardite, efusão pericárdica e disfunção ventricular sistólica e diastólica.

Achados Ecocardiográficos
- Valvulite ocorre por uma síndrome antifosfolipídica secundária. Folhetos afetados se tornam espessados e fibróticos, resultando em regurgitação.
- **Vegetações de Libman-Sacks podem ser notadas com valvulite.**
  - Essas vegetações são **irregulares**, **em forma de couve-flor**, geralmente com um diâmetro **menor do que 1 cm**, e com uma aparência heterogênea.
  - As vegetações podem exacerbar a regurgitação e podem também **embolizar**.

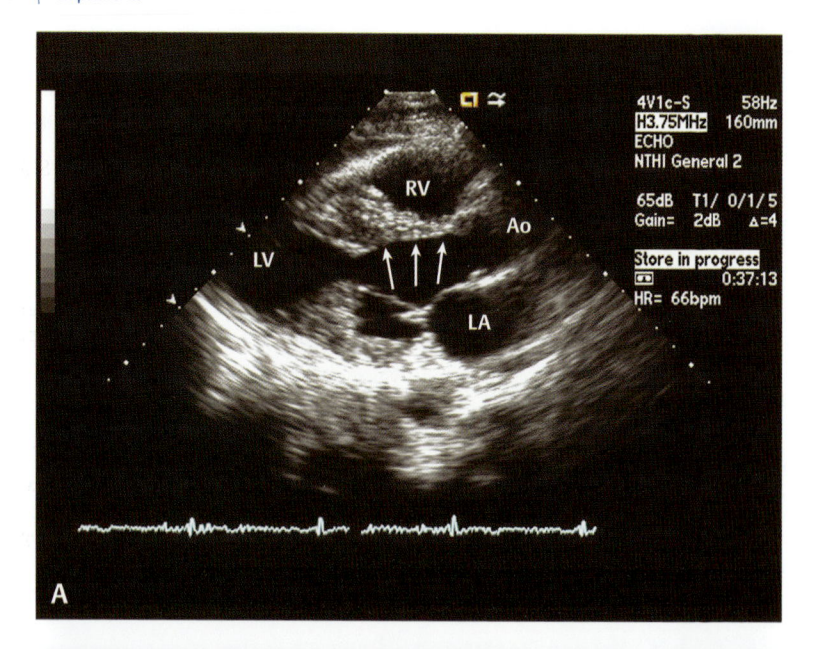

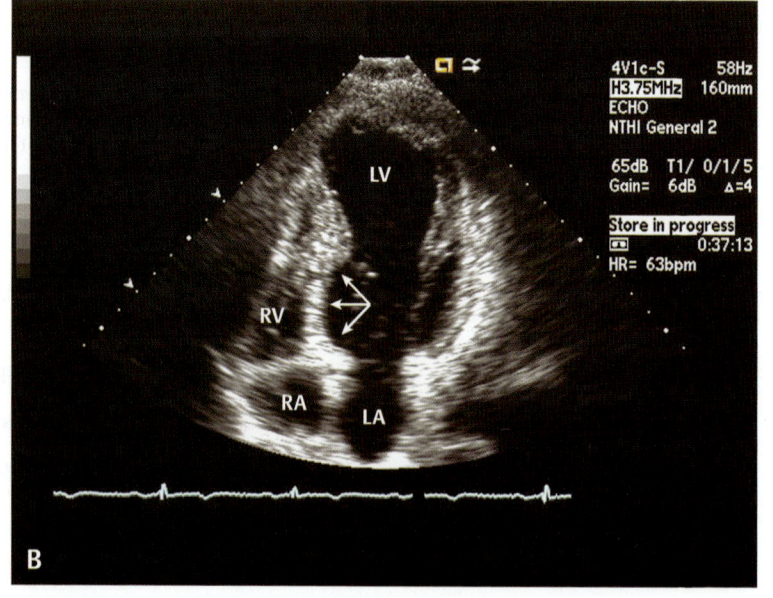

Figura 20-6. Paciente com sarcoidose e aneurismas (**A**) anterosseptal basal e (**B**) inferosseptal (*setas*) secundários a fibrose miocárdica, vistos nas projeções paraesternal de eixo longo e apical de quatro câmaras respectivamente. Ao, aorta; LA, átrio esquerdo; LV, ventrículo esquerdo; RA, átrio direito; RV, ventrículo direito.

- Vegetações de Libman-Sacks podem ser confundidas com endocardite infecciosa e deve ser interpretada junto com a apresentação clínica do paciente.
- **Valvas do lado esquerdo são afetadas mais frequentemente do que o direito.**
- **Pericardite e efusões pericárdicas** podem ser vistos; mais raramente apresentam fisiologia de tamponamento.
- Espessamento pericárdico com pericardite constritiva é também uma complicação rara na SLE.

CARDIOMIOPATIA INDUZIDA POR RADIAÇÃO
Histórico
- Radiação mediastinal pode lesar artérias coronárias, valvas, pericárdio e o miocárdio, levando a estenose coronariana, efusão pericárdica, doença valvar, disfunção sistólica e cardiomiopatia restritiva.
- **O tempo de aparecimento de manifestações cardíacas é variável.**

Achados Ecocardiográficos
- Disfunção sistólica e diastólica pode ocorrer e pode progredir para cardiomiopatia restritiva.
- O pericárdio também pode ser envolvido, levando a uma fisiologia constritiva.
- As valvas podem ser afetadas, levando a espessamento e restrição, resultando em estenose, regurgitação ou ambos.
- A TV é particularmente afetada secundariamente a sua localização anterior e proximidade com a fonte de radiação.

CARDIOTOXICIDADE INDUZIDA POR QUIMIOTERAPIA
Histórico
- Disfunção cardíaca resultante do tratamento com quimioterápicos para câncer, particularmente antraciclinas, é uma importante fonte de morbidade e mortalidade nos sobreviventes de câncer.
- Desfechos satisfatórios baseiam-se no reconhecimento precoce que permite a retirada a tempo do agente agressor e início do tratamento.

Achados Ecocardiográficos
- Várias definições de cardiotoxicidade foram aplicadas.
  - No geral, cardiotoxicidade induzida por quimioterapia é diagnosticada por uma queda na LVEF > 10% para um valor < 50-55%.
- Técnica biplanar de Simpson é o método mais amplamente utilizado para avaliar a LVEF.
  - Entretanto, ecocardiografia tridimensional tem se mostrado um método mais preciso e reprodutível na determinação da LVEF.
- Alterações nas medidas derivadas de varredura pontual da tensão LV precedem as mudanças na LVEF.
  - Tensão longitudinal global é, provavelmente, o parâmetro de deformação mais fácil de se acompanhar.
  - Medidas da tensão devem ser comparadas às de base do paciente.

- **Ponto-Chave:** *Em pacientes recebendo quimioterapia para câncer, particularmente regimes quimioterápicos fundamentados em antraciclina, avaliação seriada da tensão longitudinal por varredura pontual bidimensional pode permitir a detecção precoce de disfunção miocárdica subclínica.*

21 Ecocardiografia Transesofágica

Rafael S. Garcia-Cortes ▪ Praveen K. Rao
Nishath Quader

INDICAÇÕES COMUNS
- Endocardite valvular.
- Fonte cardíaca de embolismo.
- Doença valvar mitral/aórtica.
- Doença de prótese valvar.
- Aneurisma/dissecção aórtica.
- Massas intracardíacas.

CONTRAINDICAÇÕES ABSOLUTAS
- Víscera perfurada.
- Estreitamento esofagiano.
- Tumor esofagiano.
- Perfuração, laceração esofagiana.
- Divertículo esofágico.
- Sangramento gastrointestinal (GI) superior ativo.

CONTRAINDICAÇÕES RELATIVAS
- História de radiação em pescoço e mediastino.
- História de cirurgia GI, sangramento GI superior recente, esôfago de Barrett, ou disfagia.
- Restrição da mobilidade do pescoço (artrite cervical severa, doença de articulação atlantoaxial).
- Hérnia hiatal sintomática.
- Varizes de esôfago.
- Coagulopatia, trombocitopenia.
- Esofagite ativa.
- Doença ulcerosa péptica ativa.
- Desconforto respiratório severo.

De Hahn RT, Abraham T, Adams MS, et al. Guidelines for performing a comprehensive transesophageal echocardiographic examination: recommendations from the American Society of Echocardiography and the Society of Cardiovascular Anesthesiologists. *J Am Soc. Echocardiogr.* 2013;26:921–964.

Ecocardiografia Transesofágica | 295

PRINCÍPIOS BÁSICOS

A ecocardiografia transesofágica (TEE) permite o imageamento de alta resolução de estruturas cardíacas posteriores e grandes vasos torácicos próximos ao esôfago.
- O transdutor de TEE é um tubo longo (~100 cm), flexível com cristais piezelétricos em sua extremidade capaz de imageamento de alta frequência (3-7 HZ). Em virtude da pequena profundidade de uma imagem utilizada nesta abordagem, a frequência mais alta é mais frequentemente utilizada para se obter uma resolução espacial alta.
- A extremidade do transdutor pode ser dobrada em uma orientação anterógrada (flexão) ou retrógrada (extensão) se girando uma grande roda na base do transdutor. Os movimentos para esquerda e direita também podem ser realizados pela rotação de uma roda adjacente menor (Fig. 21-1). Alavancas que travam as rodas e, portanto, à orientação do transdutor estão disponíveis, mas, no geral, não devem ser utilizadas de modo a minimizar o potencial risco de trauma esofagiano.
- A orientação do cristal piezelétrico e, portanto, o plano de imagem pode ser girado em torno do eixo longo do feixe de ultrassom por um alternante na base do transdutor. A alteração no ângulo resultante (em aumento de graus a um máximo de 180 graus) é indicada por um ícone semicircular na tela da máquina. Este recurso permite que múltiplos planos de uma estrutura sejam visualizados sem movimentar o transdutor. A 0 grau, o cristal ou plano de imagem é horizontal, com o lado direito do paciente aparecendo no lado esquerdo do monitor. Assim que o ângulo aumenta, o feixe roda em direção horária. A imagem a 180 graus é uma imagem em espelho da projeção a 0 grau.

- Pontos-Chave:
  1. TEE é mais adequado para avaliar estruturas posteriores e estruturas próximas ao esôfago.
  2. TEE permite imageamento em frequências maiores.
  3. O ecocardiografista deve ser familiarizado com a manipulação básica do transdutor de TEE.

AVALIAÇÃO E PREPARAÇÃO DO PACIENTE

Avaliação e preparo adequados do paciente antes da introdução do transdutor reduz as complicações do procedimento e os estudos inapropriados. Na resposta ao questionamento do médico assistente, é importante se decidir quando TEE, ecocardiografia transtorácica (TTE) ou uma abordagem combinada são mais adequados.
- TEE é superior ao TTE para avaliação de possível endocardite valvular, massas atriais esquerdas (LA), doença valvar mitral (MV), próteses valvares ou patologias aórticas como dissecção aórtica proximal.
- Existe um benefício em uma abordagem *combinada* onde a avaliação hemodinâmica baseada em Doppler pode ser mais precisa por TTE em virtude da melhor orientação pelo fluxo de sangue. Esses dados complementam os detalhes anatômicos aumentados fornecidos por TEE.
- TTE é superior ao TEE quando se está imageando estruturas próximas a parede torácica, como o ventrículo esquerdo (LV), para quantificar função ou avaliar patologia apical.

Preparação do paciente inclui os pontos a seguir:
- Em casos não emergenciais, os pacientes devem estar em NPO por > 6 horas para prevenir aspiração. Pacientes que estão intubados devem ter a alimentação suspensa durante este período de tempo.
- Uma história focada na razão de estudo, alergias medicamentosas e complicações anestésicas anteriores deve ser revisada.
- Contraindicações absolutas e relativas para TEE devem ser completamente revisadas.

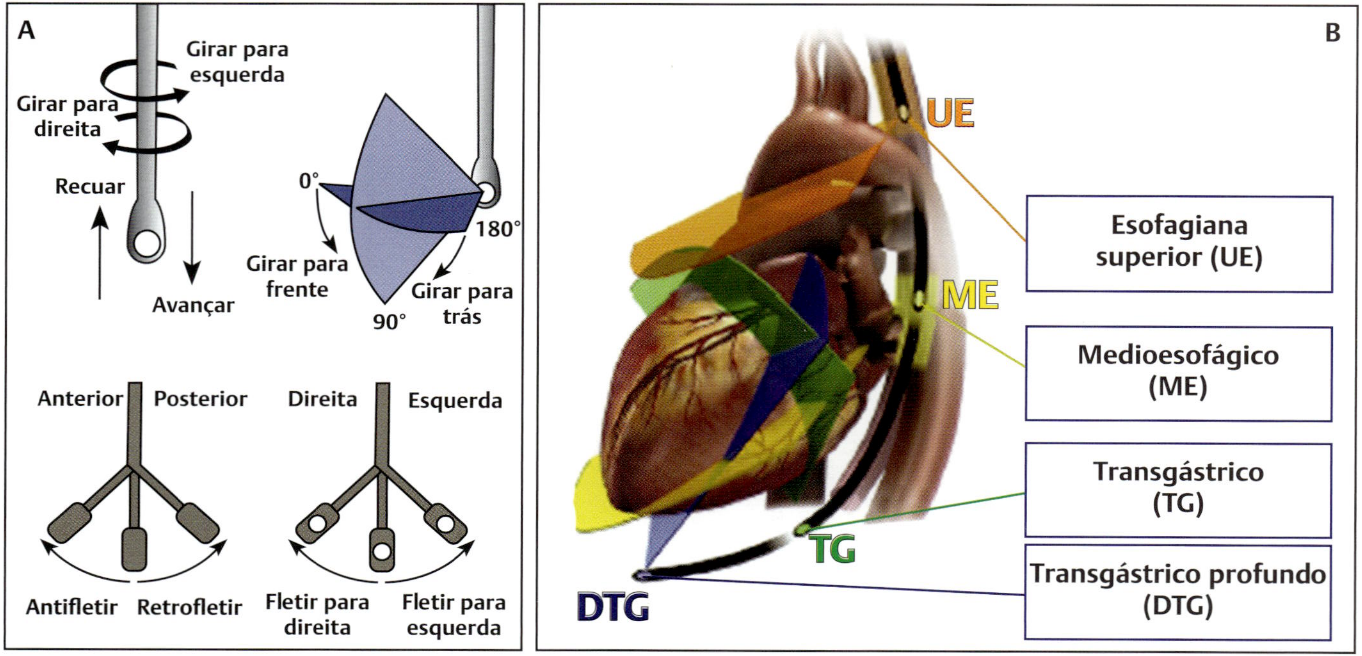

Figura 21-1. A: Terminologia utilizada para descrever a manipulação do transdutor ecocardiográfico transesofágico durante a aquisição da imagem. **B**: Quatro posições padrões do transdutor no interior do esôfago e estômago e os planos de imagem associados. (De Hahn RT, Abraham T, Adams MS, et al. Guidelines for performing a comprehensive transesophageal echocardiographic examination: recommendations from the American Society of Echocardiography and the Society of Cardiovascular Anesthesiologists *J Am Soc Echocardiogr.* 2013;26:921–964.)

- Exame físico e história devem avaliar o seguinte:
  - Estado hemodinâmico atual do paciente.
  - Dentição ruim, ausência de dentes, pontes removíveis.
- Escore de via aérea para anestesia ajudará a identificar pacientes de alto risco para complicações de vias aéreas. Isto é determinado pela quantidade de espaço na faringe posterior.
- Os seguintes estudos e seus achados devem ser revisados antes do procedimento:
  - Estudos passados de TTE/TEE.
  - Outros estudos de imagem pertinentes com a indicação de TEE.
  - Anemia severa (Hb < 7 g/dL) no contexto de sangramento ativo.
  - Relação Normatizada Internacional (RNI) supraterapêutica (> 4) (adie o procedimento ou trate com plasma fresco congelado se o caso for urgente para prevenir sangramento pelo contato do transdutor com o esôfago).
  - Contagem de plaquetas < 50.000, especialmente se teve um declínio recente (administrar plaquetas IV para prevenir sangramento durante o procedimento).
  - Disfunção hepática significativa (e seu possível efeito na farmacodinâmico dos sedativos utilizados para o procedimento).
    - História de varizes de esôfago (em pacientes com doença hepática).

Uma descrição e os riscos relacionados com o procedimento e após este devem ser explicados ao paciente antes do consentimento:
- Mortalidade próxima a zero em vários grandes estudos populacionais.
- Risco de perfuração esofágica de 1 em 10.000.
- Risco de sangramento esofágico de 3 em 10.000.
- Risco de injúria dentária de 3 em 1.000 (maior se a dentição for ruim).
- Risco de odinofagia severa de 1 em 1.000, mais comumente leve se presente.

- **Pontos-Chave:**
  1. *Entender as vantagens do TEE sobre o TTE.*
  2. *Entender quando estes estudos são complementares.*
  3. *História e exames físicos completos devem ser obtidos.*
  4. *Conhecer as contraindicações ao TEE.*
  5. *Conhecer os riscos relacionados ao procedimento.*

PROCEDIMENTOS DE TEE

Ajustes da Máquina

- O transdutor é inserido na máquina e é selecionado no painel de controle da máquina como o transdutor para imageamento.
- No geral, o examinador altera a força do transdutor com altas frequências utilizadas nas projeções esofagianas para maior resolução de estruturas cardíacas adjacentes.
- Frequências mais baixas são utilizadas nas projeções transgástricas para melhorar a penetração e poder ver estruturas cardíacas que agora estarão longe do transdutor.
- Ajustes de ganho e foco são alterados para otimizar a imagem.
- A aquisição é ajustada para capturar número de batimentos ou tempo se o eletrocardiograma acoplado for instável ou irregular, como na fibrilação atrial.

Ajustes e Posicionamento do Paciente

- Um acesso IV recentemente adquirido, funcional (calibre 20 ou maior) deve estar presente para permitir a administração segura de sedativos e ressuscitação por fluidos: se for necessário.

- Os sinais vitais do paciente (frequência cardíaca, pressão sanguínea, saturação de oxigênio) devem ser monitorados a cada 3-5 minutos durante e após a administração da sedação.
- Aspiração montada na parede por tubo de Yankauer deve estar disponível para limpar as secreções das vias aéreas.
- O paciente fica tipicamente em uma posição de decúbito lateral esquerdo com o queixo dobrado no peito (melhor posição para prevenir aspiração e alinhar o esôfago para fácil intubação).
- Outras posições incluem o paciente sentado em uma posição a 90 graus com a cabeça curvada para frente.
- Pacientes em ventilação mecânica são intubados deitados. Um bloqueador de mordida (bocal) é posicionado para proteger o transdutor.
- Dentaduras/próteses são removidas da boca e a orofaringe é anestesiada localmente com *spray* tópico de benzocaína e gel de lidocaína para reduzir o reflexo de vômito. Apesar de anestesia local adequada, o paciente ansioso pode ainda apresentar ânsia de vômito; portanto, reafirmação e uma explicação clara do que se esperar é importante.
- **Raramente o *spray* de benzocaína pode causar metemoglobinemia. Esta é cianose secundária a um aumento da fração de metemoglobina no sangue (normal < 2%) e subsequente redução na capacidade de transportar oxigênio. O tratamento é azul de metileno IV 2 mg/kg.**
- Um enfermeiro ou anestesiologista deve estar presente para administrar sedação e monitorar os sinais vitais do paciente durante e após o procedimento. Na maioria dos casos, o opioide e benzodiazepínicos IV são utilizados para "sedação consciente". Pacientes idosos frequentemente necessitam de somente uma pequena dose destas medicações, as quais agem de maneira sinérgica.
- **Uma reação paradoxal, rara e idiossincrática pode ocorrer com benzodiazepínicos levando o paciente a apresentar choro incontrolável, depressão, agitação, agressividade ou comportamento desinibido. Este foi mais frequentemente descrito em pacientes jovens e se resolve com a interrupção da administração da medicação.**

Intubação Esofagiana
- Se assegure que não existe nenhum dano a caixa do transdutor e que o movimento com as rodas na base e alteração do ângulo de varredura do transdutor estejam funcionais antes da intubação. Cubra o transdutor com lubrificante para minimizar a fricção. Lubrificação excessiva pode resultar em tosse do paciente durante o procedimento.
- Flexione o transdutor levemente para seguir a curvatura da língua e do palato. Avance o transdutor para trás e para o centro da boca e, então, endireite-o e passe para o esôfago. Se encontrar dificuldade, posicione um dedo ao longo do transdutor para auxiliar gentilmente a guiar a extremidade pela base da língua.
  - NUNCA empurre contra resistência.
  - Se o paciente estiver acordado, encoraje-o a engolir quando estiver pronto para passar o transdutor para dentro do esôfago.
  - Tipicamente, as localizações mais desconfortáveis para o paciente são quando o transdutor se encontra atrás da orofaringe, na posição esofagiana alta, e na junção gastroesofagiana. Limite o tempo nestas áreas quando possível.
- Geralmente, assistência com "empurrão da mandíbula" para frente é necessário para permitir uma intubação esofagiana mais fácil no paciente com tubo endotraqueal, pequena orofaringe, e/ou língua grande. A remoção de tubos para alimentação nasogástrica ou oral podem auxiliar a intubação e a qualidade da imagem. Se não forem removidos, a posição destes tubos deve ser checada após o procedimento por radiografia de tórax uma vez que movimentos podem ocorrer com a manipulação do transdutor de TEE.

- **Pontos-Chave:**
    1. Familiarize-se com os ajustes da máquina.
    2. Reconheça os efeitos adversos de sedativos, anestésicos tópicos.
    3. Familiarize-se com práticas seguras para intubação esofagiana.

EXAME TEE E PROJEÇÕES BÁSICAS

Exame TEE

- As instruções descritas são para um operador situado no lado esquerdo do paciente, segurando os controles do transdutor com a mão direita e o transdutor próximo a boca do paciente com a mão esquerda.
- A maioria das estruturas pode ser obtida pelo movimento do próprio transdutor, com a utilização das rodas na base do transdutor para otimizar a definição da imagem.
- Pequenos movimentos do transdutor para fora do paciente traduzem em um grande movimento dentro do paciente ao nível do transdutor.
- Movimentos do transdutor são realizados pela mão do operador próximo a boca do paciente.
- Rotação horária do transdutor gera imagens das estruturas do coração direito, e rotação anti-horária, das estruturas do coração esquerdo.
- Flexão do transdutor angula superiormente o feixe de ultrassom enquanto que a extensão angula o feixe inferiormente.
- O operador deve confiar na imagem obtida mais do que na profundidade do transdutor para produzir as imagens detalhadas na Seção II. Se o transdutor está profundamente avançado sem produzir a imagem esperada, o operador deve considerar que o transdutor está enrolado (a resistência deve ser sentida) ou intubação traqueal (associado a dispneia do paciente, tosse ou hipóxia).
- Estruturas de interesse devem ser guardadas com um feixe de ultrassom focado em projeção padrão e "ampliados".
- Para orientação da imagem, o LA é a estrutura mais posterior e é, portanto, exibida no topo da tela próximo ao transdutor.
- Para avaliação da área de superfície de isovelocidade proximal (PISA) da severidade da regurgitação mitral (MR), o basal do Nyquist é movido para baixo (oposto ao TTE) para aumentar ou otimizar a visualização da distância da convergência do fluxo de MR. A linha de base deve sempre ser movida na direção do fluxo de interesse para permitir o alinhamento inicial e raio PISA aumentado para medida.
- Reduzir a profundidade da imagem e largura do setor da caixa de cor auxiliará a adquirir imagens no limite de Nyquist correto e detectar jatos de velocidade maiores com Doppler de onda pulsada (PW).

Projeções Básicas

O exame descrito é uma avaliação por TEE com base em ângulo onde todas as estruturas em uma determinada projeção são estudadas. Uma avaliação alternativa (não descrita aqui) é um sistema fundamentado em estruturas onde as estruturas de interesse são imageadas sequencialmente em diferentes ângulos.

Projeção Medioesofagiana a 0 Grau

- Posição 30–40 cm dos incisivos com força de imagem a 7 MHz e profundidade ajustada para permitir que todas as quatro câmaras cardíacas possam ser vistas (Fig. 21-2).

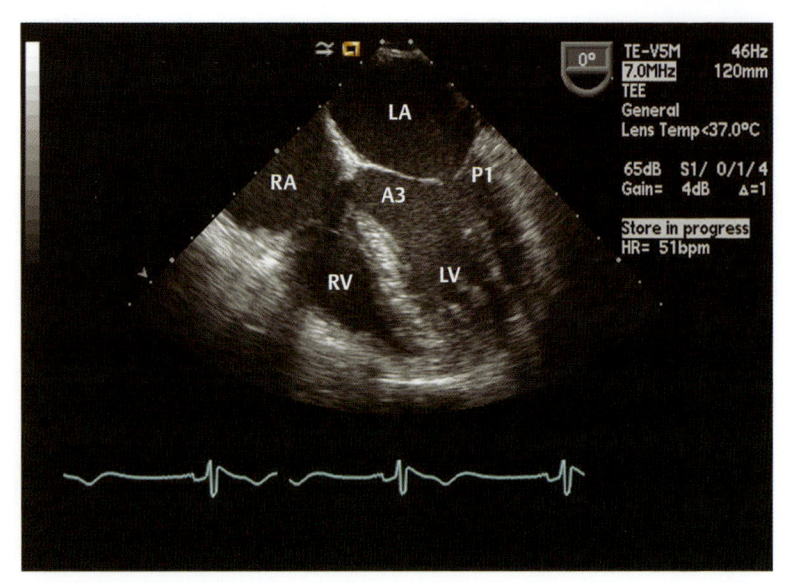

Figura 21-2. Projeção medioesofágica a 0 grau. Os recortes P2 e A2 são visualizados nas extremidades dos folhetos mitrais. LA, átrio esquerdo; LV, ventrículo esquerdo; RA, átrio direito; RV, ventrículo direito.

- Idealmente leve extensão fornece uma projeção não encurtada, mas o "contato" com o esôfago pode ser perdido, comprometendo a imagem. A parede anterior do ventrículo direito (RV) e as paredes inferosseptal e anterolateral LV são vistas nesta projeção.
- O folheto anterior da valva mitral é visto originando-se do septo. Os recortes A2 e P2 da valva mitral são vistos nas extremidades dos folhetos na projeção a 0 grau.
- O avanço do transdutor demonstra recortes A3 e P3 da MV. Rotação horária do transdutor a este nível mostra os folhetos tricúspides septal e anterior e, frequentemente, o seio coronariano.
- O transdutor é, então, puxado para trás ao *trato de saída ventricular esquerdo (LVOT) e folhetos da valva aórtica*. Na posição esofagiana mais alta, os recortes A1 e P1 da MV são vistos.

Projeção Medioesofagiana a 30 Graus
- A valva aórtica é vista na transversal na base do coração se retirando o transdutor para uma posição esofagiana mais alta ou se flexionando a extremidade do transdutor (Fig. 21-3).
- O apêndice atrial esquerdo (LAA) pode ser avaliado nesta posição esofagiana mais alta próximo à valva aórtica. As velocidades ao Doppler colorido e PW (normal > 40 cm/s) também devem ser obtidas.
- A veia pulmonar superior esquerda é vista por uma maior rotação em sentido anti-horário por Doppler colorido e PW. Doppler PW mostra fluxo contínuo (com velocidades sistólica e diastólica de pico) em oposição ao Doppler obtido no LAA.

Projeção Medioesofagiana a 60 Graus ("Projeção Bicomissural").
- Rotação em sentido horário do transdutor mostra projeção de influxo/efluxo do RV com visualização dos folhetos anterior e posterior da valva tricúspide. Esta projeção é tipicamente melhor

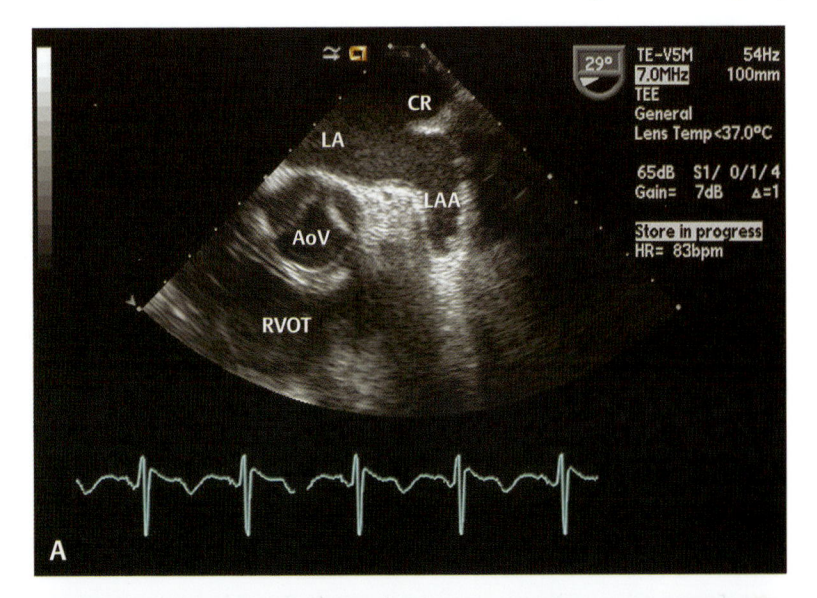

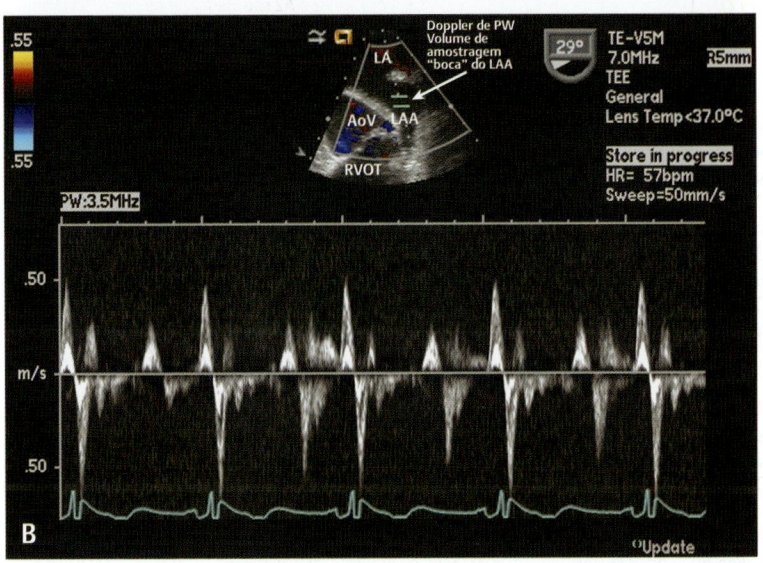

Figura 21-3. **A:** Projeção de eixo curto da valva aórtica (AoV). **B:** Padrão normal de Doppler de onda pulsada (PW) no apêndice atrial esquerdo (LAA). **C:** Padrão normal de Doppler de PW na veia pulmonar superior esquerda. aR, reversão atrial; CR, crista de Coumadin; D, diastólico; LA, átrio esquerdo; RVOT, trato de saída ventricular direito; S, sistólico. (*Continua.*)

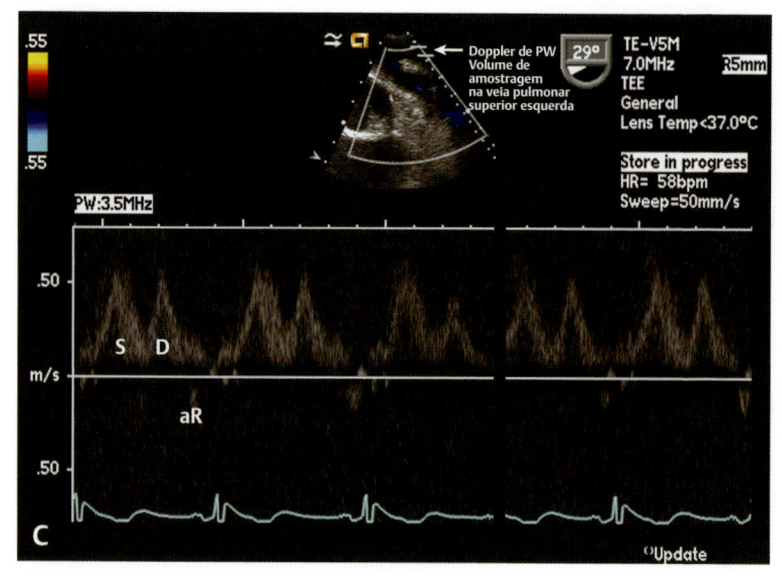

Figura 21-3. (*Continuação*)

para obtenção de avaliação baseada por Doppler das pressões pulmonares sistólicas de pico pelo jato de TR (Fig. 21-4).
- Note que, à medida que o cristal piezelétrico passa de 60 graus, uma **transição** ocorre sendo o folheto posterior da MV agora demonstrado à esquerda e o folheto anterior de MV no lado direito da tela.
- Rotação em sentido anti-horário desenvolve a projeção bicomissural, assim chamado, pois o feixe de ultrassom divide as comissuras da MV em forma de sela em duas localizações. Esta é uma razão pelas quais múltiplos jatos regurgitantes podem ser notados nesta projeção. Da esquerda para a direita, as cúspides P1-A2-P3 da MV são vistas.
- Maior rotação em sentido anti-horário mostra todo o folheto posterior (P1, P2, P3), enquanto que a rotação em sentido horário pode mostrar todo o folheto anterior (A1, A2, A3).
- O aparato subvalvar mitral (corda, músculos papilares) são mais bem avaliados nesta projeção.
- O LAA é reavaliado nesta projeção.

Projeção Medioesofagiana a 90 Graus ("Projeção Bicaval")
- O transdutor é guiado em sentido horário e retirado para demonstrar o septo interatrial (IAS). O Doppler colorido é utilizado para avaliar a presença de forame oval patente ou defeito septal atrial (ASD). A rotação horária com colocação do transdutor mais profundamente mostra a entrada da veia cava inferior (IVC), e a rotação anti-horária com retirada do transdutor, mostra a veia cava superior (SVC). Isto é especialmente importante na avaliação do ASD tipo seio venoso e cabos de marca-passo e catéteres intracardíacos (Fig. 21-5).
- Uma maior rotação horária mostra a entrada da veia pulmonar superior direita utilizando Doppler colorido e Doppler PW.
- Rotação anti-horária com avanço do transdutor mostra uma projeção duas câmaras com as paredes anterior e inferior do LV visíveis. Diferentes ajustes de profundidade e foco devem ser utilizados para avaliar o LA, LV e MV.

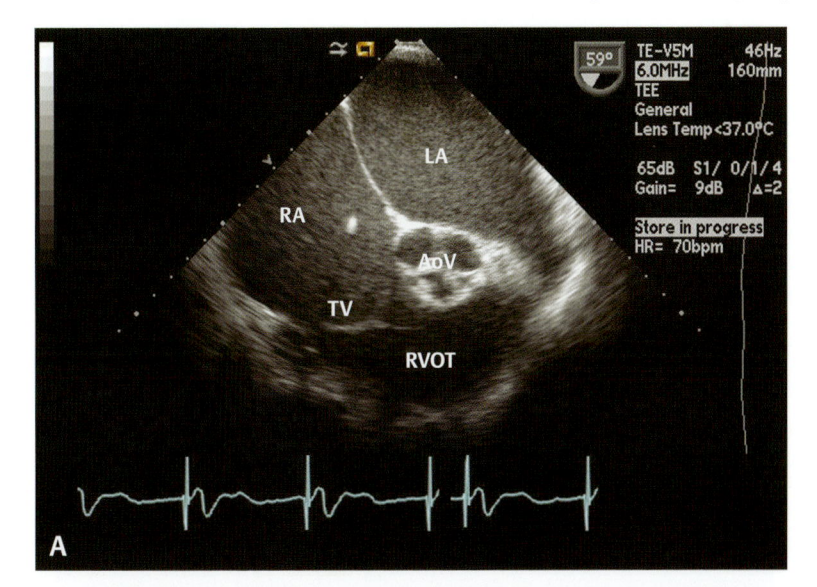

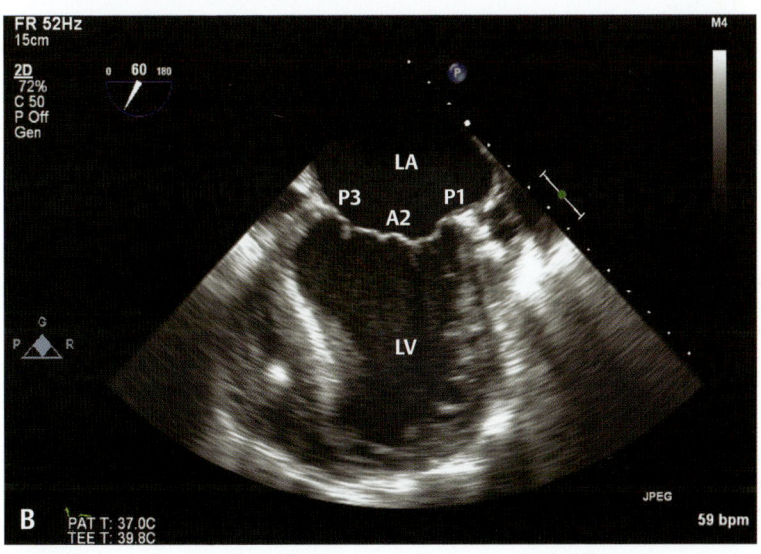

Figura 21-4. A: Projeção medioesofagiana de influxo/efluxo ventricular direito. **B:** Projeção medioesofagiana bicomissural mitral. AoV, valva aórtica; LA, átrio esquerdo; LV, ventrículo esquerdo; RA, átrio direito; RVOT, trato de saída ventricular direito; TV, valva tricúspide.

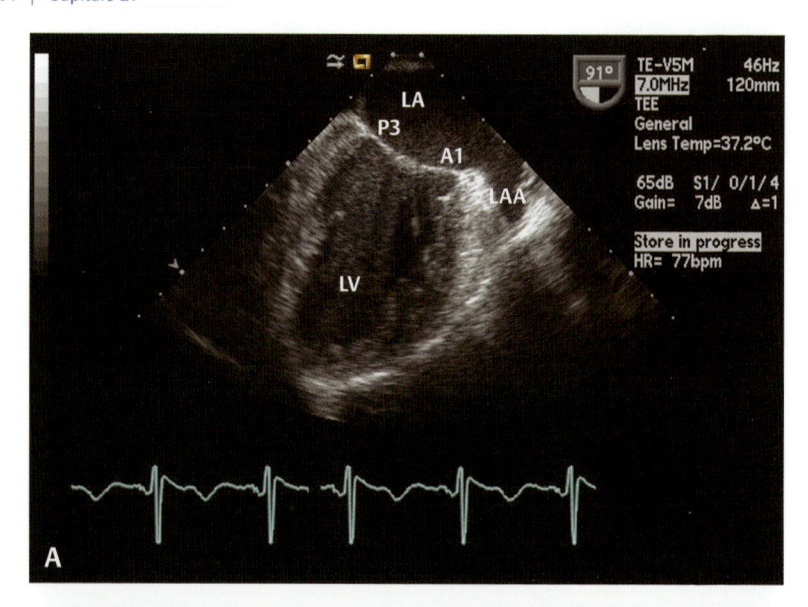

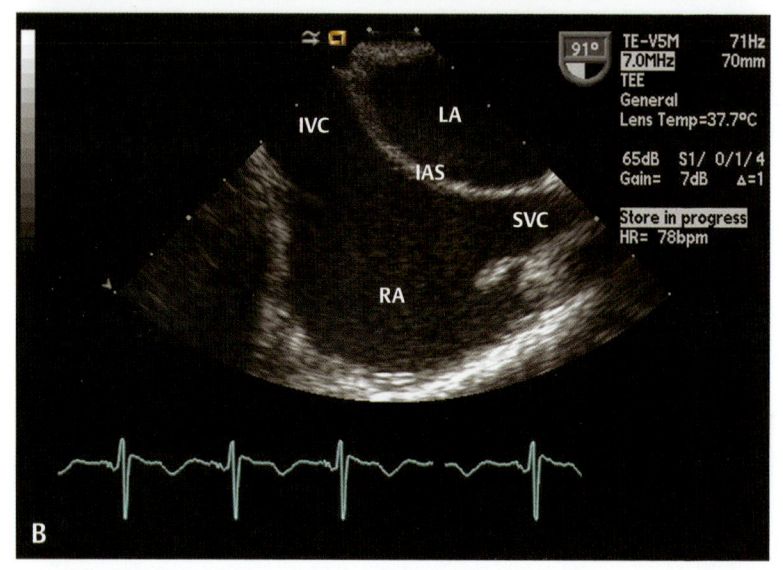

Figura 21-5. A: Projeção de duas câmaras a 90 graus (átrio esquerdo [LA] e ventrículo esquerdo [LV]).
B: Projeção bicaval a 90 graus. IAS, septo interatrial; IVC, veia cava inferior; LAA, apêndice atrial esquerdo; RA, átrio direito; SVC, veia cava superior.

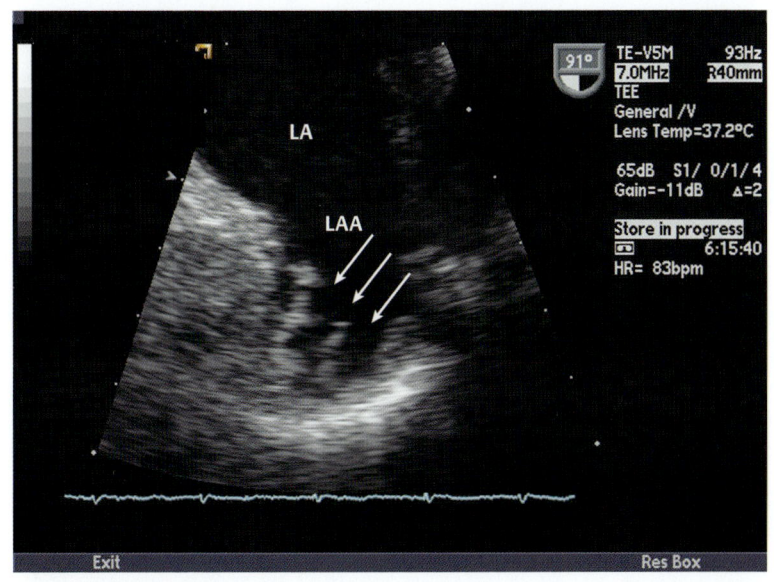

Figura 21-6. Músculos pectíneos (achado normal, *setas*) projetando-se do ápice do apêndice atrial esquerdo (LAA). LA, átrio esquerdo.

- O LAA é mais uma vez avaliado nesta projeção. *O LAA deve ser avaliado em múltiplas projeções não encurtadas uma vez que, frequentemente, é multilobulado. Não confunda a fina projeção em dedo de luva no ápice com trombo. Estes são músculos pectinados e representam a autonomia normal do LAA* (Fig. 21-6). *Material fibroso depositado sobre o seio transverso atrás do LAA também pode, ocasionalmente, ser confundido com trombo em LAA.*

Projeção Medioesofagiana a 120 Graus ("Projeção de Eixo Longo").
- As paredes inferolateral e anterosseptal do LV são vistas.
- Os recortes P2–A2 de MV são vistos.
- A valva aórtica é vista com rotação anti-horária (tipicamente a cúspide não coronariana e a cúspide coronariana direita) (Fig. 21-7).
- A raiz aórtica (seios de Valsalva, junção sinotubular e aorta ascendente proximal) é avaliada pela retirada do transdutor para uma posição esofagiana mais alta. O ângulo deve ser reduzido a ~110 graus com rotação e flexão suave para visualizar a aorta ascendente.
- O eixo longo verdadeiro do LV é ~135 graus, o qual pode geralmente demonstrar ambas as valvas mitral e aórtica na mesma projeção.

Projeção Transgástrica a 0 Grau
- O transdutor é avançado sem resistência para dentro do estômago. A força do ultrassom é reduzida para 5 MHz para permitir uma melhor penetração e a profundidade da imagem é aumentada para melhor visualização.
- Avançando e flexionando o transdutor logo após a junção gastroesofagiana, a projeção de MV *en face* é alcançada com todas as cúspides visualizadas (note que o folheto posterior é mais próximo ao transdutor). Esta é uma boa projeção para confirmação da localização de um jato regurgitante. A rotação em sentido horário neste nível mostra o seio coronariano (Fig. 21-8).

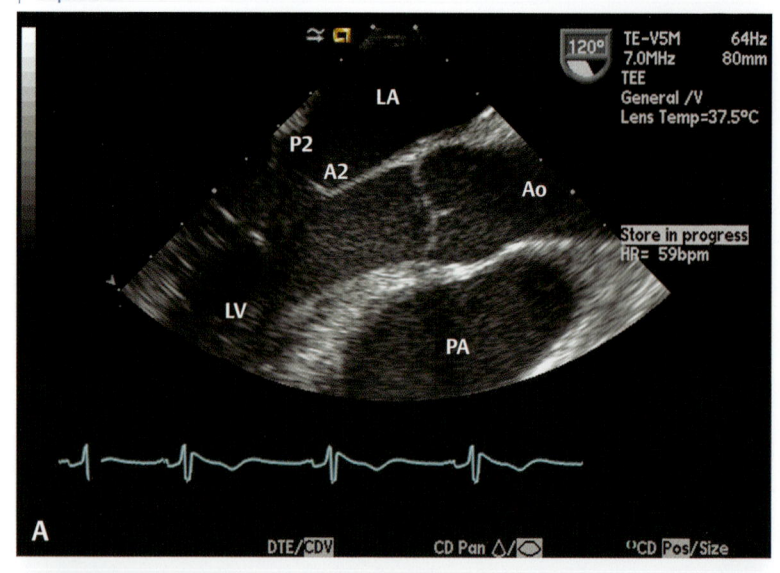

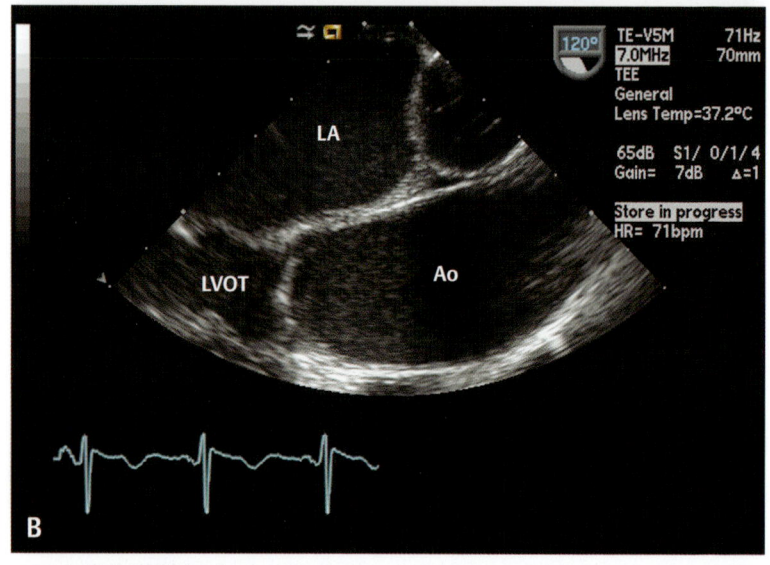

Figura 21-7. A: Projeção de eixo longo a 120 graus ventricular esquerdo (LV). **B:** Avaliação da aorta (Ao) pelo recuo do transdutor na projeção de eixo longo LV. LA, átrio esquerdo; LVOT, trato de saída ventricular esquerdo; PA, artéria pulmonar.

- Posicionamento mais profundo do transdutor mostra o LV na transversal ao nível da musculatura médio-papilar. Flexão novamente traz o MV para dentro da projeção e aparato subvalvar enquanto que a extensão ou avanço do transdutor mostra o ápice do LV. Esta é uma boa projeção para avaliar a motilidade da parede LV e motilidade ou defeitos septais interventriculares.
- Rotação em sentido horário mostra uma *projeção en face* da valva tricúspide.

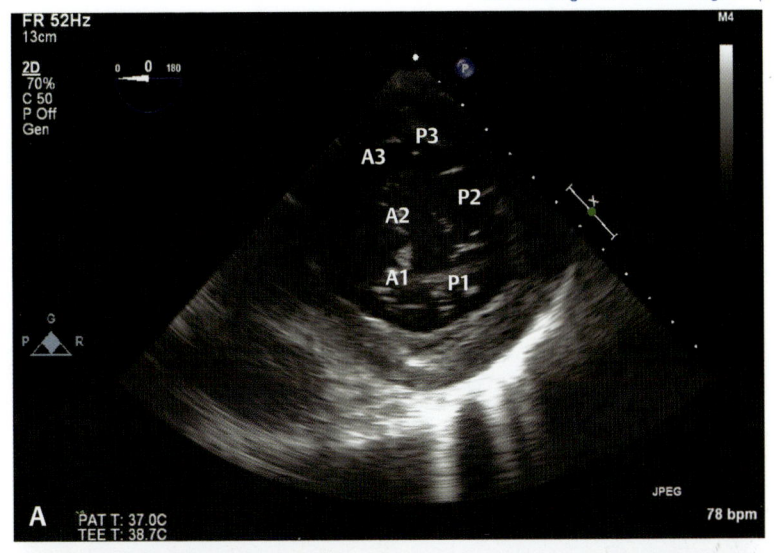

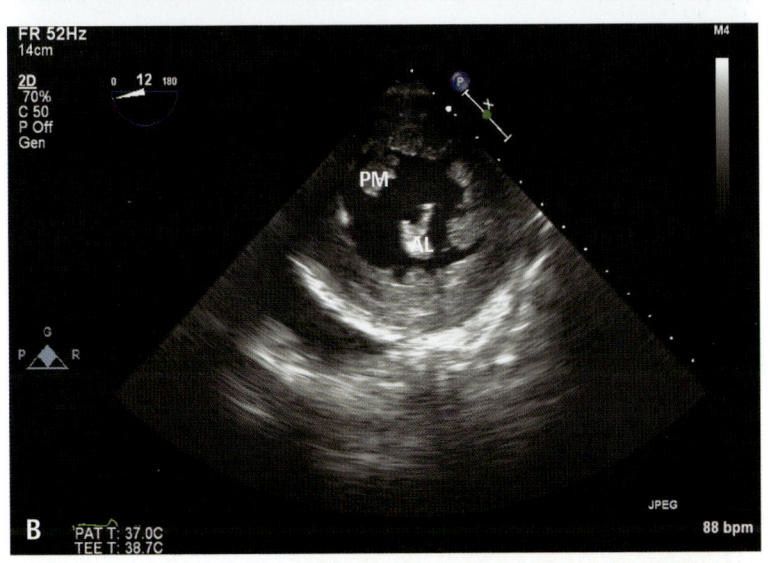

Figura 21-8. A: Projeção transgástrica ventricular esquerda (LV) de eixo curto ao nível da valva mitral. **B:** Projeção transgástrica LV ao nível da musculatura papilar. AL, músculo papilar anterolateral; PM, posteromedial.

Projeção Transgástrica a 90 Graus
- As paredes anterior e inferior do LV e MV são vistas (Fig. 21-9).
- Rotação em sentido horário mostra a valva tricúspide na projeção de influxo RV com os folhetos posterior e anterior sendo visualizados.
- **Projeção transgástrica a 140 graus**
  - Uma projeção de eixo longo do LV é vista particularmente para avaliação da valva aórtica.

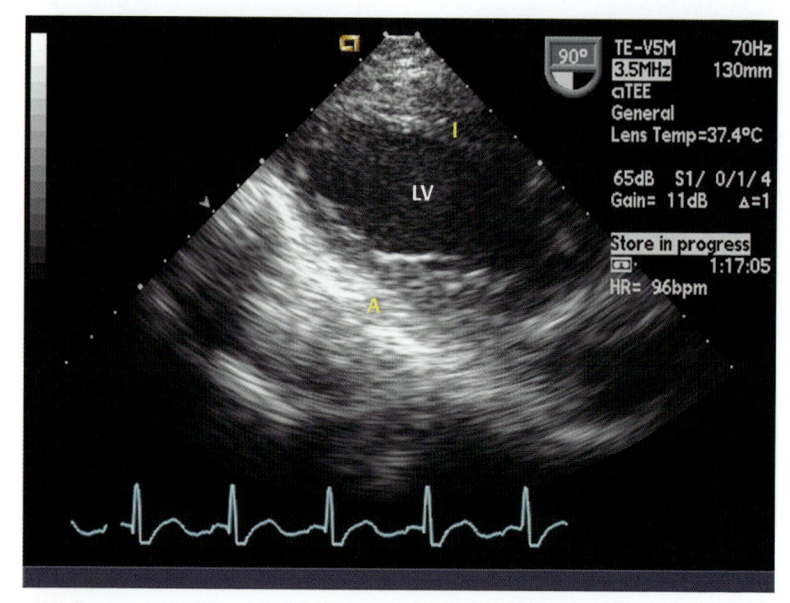

Figura 21-9. Projeção transgástrica a 90 graus do ventrículo esquerdo (LV) (paredes anterior [A] e inferior [I]).

Projeção Transgástrica Profunda a 0 grau
- O transdutor é avançado até que a porção apical do LV seja vista. A roda grande na base é, então, girada para fornecer máxima flexão. O transdutor é cuidadosamente retirado até que o LVOT e a valva aórtica sejam vistos.
- Esta é a melhor projeção para alinhamento por Doppler para estenose de valva aórtica e jatos regurgitantes.

Exame Aórtico a 0 e 90 graus
- O transdutor é girado posteriormente, e a profundidade da imagem é reduzida e a força aumentada para 7 MHz para visualização em alta resolução da aorta torácica. Se o transdutor estiver profundo, frequentemente a retirada do transdutor é necessária para visualizar a aorta torácica.
- Assim que o transdutor é retirado, imagens a 0 e 90 graus são obtidas para avaliar o tamanho aórtico e a presença de patologia. Caso patologias como ateroma ou hematoma aórticos forem notadas, projeções em ambas orientações com e sem Doppler colorido são recomendadas para melhor definição das estruturas vistas.
- Uma projeção esofagiana mais alta da aorta e artéria pulmonar (PA) pode ser vista antes das projeções do arco aórtico (Fig. 21-10).
- No arco aórtico, os vasos do arco e a PA direita são vistos.
- Doppler colorido e PW são utilizados para avaliar o fluxo aórtico
  - Doppler PW na aorta torácica descendente proximal deve ser realizado em pacientes com regurgitação valvar aórtica moderada a grave para avaliar a reversão holodiastólica do fluxo.

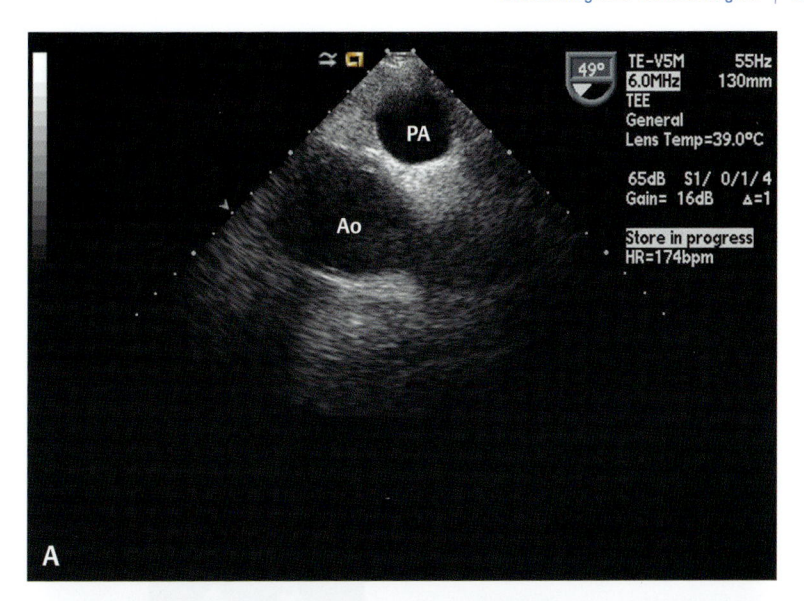

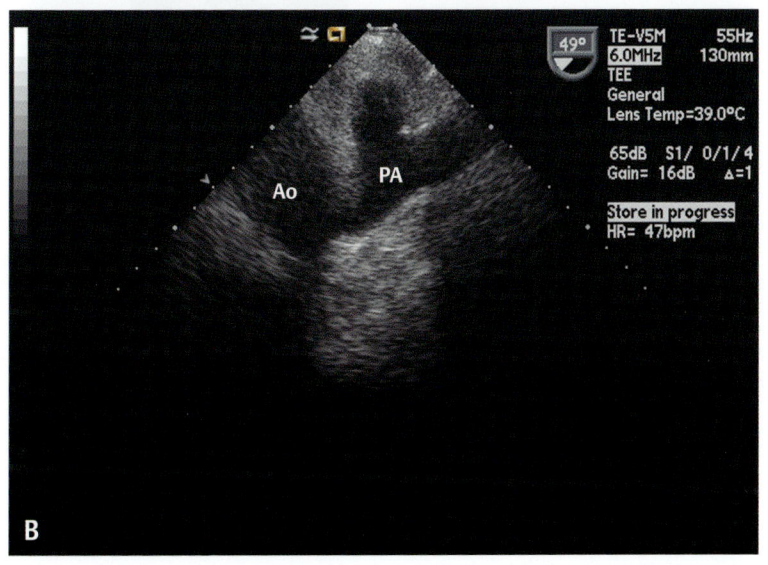

Figura 21-10. (A) Projeções esofagianas altas da aorta (Ao) torácica e artéria pulmonar (PA), com rotação horária do transdutor mostrando a bifurcação da PA principal **(B)**.

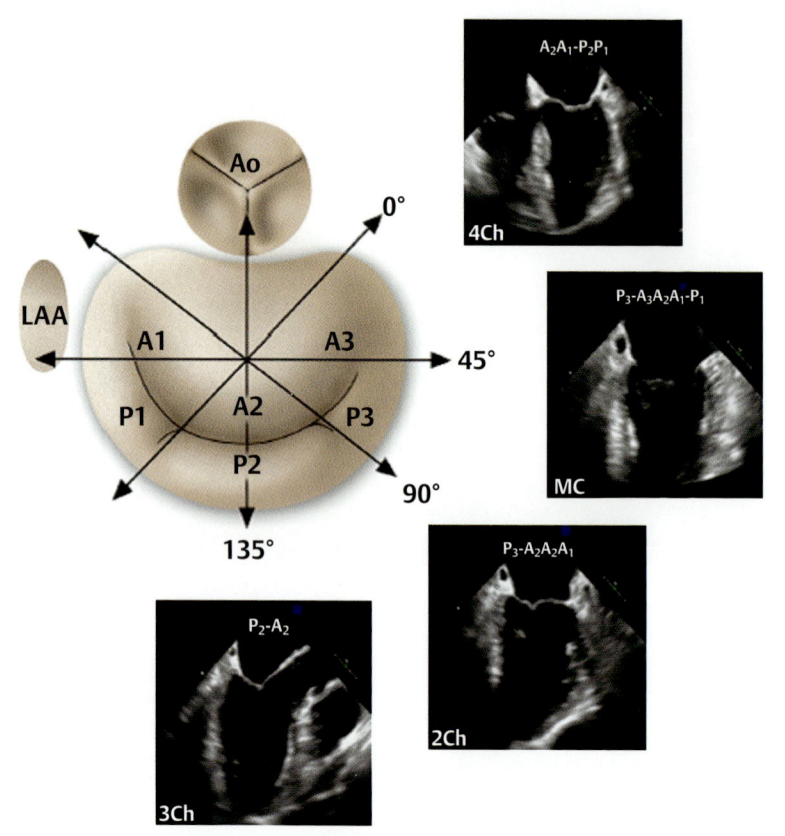

Figura 21-11. Esquema da valva mitral (MV) com os recortes (ou segmentos) dos folhetos rotulados. Imagens correspondentes por diferentes projeções padrões de imagem são nomeados com os respectivos recortes e segmentos. Embora este esquema rotulado seja aplicável na maioria dos casos, as regiões exatas das imagens dos folhetos MV variam com base na relação do coração com o esôfago, assim como a posição do transdutor ecocardiográfico transesofágico dentro do esôfago. Ao, aorta; LAA, apêndice atrial esquerdo; MC, comissura mitral; 2Ch, duas câmaras; 3Ch, três câmaras; 4Ch, quatro câmaras. (De Hahn RT, Abraham T, Adams MS, et al. Guidelines for performing a comprehensive transesophageal echocardiographic examination: recommendations from the American Society of Echocardiography and the Society of Cardiovascular Anesthesiologists. *J Am Soc Echocardiogr.* 2013;26:921–964).

TEE TRIDIMENSIONAL

- As aplicações do TEE tridimensional (3D) estão crescendo rapidamente. Comparado ao imageamento bidimensional (2D), o TEE 3D pode ser utilizado para:
  - Diagnosticar com precisão desordens valvulares específicas (especialmente MV), incluindo endocardite e prolapso/frouxidão, assim como para identificação de folheto ou recortes específicos e fendas mitrais que possam estar envolvidos. A Figura 21-12 demonstra uma imagem 3D da valva mitral na "visão do cirurgião". A Figura 21-13 demonstra a valva mitral com fenda.
  - Localizar jatos regurgitantes (Fig. 21-14).

Ecocardiografia Transesofágica | 311

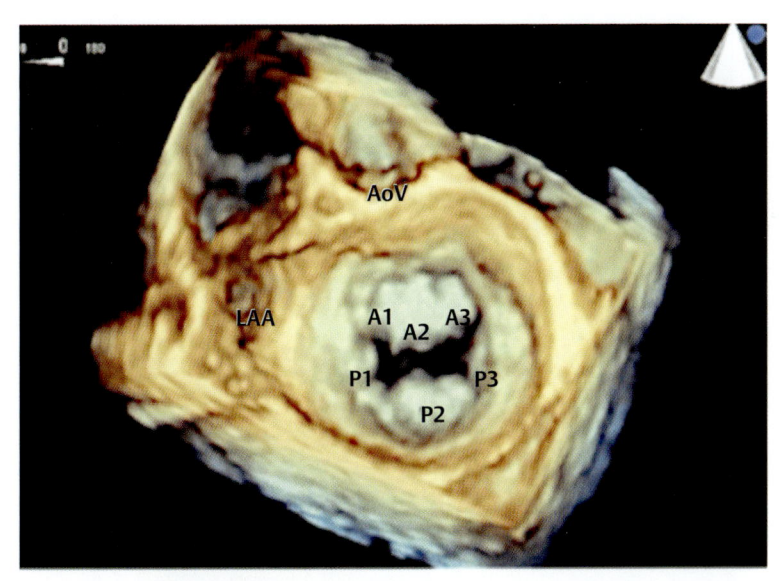

Figura 21-12. Projeção tridimensional (3D) da valva mitral na vista do cirurgião com a valva aórtica (AoV) localizada a 12 horas e o apêndice atrial esquerdo (LAA) em localização a 9 horas. O folheto mitral anterior é constituído pelos recortes A1, A2 e A3, enquanto que o folheto mitral posterior é constituído pelos recortes P1, P2 e P3.

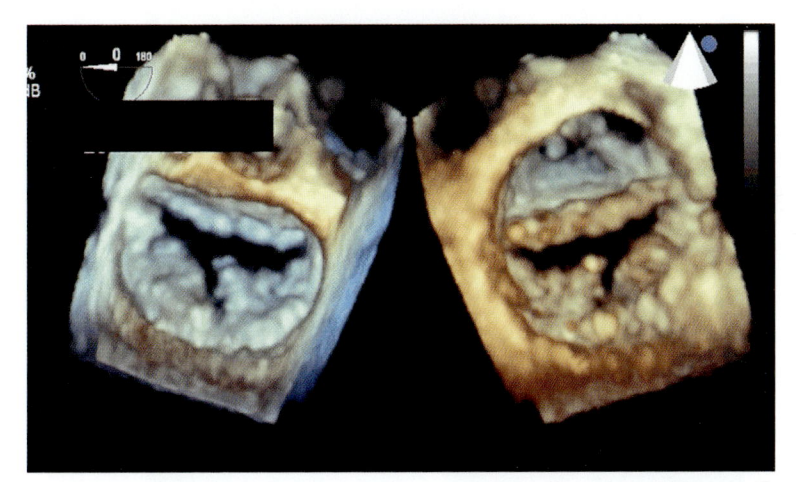

Figura 21-13. A imagem do lado esquerdo demonstra a valva mitral vista pelo aspecto atrial esquerdo (visão do cirurgião) com uma indentação se estendendo das extremidades mitrais ao anel. Este também é bem visualizado quando a valva mitral é vista pelo aspecto ventricular esquerdo (imagem do lado direito). Esta indentação é uma fenda mitral.

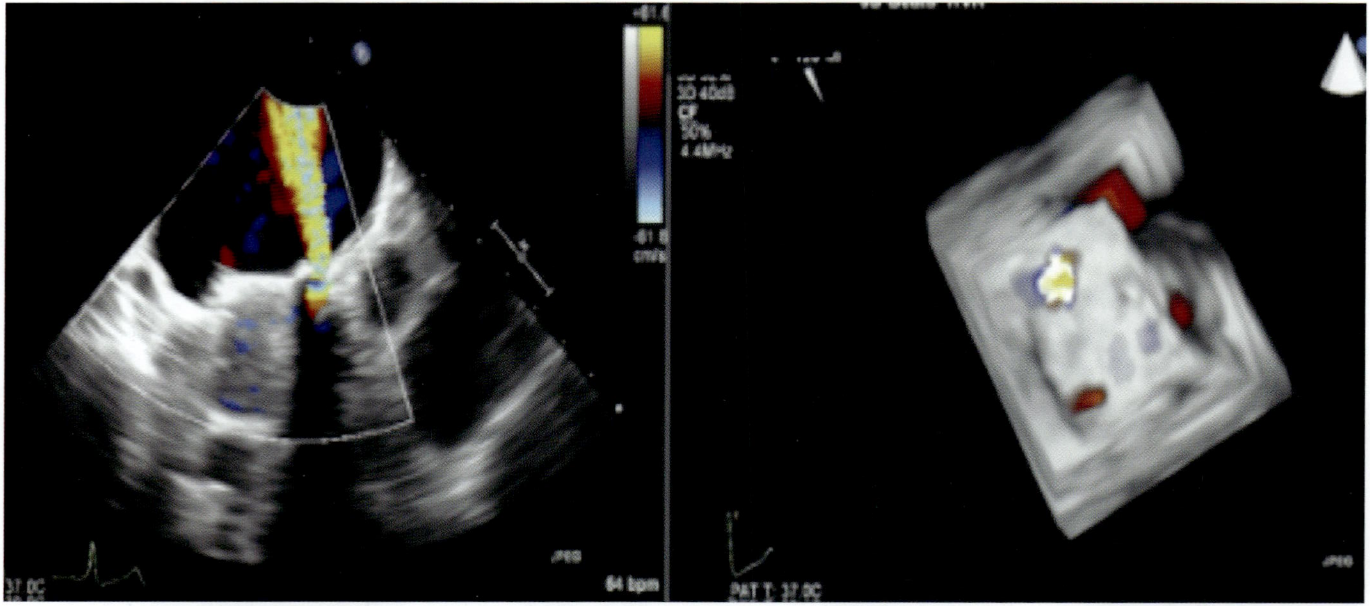

Figura 21-14. Ecocardiografia tridimensional (3D) pode ser muito útil na identificação de locais e regurgitação perivalvar. A imagem do lado esquerdo é uma projeção bidimensional de regurgitação perivalvar. A imagem do lado direito demonstra isto em uma projeção 3D do que o cirurgião vê da valva mitral. Quando o imageamento 3D é utilizado, podemos ver que a regurgitação perivalvar está localizada em uma posição de 11 horas.

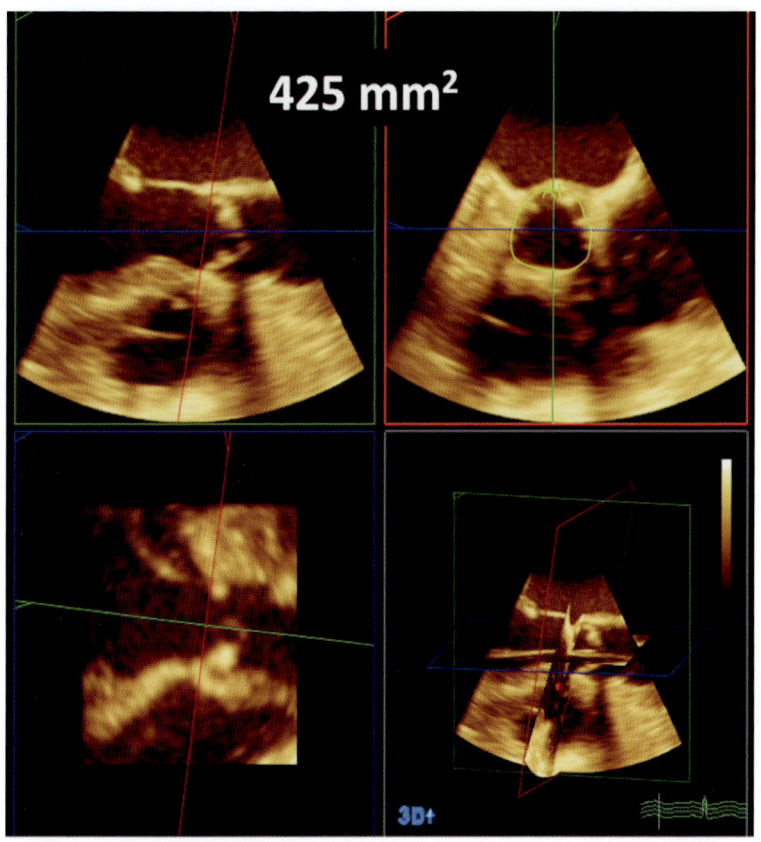

Figura 21-15. Ecocardiografia tridimensional (3D) pode ser muito útil nos procedimentos de doença cardíaca estrutural. Neste caso, a ecocardiografia 3D foi utilizada para medir o tamanho do anel aórtico utilizando o modo de reconstrução multiplanar 3D. A medida do anel é mostrada na imagem a qual é utilizada depois para determinar qual tamanho valvar será implantado no paciente. Esta é uma técnica extremamente útil em pacientes que possuem doença renal crônica e não podem ser submetidos a tomografia computadorizada com contraste para determinar o tamanho do anel.

- Melhor visualização de próteses valvares, incluindo localização e dimensionamento dos vazamentos perivalvares.
- Realizar procedimentos em doença cardíaca estrutural e procedimentos valvares percutâneos (Fig. 21-15) (veja, também, a biblioteca de vídeos para orientação do TEE durante Clip Mitral e troca valvar aórtica Transcateter).
- **Técnica**
- Precisa ter boas imagens 2D, ou as imagens 3D serão ruins.
- Utilizando o transdutor matrix, inicie com aquisição em "tempo real" ou "ao vivo" utilizando um modo de batimento único. Pode-se utilizar múltiplos batimentos para uma taxa de quadros mais alta se o ritmo for estável e o paciente puder cooperar com parada na respiração (Fig. 21-16).

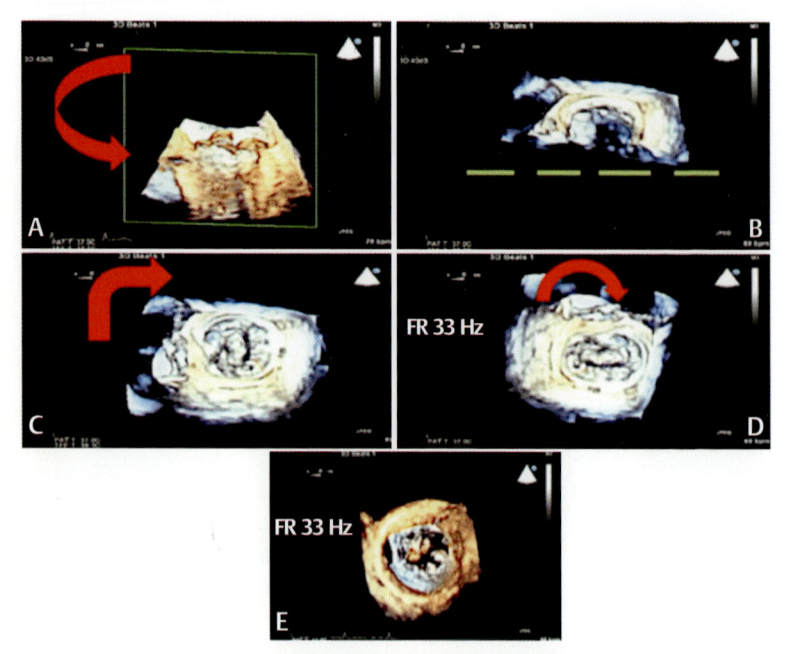

Figura 21-16. Passos tomados na aquisição tridimensional (3D) da valva mitral. **A:** O setor de imagem é focado na valva mitral. Note que um volume completo de aquisição em um batimento foi realizado. **B:** A imagem é, então, rodada em direção ao observador. Uma vez que a parte do anel mitral está na imagem, o plano verde está estendido tanto que todo o anel mitral pode ser visto. **C, D:** a imagem é, então, girada para posicionar a valva aórtica em uma posição de 12 horas. Aqui a valva mitral é vista pelo lado atrial esquerdo. **E:** A imagem também pode ser girada para visualizar a valva mitral pelo lado LV. Esta projeção pode ser útil para identificar fendas mitrais. Quader N, Rigolin VH, Cardiovasc Ultrasound. 2014 Oct 25;12:42 (Necessita de permissão do editor).

MINIATLAS DE IMAGENS TEE

(Fig. 21-17, A e B)
(Fig. 21-18, A e B)
(Fig. 21-19, A e B)
(Fig. 21-20, A-C)
(Fig. 21-21, A-C)
(Fig. 21-22, A-C)
(Fig. 21-23)
(Fig. 21-24, A e B)
(Fig. 21-25)
(Fig. 21-26)

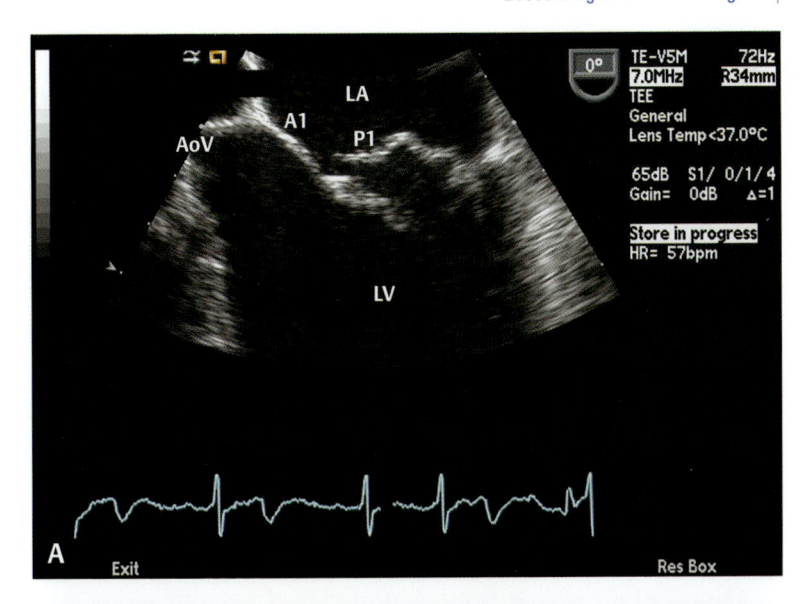

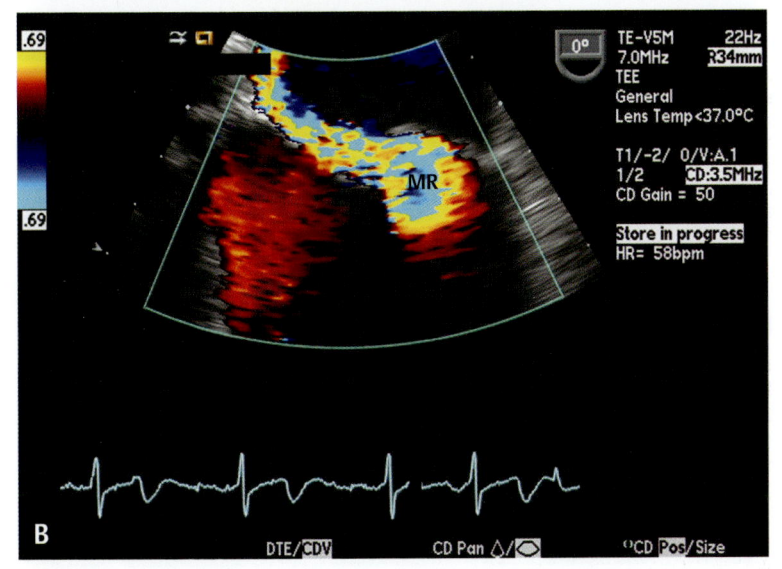

Figura 21-17. A: Recorte P1 instável da valva mitral visto nesta projeção medioesofagiana "superior" a 0 grau. **B:** Regurgitação mitral severa excêntrica anteriormente direcionada. AoV, valva aórtica; LA, átrio esquerdo; LV, ventrículo esquerdo.

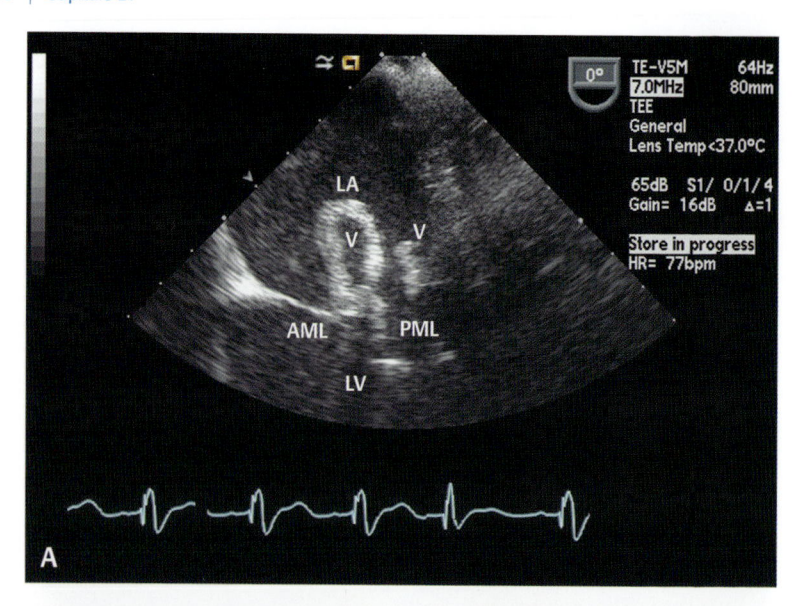

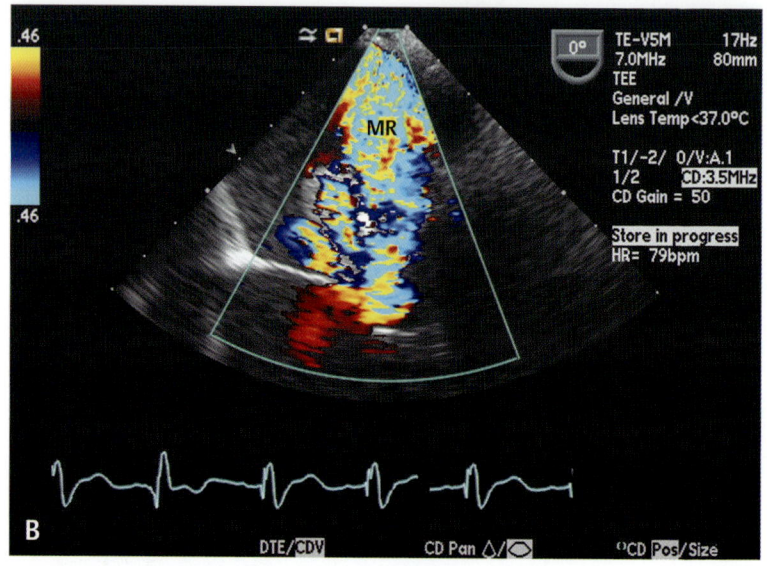

Figura 21-18. A: Projeção medioesofagiana a 0 grau com vegetações (V) visíveis na superfície atrial dos folhetos anterior (AML) e posterior (PML) da valva mitral. **B:** Regurgitação mitral severa é vista secundária à má coaptação e destruição do folheto. LA, átrio esquerdo; LV, ventrículo esquerdo.

Ecocardiografia Transesofágica | 317

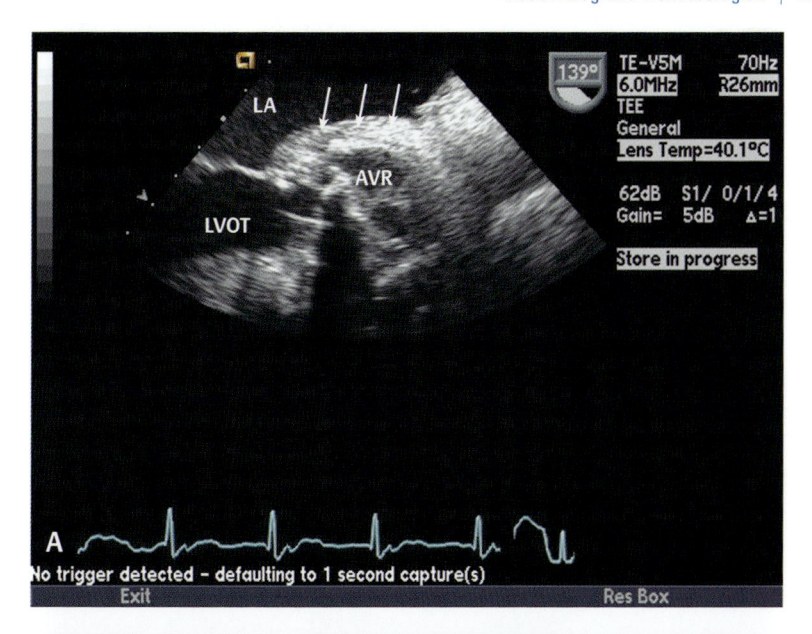

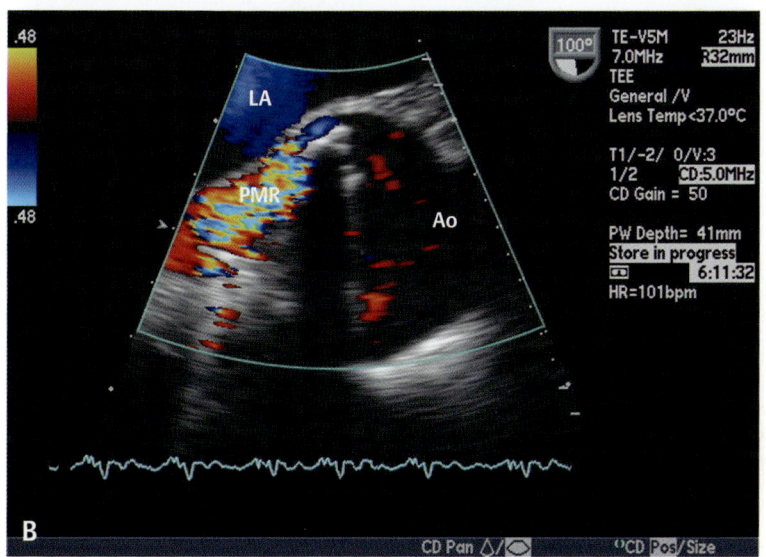

Figura 21-19. A: Uma projeção de eixo longo a 120 graus mostrando uma válvula aórtica mecânica com raiz aórtica anormalmente espessada. Sugestivo de abscesso. **B:** Regurgitação perivalvar. Ao, aorta; AVR, valva aórtica mecânica; LA, átrio esquerdo; LVOT, trato de saída ventricular esquerdo; PVR, regurgitação perivalvar.

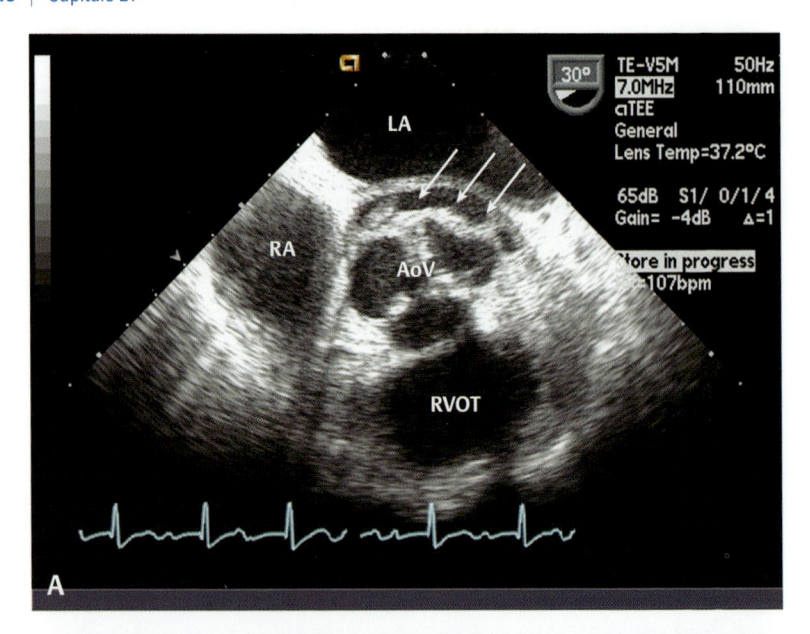

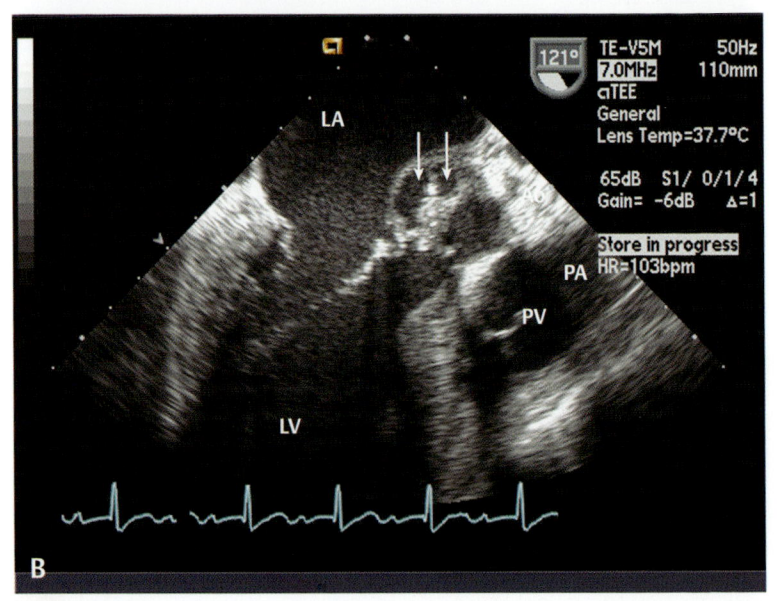

Figura 21-20. (**A**) Projeção de eixo curto da valva aórtica (AoV) com folhetos espessados e fluido anormal (*setas*) visto no tecido de suporte da raiz aórtica. (**B**) Projeção de eixo longo ventricular esquerdo (LV) confirma o abscesso de raiz aórtica (*setas*) com regurgitação aórtica (AR) severa (**C**). Ao, aorta; LA, átrio esquerdo; PA, artéria pulmonar; PV, veia pulmonar; RA, átrio direito; RVOT, trato de saída ventricular direito.

Ecocardiografia Transesofágica | 319

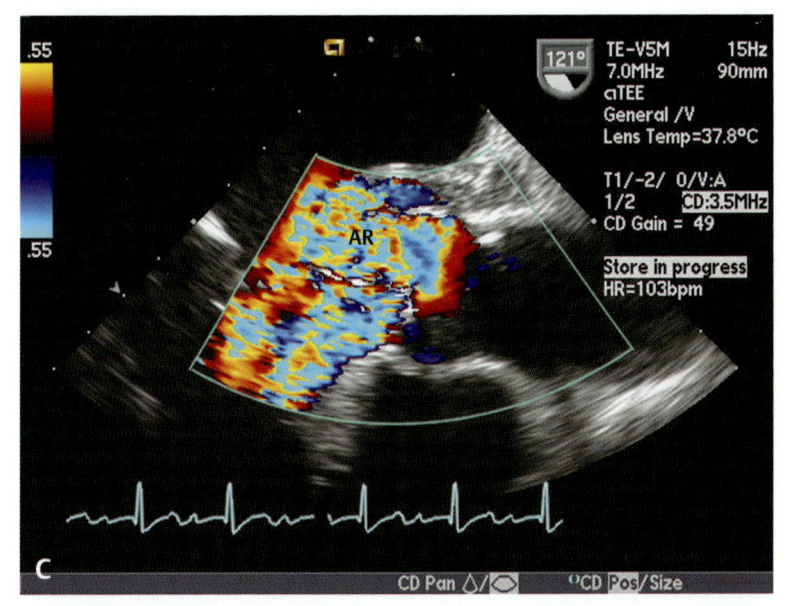

Figura 21-20. (*Continuação*)

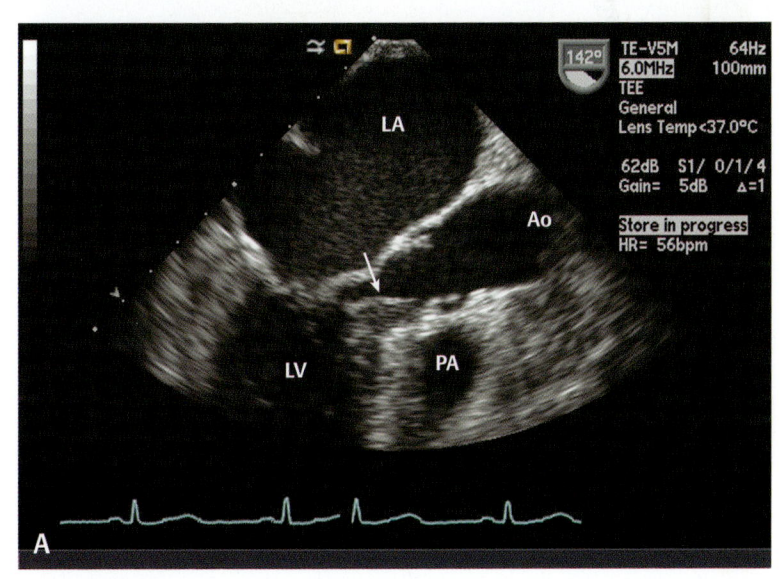

Figura 21-21. (A) Projeção de eixo longo ventricular esquerdo (LV) com estreitamento do trato de saída ventricular esquerdo (LVOT) secundário à membrana subaórtica tipo túnel (*seta*). (*Continua.*)

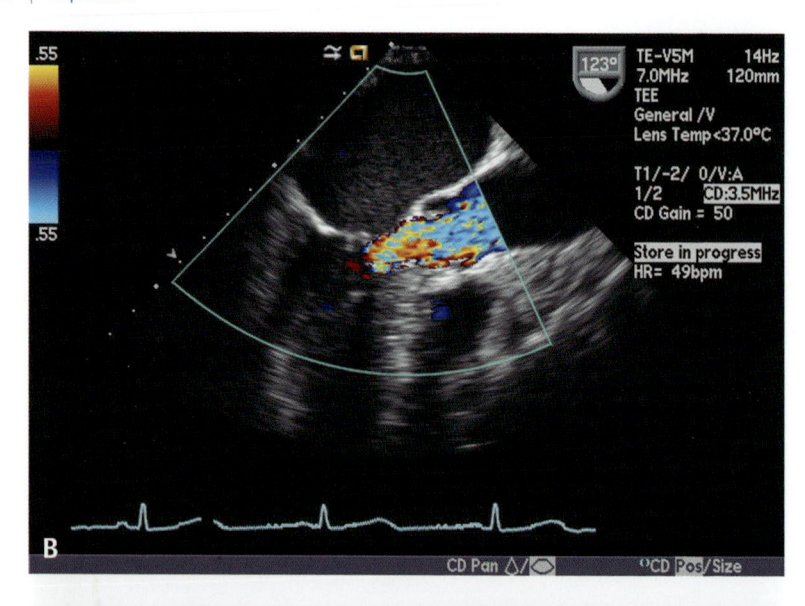

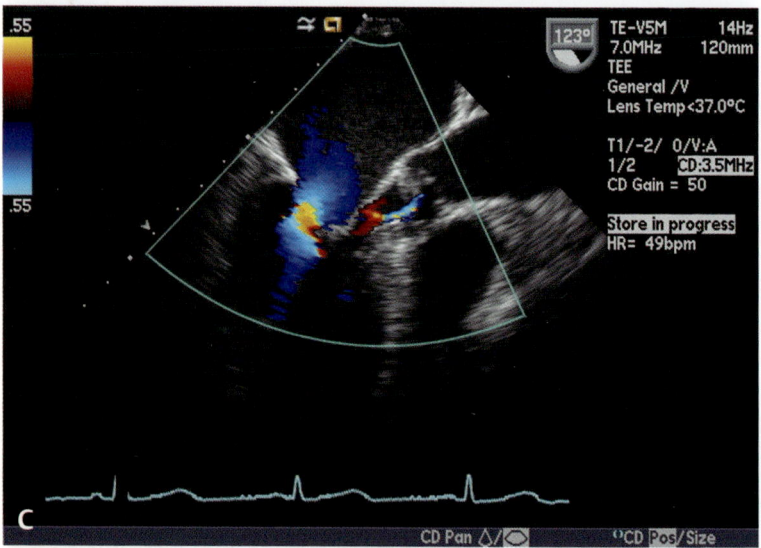

Figura 21-21. (*Continuação*) (**B**) Marcada turbulência sistólica é vista no LVOT e (**C**) regurgitação aórtica leve. Ao, aorta; LA, átrio esquerdo; PA, artéria pulmonar.

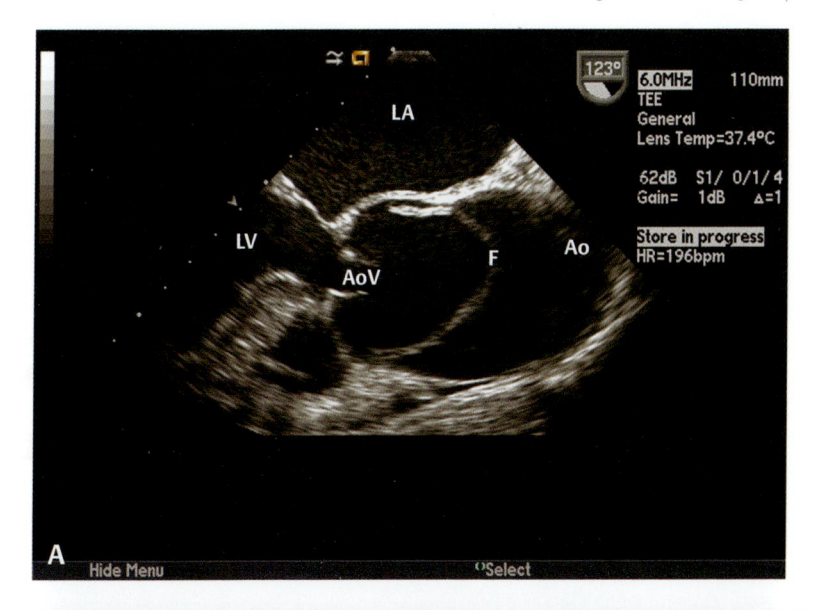

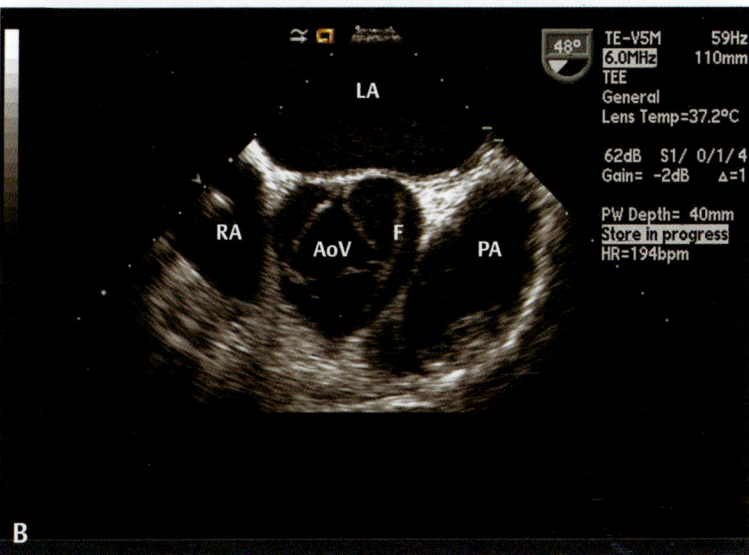

Figura 21-22. Aba de dissecção (F) vista nas projeções de eixo longo (**A**) e eixo curto (**B**) da raiz aórtica. (*Continua.*)

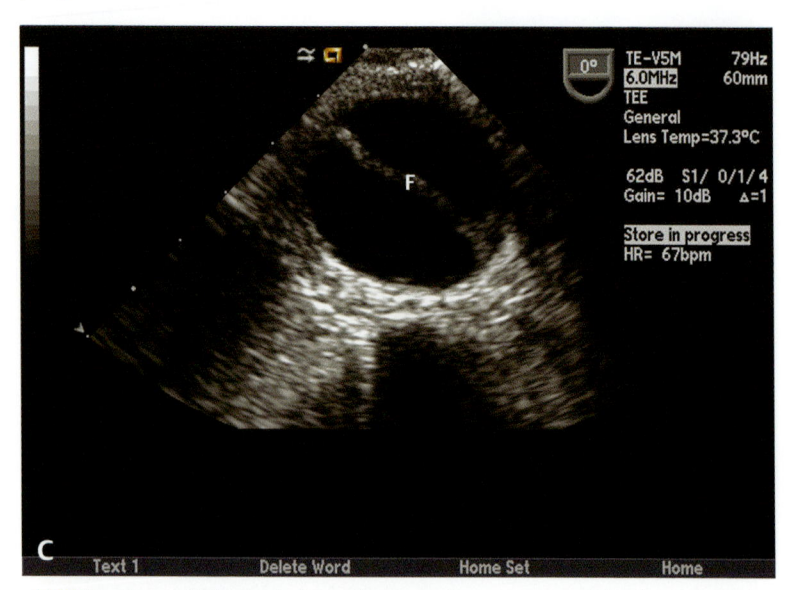

Figura 21-22. (*Continuação*) (**C**) A aba de dissecção se estende para a aorta torácica descendente. Ao, aorta; AoV, valva aórtica; LA, átrio esquerdo; LV, ventrículo esquerdo; PA, artéria pulmonar; RA, átrio direito.

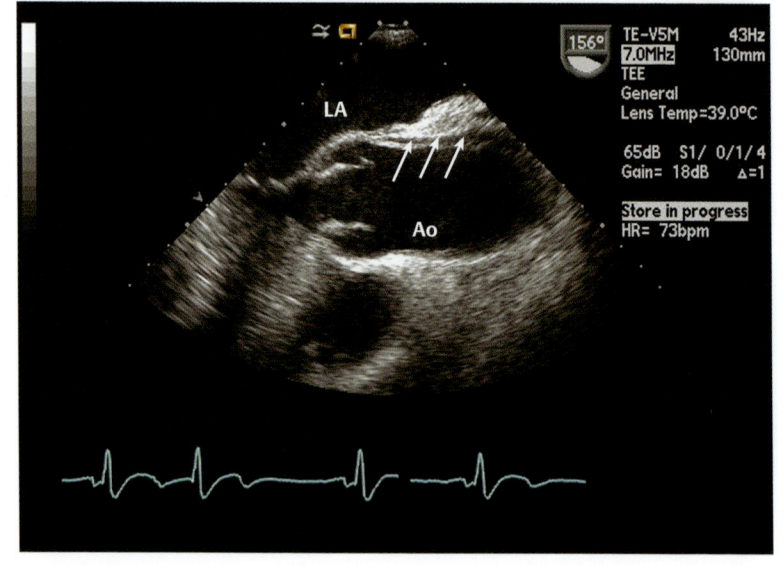

Figura 21-23. Projeção da raiz aórtica mostrando ecodensidade anormal na parede da aorta ascendente proximal compatível com hematoma intramural (*setas*). Ao, aorta; LA, átrio esquerdo.

Ecocardiografia Transesofágica | 323

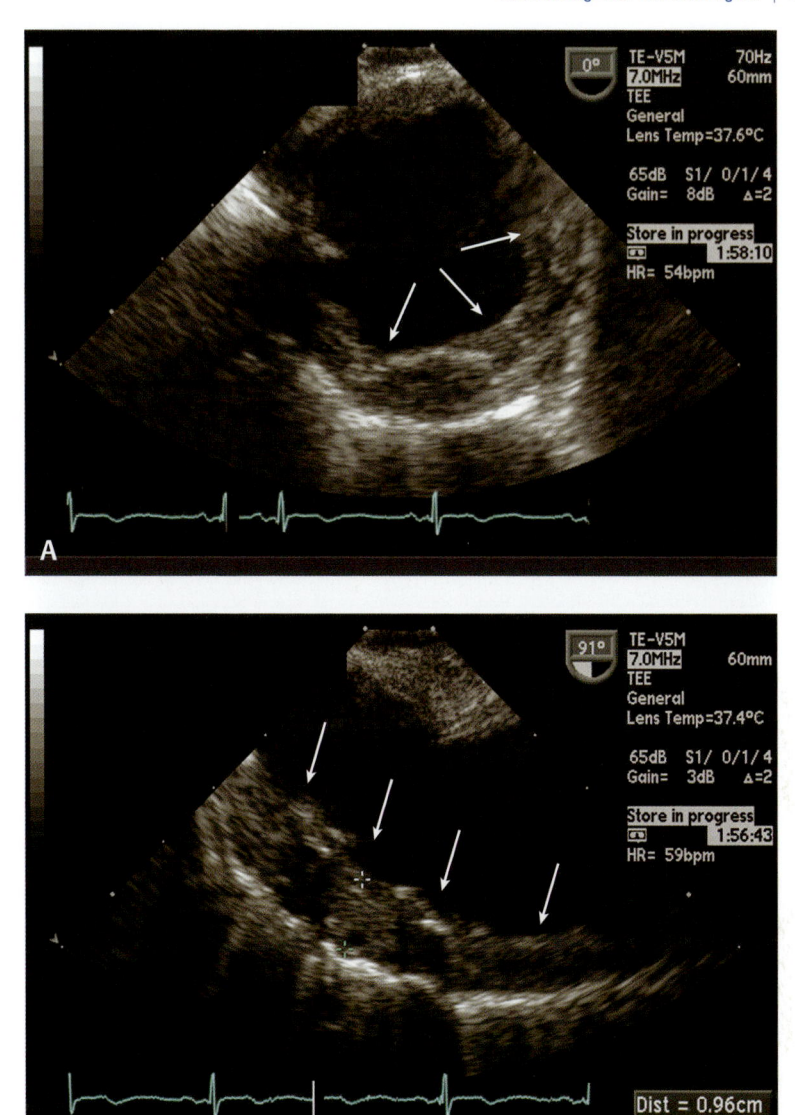

Figura 21-24. Projeções de eixo curto (**A**) e eixo longo (**B**) de um significativo ateroma aórtico visto na aorta torácica descendente (*setas*).

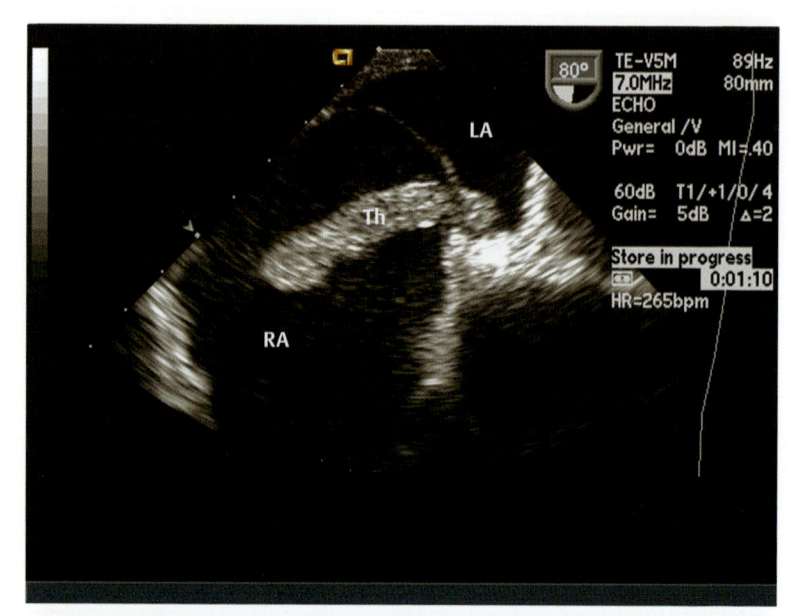

Figura 21-25. Trombo (Th) visto atravessando o septo interatrial na fossa *ovalis*. LA, átrio esquerdo; RA, átrio direito.

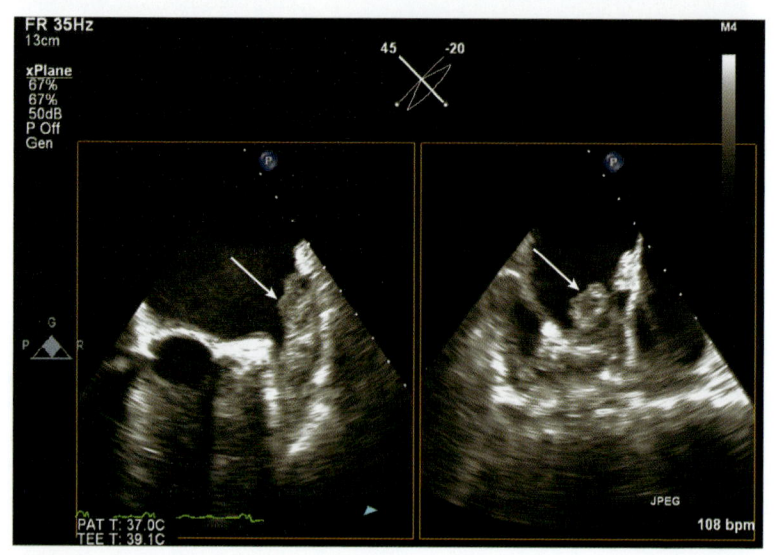

Figura 21-26. Projeção biplanar de um trombo no apêndice atrial esquerdo (*setas*). Eco contraste espontâneo pode ser visto no átrio esquerdo.

22 Dispositivo Cardíaco na Insuficiência Cardíaca

Michael E. Nassif ▪ Justin M. Vader

CONCEITOS DE ALTO RENDIMENTO

- Um imageamento abrangente por ecocardiografia transtorácica dos dispositivos de assistência ventricular esquerda (LVADs) duráveis consiste de todas as medidas por TTE de rotina, com especial atenção a abertura da valva aórtica (AoV), posicionamento e Doppler do fluxo da cânula aórtica e apical, e posição do septo interventricular (IVS).
- LVADs fornecem benefício pela redução das pressões de enchimento do coração esquerdo e aumento do débito cardíaco. Suporte inadequado pelo LVAD resulta na persistência dos sinais e sintomas típicos de insuficiência do coração esquerdo. Suporte excessivo por LVAD pode comprometer o ventrículo direito (RV) por aumentar a pré-carga e alterar o posicionamento de IVS, resultando em sinais e sintomas de falência do coração direito.
- Os estudos de mudança de velocidade de LVAD têm utilidade na confirmação de disfunção da bomba resultante de trombose e pode ser útil na otimização dos ajustes de velocidade em alguns indivíduos.
- O imageamento por ecocardiografia transesofágica (TEE) e TTE são adjuntos úteis para o manuseio das diferentes modalidades de suporte mecânico temporário, incluindo balão de contrapulsação intra-aórtico (IABP), Impella e membrana de oxigenação extracorpórea (ECMO).

PROJEÇÕES-CHAVE

LVADs

- Paraesternal de eixo longo (PLAX) — No geral, a avaliação do volume LV é o primeiro objetivo. Evidência de regurgitação mitral (MR) e regurgitação aórtica (AR) ao Doppler colorido constituem a chave para estimativa do atual nível de suporte apropriado. Modo M através da AoV é útil para determinar a frequência e grau de abertura.
- Paraesternal de eixo curto (PSAX) — Doppler de onda pulsada (PW) ao nível da valva pulmonar para a medida da integral velocidade-tempo (VTI) permitem a estimativa de mudanças no débito cardíaco.
- Apical quatro câmaras (A4C) — Posicionamento na linha média do IVS, geralmente, indica apropriado ajuste da velocidade do LVAD. Avaliação do volume atrial esquerdo (LA) juntamente com os parâmetros de influxo mitral, incluindo a relação entre onda E e onda A, tempo de desaceleração da onda E, e velocidade da onda E fornecem indícios do grau de descarga do coração esquerdo.
- A4C focado no RV — Avaliação da função RV (excursão sistólica do plano anular tricúspide [TAPSE], Doppler tecidual RV [RVS'], tensão RV, mudança de área fracional [FAC]), coaptação valvar tricúspide (TV), e regurgitação tricúspide (TR) determinam o grau de função RV em face do suporte por LVAD.

- O fluxo da cânula do LVAD pode ser orientado em cada direção dependendo do ângulo de varredura e do ângulo de inserção.
- Os fluxos da cânula apical LV (influxo) são mais bem vistos na projeção PLAX fora de eixo ou PSAX do ápice. As projeções fora de eixo são, frequentemente, necessárias para visualizar os fluxos pela cânula. Os perfis de ondas de curva por Doppler da cânula não devem parecer com o influxo mitral.
- O fluxo da cânula aórtica (saída) é mais bem visualizado nas projeções da borda esternal direita ou PLAX alto da aorta ascendente. Utilize Doppler colorido para localizar fluxo contínuo na projeção da borda esternal direita.
- Artefatos são comuns — as estruturas do LVAD obstruem as ondas do Doppler colorido e do Doppler de onda contínua (CW) nas projeções apicais. Projeções mediais, fora de eixo, fornecem um sinal melhor.

SUPORTE CIRCULATÓRIO MECÂNICO DURÁVEL

Embora suporte mecânico temporário do RV seja amplamente utilizado, suporte circulatório mecânico durável é, com raras exceções, uma questão de suporte LVAD isolado.
- LVADs são indicados para pacientes com insuficiência cardíaca sistólica avançada (estágio D ACC/AHA, classe IV NYHA), tanto como uma ponte para futuro transplante cardíaco (BTT) ou como terapia de destino (DT) naqueles pacientes inelegíveis para o transplante.
- Dois LVADs duráveis estão atualmente aprovados para uso comercial nos Estados Unidos: Thoratec HeartMate II (HMII) e HeartWare HVAD (Heart Ware Corp., Framingham, MA). Outros LVADs duráveis permanecem sob investigação.
  - O HM II utiliza tecnologia de fluxo axial, similar à hélice de Archimedes, para energizar sangue extraído de uma cânula de influxo apical LV, através de uma unidade de motor, e para fora da aorta ascendente através de um conduto tubular. A própria bomba do LVAD é colocada em um bolso pré-peritoneal, e a estrutura de armazenamento é implantada abaixo do diafragma (Fig. 22-1).
  - O HVAD utiliza o fluxo centrífugo em oposição ao fluxo axial, para energizar o sangue extraído através de um circuito de configuração similar ao HMII. Este dispositivo é menor e implantado intrapericardicamente, sem um bolso separado para a bomba. Em contraste ao HMII, a estrutura de armazenamento do dispositivo é implantada acima do diafragma (Fig. 22-2).

Ecocardiografia na Avaliação Pré-Implantação

Avaliação LV

- Pacientes com disfunção sistólica severa (por exemplo, fração de ejeção ventricular esquerda [LVEF], < 25%), grandes volumes LV, e pressões de enchimento do coração esquerdo elevadas são ótimos candidatos para suporte com LVAD.
- O diâmetro diastólico final interno do ventrículo esquerdo (LVIDd) deve ser medido e comparado ao LVIDd pós-operatório como um marcador de descarga após implante do LVAD.
- Volume diastólico final ventricular esquerdo (LVEDV) deve também ser utilizado e parece ser um melhor marcador para descarga LV; entretanto, o LVEDV é difícil de ser obtido após implante do LVAD como resultado de projeções apicais limitadas.
- LVEDV grande prediz uma melhor resposta a terapia por LVAD e volumes LV menores parecem estar associados a complicações pós-LVAD.
- A presença de trombos LV influencia o planejamento cirúrgico e pode estar associado a risco aumentado de AVE durante o momento de canulação LV do procedimento.

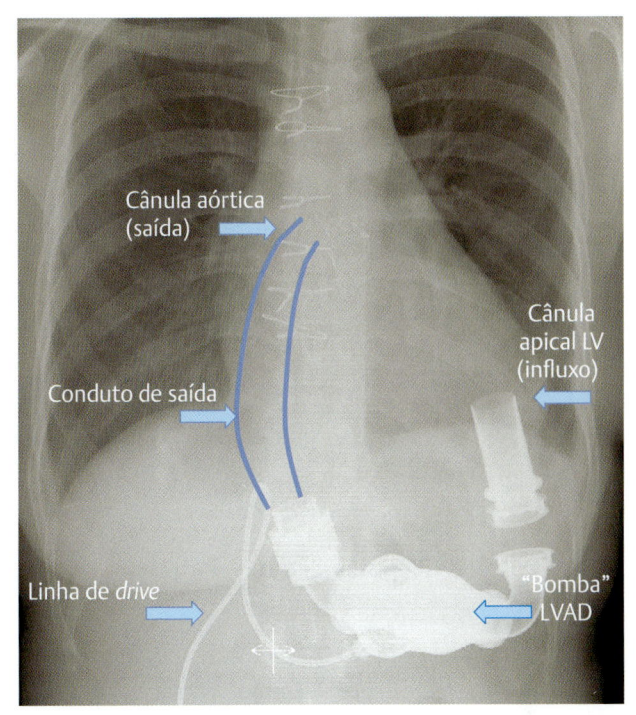

Figura 22-1. Radiografia de tórax de um paciente com dispositivo de assistência ventricular esquerda (LVAD) HeartMate 2 com cânula de influxo, bomba e linha de *drive* radiopacos. O curso de saída do conduto está traçado. Note a posição da bomba.

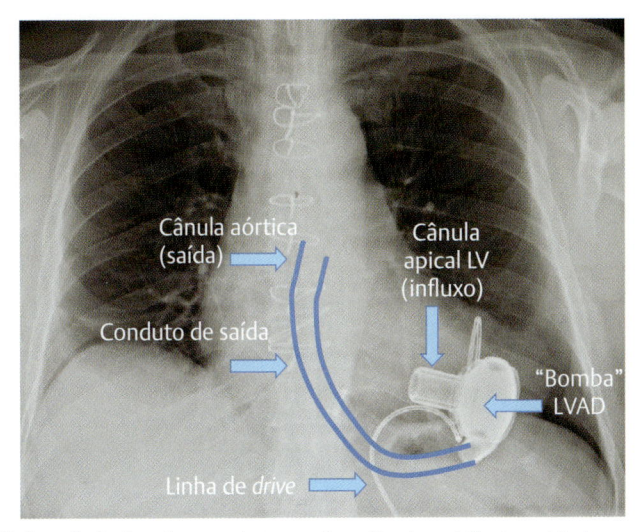

Figura 22-2. Radiografia de tórax de um paciente com dispositivo de assistência ventricular esquerda (LVAD) HeartWare com cânula de influxo, bomba e linha de *drive* radiopacos. O curso do conduto de saída está traçado. Compare a posição da bomba entre o LVAD HeartWare e o LVAD HeartMate 2.

Avaliação RV
- Falência do RV sem suporte mecânico é a maior causa de mortalidade dos receptores de LVAD e afeta ~20-30% dos receptores de LVAD, com uma incidência de 0,2 eventos por paciente-ano de suporte.
- Adicionalmente aos preditores clínicos e demográficos, numerosos parâmetros ecocardiográficos têm sido sugeridos como preditores de falência RV clínica após implante de LVAD, incluindo TAPSE, Doppler tecidual RV, tensão RV, índice de *performance* miocárdica direita (RIMP), mudança de área fracional (FAC) do RV.
- Além da função sistólica RV, tamanho RV, estimativa da pressão RA e grau de TR devem ser avaliados.

Avaliação Valvular
- Valva aórtica
  - AR moderada ou grave representam uma limitação maior ao sucesso com suporte por LVAD resultando em uma "alça fértil" de circulação entre a raiz aórtica, LV e LVAD.
  - AR moderada ou grave devem ser tratados na época da cirurgia com troca AoV, plicatura valvar, ou sutura da valva.
  - Estenose aórtica (AS) não constitui um impedimento ao implante de LVAD, uma vez que a AoV normal está, frequentemente, completamente fechada em pacientes com suporte por LVAD.
  - Próteses aórticas mecânicas são ninhos de trombos no contexto de suporte por LVAD e mínima excursão do folheto. AoVs mecânicas são, frequentemente, trocadas por valvas bioprotéticas ou são suturadas
- Valva mitral (MV)
  - MR resultante somente de dilatação do LV e anel mitral (MR funcional) melhora com suporte por LVAD, enquanto que a MR que resulta de anormalidades estruturais e deslocamento dos folhetos MV frequentemente persistem.
  - Prótese mitral mecânica representa um alto risco trombogênico e necessitam de anticoagulação agressiva, mas não representam uma complicação ao implante do LVAD.
  - Estenose mitral severa (pressão média $\geq$ 10 mmHg) devem ser resolvidos cirurgicamente no momento do implante do LVAD.
- Valva tricúspide
  - TR severa anterior ao implante do LVAD pode resultar em falência continuada do coração direito e efetividade reduzida do suporte por LVAD. Diretrizes recentes sugerem que o reparo da TV seja feito no momento do implante do LVAD.

Desvios
- Defeitos do septo atrial e forame oval patente com desvio significativo devem ser vistos e fechados durante a cirurgia de LVAD.
- Simultaneamente, VSD deve ser identificado e localizado.

> - **Pontos-Chave:**
>   1. *Avaliação ecocardiográfica antes da implantação do LVAD deve incluir LVIDd, grau de AR, AS, MR, MS e TR.*
>   2. *Tamanho e função de RV devem ser avaliados e registrados.*
>   3. *Avaliar a presença de desvios interatrial e interventricular.*

TEE Intraoperatório na Orientação do Implante de LVAD
- TEE é útil para implante de cânula de LVAD e ajustes iniciais de LVAD.
  - Velocidades são ajustadas para descomprimir o LV, com muita atenção ao posicionamento na linha média do septo, assim como a função MR, AR, TR e RV.

- Os fluxos no conduto de LVAD podem ser avaliados através de projeções fora de eixo para detecção de dobra ou mal-posicionamento do conduto.
- A posição da cânula de influxo do LVAD é geralmente vista nas projeções mesoesofagianas. (Note que a cânula não deve estar excessivamente orientada em direção ao IVS).
- A cânula de saída do LVAD é imageada na aorta ascendente médio próximo a artéria pulmonar (PA) direita.
- A posição e a velocidade da cânula devem ser interrogadas antes e após o fechamento do tórax.
- Disfunção RV aguda pode sugerir embolia aérea abaixo da artéria coronária direita
- Disfunção RV aguda com TR severa também pode sugerir velocidade da bomba de LVAD excessiva (de "sugar" o LV e mudança do IVS para a esquerda).
- Utilize Doppler colorido e solução salina agitada para detectar um desvio interatrial.
- Avaliação da abertura da AoV e grau de AR.

Avaliação Ecocardiográfica de Rotina do LVAD com Funcionamento Normal

- O tipo de LVAD e velocidade da bomba devem ser vistos no exame TTE e registrados.
- A pressão sanguínea deve ser aferida.
- LVIDd por PLAX deve ser registrado em cada paciente, tanto que o diâmetro LV pode ser monitorado seriadamente nos estudos.
- Como notado previamente, os volumes LV podem ser difíceis de avaliar nestes pacientes em virtude das limitações técnicas.
- Se não for utilizado contraste por microbolhas, uma estimativa visual do LVEF deve ser registrada.
- Embora o influxo mitral e o volume de LA devam ser registrados, como estes parâmetros podem ser utilizados no manuseio clínico destes pacientes é incerto no presente momento.
- A posição do IVS deve ser avaliada (se o septo for na linha média).
- O tamanho e função do RV devem ser registrados juntamente com o grau de TR e regurgitação pulmonar.
- O grau de MR deve ser avaliado. MR significante pode sugerir descarga inapropriada de LV ou interferência da cânula com o aparato mitral.
- Consulte a Figura 22-3 para avaliação ecocardiográfica de rotina para pacientes com LVAD.
- Função AoV
  - Abertura da AoV deve ser avaliada.
  - AoV é mais bem avaliada tanto por Doppler bidimensional (2D) ou com Modo M pelas projeções PLAX e PSAX com 10-15 batimentos com velocidade aquisição de varredura de 25-50 mm/s (Fig. 22-4).
  - Uma AoV que não abre mais pode estar associada a formação de trombo sobre a valva e a raiz aórtica deve ser cuidadosamente avaliada.
  - O grau de AR deve ser avaliado.
- Imageamento da cânula
  - O LV apical (influxo) pode ser visto nas projeções PLAX fora de eixo, projeções PSAX apical, ou projeção A4C. As projeções fora de eixo são frequentemente necessárias para visualizar os fluxos na cânula. Tanto o Doppler CW quanto PW da cânula devem ser avaliados (Fig. 22-5).
  - O fluxo da cânula aórtica (saída) é mais bem visto nas projeções da borda esternal direita ou PLAX alta da aorta ascendente. Utilize Doppler colorido para localizar o fluxo contínuo na projeção RSB.
  - A velocidade de pico típica da cânula de influxo é < 1,5 m/s no LVAD do HM2. Velocidades altas necessitam de pronta consideração de obstrução parcial.
  - Velocidades de saída do enxerto > 2 m/s podem ser anormais e justificam avaliação adicional.

Valva aórtica

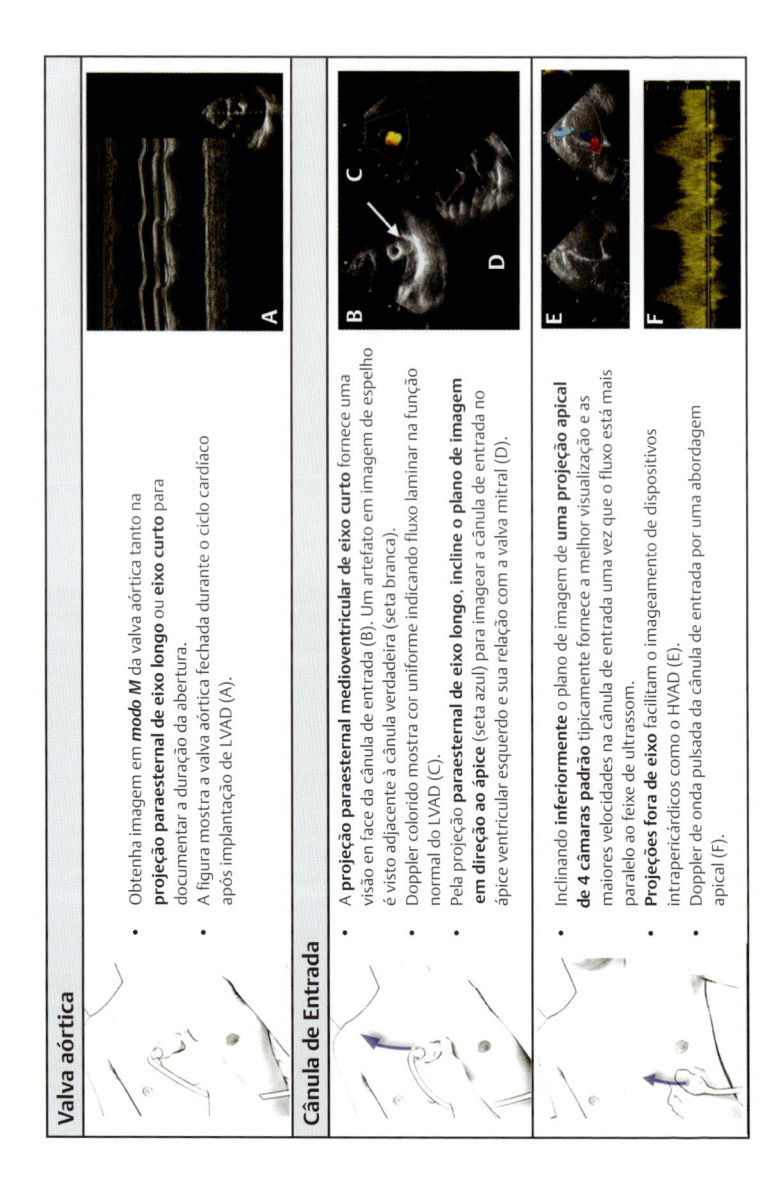

- Obtenha imagem em **modo M** da valva aórtica tanto na **projeção paraesternal de eixo longo** ou **eixo curto** para documentar a duração da abertura.
- A figura mostra a valva aórtica fechada durante o ciclo cardíaco após implantação de LVAD (A).

Cânula de Entrada

- A **projeção paraesternal medioventricular de eixo curto** fornece uma visão en face da cânula de entrada (B). Um artefato em imagem de espelho é visto adjacente à cânula verdadeira (seta branca).
- Doppler colorido mostra cor uniforme indicando fluxo laminar na função normal do LVAD (C).
- Pela projeção **paraesternal de eixo longo, incline o plano de imagem em direção ao ápice** (seta azul) para imagear a cânula de entrada no ápice ventricular esquerdo e sua relação com a valva mitral (D).
- Inclinando **inferiormente** o plano de imagem de **uma projeção apical de 4 câmaras padrão** tipicamente fornece a melhor visualização e as maiores velocidades na cânula de entrada uma vez que o fluxo está mais paralelo ao feixe de ultrassom.
- **Projeções fora de eixo** facilitam o imageamento de dispositivos intrapericárdicos como o HVAD (E).
- Doppler de onda pulsada da cânula de entrada por uma abordagem apical (F).

Enxerto de Saída

- Uma **rotação em sentido horário suave a partir da projeção paraesternal em eixo longo** mostra um fluxo de saída do enxerto para pacientes com uma anastomose aórtica torácica descendente.
- Inclinar o plano de imagem para a **projeção paraesternal basal de eixo curto** (seta azul) para avaliar o fluxo da saída do enxerto para dentro do arco aórtico (G).

- Com uma anastomose do enxerto de saída da raiz aórtica, **uma janela paraesternal alta direita ou esquerda** (entalhe do transdutor voltado para "12 horas") frequentemente fornece a melhor determinação das velocidades no enxerto de saída uma vez que o fluxo é mais paralelo ao feixe de ultrassom.
- Imagem paraesternal direita alta da anastomose do enxerto de saída com a raiz aórtica (seta), com Doppler colorido (H) e Doppler de onda pulsada (I).

Avaliação do Ventrículo Direito

- Uma projeção **"focada" no RV** é obtida pela rotação do transdutor na posição apical (seta vermelha) para maximizar o plano RV.
- Mova o transdutor medialmente (seta azul) para obter uma projeção **"RV modificada"** (J), a qual pode fornecer visualização melhorada e interrogação por Doppler das estruturas cardíacas direitas.

Nota: Avaliação do tamanho RV não é precisa na projeção "modificada".

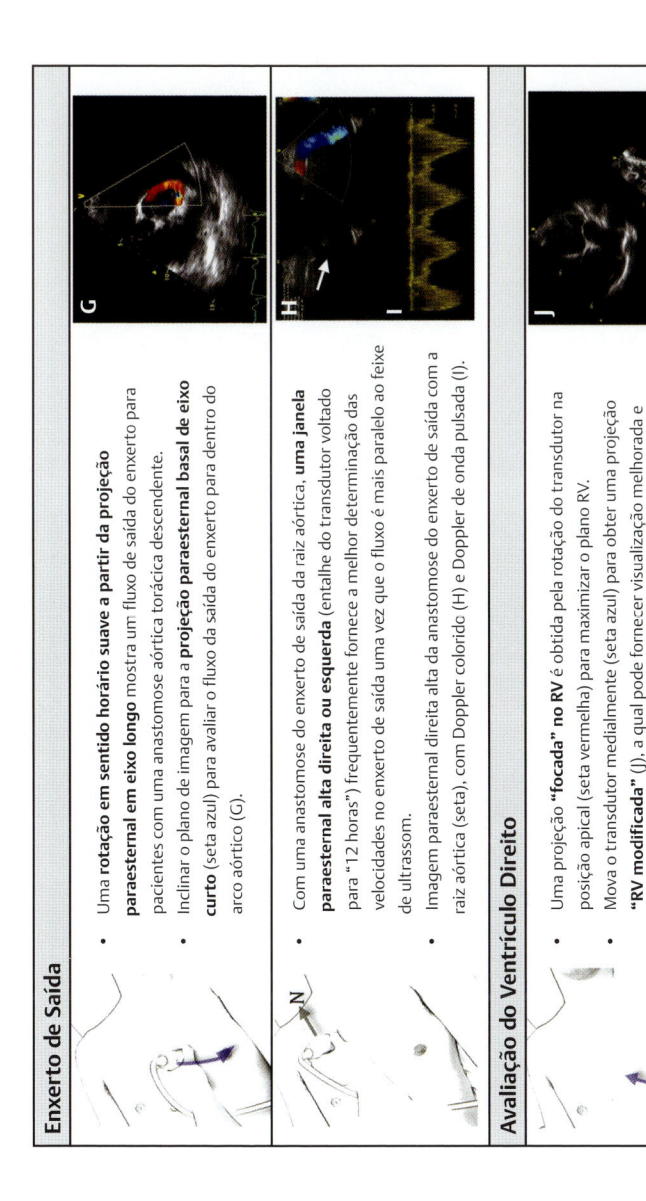

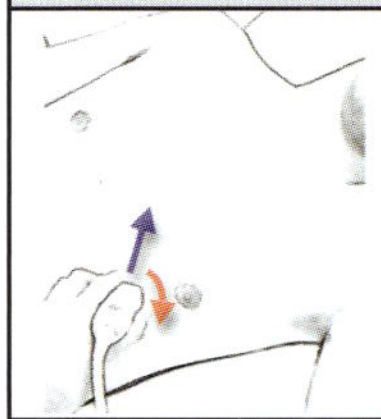

Figura 22-3. Considerações para varredura por eco para paciente em suporte por dispositivo de assistência ventricular esquerdo (LVAD) tipo HeartMate 2 LVAD. (Reimpressa por Rasalingam R. Johnson SN, Bilhorn KR et al. Transtoracic echocardiographic assessment of continuous-flow left ventricular assist devices. *J Am Soc Echocardiogr.* 2011;24:135–48.)

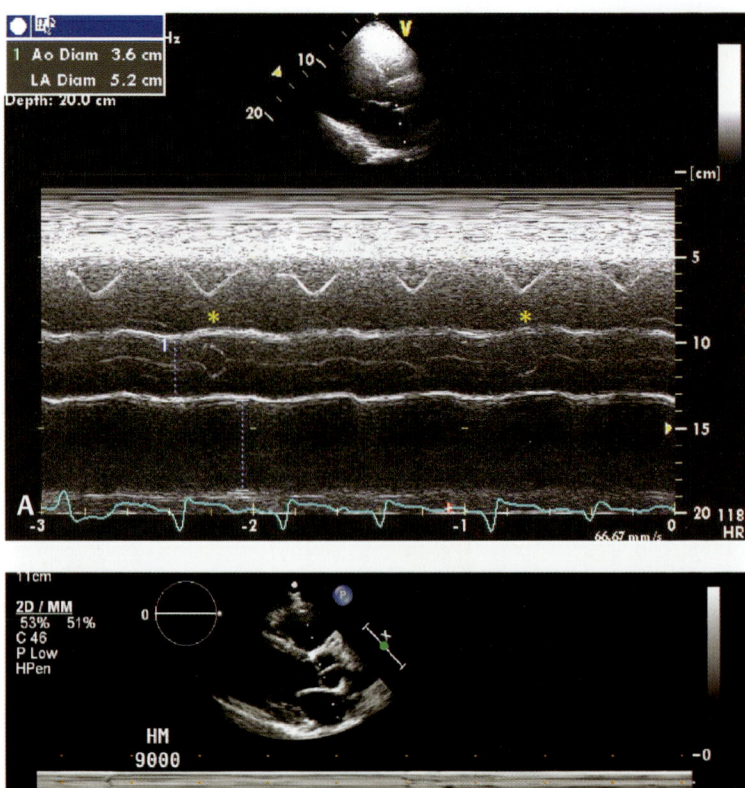

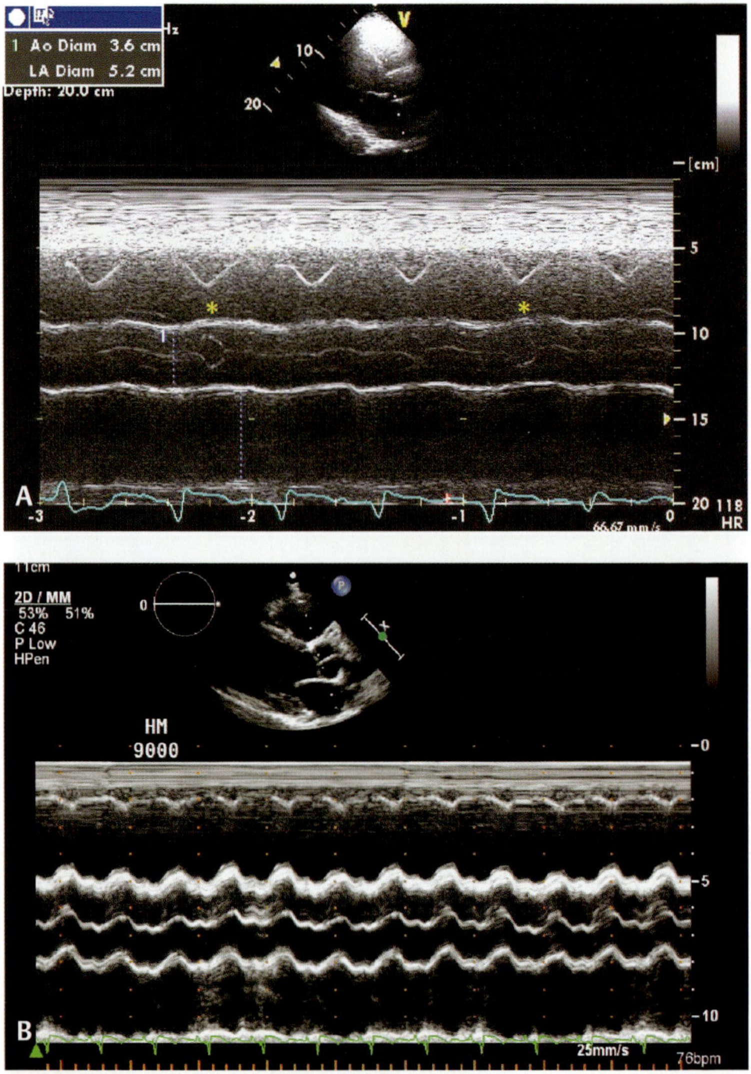

Figura 22-4. Imageamento de modo M da valva aórtica em paciente com dispositivo de assistência ventricular esquerdo. **A:** a abertura intermitente da valva aórtica é demonstrada pelo asterisco. **B:** Em comparação, não existe abertura da valva aórtica.

- Avaliação do débito cardíaco
  - Na ausência de significante abertura AoV e significante AR, o débito cardíaco do LVAD é o mesmo que o débito cardíaco do lado direito, onde o débito cardíaco do lado direito é calculado pela utilização da seguinte equação (VTI PW RVOT × área transversal RVOT) × HR (Fig. 22-6) onde RVOT = trato de saída ventricular direito e HR = frequência cardíaca.

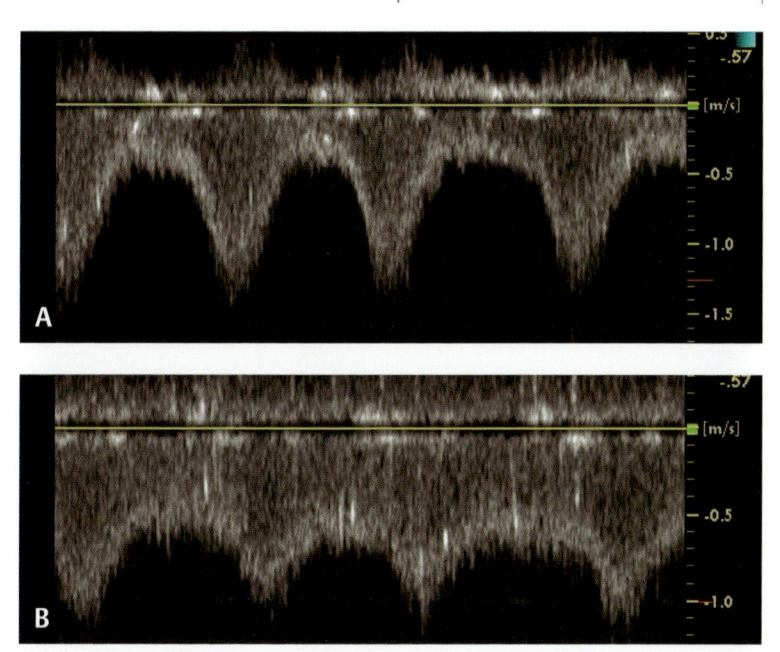

Dispositivo Cardíaco na Insuficiência Cardíaca | 333

Figura 22-5. Doppler de onda pulsada da cânula aórtica (saída) do dispositivo de assistência ventricular esquerdo. Demonstrado a 8.400 rpm (**A**) com maior pulsatilidade do que a 9.600 rpm (**B**).

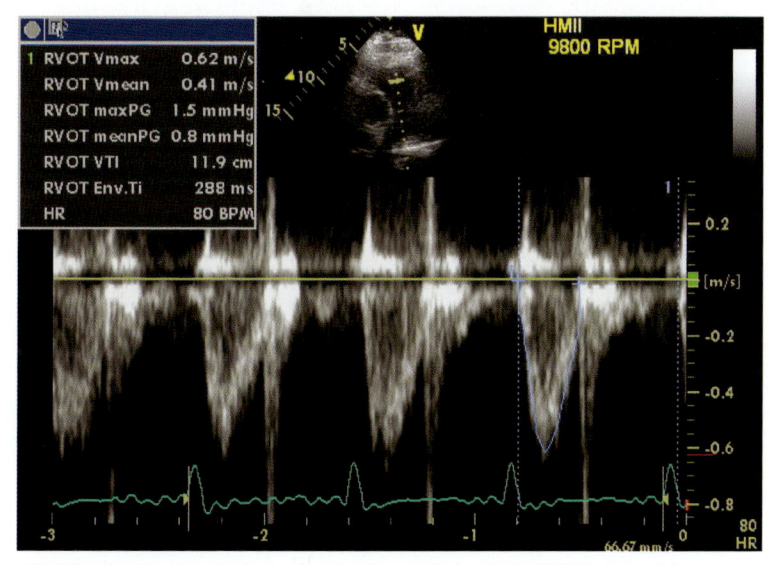

Figura 22-6. Doppler de onda pulsada do trato de saída ventricular direito (RVOT) a integral de velocidade-tempo (VTI) é, então, utilizada para calcular o débito cardíaco do lado direito utilizando a fórmula: (RVOT VTI × RVOT$_{área}$) × HR. HR, frequência cardíaca.

- Quando a AoV se abre na ausência de significante AR, o débito cardíaco em LVAD = RVOT débito cardíaco — débito cardíaco em LVOT.
- Em casos de significante AR, o débito cardíaco do LVAD é maior do que o débito cardíaco do lado direito.
- O débito cardíaco estimado deve ser registrado.

> - **Ponto-Chave:** *Adicionalmente ao registro padrão realizado em todos os TTEs, os seguintes parâmetros devem ser incluídos em um registro de TTE de LVAD: velocidade da bomba, tipo de LVAD, LVEF, LVIDd, posição IVS, comentário sobre a abertura da AoV, grau de regurgitação valvular, tamanho e função RV, estimativa do débito cardíaco, velocidades canulares de influxo e efluxo.*

Avaliação Ecocardiográfica das Complicações de LVAD
- Alarmes da bomba de LVAD e console de leitura (Tabela 22-1)
    - Alta energia e alto fluxo — trombose de bomba, AR severa, vasodilatação periférica (por exemplo, sepse), e normalização da função sistólica LV.
    - Baixo fluxo — depleção global do volume intravascular, obstrução mecânica ao influxo da cânula LV ou cânula de saída aórtica, falência cardíaca direita (produzindo baixa pré-carga LV), tamponamento cardíaco (geralmente no contexto de pós-operatório precoce), e estados de pós carga muito elevados.

Tabela 22-1 Diagnóstico Diferencial entre os Alarmes do Dispositivo de Bombeamento de Assistência Ventricular Esquerda e Correlação com Eco

Alarme	Problema	Eco correlato
Baixo fluxo	Depleção de volume	IVC colapsável
	Obstrução mecânica ao influxo ou efluxo	Velocidades das cânulas altas Trombo/*pannus*
	Falência cardíaca direita	Dilatação do RV Cavidade LV pequena IVC dilatada
	Tamponamento cardíaco	Efusão pericárdica IVC dilatada
	Estados de pós-carga elevada	AR piorando
Força alta/ alto fluxo	Trombose da bomba	LV dilatado com MR Estudo de rampa com falência do LV em reduzir de tamanho
	AR severa	Achados ao Doppler colorido de AR Dilatação progressiva do LV
	Vasodilatação periférica	Contratilidade LV aumentada IVC colapsável
	Recuperação LV	Contratilidade LV aumentada Parâmetros normais de descarga

AR, regurgitação aórtica; IVC, veia cava inferior; LV, ventrículo esquerdo; MR, regurgitação mitral; RV, ventrículo direito.

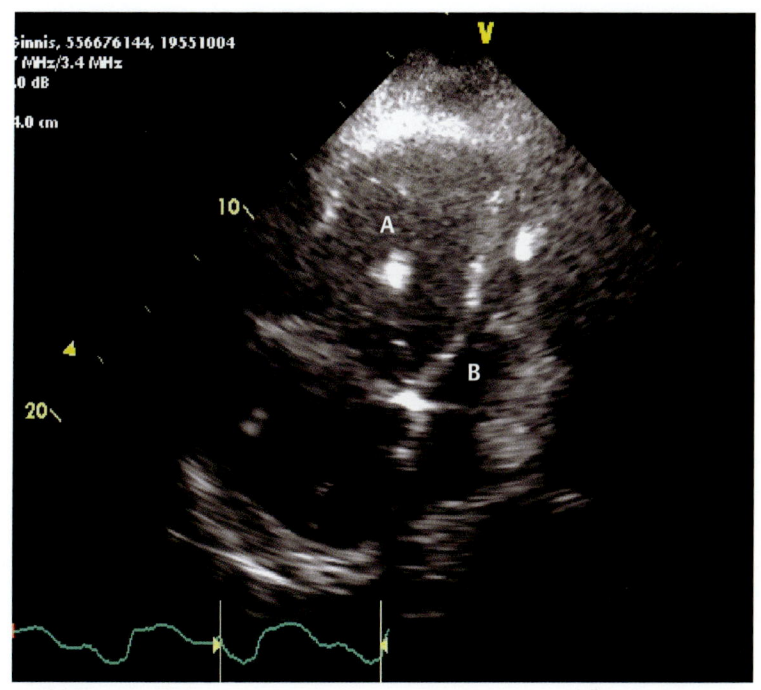

Figura 22-7. Falência ventricular direita (RV). Note RV dilatado (**A**) e ventrículo esquerdo comprimido (**B**) em um paciente com história de falência RV e uma embolia pulmonar aguda enquanto imagens ecocardiográficas são obtidas.

- Falência RV (Fig. 22-7)
  - Avaliar o tamanho e função do RV, TAPSE, RVS, tensão RV, RIMP e FAC RV.
  - Atenção especial deve ser dada a posição IVS, coaptação do folheto tricúspide, e TR, uma vez que estes possam estar alterados por ajustes da velocidade de bomba. Velocidades mais altas resultam em deformação do IVS em direção ao LV, comprometendo a coaptação do folheto tricúspide, piorando a TR.
- AR
  - Os LVADs, em geral, reduzem a pressão diastólica LV e aumentam a pressão diastólica da raiz aórtica. Isto pode levar a AR, seja como uma exacerbação da AR pré-LVAD ou como fenômeno novo.
  - AR severa cria uma alça fértil da circulação entre LV, LVAD, e raiz aórtica. Correção cirúrgica da AR pode ser necessária.
  - Nem o tempo de meia pressão nem a reversão holodiastólica do fluxo na aorta distal são confiáveis para determinação da severidade da AR no LVAD.
    - Algumas vezes, será necessário se basear na *vena contracta*, largura do jato de AR no LVOT, Doppler colorido para avaliar a severidade de AR (Fig. 22-8).
- Sucção
  - Suporte excessivo por LVAD, particularmente em um LV pequeno, pode resultar em contato entre a cânula do LV e a parede ou septo de LV (*i. e.*, então chamado "sucção").

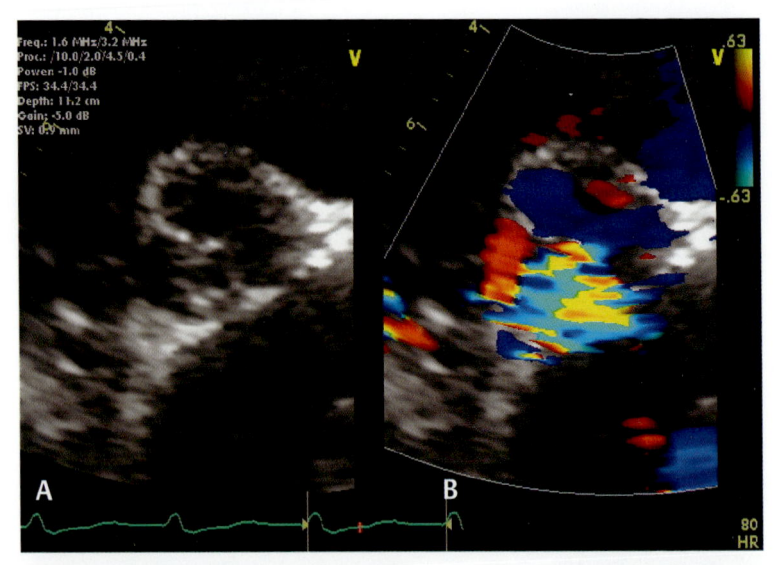

Figura 22-8. A: Paraesternal de eixo curto da valva aórtica demonstrando prolapso da cúspide não coronariana. **B:** Regurgitação aórtica severa em um paciente com dispositivo de assistência ventricular esquerda em virtude de uma cúspide valvar aórtica prolapsada.

- Clinicamente, este pode manifestar-se como tontura ou hipotensão, arritmias ventriculares como resultado da irritação da parede LV, ou registro de eventos assintomáticos por médias de baixa pulsatilidade do dispositivo.
- Ecocardiografia pode ser útil para avaliar os volumes LV e posição da cânula no que diz respeito ao septo. Mudanças seriadas na velocidade da bomba com imageamento por eco pode ser utilizado para determinar uma velocidade da bomba melhor, menos provável para produzir sucção.
- Trombose da bomba
  - Trombose da bomba ocorre em aproximadamente 5-10% dos implantes de LVAD.
  - Trombose no LVAD mais comumente se manifesta como função de bomba comprometida e hemólise intravascular.
  - Função da bomba comprometida pode variar de alterações súbitas até parada total da bomba.
  - Hemólise pode-se manifestar com um aumento sérico da desidrogenase lática ou como hemoglobinúria.
  - Pronta avaliação do grau de disfunção da bomba é importante para tomada e decisão clínica no que diz respeito a próxima manobra terapêutica, a qual pode incluir troca do dispositivo, priorização urgente de transplante ou terapia lítica.
  - Avaliação de alterações na descarga LV com aumento progressivo na velocidade da bomba de LVAD no Heart Mate II pode ser utilizado para confirmar a trombose da bomba.
    - Uma vez que a velocidade aumenta na bomba trombosada, a dimensão da câmara LV falha em se reduzir e sinais de altas pressões de enchimento de LV como a persistência do MR funcional. A AoV se abre mais frequentemente e pode necessitar de velocidades muito altas para permanecer fechada, ou pode continuar a abrir apesar das altas velocidades.
    - Avaliação ecocardiográfica do LVIDd em um intervalo de aumento da velocidade da bomba demonstrando alteração mínima na dimensão do LV tem uma alta precisão preditiva para trombose de bomba (Fig. 22-9).

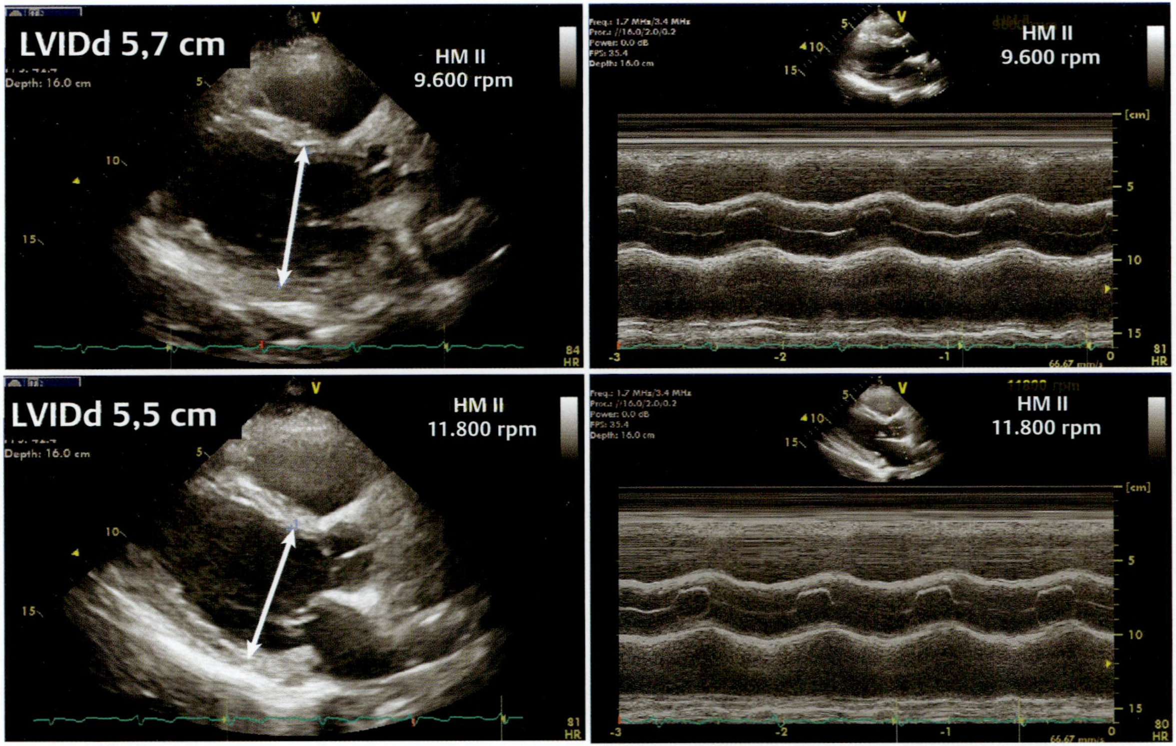

Dispositivo Cardíaco na Insuficiência Cardíaca | 337

Figura 22-9. Estudo de rampa de dispositivo de assistência ventricular esquerdo em um paciente com trombose de bomba. O diâmetro diastólico final ventricular esquerdo interno (LVIDd) a 9.600 rpm é 5,7 cm. O LVIDd a 11.800 rpm é 5,5 cm. Note que a valva aórtica permanece aberta em ambas as velocidades da bomba como demonstrado no modo M (painéis do lado direito).

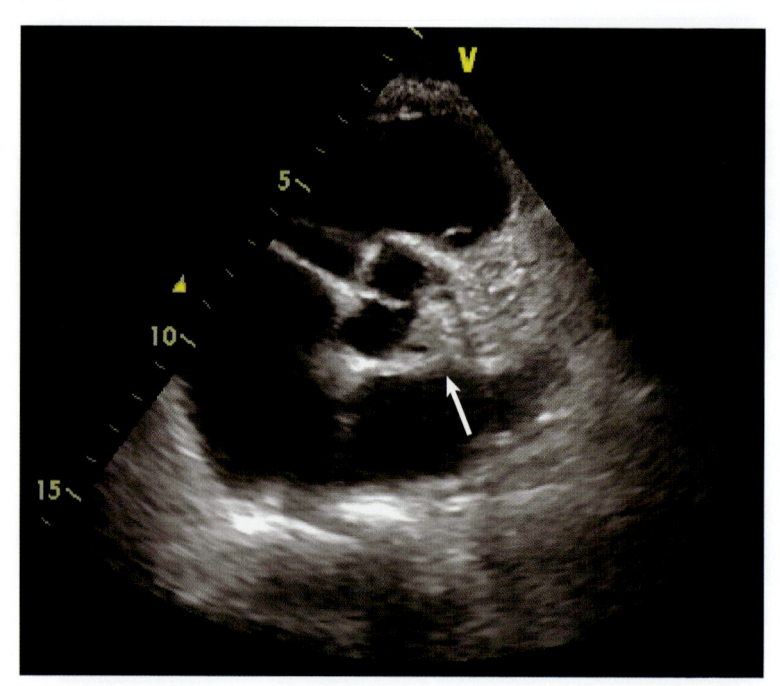

Figura 22-10. Paciente com dispositivo de assistência ventricular esquerda apresentando-se com infarto do miocárdio com elevação do ST. Uma ecocardiografia transtorácica na projeção paraesternal de eixo curto ao nível da valva aórtica demonstra um grande trombo de raiz aórtica na cúspide coronariana esquerda (*seta*).

- Velocidades são aumentadas em incrementos de 200-400 rpm até um máximo de 12.000 rpm, com medidas das dimensões do LV a cada velocidade.
- Limitações a estudos de velocidade em rampa
  - Falsoos-positivos na AR ou estados de pressão arterial média elevada.
  - Falsos-negativos no contexto de inotrópicos concomitantes.
  - Pode não ser generalizável para Heart Ware LVADs-LVEDD alterações com velocidade aumentada são menos evidentes em bomba com funcionamento normal.
- A formação de trombo na raiz aórtica pode ocorrer com suporte por LVAD quando existe uma mínima abertura de AoV (Fig. 22-10). Não está claro quando intervenções para promover abertura intermitente da AoV são garantidas. Complicações podem incluir crescimento de um coágulo dentro do óstio coronariano e infarto do miocárdio.

DISPOSITIVOS DE SUPORTE CIRCULATÓRIO MECÂNICO TEMPORÁRIO

Dispositivos Impella Abiomed

- Dispositivos Impella para o lado esquerdo são aprovados para uso em pacientes em risco de instabilidade hemodinâmica para realização de revascularização e procedimentos valvares de alto risco. Estes dispositivos também são aprovados para suporte circulatório a curto prazo em pacientes em choque cardiogênico após MI agudo e cirurgia cardíaca aberta.

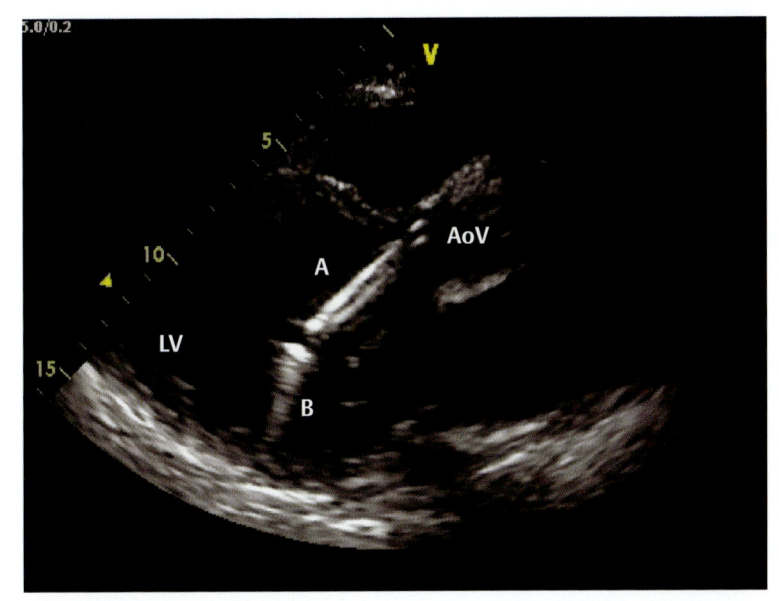

Figura 22-11. Pela projeção paraesternal de eixo longo, um dispositivo Impella (A) visto atravessando a valva aórtica (AoV), aproximadamente 4 cm para dentro do ventrículo esquerdo (LV), além das extremidades do folheto mitral. Note o típico artefato ao eco (B).

- Estes dispositivos são LVADs temporários percutaneamente inseridos que drenam sangue da cavidade LV por um cateter *pigtail* inserido retrogradamente através da AoV. O sangue colhido para dentro do cateter por uma unidade de motor no cateter, e orifícios externos na aorta ascendente.
  - A ecocardiografia é essencial para avaliação pré-inserção quanto a candidatura do paciente. Contraindicações incluem insuficiência aórtica moderada a severa e AS moderada a severa.
  - A ecocardiografia (TEE ou TTE) é útil para confirmar o posicionamento do dispositivo. Pela projeção PLAX (Fig. 22-11), o cateter é visto atravessando a AoV com:
    ○ Área de entrada do cateter na cavidade média do LV (~ 4 cm da AoV).
    ○ *Pigtail* angulado em direção ao ápice do LV e livre de cordas e músculos papilares.
    ○ Área de saída bem acima da AoV.
- Um dispositivo Impella do lado direito foi recentemente aprovado para utilização no contexto de insuficiência cardíaca direita aguda seguindo o implante do LVAD, infarto do miocárdio, transplante cardíaco ou cirurgia cardíaca aberta. Este dispositivo essencialmente inverte a configuração do dispositivo do lado esquerdo.

  Ecocardiografia pode ser adjunto para confirmação do posicionamento do dispositivo, mas a fluoroscopia é necessária para confirmar o assentamento adequado do dispositivo durante todo o seu curso.

- **Ponto-Chave:** *Avaliar o grau de AS e AR antes da implantação de um Impella.*

Balão de Contrapulsação Intra-Aórtico (IABP)
- Um IABP é um dispositivo de contrapulsação que consiste em um cateter com balão na extremidade, cheio de ar que, rapidamente, se infla na diástole e desinfla na sístole, resultando em perfusão arterial coronariana aumentada e modesto aumento do débito cardíaco.
- A orientação por TEE pode ser útil para posicionamento apropriado do IABP.
    - O imageamento pré-implantação deve confirmar a ausência de insuficiência aórtica severa ou patologia aórtica, incluindo dissecção, aneurisma ou aterosclerose severa.
    - Com a implantação, o TEE permite a confirmação da posição apropriada dos cabos na aorta torácica descendente, posicionamento da extremidade do cateter de IABP 1-2 cm distal a origem da artéria subclávia esquerda, inflação diastólica típica.

Membrana de Oxigenação Extracorpórea (ECMO)
- ECMO é um modo de suporte hemodinâmico de alto nível que consiste de:
    - Grande cânula perfurada para drenagem venosa.
    - Bomba mecânica com controle.
    - Unidade de controle de oxigenação e de temperatura corporal em série com a bomba para oxigenação do sangue, remoção do dióxido de carbono e regulação da temperatura.
    - Grande cânula perfurada de retorno para retorno venoso (veno-venoso ou ECMO VV) ou arterial da bomba para o oxigenador (veno-arterial ou VA ECMO).
- Sítios anatômicos de canulação podem variar por circunstâncias e necessidades. Ecocardiografia, particularmente TEE, é útil para determinar o posicionamento e fluxo da cânula.
    - No ECMO VV, imageamento por eco com Doppler deve confirmar a posição da cânula de drenagem na IVC proximal e a cânula de retorno no meio do átrio direito (Fig. 22-12).
    - No ECMO VA periférico, imageamento por eco com Doppler deve confirmar a posição da cânula de drenagem no meio do átrio direito. A cânula para retorno de sangue oxigenado para a circulação arterial fica nas artérias ilíacas da aorta abdominal e não pode ser visualizada ecocardiograficamente.
- A resposta cardíaca ao ECMO ao longo do tempo pode ser avaliada tanto por TEE quanto TTE.
    - Como ECMO VA periférico, a pré-carga LV aumenta como resultado de uma drenagem do coração direito, mas a pós-carga LV aumenta quando o sangue é retrogradamente injetado na circulação arterial.
        - Ausência de abertura AoV é indicativo da contratilidade LV muito ruim ou suporte excessivo por ECMO e pode resultar em trombose de raiz aórtica se a anticoagulação for inadequada.
        - Sobrecarga de LV como representado pela dilatação LV progressiva e MR. Nestes casos, ventilação do LV ou utilização concomitante de dispositivo de suporte circulatório mecânico com drenagem pelo LV é necessário.
        - Desmame do ECMO deve ser assistido por avaliação ecocardiográfica. Assim que o fluxo de ECMO é reduzido, sinais de recuperação LV, incluindo contratilidade melhorada, tamanho LV reduzido, abertura AoV e MR melhorado são indicativos de possibilidade de desmame do ECMO.
        - TEE pode ser particularmente útil para avaliação da cânula de ECMO na presença de dobras, migração ou trombo.

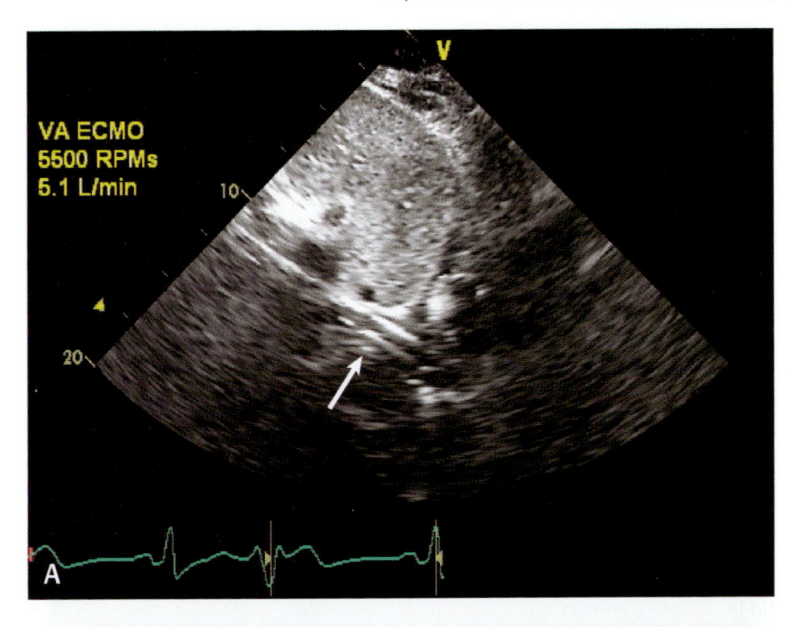

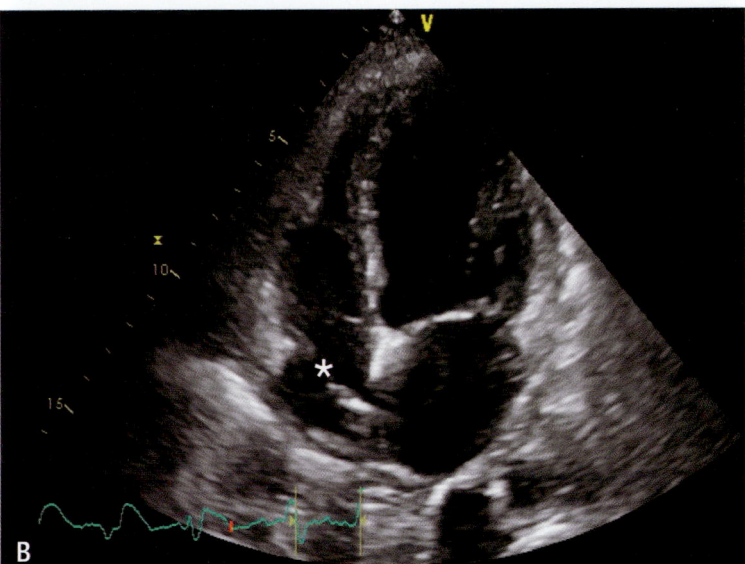

Dispositivo Cardíaco na Insuficiência Cardíaca | 341

Figura 22-12. Membrana de oxigenação extracorpórea venoarterial (VA ECMO). **A:** Pela projeção subcostal, a cânula de drenagem venosa é vista na veia cava inferior (*seta*). **B:** Pela projeção apical de quatro câmaras, a extremidade da cânula de drenagem venosa é vista no átrio direito médio (*).

Índice Remissivo

Nota: Os números de página seguidos por f e t indicam uma figura e uma tabela, respectivamente.

A

Abscessos, definidos, 201
Aliasing, 5
Aloenxerto, 102
Alteração da área fracionada (FAC), 58
Amiloidose
 achados ecocardiográficos, 283, 284f-285f
 classificações, 282-283
Anel paradoxo, 218, 218f
Aneurisma aórtico, 223-224
Anomalia de Ebstein
 ecocardiografia de, 267
 hemodinâmica de, 266
Aorta abdominal, 222f
Aorta torácica, 220
Aorta
 abdominal, 220, 222f
 anatomia, 220-223, 221f
 medidas da raiz aórtica para homens e mulheres, 222t
 patologia
  aneurisma aórtico, 223-224
  aterosclerose aórtica, 233, 235f
  coarctação da aorta, 231-233, 232f, 233f, 234f-235f
  síndromes aórticas agudas, 225, 226f, 227, 227f, 228f-231f, 231
 seio dos aneurismas de valsalva, 224, 225f
 torácica, 220
 TTE, visualizações, 223
 visualizações TEE, 223
Aparelho de válvula mitral
 anel, 137
 folhetos, 137
 subvalvular, 138
 ventrículo, 1 38
Área da válvula aórtica, princípio de continuidade para, 1, 10-11, 11f
Área de superfície de isovelocidade proximal (PISA), 136, 144, 299
Armadilhas
 atenuação, 34, 35f, 36, 36f
 índice mecânico elevado, 34
 LV submersa com contraste, 36, 37f, 38f
Artefato "cauda de cometa", 272
Artefato anular, 272

Artefato de lóbulo lateral, 269
Artefatos, 269
 artefato "cauda de cometa", 272
 artefato do lóbulo lateral, 269
 artefato retumbante, 272
 reverberações, 269
 sombra/atenuação, 272
 ultrassom, 270f-271f
Artéria pulmonar
 anatomia, 236
 patologia
  conclusões 2D e Doppler de PE, 238, 239-241
  dilatação, 236, 237f
  embolia pulmonar, 236, 238
  pressão, 156
  projeções de, 236, 236f-237f
ARVD. Ver Displasia ventricular direita arritmogênica (ARVD)
ASD. Ver Defeito septal atrial (ASD)
Aterosclerose aórtica, 233, 235f
Avaliação ecocardiográfica
 avaliação, 183
 regurgitação "fisiológica", 184f-185f

C

Câmaras cardíacas, estimativa de pressão em, 10
Carcinoide
 achados ecocardiográficos, 286, 287f-288f
 antecedentes, 286
Carcinoma de células renais, 280, 281f
Cardiomiopatia dilatada (DCM), 94, 94t, 95f-96f
Cardiomiopatia induzida por estresse. Ver Síndrome de Takotsubo
Cardiomiopatia induzida por radiação, 293
Cardiomiopatia restritiva (RCM), 96-98, 97f
Cardiomiopatia Takotsubo, 98-101, 99f, 100f
Cardiomiopatias. Ver também Cardiomiopatia hipertrófica (HCM)
 categorias de, 93
 dilatado, 94, 94t, 95f-96f
 displasia ventricular direita arritmogênica, 98
 não compactação, 101-103, 101f-102f
 pós-transplante cardíaco, 102-103

343

restritiva, 96-98, 97f
Takotsubo, 98-101, 99f, 100f
Cardiotoxicidade induzida
    por quimioterapia, 293
CAV. Ver Vasculopatia de aloenxerto cardíaco (CAV)
Cistos pericárdicos, 219
Classificação pelo Escore de Wilkins, 158
Coarctação da aorta, 231-233, 232f, 233f, 234f-235f
Contraste Optison (GE *Healthcare*), 34
Crista *terminalis*, 272
Critérios de Duke, 194

D

DCM. Ver Cardiomiopatia dilatada (DCM)
Defeito de Gerbode, 250-251
Defeito do canal atrioventricular, visão de quatro câmaras, 162
Defeito do septo ventricular (VSD), 84f
    direção de, 251f
    distribuição anatômica de, 249f
    ecocardiografia, 250-251
    hemodinâmica, 248, 250, 250f
    não restritivo, 250
    projeção apical de quatro câmaras fora do eixo, 249f
    restritiva, 250f
    tipos, 248
Defeitos do coxim endocárdico, 252
    ecocardiografia de, 252, 254f-255f
    hemodinâmica de, 252
Defeitos do seio coronário, 245
Definição (contraste de imagem Lantheus), 32, 33f, 34, 34f
Derrame pericárdico, 87-88
    complexo, 212f
    etiologia de, 210
    projeção PLAX de, 211f
    septado, 210
    simples, 210, 212f
Dimensão da raiz da aorta, 123
Dimensão LVOT, 123
Disfunção ventricular esquerda e choque cardiogênico, 82
Displasia ventricular direita arritmogênica (ARVD), 65, 98
Dispositivos intracardíacos, 204
Distúrbios da valva tricúspide
    avaliação bidimensional, 170

dimensões da câmara e função ventricular, 172-174
princípios, 169
septo interventricular, 174
Doença cardíaca congênita
    defeito do septo atrial (ASD)
        distribuição anatômica de, 244f
        ecocardiografia de, 245, 247f-248f
        hemodinâmica de, 245
        tipos, 244-245
    defeito septal ventricular (VSD)
        direção de, 251f
        distribuição anatômica de, 249f
        ecocardiografia, 250-251
        hemodinâmica, 248, 250, 250f
        não restritivo, 250
        projeção apical de quatro câmaras fora do eixo, 249f
        restritivo, 250f
        tipos, 248
    defeitos do coxim endocárdico, 252
        ecocardiografia de, 252, 254f-255f
        hemodinâmica de, 252
    ducto arterioso patente (PDA), 251
        ecocardiografia de, 252, 253f
        hemodinâmica, 251
    Ebstein, anomalia de
        ecocardiografia de, 267
        hemodinâmica de, 266
    exame ecocardiográfico
        segmentar para, 242, 243f
    Fallot, tetralogia de, 265f
        ecocardiografia, 265
        hemodinâmica de, 264
        reparação cirúrgica, 264-265
    fisiologia do ventrículo único, procedimento
        de Fontan para, 267-268, 267f
    obstruções
        AoV bicúspide, 252, 255, 256f-257f
        coarctação aórtica, 258, 260f, 261
        cor triatriatum, 255, 257f
        estenose mitral congênita, 255, 258, 258f-259f
    shunts para, 242, 244
    transposição das grandes artérias (TGA)
        D-TGA, 261-262, 263f, 264f
        L-TGA, 262, 264
    tronco arterioso, 266
Doença cardíaca isquêmica
    avaliação da síndrome da dor no peito, em contexto agudo, 81-82

defeito do septo ventricular (VSD), 83, 83f, 84f
derrame pericárdico, 87-88
disfunção ventricular direita, 92
disfunção ventricular esquerda e choque cardiogênico, 82
infarto agudo do miocárdio, complicações mecânicas de, 82
infarto do miocárdio, complicações crônicas de, 91
obstrução dinâmica aguda do LVOT, 88
pseudoaneurisma ventricular esquerdo, 88, 90f-91f
regurgitação mitral isquêmica, 86-87, 87f
ruptura da parede livre do ventrículo esquerdo, 84, 85f
ruptura do músculo papilar, 86-87, 87f
síndrome de Takotsubo, 88-91
Doença da valva aórtica, anatomia, 118, 119f
Doença da válvula mitral
　aparelho, 137,138f
　convergência de fluxo de, 144f
　critérios para determinar a gravidade de, 143t
　folheto da válvula mitral posterior (PML), 140-141
　regurgitação, 139t
Doença pericárdica
　diagnóstico diferencial do espaço ecológico circundante ao coração, 210, 211f
　etiologia de, 210
Doença sistêmica, manifestações cardíacas de amiloidose
　achados ecocardiográficos, 283, 284f-285f
　classificações, 282-283
　carcinoide
　　achados ecocardiográficos, 286, 287f-288f
　　histórico, 286
　cardiomiopatia induzida por radiação, 293
　cardiotoxicidade induzida por quimioterapia, 293
　escleroderma, 291
　sarcoidoses
　　achados ecocardiográficos, 291, 293f
　　histórico, 290-291
　síndrome de Marfan, 290, 290f
　síndrome hipereosinofílico
　　achados ecocardiográficos, 289, 289f
　　histórico, 289
Doppler colorido, 7, 7f
　Doppler de onda contínua, 5, 6t
　Doppler de onda pulsada, 4-5, 5f, 6t
　Doppler de tecido (TDI), 8

Doppler pulsado de frequência de repetição de alto pulso (HPRF), 6-7, 6t
efeito Doppler, 4
Doppler colorido, 7, 7f, 16, 16f
Doppler da via de saída do ventrículo direito (RVOT), 167
Doppler de onda contínua (CW), 1, 5, 6t, 164
Doppler de onda pulsada (PW), 1, 4-5, 5f, 6t, 67f-68f
Doppler pulsado de frequência de repetição de alto pulso (HPRF), 6-7, 6t
Doppler, mudança, 4, 4f
D-TGA
　definida, 261
　ecocardiografia, 262, 263f, 264f
　hemodinâmica/fisiologia, 261-262
Ducto arterioso patente (PDA), 251
　ecocardiografia, 252, 253f
　hemodinâmica, 251

E

Ecocardiografia bidimensional, 3
Ecocardiografia em modo-M, 1, 2-3, 3f
Ecocardiografia por estresse da dobutamina, 76
Ecocardiografia transesofágica (TEE), 2, 220, 294
　aneurisma de valsalva, seio coronário direito de, 225f
　avaliação e preparação do paciente, 295, 297
　avaliação, 146f
　de hematoma intramural, 226f
　exame, 299
　imagens, 314, 315f-324f
　princípios básicos, 295, 296f
　procedimento
　　configurações da máquina, 297
　　configurações do paciente e posicionamento, 297-298
　　intubação esofágica, 298
　projeções
　　exame aórtico em 0 e 90 graus, 308, 309f
　　projeção medioesofágica a 120 graus ("vista de eixo longo"), 305, 306f
　　projeção medioesofágica a 30 graus, 300, 301f-302f
　　projeção medioesofágica a 60 graus ("visão bicomissural"), 300, 302, 303f
　　projeção medioesofágica a 90 graus ("vista bicaval"), 302, 304f, 305, 305f
　　projeção medioesofágica, 299-300, 300f

projeção transgástrica de 0 graus, 305-306, 307f
projeção transgástrica de 90 graus, 307, 308f
projeção transgástrica profunda de 0 graus, 308
valvas mitrais em diferentes ângulos, 308, 310f
raiz aórtica, aba de dissecação, 228f, 229f, 235f
tridimensional (3D), 310, 311f-313f, 313, 314f
Ecocardiografia transtorácica
ajuste, 13f
configuração da máquina, 12
estudos tecnicamente difíceis, dicas para, 30
ganho bidimensional, 14, 14f
manuseio do transdutor, 12
posicionamento do paciente, 12
posicionamento do ultrassonografista, 12
projeções
projeção apical de cinco câmaras (A5C), 24, 24f
projeção apical de duas câmaras, 25, 25f
projeção apical de quatro câmaras (A4C), 23, 23f
projeção apical paraesternal do eixo longo (APLAX), 26, 26f
projeção coronal subcostal, 27, 27f
projeção de entalhe supraesternal (SSN), 29, 29f
projeção do eixo curto paraesternal (PSAX), 21-22, 21f, 22f
projeção paraesternal de eixo longo (PLAX), 19, 19f
projeção sagital subcostal, 28, 28f
trato de entrada ventricular direita, 20, 20f
Ecocardiografia transtorácica (TTE), 1, 195, 220
algoritmo para, 196f
considerações de imagem, 13
para isquemia, 76-78
ajuste da imagem, 14, 14f
profundidade da imagem, 15, 15f
Doppler colorido, 16, 16f
frequência, 16, 16f
ganho de cor, 16
ganho espectral, 17, 17f
tamanhos de volume de amostra Doppler PW, 17
ultrassom, foco, 16, 16f
velocidade de varredura, 18, 18f

Ecocardiografia tridimensional, 3
Ecocardiografia. Ver também Ecocardiografia transesofágica (TEE); Ecocardiografia transtorácica (TTE)
ajuste, 13f
avaliando índices hemodinâmicos cardíacos por, 11t
bidimensional, 3
estresse, 72-80
modalidades de imagem de, 2-3
Modo-M, 2-3, 3f
na síndrome da dor no peito, 81-82
papel do contraste em
armadilhas, 34, 35f, 36, 36f
contraindicações, 31
contraste Optison (GE *healthcare*), 34
contraste salino bacteriostático agitado, 36, 38
Definity (contraste de imagem Lantheus), 32, 33f, 34, 34f
indicações, 31
injeção de solução salina agitada, 38-39, 39f, 40f-41f
princípios gerais, 31-32
princípios Doppler e aplicações, 4-8
princípios e aplicações hemodinâmicas, 8-11
princípios gerais de, 1-2
tridimensional, 3
Elementos piezoelétricos, 2
Embolia pulmonar, 236, 238
Embolização, 204-205
Endocardite infecciosa (IE), 194
algoritmo para, 196f
ecocardiografia transtorácica *vs.* transesofágica, 195
vegetações, 195
Endocardite, complicações de, 201t
monitoramento de, 206
Esclerodermia, 291
Espessamento septal atrial, 283
Espessura relativa da parede (RWT), 47
Estenose aórtica
gravidade de, 120t
medições, 128
movimento de, 121f-122f
Estenose mitral
causas de, 150
estágios de, 152t
Estenose tricúspide 179
Doppler 179
modo M, 179

Estenose, valvar pulmonar, 160
 ecocardiografia 2D, 160
 etiologia, 160
 modo M, 160
Excursão sistólica do plano anular tricúspide (TAPSE), 58, 59

F

FAC. Ver Mudança de área fracionada (FAC)
Falha no septo atrial (ASD)
 distribuição anatômica de, 244f
 Doppler de onda pulsada (PW) através de *secundum*, 246f
 ecocardiografia de, 245, 247f-248f
 hemodinâmica de, 245
 LR flui através de *secundum*, 246f, 247f
 tipos
  defeitos do seio coronário, 245
  primum, 245
  secundum, 244
  seio venoso, 245
Fallot, tetralogia de, 265f
 ecocardiografia, 265
 hemodinâmica de, 264
 reparação cirúrgica, 264-265
Fibrilação atrial, 157
Fibroelastomas papilares, 278, 279f
Fibrose induzida por serotonina, 172
Fisiologia do ventrículo único, procedimento Fontan para, 267-268, 267f
Fístulas, definição, 203
Fluxo sanguíneo, 8-9, 8f
Fração regurgitante (RF), 146
Frequência de repetição de pulso (PRF), 4, 5
Função diastólica ventricular esquerda, quantificação de
 Doppler de onda pulsada (PW) mitral, 50-53
 Doppler de tecido do anel mitral, 53
 etapas de, 51t
 massa LV e RWT, relações entre, 50t
 S/D (índice de enchimento sistólico/diastólico), 53-54
Função sistólica do ventrículo esquerdo, quantificação de, 46t
 dimensões do LV
  A4C, vista apical, 44, 46, 46t
  apical de duas câmaras (A2C), vista apical, 44, 46, 46t
  ecocardiografia tridimensional (3DE), 46
  plax, 43-44, 43f, 43t, 44f, 45f

 estudos de interpretação, dicas para, 42-43
 massa LV, 47, 48f-50f
 otimizando a qualidade da imagem, dicas para, 42

G

Gel de ultrassom, 13
Gordura epicárdica, 210

H

HCM. Ver Cardiomiopatia hipertrófica (HCM)
HeartWare HVAD, 326, 327f
Hipertrofia excêntrica, 132
HOCM. Ver Cardiomiopatia hipertrófica obstrutiva (HOCM)

I

Imagem Doppler de tecido (TDI), 8
Imagem harmônica, 2
IMR. Ver Regurgitação mitral isquêmica (IMR)
Índice de desempenho miocárdico (MPI), 59-60
Índice direito de desempenho miocárdico (RIMP), 59-60
Índice mecânico (MI), 2
Índice Tei, 59
Índices hemodinâmicos cardíacos, 11t
Infarto do miocárdio
 complicações crônicas de, 91
 complicações mecânicas de, 82
Injeção de solução salina agitada, 38-39, 39f, 40f-41f
Insuficiência cardíaca, dispositivos cardíacos em
 projeções, 325-326
 suporte circulatório mecânico durável, 326
  complicações de LVAD, avaliação ecocardiográfica de 334-336, 334t, 335f-338f, 338
  ecocardiografia na avaliação pré-implantação, 326, 328
  LVAD de funcionamento normal, avaliação ecocardiográfica de, 329, 330f-333f, 332, 334
  TEE na orientação da colocação do LVAD, 328-329
 suporte circulatório mecânico temporário
  dispositivos Impella Abiomed, 338-339, 339f

ECMO, 340, 341f
IABP, 340
Integral de tempo de velocidade (VTI), 9
Isquemia, teste de estresse para
  anatomia, 73, 74f
  ecocardiografia de estresse com
    dobutamina, 76
  exercício, 75-76
  interpretação
    ecocardiografia transtorácica de linha de
      base, 76
    ecocardiografia transtorácica de pico,
      77-78, 77f
    resultados falsos, 78
  outras considerações, 78-79
  princípios gerais de, 72-73, 73f
  prognóstico, 78

J
Janelas acústicas, 13

L
Lesões Libman-Sacks, 277-278
Limite de Nyquist, 5, 6f
L-TGA, 262
  ecocardiografia de, 264
  hemodinâmica de, 262
Lúpus eritematoso sistêmico (LES), 291, 293
LVOT. Ver o tubo de saída do ventrículo
  esquerdo (LVOT)

M
Massas cardíacas
  artefatos, 269, 270f-271f, 272
  diagnóstico diferencial de, 280-281
  estruturas normais
    variações patológicas em, 274, 274f
    variantes normais, 272, 273f
  trombos, 275, 275f, 276f, 277, 277f
  tumores
    benigno, 278
    extracardíaco, 278
    intracavitário, 278
    maligno, 278, 280, 280f, 281f
    pericárdico, 278
  vegetações, 277-278
Medição da área superficial de isovelocidade
  proximal (PISA), 145f
Método da equação de continuidade, 155

Método de pressão a meio tempo (PHT), 152
Método PISA, 155
MI. Ver Índice mecânico (MI)
Miocardiopatia hipertrófica (HCM). Ver
  também Cardiomiopatias
  achados ecocardiográficos, 104-105, 105f,
    106-108, 106f, 107f, 108f-109f, 110, 110f,
    111f-115f, 115-116, 116f-117f
  com hipertrofia ventricular esquerda, 105t
  diretrizes para ecocardiografia em pacientes
    com, 104t
  histórico, 103
Miocardiopatia obstrutiva hipertrófica
  (HOCM), 103, 106f, 109f, 112f
Mixomas, 278, 279f
Moderador, 272
MPAP. Ver Pressão média da artéria pulmonar
  (MPAP)
MPI. Ver Índice de desempenho do miocárdio
  (MPI)

N
Não compactação isolada do ventrículo
  esquerdo, 101-103, 101f-102f

O
Obstrução LVOT dinâmica aguda, 88
Ondas sonoras, 1

P
PAEDP. Ver Pressão diastólica final da artéria
  pulmonar (PAEDP)
Papel de contraste na ecocardiografia
  armadilhas, 34, 35f, 36, 36f
  contraindicações, 31
  contraste de solução salina bacteriostática
    agitada, 36, 38
  contraste Optison (GE *healthcare*), 34
  Definity (contraste de imagem de
    Lantheus), 32, 33f, 34, 34f
  indicações, 31
  injeção de solução salina agitada, 38-39, 39f,
    40f-41f
  princípios gerais, 31-32
PASP. Ver Pressão sistólica da artéria
  pulmonar (PASP)
Pericárdio congênito, 219
Pericárdio parietal, 208
Pericárdio visceral, 208

Pericárdio
  anatomia de, 208-209
  espaço pericárdico, 208
  fisiologia de, 208-209
  parietal, 208
  visceral, 208
Pericardite constritiva
  avaliação de, 216, 217f, 218, 218f
  com anel paradoxo, 218, 218f
  definição de, 208
  e miocardiopatia restritiva, 218-219
Período de repetição de pulso, 2, 2f
PLeffs, 210, 211f
Ponte de Coumadin, 272
Pós-transplante cardíaco, 102-103
Pressão diastólica final da artéria pulmonar (PAEDP), 66, 66f
Pressão do transdutor, 13
Pressão média da artéria pulmonar (MPAP), 67
Pressão sistólica da artéria pulmonar (PASP), 10, 66
PRF. Ver Frequência de repetição de pulso (PRF)
Primum, 245
Princípio de Bernoulli, 1, 10
Princípio de continuidade, para a área da válvula aórtica, 1, 10-11, 11f
Princípios Doppler e aplicações
Princípios e aplicações hemodinâmicas
  câmaras cardíacas, estimativa de pressão em, 10
  princípio da continuidade, 10-11, 11f
  princípio de Bernoulli, 10
  volume do curso (SV) e outros volumes de fluxo, 8-9
Princípios, valva pulmonar, 159
Pseudoaneurisma ventricular esquerdo, 88, 90f-91f
Pulso paradoxal, 209
PVR. Ver Resistência vascular pulmonar (PVR)

R

RCM. Ver Cardiomiopatia restritiva (RCM)
Rede Chiari, 272, 273f
Regurgitação aórtica, gravidade de, 131t
Regurgitação mitral isquêmica (IMR), 86-87, 86f, 87f
Regurgitação mitral, causas de, 139t
Regurgitação paravalvular patológica, 188f

Regurgitação pulmonar
  avaliação ecocardiográfica de, 165t
  definida, 164
  ecocardiograma transtorácico, 167f
  parâmetros para, 164t
Regurgitação tricúspide (TR), 92, 174
  avaliação, 175t-176t
  classificação de, 176t
  Doppler de pulso e CW, 178
Relação salina bacteriostática agitada, 36, 38
Resistência vascular pulmonar (PVR), 67
Respiração, 13
RIMP. Ver Índice direito de desempenho do miocárdio (RIMP)
Ruptura da parede livre ventricular esquerda, 84, 85f
Ruptura do músculo papilar, 86-87, 87f
RV. Ver Ventrículo direito (RV)
RVOT. Ver Trato de saída do ventrículo direito (RVOT)
RWT. Ver Espessura relativa da parede (RWT)

S

Sarcoidose
  achados ecocardiográficos, 291, 293f
  histórico, 290-291
Secundum, 244
Seios dos aneurismas de Valsalva, 224, 225f
Seios venosos, 245
Shunts, 38
  para doença cardíaca congênita, 242, 244
Sinal 60:60, 65
Sinal de Kussmaul, 209
Sinal de McConnell, 65
Síndrome da dor no peito, avaliação de 81-82
Síndrome de balão apical. Ver Síndrome de Takotsubo
Síndrome de Dressler, 87-88
Síndrome de Eisenmenger, 245
Síndrome de Marfan, 290, 290f
Síndrome de Takotsubo, 88-91
Síndrome hipereosinofílica
  achados ecocardiográficos, 289, 289f
  histórico, 289
Síndromes aórticas agudas, 225, 226f, 227, 227f, 228f-231f, 231
SLE. Ver Lúpus eritematoso sistêmico (LES)
SV. Ver Volume do curso (SV)

T

Tamponamento cardíaco
  avaliação ecocardiográfica de
    ecocardiografia bidimensional (2D), 211, 212f, 213, 213f, 214f, 215
    ecocardiografia Doppler, 215, 216f
  considerações gerais, 215
  definição de, 208
TAPSE. Ver Excursão sistólica do plano anular tricúspide (TAPSE)
Taxa de acumulação, 209
Taxa de quadros, 2
TDI. Ver Imagem de Doppler de tecido (TDI)
TEE. Ver Ecocardiografia transesofágica (TEE)
Teste de estresse
  para isquemia
    anatomia, 73, 74f
    ecocardiografia de estresse com dobutamina, 76
    exercício, 75-76
    interpretação, 76-78
    outras considerações, 78-79
    princípios gerais de, 72-73, 73f
    prognóstico, 78
  para vasculopatia
    de aloenxerto cardíaco, 102
  para viabilidade miocárdica
    interpretação, 80, 80t
    outras considerações, 80
    princípios gerais, 79
    protocolo, 79
Testes de esforço para isquemia, 75-76
Thoratec HeartMate II (HM II), 326, 327f
TR. Ver Regurgitação tricúspide (TR)
Transdutor Pedoff, 5
Trato de saída do ventrículo direito (RVOT), 55, 58
  Doppler de onda pulsada (PW) de, 67f-68f
Trato de saída do ventrículo esquerdo (LVOT), 8, 124f, 126f
Trombo, 275, 275f, 276f, 277, 277f
Tronco arterial, 266
TTE. Ver Ecocardiografia transtorácica (TTE)
Tumores benignos, 278
Tumores extracardíacos, 278
Tumores intracavitários, 278
Tumores malignos, 278, 280, 280f, 281f
Tumores pericárdicos, 278

Tumores, massas cardíacas
  benigno, 278
  extracardíaco, 278
  intracavitário, 278
  maligno, 278, 280, 280f, 281f
  pericárdico, 278

U

Ultrassom, 1
  focos, 16, 16f
  ondas, 2f

V

Valva de Eustáquio, 272
Válvulas protéticas aórticas, valores esperados para, 190t
Válvulas protéticas mitrais, valores esperados para, 190t
Válvulas protéticas, 204
Válvulas protéticas, avaliação de, 180
  algoritmo para, 190f
  ecocardiografia transesofágica (TEE), Imagens de, 182f
  parâmetro esperado, 191t
  princípios, 181
  valores esperados, 190t
Valvuloplastia percutânea de balão mitral (PMBV), 157
Vasculopatia de aloenxerto cardíaco (CAV), 102
Vegetações, 195, 277-278
Ventrículo direito (RV)
  anatomia de, 55-56
  avaliação atrial direita
    pressão média de RA, 68-69, 69f, 70f
    tamanho, 68
  avaliação ecocardiográfica bidimensional de
    espessura RV quantitativa, 58, 59f
    tamanho RV qualitativo, 56
    tamanho RV quantitativo, 56-57, 57f, 58f
    tamanho RVOT quantitativo, 58
  Doppler *versus* cateterismo cardíaco, 71
  fisiologia de, 55-56
  função, avaliação de
    avaliação bidimensional, 58
    avaliação por Doppler, 59-60, 61f
    função diastólica, 60
    modo-M, 58-59, 60f
  hemodinâmica pulmonar, 66-67, 66f, 67f-68f

patologia
  displasia ventricular direita
    arritmogênica, 65
  infarto, 65
  sobrecarga de pressão, 65
  sobrecarga de volume, 62, 62f-64f
pressão atrial 55
projeção apical de quatro câmaras para, 57f
sobrecarga de pressão, 55, 65
sobrecarga de volume, 55, 58f, 62, 62f-64f
tamanho, 55

Viabilidade miocárdica, teste de estresse para
  interpretação, 80, 80t
  outras considerações, 80
  princípios gerais, 79
  protocolo, 79
Volume de fluxo, 8-9, 8f
Volume do curso (SV), 8-9
Volume regurgitante (R Vol), 134
VSD. Ver Defeito do septo ventricular (VSD)
VTI. Ver Integral de tempo de velocidade (VTI)